U0293941

Skeletal Anchorage in Orthodontic Treatment of Class II Malocclusion

骨性支抗在Ⅱ类错𬌗治疗中的应用

主　编　Moschos A. Papadopoulos，DDS，
　　　　DR MED DENT

主　译　冷　军　李永明

副主译　金　军　李菲菲

译　者　（以姓氏汉语拼音为序）
　　　　安国栋　高　辉　郭　煜　韩培辉
　　　　贺娇娇　李　鹏　林　杨　刘　晶
　　　　刘　莹　宋　林　宋保龙　孙　帅
　　　　王　蕾　张皓旸　赵　越　周兴建

河南科学技术出版社

·郑州·

内容提要

本书介绍了正畸种植体、微型板和微螺钉种植体作为骨性支抗装置在Ⅱ类错𬌗畸形中的应用。全书共分九个部分，分别是Ⅱ类错𬌗的正畸治疗介绍，骨性支抗概述，骨性支抗装置在正畸临床应用中的注意事项，骨性支抗装置在正畸运用中的手术注意事项，正畸种植体、微型板、微螺钉种植体及其他骨性支抗在Ⅱ类错𬌗畸形中的应用，以及骨性支抗的疗效和风险控制。本书适合口腔正畸医生、医学生及相关人员阅读使用。

图书在版编目（CIP）数据

骨性支抗在Ⅱ类错𬌗治疗中的应用/（意）莫索斯·A. 帕帕佐普洛斯主编；冷军，李永明译. —郑州：河南科学技术出版社，2020.1

ISBN 978-7-5349-9708-2

Ⅰ. ①骨… Ⅱ. ①莫… ②冷… ③李… Ⅲ. ①口腔正畸学 Ⅳ. ①R783.5

中国版本图书馆 CIP 数据核字（2019）第 221458 号

著作权合同登记号：豫著许可备字-2019-A-0030

出版发行：河南科学技术出版社
　　　　　北京名医世纪文化传媒有限公司
　　　　　地址：北京市丰台区万丰路 316 号万开基地 B 座 1-114　　邮编：100161
　　　　　电话：010-63863186　010-63863168
策划编辑：孟凡辉
文字编辑：韩　志
责任审读：周晓洲
责任校对：龚利霞
封面设计：吴朝洪
版式设计：崔刚工作室
责任印制：陈震财
印　　刷：河南瑞之光印刷股份有限公司
经　　销：全国新华书店、医学书店、网店
开　　本：889 mm×1194 mm　1/16　　印张：26.25　　字数：600 千字
版　　次：2020 年 1 月第 1 版　　2020 年 1 月第 1 次印刷
定　　价：258.00 元

主译简介

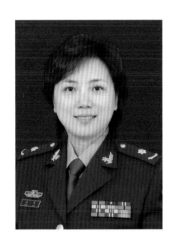

冷　军　解放军第三〇五医院口腔科副主任医师，口腔正畸专业博士，从事口腔正畸临床、教学及科研工作 20 余年。在国家核心期刊上发表专业论著十余篇，主编、参编口腔正畸学专著 3 部，以第一作者获全军医疗成果奖和全军科技进步奖三等奖 3 项。

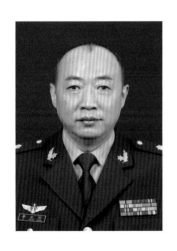

李永明　空军军医大学（原第四军医大学）口腔医学院正畸科主任医师，教授，博士研究生导师，口腔正畸学博士，四川大学华西口腔医学院出站博士后，从事口腔正畸临床、教学及科研工作 25 年。承担国家自然科学基金面上项目 4 项，发表 SCI 收录论文 12 篇，主编及副主编口腔正畸学专著 3 部。获第四军医大学"精品课教员""优秀研究生导师""十一五科技工作先进个人"称号，荣立个人三等功一次。

致　辞

谨以此书献给我的妻子 Despina，感谢她的爱、理解和支持。同时也献给我的两个儿子——Apostolos 和 Harry，希望以此作为他们未来职业努力的灵感。

"给我一个支点，我可以撬动地球"

——阿基米德（287 BC－212 BC）

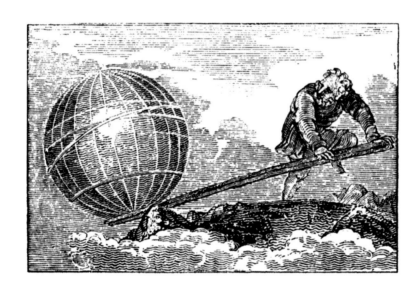

版画引自《力学杂志》（合订本第二卷封面，奈特和莱西，伦敦，1824 年）
美国费城宾夕法尼亚大学安南伯格珍本书库提供

序

在这个千禧年,我们都深刻地感受到了在多个领域所面临的各种挑战,比如金融危机、经济不景气等,而口腔正畸学领域并未受到大的影响,仍基于全球范围的广泛研究而稳步发展。商业公司继续为我们提供所需要的器材,同时,正畸技术与科学研究齐头并进,治疗结果的长期循证评估业已可行。有关我们能做什么,矫治的边界在哪里等问题也可以从生物学、生物力学、风险管理这几个方面来回答。虽然有人说条条大路通罗马,不同的矫治器都可能获得相似的矫治结果,但基本的组织相关原理是相同的。

正畸学本身在治疗方向和着重点方面发生了根本性的变化(模式的转变),更多地关注于不依赖患者配合的稳定性支抗这个问题,因此,种植体支抗取代了口外支抗。这种口内的、不涉及牙齿且不依赖患者配合的稳定装置不会发生支抗丧失,为我们向"可实现的最佳结果"这一矫治目标又迈进了一大步。

自正畸学引入种植体支抗以来,有关这方面的知识层出不穷,但大多数内容是无序的、没有系统性甚至与临床展示病例相悖。Papadopoulos 医生邀请世界各地一流的专家编写了这本参考书,涵盖了当代应用不同的种植体所涉及的骨性支抗的各个方面的内容。他是一位具有创新精神、充满热情并注重于种植体支抗整体研究的开拓者。

本书内容丰富,通过 52 章展示了来自 20 个国家的 96 位作者的方法和观点。本书是一本独特的正畸学专著,是新世纪有关种植支抗最详尽的资料大全。所有用到的骨性支抗装置在本书中都有展示和讨论,且治疗结果均是基于内部证据(专业技能和临床经验)以及外部证据(随机对照临床研究和系统性回顾)的结合,从而得出什么是科学的治疗。

诚然,第一次阅读本书会让正畸初学者感到困惑,但正因为是经典著作,只有通过反复阅读才能领会其中的真谛。书中详细而准确地介绍了种植支抗技术及其生物力学原理,并展示了如何正确应用该技术来解决正畸临床问题的示例。治疗成功的评判标准是稳定、健康和美观。

本书对如何有效使用骨性支抗装置及涉及的生物学、生物力学影响因素、生物材料的特性和影像学评价等多个方面进行了讨论。书中介绍了很多实用的方法,例如 Strauman 正畸系统、Graz 种植体支持式钟摆矫治器、Aarhus 支抗系统、Spider Screw 种植钉支抗、改良磨牙远移装置、TopJet 远移装置等。其中有两个章节介绍了舌侧种植钉的应用,同时本书对有关种植支抗的并发症和风险管理等方面的内容也进行了深入探讨。

相信这本书一定会对读者产生深刻的影响,同时告诉读者正畸学不应该被狭隘的观点所局限,还应该包容有争议的见解。

Thomas Rakosi,DDS,MD,MSD,PhD
德国弗莱堡大学口腔正畸科名誉教授,前主任

前　言

Ⅱ类错𬌗是正畸临床常见的错𬌗畸形。传统的治疗方法依赖于患者的合作,而为了消除患者合作的必要性而采用的非依从性方法又存在许多副作用。这些副作用大多与支抗的丧失有关,因此,需要通过使用骨性支抗装置来避免这些副作用。

支抗被定义为抵抗不必要的牙齿运动,是正畸矫治牙性和骨性错𬌗的先决条件。除了传统的正畸种植体被用作正畸支抗外,近些年来,微型板和微螺钉种植体作为口内临时支抗装置用于矫治包括Ⅱ类错𬌗在内的各类错𬌗畸形。这些装置通过提供临时稳定的支抗,可以获得所需方向上的正畸移动,而无须依赖患者配合来防止支抗的丧失,从而降低了副作用的发生并缩短了总的治疗时间。

本书主要介绍了用于矫治患者的Ⅱ类错𬌗畸形所有的骨性支抗装置的临床应用,包括正畸种植体、微型板和微螺钉种植体。对其技术和原理进行了较全面和客观的述评,并强调了这些治疗方法的应用和临床疗效的科学证据。

本书分为九个部分,从Ⅱ类错𬌗的正畸治疗介绍(第一部分)和骨性支抗在正畸治疗中的应用(第二部分)开始,在详细介绍了正畸治疗中使用骨性支抗装置的临床和外科考虑因素(分别为第三部分和第四部分)之后,本书还介绍了用各种骨性支抗装置,如正畸种植体(第五部分)、微型板(第六部分)和微螺钉种植体(第七部分)在Ⅱ类错𬌗畸形矫治中的应用。也专门介绍了如何使用不同临时性支抗装置来治疗Ⅱ类错𬌗畸形(第八部分)。最后,讨论了与正畸用骨性支抗装置临床效果和风险管理相关的现有证据(第九部分)。

参与本书编写的作者皆为正畸骨性支抗相关的特定领域的专家。大多数作者要么开发或改进了先进的装置或方法,要么积极参与了其临床应用评估。使人激动的是,来自20个不同国家的96名同仁参与了本书的编写。

汇集如此众多的优秀专家,对Ⅱ类错𬌗骨性支抗相关的各种问题进行如此详细的论述,这在以前从来没有过。目前,还没有其他书籍涉及所有可能的骨性支抗方法(包括正畸种植体、微型板和微螺钉种植体)用于治疗Ⅱ类错𬌗患者。

为了更好地理解和更有效地使用现有的骨性支抗装置矫治Ⅱ类错殆畸形患者，本书提供了所有必要的背景资料，可为正畸医师、本科生、研究生及研究人员的学习、应用、研究提供参考。

M. A. Papadopoulos 教授

致 谢

非常感谢所有参与编写本书不同章节的同事,感谢他们为科学作出的出色的贡献。

特别感谢医学编辑顾问 Jane Ward 博士,感谢她为本书的修订投入了宝贵的精力。

最后,感谢高级内容策划师 Alison Taylor 女士和所有其他爱思唯尔出版公司员工在本书的编写和出版过程中提供的无私帮助。

感谢爱思唯尔出版公司出版的高质量作品。

目　录

第四部分　骨性支抗装置在正畸运用中的手术注意事项

第五部分　正畸种植体在Ⅱ类错𬌗中的应用

第六部分　微型板在Ⅱ类错𬌗中的应用

第七部分 微螺钉种植体在Ⅱ类错𬌗中的应用

第八部分　其他骨性支抗在Ⅱ类错𬌗畸形矫治中的应用

第九部分　骨性支抗的疗效和风险控制

第一部分

Ⅱ类错殆正畸治疗介绍

第 1 章

Ⅱ类错𬌗的诊断注意事项和传统治疗策略

Abbas R. Zaher and Hassan E. Kassem

一、引言

青少年Ⅱ类错𬌗的治疗选择应基于其是否仍具有生长潜力,如果有,通常用头帽或功能性矫治器调节上颌骨和下颌骨的差异生长来尝试矫治[1,2]。

有轻度或中度Ⅱ类错𬌗的成年人或青少年由于年龄过大不适合利用生长改良矫正的,可以通过牙齿的移动进行掩饰性矫治:①远中移动上颌磨牙,随之移动整个上牙弓;②拔除前磨牙,利用拔牙间隙内收上前牙;③远中移动上牙弓和近中移动下牙弓。严重Ⅱ类错𬌗且没有进一步生长潜力的成年人可通过手术治疗。

由于骨骼、牙齿和软组织形态的个体差异,治疗计划必须针对每个患者的诊断、需求和目标进行调整,包括治疗方法、矫治器设计和选择及生物力学机制。

二、诊断注意事项

从 21 世纪初开始,正畸治疗更侧重于面部软组织外观,而不单单是骨骼和牙齿关系。可以通过面像和头颅定位侧位片在临床上评估面部比例。因此,Ⅱ类患者的诊断考虑应着眼于治疗效果对患者面部美观的影响。

(一)上唇的位置

用于评估上唇矢状向位置的测量项目包括几种头影测量标志线、距离和角度等,其中 E 线是使用最多的[3]。上唇最突点到从鼻下点垂直于法兰克福水平线的垂线的距离用于评估鼻和颏部位置和大小的变化的正常范围为男性 4～5mm,女性 2～3mm。目前还无法精确预测上唇对正畸的反应变化[4],一般认为上唇变化是上颌切牙移动的 40%～70%[5],而上唇确实会随上颌切牙的移动方向发生变化[6]。突出的上唇位置可以通过上颌切牙和磨牙的远中移动或通过拔牙来调节。

(二)颏部

颏点是一个需要考虑的重要问题,85%～90%的Ⅱ类错𬌗年轻患者存在下颌发育不足[7]。已经提出了多种用于评估颏部位置的头影测量项目,包括从鼻下点垂直于法兰克福水平线的垂线及从颏前点(颏部软组织的最突点)到鼻下点的距离。如果Ⅱ类错𬌗患者存在颏部发育不足,治疗计划应该包括颏部位置的改变。在成人患者,颏点的位置只能通过外科手术向前移动[8]。没有证据表明功能矫治器可以促进下颌骨生长超过通常所能达到的生长程度[9,10],生长加速确实可能发生,其可能被误解为真正的附加生长。然而,已有研究观察到使用功能性矫治器治疗增加成年人或发育期患者下颌骨的长度[11-13],包括具有特定遗传因素的成年患者[14,15]。

（三）牙列拥挤

上下颌的牙列拥挤是Ⅱ类错𬌗中的复杂因素。在上颌，矫正目标是内收上颌切牙并减少覆盖。然而，磨牙向远中移动或拔除前磨牙所提供的空间可能被纠正牙列拥挤所占用，留下很少的切牙内收空间。

在下颌，治疗目的是保持下颌切牙在原有位置或稍向前移动以帮助纠正矢状向的前牙关系。通常认为下颌切牙唇展不应超过 2mm 或 3°，否则可能出现复发和牙周问题。

因此，下颌拥挤超过 4mm 需要在下颌和相应的上颌拔牙。治疗应主要解决牙列拥挤，而尽量不内收下颌切牙，因为下颌切牙的内收都需要上颌前牙的额外内收，使得覆盖减小更困难并且对面部美观产生影响。

（四）生长潜力

如果存在一定的生长潜力，尝试生长改良是较为明智的做法。对于青春期后期几乎没有进一步生长潜力，无法采用生长改良矫治的患者，除严重的Ⅱ类错𬌗外，可以采取符合面部美学的掩饰性牙齿移动来治疗。面部的垂直向生长潜力可掩饰磨牙的伸长，从而减少下颌后旋的可能性，而下颌骨的向后旋转可增加侧面部外貌的凸度。成年人的掩饰性治疗较为困难，因为不会有更多的面部垂直向生长的潜力。因此，良好的垂直向控制对于接受掩饰性治疗的成年人是必不可少的。有研究表明，与成年人相比，青少年会出现更大的磨牙伸长（4.7mm），然而下颌平面角在青少年治疗期间并未改变；而成人尽管磨牙伸长较少（1.3mm）[16]，但不能保持原来的下颌平面角。在这方面，近年来的骨性支抗治疗已被证实是非常有益的。

（五）其他因素

后牙轴倾度的意义在有关Ⅱ类错𬌗的文献中提及较少。近中倾斜的第一磨牙更容易使其向远中倾斜，从而纠正Ⅱ类错𬌗关系。相反，如果前磨牙和磨牙向远中倾斜，在这种情况下，如果使用直丝弓进行矫治，将使这些牙齿向近中移动，从而加重Ⅱ类错𬌗关系。因此，在这种情况下，建议可以根据这些牙的轴倾度成一定角度粘接托槽。

三、治疗策略

（一）生长改良：头帽和功能性矫治器

四项随机对照试验清楚地表明，头帽和功能矫治器可以有效地用于矫正Ⅱ类错𬌗，且两种方式之间无显著差异[17-20]。但是，争议的焦点是矫正是如何实现的。

使用功能矫治器实现的下颌长度短暂增长有显著临床意义吗？有研究已经得出结论，使用功能性矫治器可能并不具有临床意义[21,22]，理由是通过观察发现，功能性矫治器只是引起下颌骨向下移动而不是引起下颌骨体积的增加而向前移动[23]。

Herbst 矫治器和下颌前移重新定位器（MARA）被认为是真正的固定功能矫治器，因为通过髁突再定位（可以增加下颌骨长度）起作用[24]。Herbst 矫治器对于生长发育中Ⅱ类 1 分类错𬌗患者产生的骨骼和牙齿变化的评估结论认为，牙齿变化的矫正效果比骨骼变化大[25]。

有研究评估了 Herbst 矫治器与活动功能性矫治器（Twin Block）相比的有效性，结果发现，在骨骼、软组织或牙齿变化及最终治疗结果方面两者无显著差异[26-28]。也有人注意到，虽然两种方法疗时间相同，但使用 Herbst 矫治器复诊的次数更多[26]。对软组织效果的比较发现，两种矫治器均可有效地减少软组织侧貌凸度，但是使用 Twin Block 组下颌软组织前移更多[28]。Herbst 矫治器在提高患者依从性方面具有优势[26]，并且还可以同时进行固定矫治，缩短青少年总的治疗时间。

（二）拔牙治疗

Ⅱ类错𬌗的拔牙目的是补偿牙列的位置以掩盖潜在的骨骼不调。

最常见的拔牙方式是拔除上颌第一前磨牙以提供间隙用于矫正Ⅱ类尖牙关系到Ⅰ类关系，并纠正切牙覆盖。磨牙仍保持Ⅱ类咬合关系。上颌后牙设计最大支抗，以避免在内收前牙时上颌磨牙和第二前磨牙的近中移动。

如果存在明显的下颌切牙拥挤或唇侧倾斜，可考虑拔除下颌第二前磨牙，以便使下颌尖牙远中移动为下颌切牙排齐提供空间。然而，在Ⅱ类错𬌗中，下颌尖牙已经位于上颌尖牙远中，因此需要加大上颌后牙支抗,有利于上颌尖牙的进一步远移。此外,为避免下颌切牙的过度回缩,增加面部轮廓的凸度,也需要增加下颌前牙区的支抗。

另一种拔牙方式是拔除两个上颌前磨牙和一个下颌切牙,可提供 5～6mm 的间隙来排齐下颌切牙并调正其轴倾度,然而,可能导致矫治后覆盖稍偏大或轻微的Ⅲ类尖牙关系。

还有一种不常见的拔牙方式是拔除上颌第二磨牙而不是第一前磨牙。成功与否取决于第三磨牙萌出的路径和萌出时间,而这两者对于患者个体而言并不容易预测。但是,采用这种拔牙方式进行矫治需要整个上颌牙列远移而不会引起切牙的前突。

1. 上颌后牙支抗

增加上颌后牙支抗有以下几种方法。

(1) Tweed-Merrifield 方法

使用 J 钩口外弓直接将力传递到前段牙列,而不需要后牙支抗单位。为确保牙齿的有效移动,这一方法需要患者的依从性非常高。因此,年龄较大的青少年或成年人,其依从性可能是一个问题。

(2) Ⅱ类牵引及类似的非依赖性固定颌间矫治器

利用下颌牙弓来平衡上颌的牵引力。Ⅱ类牵引存在副作用,而使用Ⅱ类牵引仍然依赖于患者的配合。

(3) 腭部装置

包括横腭杆、Nance 弓和较少见的腭部活动保持器。

(4) 后牙联合

增加后牙段支抗可以通过联合后牙支抗单位(包括上颌第一磨牙、第二磨牙和第二前磨牙)来实现。

(5) 两阶段间隙关闭法

首先远中移动尖牙,然后将尖牙添加到后段牙列,增加切牙内收时的支抗。

(6) 片段弓力学机制

利用差动力矩来增加后牙支抗,在这种情况下,后牙支抗不受滑动机制所造成的摩擦力的影响[29]。

(7) 经典 Begg 技术

利用前牙的远中倾斜移动然后竖直的差动移动原理保护支抗。目前使用这种技术的矫治器是 Tip-Edge 系统[30]。

2. 下颌前牙支抗

为了加强下颌前牙支抗,提出了以下几种策略:

- 后牙的分步近中移动:下颌切牙和尖牙联合成一个独立的支抗单位,逐个近中移动后牙。
- 使用Ⅱ类弹性牵引或类似装置移动下颌后牙。
- 利用差动力矩:片段弓技术通过非对称 V 形曲在前段施加一个大的顺时针力矩[29];通过下颌切牙施加根舌向转矩和下颌尖牙根远中倾斜增加支抗,以前牙段整体移动对抗后牙向前移动[23]。
- 利用牙齿差动移动:利用 Tip-Edge 技术先倾斜后牙然后直立,以减小对前牙支抗的需求[30]。

3. 拔除前磨牙对颌面结构的影响

治疗后上唇和下唇的位置受患者的治疗前侧貌及牙量骨量不调的影响。针对Ⅱ类错殆患者,曾有研究比较了拔除四个第一前磨牙与没有拔牙矫治对患者唇部的影响[31],结果发现,矫治前拔牙组患者相对于审美平面上唇和下唇突出更多。因此认为,拔除决策受患者治疗前侧貌,牙齿大小与牙弓长度不调的影响。在治疗后,与非拔牙组相比,拔牙组有更多的嘴唇后移倾向,更直的面形和更直立的切牙。然而,两组的平均软组织和骨骼测量都接近于标准的相应平均值。

类似地,通过基于拥挤和突度的判别分析评分来确定拔牙组和非拔牙组[32],拔除前磨牙后硬组织和软组织突度减少更多,但长期随访结果显示拔牙组的突度仍略大,这主要是因为拔牙组患者在矫治前拥挤度和突度更大。这项发现反驳了拔除前磨牙往往导致轮廓凹陷(碟形脸)这一颇具影响力的观点。

最近的一项研究明确了固定矫治器治疗Ⅱ类 1 分类错殆畸形后良好长期预后的预测因素。回顾分析中,有利的同行评估评级(PAR)指标中的唯一治疗变量是拔除方式[33]。拔除上颌第一前磨牙或拔除上颌第一前磨牙和下颌第二前磨牙的患者有可能获得更为理想的软组织外观(以

Holdaway 角度评判）。拔除第一磨牙或下颌第一前磨牙时结果则不太理想。

（三）非拔牙治疗

1. 上颌磨牙远中移动

上颌磨牙远中移动是大多数Ⅱ类错**非拔牙治疗原则中必不可少的部分[34]。使用口外弓进行口外牵引是传统的方法。像口外弓这类矫正器不仅可用于磨牙远中移动，而且可用于生长调节矫正[23]。这两种治疗效果不是相互独立的，并且在一定程度上取决于治疗的意图。然而，在治疗期间并不总是能够将这两种疗效区分开。

这里讨论的是，使用头帽口外弓是为了在 6个月或更短时间内将上颌磨牙向远中移动到Ⅰ类位置，在上颌牙弓开辟间隙以内收其余牙齿。一旦达到Ⅰ类磨牙位置，就不允许进行进一步的矫治了。因此，关于 A 点向后的位移或整个牙列的远中移动的研究可能不能反映单纯使用头帽口外弓进行磨牙远中移动的效果，因为头帽口外弓还可能起到调节生长的作用。为此，如果要观察口外弓进行磨牙远中移动的效果时，应选择将口外弓的作用力直接作用于第一磨牙上。

一项使用颈部牵引头帽口外弓加颅面复合体种植体的研究，比较了将口外弓相对于**平面向上调整 20°和向下 20°的效果[35]。在第一组中，仅有轻微的磨牙远中移动，但是整个上颌复合体相对于前颅底向下和向后移动了。在第二组中，观察到更多的牙齿移动，特别是第一磨牙的远中倾斜。将口外弓向上倾斜被认为适合于真性上颌前突的患者，而向下倾斜口外弓可能更适合于近中移动和（或）近中倾斜的上颌第一磨牙的患者。

推磨牙向远中需要重点考虑上颌第二磨牙是否萌出。上颌磨牙在第二磨牙萌出之前更容易向远中移动。然而，如果在第二磨牙萌出之前开始矫治，为避免牙根接触，建议应评估未萌出的第二磨牙与第一磨牙牙根的相对位置。根尖片中，当第二磨牙的牙冠萌出超过第一磨牙牙根根尖 1/3时，是最佳的位置关系[36]。

2. 非依从性上颌磨牙远中移动

钟摆矫治器和 Jones Jig 矫治器是早期的非依从性磨牙远中移动装置。可根据口内支抗来源进行以下分类[37]。

■ 腭侧远中移动系统，如钟摆矫治器[38]、Ke-

les Slider 滑动装置[39]和 Molar Distalizer磨牙远移装置[40]。

■ 颊侧远中移动系统，如 Jones Jig 矫治器[41]、Lokar 磨牙移位器[42]、Ni-Ti 螺旋弹簧[43]和 Magneforce 矫治器[44]。

■ 腭侧颊侧远中移动系统，如 Greenfield 磨牙远移矫治器[45]。

■ 刚性腭侧远中移动系统，如 Veltri 远移矫治器[46]。

■ 刚性颊侧和弹性腭侧混合型矫治器，如the First Class 矫治器[47]。

■ Ⅱ类治疗的初始阶段用于磨牙旋转和（或）远中移动的横腭杆。

Papadopoulos 综述了不同的磨牙远中移动矫治器及其进行Ⅱ类错**治疗的效果[37]。Antonarakis 和 Kiliaridis 回顾了已发表的推磨牙向远中的数据，包括使用常规支抗设计的非依从性上颌内矫治器时前磨牙和切牙的支抗损失[48]。第一磨牙出现平均 2.9mm 的远中移动与 5.4°的远中倾斜。切牙出现平均 1.8mm 近中移动与3.6°的近中倾斜。腭部矫治器产生较少的磨牙远中倾斜（3.6° vs 8.3°）和较少的切牙近中倾斜（2.9° vs 5°）。在没有施加治疗性措施使磨牙直立时，无摩擦矫治器（如钟摆矫治器）产生更多的磨牙远中移动和更显著的倾斜。

3. 固定颌间矫治器

固定颌间矫治器用于非拔牙Ⅱ类错**的治疗，上颌牙内收，下颌牙向前移动，可以被视为Ⅱ类牵引的固定装置。使用这类矫治器的常见指征是具有下颌切牙舌倾和深覆**的Ⅱ类咬合[49]。有人认为这类矫治器具有矫形效果[50,51]，也有人没有观察到这一结果[52]。Proffit 等认为这些"弹性矫正器"对生长的作用很小，因为它们不能将下颌髁突移动足够远以出现矫形效果。

固定颌间矫治器分为以下三类。

（1）拉簧：Ⅱ类弹性牵引的固定复制品。经典的例子是 Saif 弹簧（颌间力可调节），但市场上已不再销售。

（2）曲线推簧：这类弹簧使用推力而不是Ⅱ类弹性牵引常见的拉力，可避免上颌前牙、下颌后牙伸长和下颌后旋（使Ⅱ类面型恶化）及面部高度增加和过度牙龈外露。此类别的先驱是 Jasper

Jumper 矫治器[53]，被认为是应用最成功和最广泛的系统。其他还包括 Klapper Superspring Ⅱ矫治器[54] 和 Forsus Nitinol Flat Spring 矫治器[55]。

（3）颌间压缩弹簧：Eureka Spring 矫治器是市场上推出的第一个系统[56]。这类Ⅱ类非依从性矫治器目前发展最快，因为这类矫治器很少出现断裂损坏，而这正是 Jasper Jumper 类矫治器常出现的问题。随后相继出现了 Twin Force 矫治器[57]、Forsus 矫治器[58] 和 Sabbagh Universal Spring 矫治器[59]。

Papadopoulos 对以上这类矫治器进行了更全面的综述[60]。

四、小结

正畸临床实践中，Ⅱ类错𬌗患者占据大部分的工作量。理清这类患者存在的问题和治疗目标需要考虑多种因素，包括错𬌗本身和影响治疗结果的因素。仔细评估现有证据对于在合理的期望内为每个患者提供最合适的治疗策略至关重要。正畸医师需要不断提高对新矫治器的认识并熟悉它们的使用。

参 考 文 献

[1]　Proffit WR, Fields HW, Sarver DM. Orthodontic treatment planning: limitations, con-troversies and special problems. In: Proffit WR, Fields HW, Sarver DM, editors. Con-temporary orthodontics. 4th ed. St. Louis, MO: Elsevier-Mosby; 2007. p. 234-67.

[2]　Alexander RG. The Alexander discipline: The 20 principles of the Alexander disci-pline. Hanover Park, IL: Quintessence; 2008.

[3]　Ricketts R. Planning treatment on the basis of the facial pattern and estimate of itsgrowth. Angle Orthod 1957;27:14-37.

[4]　Lai J, Ghosh J, Nanda R. Effects of orthodontic therapy on the facial profile in long andshort vertical facial patterns. Am J Orthod Dentofacial Orthop 2000;118:505-13.

[5]　Proffit WR, White RP, Sarver DM. Contemporary treatment of dentofacial deformities. St Louis, MO: Elsevier-Mosby; 2002. p. 215.

[6]　Kocadereli I. Changes in soft tissue profile after orthodontic treatment with andwithout extractions. Am J Orthod Dentofacial Orthop 2002;118:67-72.

[7]　McNamara JA Jr. Components of Class Ⅱ malocclusion in children 8-10 years of age. Angle Orthod 1981;51:117-210.

[8]　Talebzadeh N, Porgel MA. Long-term hard and soft tissue relapse after genioplasty. Oral Surg Oral Med Oral Pathol Oral Radiol Endod 2001;91:153-6.

[9]　Papadopoulos MA, Gkiaouris I. A critical evaluation of meta-analyses in orthodontics. Am J Orthod Dentofacial Orthop 2007;131:589-99.

[10]　Huang G. Ask Us-Functional appliances and long term effects on mandibular growth. Am J Orthod Dentofacial Orthop 2005;128:271-2.

[11]　Ruf S, Pancherz H. Orthognathic surgery and dento-facial orthopedics in adult Class Ⅱ, division 1 treatment: Mandibular sagittal split osteotomy versus Herbst appliance. Am J Orthod Dentofacial Orthop 2004;126:140-52.

[12]　Ruf S, Pancherz H. Herbst/multibracket appliance treatment of Class Ⅱ, division 1 malocclusions in early and late adulthood: a prospective cephalometric study of consecutively treated subjects. Eur J Orthod 2006;28:35-60.

[13]　Pancherz H. The Herbst appliance: a paradigm shift in Class Ⅱ treatment. World J Orthod 2005;6(Suppl.):8-10.

[14]　Purkayastha SK, Rabie AB, Wong R. Treatment of skeletal Class Ⅱ malocclusion inadult patients: Stepwise vs. single-step advancement with the Herbst appliance. World J Orthod 2008;9:233-43.

[15]　Chaiyongsirisern A, Rabie AB, Wong RW. Stepwise Herbst advancement versus man-dibular sagittal split osteotomy: Treatment effects and long-term stability of adult Class Ⅱ patients. Angle Orthod 2009;79:1084-94.

[16]　McDowell EH, Baker IM. The skeletodental adaptations in deep bite corrections. Am J Orthod Dentofacial Orthop 1991;100:370-5.

[17]　Ghafari J, Shofer FS, Jacobsson-Hunt U, et al. Headgear versus function regulator inthe early treatment of Class Ⅱ, division 1 malocclusion: a randomized clinical trial. Am J Orthod Dentofacial Orthop 1998;113:51-61.

[18] Wheeler TT，McGorray SP，Dolce C，et al. Effectiveness of early treatment of Class Ⅱ malocclusion. Am J Orthod Dentofacial Orthop 2002；121：9-17.

[19] Tulloch JF，Proffit WR，Phillips C. Outcomes in a 2-phase randomized clinicaltrial of early Class Ⅱ treatment. Am J Orthod Dentofacial Orthop 2004；125：657-67.

[20] O'Brien K，Wright J，Conboy F，et al. Early treatment of Class Ⅱ，division 1 maloc-clusion with the appliance：a multi-center，randomized，controlled，clinicaltrial. Am J Orthod Dentofacial Orthop 2009；135：573-9.

[21] Marsico E，Gatto E，Burrascano M，et al. Effectiveness of orthodontic treatment withfunctional appliances on mandibular growth in the short term. Am J Orthod Dentofacial Orthop 2011；139：24-36.

[22] Creekmore TD，Radney LJ. Frankel appliance therapy：orthopedic or orthodontic? Am J Orthod 1993；83：89-108.

[23] Gianelly AA，Bednar J，Cociani S，et al. Bidimensional technique theory and practice. Bohemia，NY：GAC International；2000，pp. 172-81.

[24] De Vincenzo JP. Treatment options for sagittal corrections in noncompliant patients. In：Graber TM，Vanarsdall RL，Vig KWL，editors. Orthodontics：current principlesand techniques. St Louis，MO：Elsevier-Mosby；2005.

[25] Barnett GA，Higgins DW，Major PW，et al. Immediate skeletal and dental effects of the crown- or banded type Herbst appliance on Class Ⅱ，division 1 malocclusion. Angle Orthod 2008；78：361-9.

[26] O'Brien K，Wright J，Conboy F，et al. Effectiveness of treatment of Class Ⅱ malocclusion with the Herbst or twin-block appliances：a randomized，controlled trial. Am J Orthod Dentofacial Orthop 2003；124：128-37.

[27] Schaefer AT，McNamara JA Jr，Franchi L，et al. Cephalometric comparison of treat-ment with the Twin-block and stainless steel crown Herbst appliances followed by fixed appliance therapy. Am J Orthod Dentofacial Orthop 2004；126：7-15.

[28] Baysal A，Uysal T. Soft tissue effect of Twin block and Herbst appliance in patients with Class Ⅱ division 1 retrognathy. Eur J Orthod 2013；35：71-81.

[29] Nanda R，Kuhlberg A，Uribe F. Biomechanics of extraction space closure. In：Nanda R，editor. Biome-chanics and esthetic strategies in clinical orthodontics. St Louis，MO：Elsevier-Mosby；2005.

[30] Parkhouse R. Tip-Edge orthodontics and the Plus bracket. St Louis，MO：Elsevier-Mosby；2009. p. 9-12.

[31] Bishara SE，Cummins DM，Jakobsen JR，et al. Dentofacial and soft tissue changes in Class Ⅱ，division 1 cases treated with or without extractions. Am J Orthod Dentofacial Orthop 1995；107：28-37.

[32] Luppapornlap S，Johnson LE. The effects of premolar extraction：a long-term com-parison of outcomes in "clear-cut" extraction and nonextraction Class Ⅱ patients. Angle Orthod 1993；63：257-72.

[33] McGuinness NJ，Burden DJ，Hunt OT，et al. Long-term occlusal and soft-tissue profile outcomes after treatment of Class Ⅱ，division 1 malocclusion with fixed appliances. Am J Orthod Dentofacial Orthop 2011；139：362-8.

[34] Celtin NM，Spena R，Vanarsdall RL Jr. Non extraction treatment. In：Graber TM，Vanarsdall RL Jr，Vig KWL，editors. Orthodontics：current principles and techniques. St Louis，MO：Elsevier-Mosby；2005.

[35] Melsen B，Enemark H. Effect of cervical anchorage studied by the implant method. Trans Eur Orthod Soc 1969；45：435-47.

[36] Bishara SE. Class Ⅱ malocclusion：diagnostic and clinical considerations with and without treatment. Semin Orthod 2006；12：11-24.

[37] Papadopoulos M. Non-compliance distalization：a monograph of the clinical management and effectiveness of a jig assembly in Class Ⅱ malocclusion orthodontic treat-ment. Thessaloniki，Greece：Phototypotiki Publications；2005. p. 5-12.

[38] Hilgers JJ. The pendulum appliance for Class Ⅱ non-compliance therapy. J Clin Orthod 1992；26：706-14.

[39] Keles A，Sayinsu K. A new approach in maxillary molar distalization. Intraoral bodily molar distalizer. Am J Orthod Dentofacial Orthop 2000；117：39-48.

[40] Keles A. Maxillary unilateral molar distalization with sliding mechanics：a preliminary investigation. Eur J Orthod 2001；23：507-15.

[41] Jones RD，White JM. Rapid Class Ⅱ molar correction with an open-coil. J Clin Orthod 1992；10：

661-4.

[42] Scott MW. Molar distalization: More ammunition for your operatory. Clin Impressions 1996; 33: 16-27.

[43] Gianelly AA, Bednar J, Dietz VS. Japanese NiTi coils used to move molars distally. Am J Orthod Dentofacial Orthop 1991; 99: 564-6.

[44] Blechman AM, Alexander C. New miniaturized magnets for molar distalization. Clin Impressions 1995; 4: 14-19.

[45] Greenfield RL. Fixed piston appliance for rapid Class Ⅱ correction. J Clin Orthod 1995; 29: 174-83.

[46] Veltri N, Baldini A. Slow sagittal and bilateral expansion for the treatment of Class Ⅱ malocclusions. Leone Boll Int 2001; 3: 5-9.

[47] Fortini A, Luopoli M, Parri M. The First Class Appliance for rapid molar distalization. J Clin Orthod 1999; 33: 322-8.

[48] Antonarakis GS, Kiliaridis S. Maxillary molar distalization with noncompliance intramaxillary appliances in Class Ⅱ malocclusion: a systematic review. Angle Orthod 2008; 78: 1133-40.

[49] McSherry PF, Bradley H. Class Ⅱ correction reducing patient compliance: a review of the available techniques. J Orthod 2000; 27: 219-25.

[50] Weiland FJ, Ingervall B, Bantleon HP, et al. Initial effects of treatment of Class Ⅱ malocclusion with the Herren activator, activator-headgear combination and Jasper Jumper. Am J Orthod Dentofacial Orthop 1997; 112: 19-27.

[51] Stucki N, Ingervall B. The use of the Jasper Jumper for the correction of Class Ⅱ malocclusion in the young permanent dentition. Eur J Orthod 1998; 20: 271-81

[52] Cope JB, Buschang PH, Cope DD, et al. Quantitative evaluation of craniofacial changes with Jasper Jumper therapy. Angle Orthod 1994; 64: 113-22.

[53] Jasper JJ. The Jasper Jumper: a fixed functional appliance. Sheybogan, WI: American Orthodontics; 1987.

[54] Klapper L. The SUPERspring Ⅱ: a new appliance for non-compliant Class Ⅱ patients. J Clin Orthod 1999; 33: 50-4.

[55] Vogt W. A new fixed interarch device for Class Ⅱ correction. J Clin Orthod 2003; 37: 36-41.

[56] De Vincenzo JP. The Eureka Spring: a new interarch delivery system. J Clin Orthod 1997; 31: 454-67.

[57] Rothenberg J, Campell ES, Nanda R. Class Ⅱ correction with Twin Force Bite Cor-rector. J Clin Orthod 2004; 38: 232-40.

[58] Vogt W. The Forsus Fatigue Resistant Device. J Clin Orthod 2006; 40: 368-77.

[59] Sabbagh A. The Sabbagh Universal Spring. In: Papadopoulos M, editor. Orthodontictreatment of the Class Ⅱ non-compliant patient: current principles and techniques. Edinburgh: Elsevier-Mosby; 2006. p. 203-16.

[60] Papadopoulos M. Orthodontic treatment of the Class Ⅱ non-compliant patient: currentprinciples and techniques. Edinburgh: Elsevier-Mosby; 2006.

第2章

Ⅱ类错𬌗的非依从性治疗方法

Moschos A. Papadopoulos

一、引言

　　Ⅱ类错𬌗是口腔正畸临床中最常见的问题，欧洲37%的学龄儿童，美国所有正畸患者的33%为Ⅱ类错𬌗[1]。Ⅱ类错𬌗可能存在颅面生长的不调，在青少年时期即可进行调整。常见治疗方案包括口外头帽牵引，使用功能性矫治器、固定矫治器配合颌间牵引和（或）拔牙矫治。对于成人，轻中度错𬌗畸形通过固定矫治器配合颌间牵引和（或）拔牙，而重度错𬌗需要通过固定矫治器和正颌手术联合进行矫治。尽管这些传统的治疗方法的效率已经有了很大的提高，但是对于生长期的患者[2]，要取得好的治疗效果，患者的配合尤其重要，而这往往是一个大问题[3]。

二、依从性问题

　　一般来说，正畸矫治器会干扰日常生活，造成不舒服的感觉并且妨碍语言交流。特别是治疗可能需要几年时间，而患者处于复杂的社交和成长的阶段，因此难以确保儿童或青少年坚持使用矫治器。由于正畸是选择性治疗，通常非依从性治疗对患者来说不会产生严重的影响[3]。

　　患者不依从的原因不仅与佩戴头帽之类的装置引起的不适和外观变化有关，此外还存在受伤风险，例如眼睛和面部软组织损伤[4]，以及弹性颈带对于颈椎、肌肉和皮肤造成的不利影响。头影测量评估表明，除了预期出现的牙齿变化外，口外装置几乎都会对骨骼造成影响[5]。然而对于一些情况，当我们只需要磨牙远中移动以获得适当的间隙，排齐牙列，并不需要对上颌骨生长产生限制，例如上颌牙列拥挤的Ⅰ类错𬌗，这就成了一个问题。上颌牙列拥挤引起的Ⅱ类错𬌗使用头帽可能产生不期望的切牙对刃关系甚至前牙反𬌗的情况[6]。

　　患者的依从性差，可以导致治疗时间延长，可能引起牙齿和牙周组织的破坏，可能需要额外的拔牙，导致患者的挫折感，增加临床医生和家庭的额外压力。

　　因此，对于Ⅱ类错𬌗非依从性患者，特别是针对非拔牙矫治方案，已经有大量工作致力于研发更有效的治疗方法。

三、非依从性矫治器的特点和分类

　　几乎所有用于Ⅱ类矫正的非依从性矫治器都具有以下特点：

- 通过颌内或颌间固定式辅助装置产生将下颌前移动或磨牙远中移动的力。
- 矫治器几乎都需要使用牙和（或）腭支抗，比如固定矫治器、舌弓或横腭杆，或者改良腭托。
- 大多数矫治器需要使用具有弹性金属丝，

特别是用于磨牙远中移动时。例如超弹性镍-钛（Ni-Ti）和钛-钼（TMA）合金丝。

所有这些矫治器可基于它们的作用方式和支抗类型分为颌间和颌内两种[7]。

（一）颌间非依从性矫治器

颌间非依从性矫治器具有颌间支抗，并且同时作用在上下颌骨，以使下颌骨前移（例如Herbst矫治器、Jasper Jumper矫治器、可调式咬合矫治器和尤里卡弹簧）。这些矫治器可以基于前移下颌骨的力系统进一步分类：

- ■ 刚性。
- ■ 弹性。
- ■ 混合性。
- ■ 弹性替代装置。

1. 刚性颌间矫治器

除了广泛应用的 Herbst 矫治器（Dentaurum，Ispringen，Germany），还有其他几种改良的装置。

（1）Herbst 矫治器

Herbst 矫治器的功能类似于上下颌骨之间的人工关节（图 2-1）。最初设计了双侧伸缩装置附着于上颌第一恒磨牙和下颌第一前磨牙（或尖牙）正畸带环上；从而保持下颌骨持续处于前伸位，即持续的前跃位。在上颌第一前磨牙和下颌第一恒磨牙上通常也安置带环，通过马蹄型舌弓将前磨牙与每个牙弓上的磨牙相连[8]。

每个伸缩装置都有配合在一起的管和活塞杆，两个枢轴和两个锁定螺丝[8,9]。管的枢轴焊接到上颌第一磨牙带环上，活塞杆的枢轴焊接在下颌第一前磨牙带环上。管和活塞杆用锁定螺丝附接到枢轴上，并且可以容易地围绕附接点旋转。应特别注意管和活塞杆的长度，如果活塞杆太短，当患者的嘴张开很大时，可能从管中滑出，然后可能卡在管的开口处[10]。如果活塞杆比管长得多，会伸出管的后方到上颌第一磨牙远中而损伤到颊黏膜[10]。

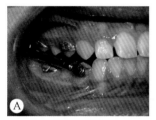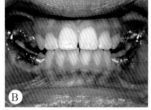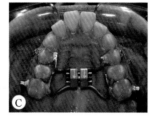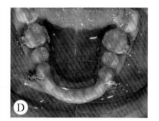

图 2-1　Herbst 矫治器（带环式设计）

由于管和活塞杆在其固定部位的连接较松，该矫治器允许下颌做较大的开口和轻度的侧向运动。通过加大管和活塞杆枢轴的开口可增加下颌侧向运动的范围[9]。如果需要下颌更大的侧向运动，可以使用带滚珠的 Herbst 伸缩装置，可提供更大的侧向运动自由度。

根据伸缩装置连接方式可分为几种设计：带环（通常）、铸造夹板[8]、不锈钢（SS）冠或丙烯酸树脂夹板。除了这四个基本设计，其他还包括如关闭间隙、悬臂和扩弓设计[9,11]。

支抗牙可以通过部分或全部牙支抗来稳定[9]。在上颌部分支抗中，第一恒磨牙和第一前磨牙带环在每侧通过半圆形（1.5mm×0.75mm）舌侧和（或）颊侧片断弓丝连接。在下颌，第一前磨牙带环通过与前牙舌面接触的半圆形（1.5mm × 0.75mm）或圆形（1mm）舌弓连接[8,10]。如果部分支抗不足，可以合并增加支抗牙单位，从而形成完全支抗[8,10]。在上颌完全支抗中，将第一前磨牙、尖牙和切牙上的托槽通过弓丝连接起来。同时，横腭杆可以固定在第一磨牙带环上。在下颌完全支抗中，第一磨牙带环通过舌弓连接起来。同时，下颌使用方丝将牙弓连扎[12]。当需要上颌扩弓时，可以将快速扩弓器焊接到前磨牙和磨牙带环或铸造夹板上（图 2-1C）[8,10]。上颌扩弓可以与戴 Herbst 矫治器同时进行[10,11,13]或在戴 Herbst 矫治器之前完成[14]。当使用带环式[15]或夹板固定式 Herbst 矫治器时也可与头帽联合使用。

伸缩装置在上颌及其牙列上施加向后的力，并在下颌及其牙列上施加向前的力[17,18]。由于下颌骨位置的前移,下颌骨长度通过刺激髁突的生长和关节窝改建而增加。下颌前伸的量由管的长度决定,管的长度决定活塞杆长度[17]。大多数情况下,治疗开始时,下颌骨前伸至切牙对刃位置,此时,牙弓位于Ⅰ类或过矫正的Ⅰ类关系[13,19-21]。某些情况下,通过逐步前伸下颌(可通过在下颌活塞杆上添加垫片的方法),直到建立切牙对刃关系[16]。

带环式 Herbst 矫治器通常需要戴用6~8个月时间[10,13,22]。但是9~15个月的较长戴用时间可以得到更好的结果[10]。

治疗后,需要一段时间的保持期,以避免因为不良的生长模式或唇舌习惯所导致的复发[10,22]。处于混合牙列期和未形成稳定的牙尖交错殆的患者中[10,17],该阶段可持续1~2年或直到恒牙萌出,建立稳定的咬合关系[23]。保持阶段可使用可摘的功能性矫治器或定位器。当第二阶段使用固定矫治器矫治时,需要保持8~12个月以维持稳定的咬合关系[10,13,17,22]。可以使用弹性Ⅱ类牵引[24]。

Herbst 矫治器的适应证:

■ 骨性Ⅱ类不调的非依从性患者的治疗,主要是年轻患者,可有效影响下颌和上颌生长。

■ 由于髁突矢状向生长导致的高角垂直生长型患者。

■ 前牙深覆殆患者。

■ 下颌中线偏移患者。

■ 口呼吸患者,因为 Herbst 矫治器不干扰呼吸。

■ 关节盘前移位患者。

也适用于下颌后缩合并上颌切牙舌倾患者的Ⅱ类错殆的治疗[10,13]。Herbst 矫治器的其他使用说明将在"非依从性矫治器的适应证和禁忌证"一节中列出,包括其在阻塞性睡眠呼吸暂停中的使用[25,26],以及作为年轻成人正颌手术的替代治疗[13,20,27]。

Herbst 矫治器的主要优点包括:

■ 短且持续的治疗时间

■ 不需要对患者依从性的依赖以达到所需的治疗效果

■ 患者容易接受

■ 患者可以耐受治疗

Herbst 矫治器固定在牙齿上,因此每天24小时发挥功效,治疗时间相对较短(6~15个月),而不像可摘功能性矫治器需要2~4年。此外,在治疗上颌牙列拥挤的Ⅱ类错殆时该矫治器使上颌第一磨牙远中移动,可以避免拔牙[28]。其他优点还包括在放置矫治器之后立即可改善患者的侧面型,保持良好的口腔卫生,可同时使用固定矫治器,以及可以调整矫治器以配合各种临床附件治疗的能力。

同时也有一些缺点。主要是在治疗期间上颌(上颌尖牙和第一前磨牙之间的间隙)和下颌(下颌切牙的唇倾)牙齿的支抗丧失,治疗第一周时的咀嚼问题和对软组织的影响。也可能出现矫治器功能障碍[29]。

已经提出了 Herbst 矫治器的许多改进设计,包括 Goodman 改良的 Herbst 矫治器[30],上颌不锈钢冠和下颌丙烯酸树脂 Herbst 设计[31],下颌前移锁定单元矫治器[32],磁性伸缩装置[33],Flip-Lock Herbst 装置[34],Hanks 伸缩 Herbst 矫治器[35],腹式伸缩装置[36],Universal Bite Jumper 矫治器[37],Open-Bite Intrusion Herbst 矫治器[38],口内阻鼾器[36],the Cantilever Bite Jumper 矫治器[39],the Molar-Moving Bite Jumper 矫治器[40],下颌前伸重新定位殆板[41]和下颌矫正器[42]。

(2)Ritto 矫治器

Ritto 矫治器是一种小型的伸缩装置,口内结构简单[2](图2-2)。整体结构,单件制造,双侧使用,安装在上颌和下颌弓丝上。通过不锈钢球状销和锁控滑动制动器作为固定部件。两个上颌和两个下颌带环及托槽可以充分支撑矫治器。通过将锁沿着下颌弓丝向远中滑动并将其固定来激活矫治器。矫治器激活分两个步骤,初始调节激活2~3mm,1周后再激活1~2mm,而在3周后可进行4~5mm的进一步激活。

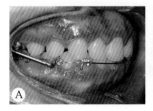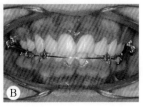

图 2-2 Ritto 矫治器

（3）下颌前伸矫治器

下颌前伸矫治器用于矫正 II 类错𬌗（图 2-3）。自最初引入以来一直在不断改进，并产生了四种不同类型[2,43]。

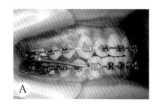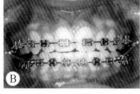

图 2-3　下颌前伸矫治器

最新版本的下颌前伸矫治器（MPA IV）由 T 形管、上颌磨牙锁钉、下颌杆和具有尖牙远中两个圆形环的刚性下颌不锈钢弓丝组成[44]。下颌杆插入 T 形管的较长部分，磨牙锁钉插入较小部分。安放矫治器时，将下颌杆插入下颌弓丝的圆形环中：下颌前伸到对刃位置，磨牙锁钉从远中插入上颌磨牙管，然后在近中弯曲以固定。因此，矫治器的上颌末端可绕锁钉滑动。矫治器也可从近中方向插入。如果需要加力，可以通过在下颌杆和伸缩管之间插入一段镍钛推簧[43]。

（4）下颌前部重新定位矫治器

下颌前部重新定位矫治器（MARA：AOA/Pro Orthodontic Appliances，Sturtevant，WI，USA）将下颌持续保持在前伸位置[44]。可以被看作是一个固定的 Twin Block 矫治器，包括两个相对的垂直表面，以保持下颌骨在前伸的位置（图 2-4）。

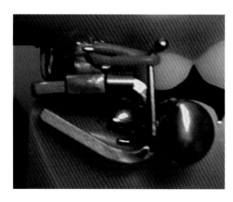

图 2-4　下颌前部再定位矫治器（获得 Papadopoulos 的许可使用）

MARA 由粘结在四个第一恒磨牙上的四个不锈钢金属冠（或带环）组成。每个下颌磨牙金属冠上焊接一个双管，由 0.045 英寸管和 0.022 英寸×0.028 英寸管组成，用于上颌和下颌弓丝。0.059 英寸的金属臂也焊接到每个下颌的金属冠上，垂直突出于颊面，与上颌磨牙的弯头接触。为了稳定，下颌金属冠可以通过焊接的舌弓连接，特别是不使用托槽的情况下。舌弓同时可以防止第二前磨牙的拥挤和下颌第一磨牙的近中舌侧旋转[44-46]。每个上颌磨牙金属冠也与下颌一样有个双管。此外，方形管（0.062 英寸）焊接在上颌磨牙金属冠上，对应的方形上弯头（0.060 英寸）插入其中。上弯头插入上方管中，将患者下颌引导到前伸位置。放置之后，弯头通过结扎丝或弹力皮圈结扎。上弯头的颊侧位置通过用简单的工具扭转来控制，前后位置由垫片控制。𬌗支托可以在上颌和下颌第二磨牙或前磨牙上使用。用于防止上颌第一磨牙的压低和倾斜以及上颌第二磨牙的升高[46]。为避免插入和移除弯头时相互影响，上颌第二前磨牙上不粘结托槽。该矫治器可以与上颌和下颌扩弓器、横腭杆、调节弹簧、固定矫治器和上颌磨牙远中移动矫治器联合使用[44-46]。

在放置矫治器之前，上颌切牙应该排齐，适当转矩和压低，以免干扰下颌前移，同时上颌牙弓应足够宽以使弯头位于下颌冠的颊侧。下颌通常以一步或逐渐增加的方式前移至过矫正的 I 型关系，以抵消在后期出现的预期少量复发[44-46]。需要 4～5mm 的下颌前移时，下颌前移至切牙对刃位置。需要 8～9mm 矫正时，前移可分步进行，以避免颞下颌关节张力过大或矫治器破损。下颌初始移动 4～5mm，并保持在该位置约 6 个月；然后再前移到切牙对刃位置再保持 6 个月。或者，可通过在弯头上添加垫片以每 8～12 周逐渐增加 2～3mm 来进行前移下颌[44-46]。

放置 MARA 之后，应告知患者需要通过 4～10 天时间来适应新的、前移的下颌位置，在此期间可能发生一些咀嚼困难。如果患者有口呼吸习惯或患有磨牙症，睡觉时可以通过垂直弹性牵引以保持口腔关闭。矫治器不影响后牙的萌出，随着后牙的萌出，后牙的开𬌗程度逐渐减小。

治疗持续时间取决于 II 类错𬌗的严重程度和患者的年龄，通常需要 12～15 个月[44-46]。12～16

周的间隔复诊以进行进一步调整或重新激活。

治疗完成并且达到Ⅰ类关系后,去除该矫治器,可以使用固定矫治器来进一步调整咬合。如果下颌未前移到过矫正位置,则可在去除MARA矫治器后使用Ⅱ类弹性牵引大约6个月时间。

(5)功能性下颌前移装置

功能性下颌前移装置已发展为一种Herbst矫治器的替代品,用于矫治Ⅱ类错殆畸形[47]。这是一种基于斜面原理的刚性颌间矫治器,类似于MARA但有一些根本的区别。由铸造夹板、金属冠带环组成,矫治器的主要部件导向杆和斜面用激光焊接在颊侧。矫治器的咬合前导结构与水平方向保持60°的夹角,从而在闭口时主动引导下颌处于向前位置,使下颌的运动不受限制并增加患者的适应度。咬合前导装置的前端形状和激活部件被设计成允许下颌即便处于半张口位,仍可引导下颌向前,这样即使对于有张口姿势习惯的患者也能保证效果。矫治器加力可通过调整螺旋插入支架的长度超过2mm,或使用不同宽度的导向杆或用不同厚度的斜面垫片来固定滑动面。下颌前移是一个逐步完成的过程,这样使患者更易适应,特别是对于成年患者[47]。

2. 弹性颌间矫治器

主要的弹性颌间矫治器是Jasper Jumper矫治器。类似的矫治器包括Flex Developer矫治器、可调节咬合矫治器、Bite Fixer矫治器、Churro Jumper矫治器和Forsus矫治器。

(1)Jasper Jumper矫治器

Jasper Jumper矫治器(American Orehodontics,Sheboygan,WI)是一种弹性颌间矫治器,它的出现旨在解决应用Herbst矫治器时的下颌侧方运动受限问题[48]。由一个弹性加力单元和一个不锈钢螺旋弹簧组成,被包裹在聚氨酯套中并通过固定孔在两端连接到不锈钢帽上(图2-5)[48]。左右两边有七种不同的长度可选,范围从26mm到38mm,相邻两个长度之间相差2mm。球形栓、小塑料聚乙烯摩擦球或聚碳酸酯珠和辅助片断弓都是用于连接在上颌矫治器和下颌固定矫治器的固定装置。

引导下颌到中性关系后,测量上颌第一磨牙口外弓管近端与塑料球远端插入下颌弓丝点之间的距离再加12mm,这样就能够确定Jasper

Jumper矫治器的适宜尺寸[49]。

使用常规固定矫治器将上下颌牙列排齐后,就可安装该矫治器[48]。加力单元通过球形插销经矫治器上端的孔经上颌口外弓管远端插入,然后,球形插销的近中延伸部分向后弯曲到口外弓管之后以固定其位置[49]。可通过两种方式将加力单元连接于下颌弓丝。首先,末端放置在下颌尖牙托槽远中的弓丝上,同时去除第一(或第一和第二)前磨牙托槽。在弓丝上放置一个小塑料球,在矫治器下部前端形成阻挡(图2-5)[48]。然而,最有效的方法是在下颌第一磨牙使用辅助管和应用片断弓(0.017英寸×0.025英寸)。片断弓的远中末端插入该管,片断弓丝从下颌磨牙辅助管近中向龈向弯曲成刺刀状曲,而近中端则绕过第一前磨牙和尖牙之间的主弓丝。这样,就无需拆除下前磨牙托槽了,且患者具有更大的下颌活动度[48,49]。对于混合牙列的患者,上颌的安装与上述过程类似,而下颌安装则要通过位于下颌第一磨牙带环和侧切牙托槽之间的弓丝,从而避开了乳尖牙和乳磨牙区域[48]。对于这些患者,必须使用腭弓和固定舌弓来防止意外的副作用[48]。

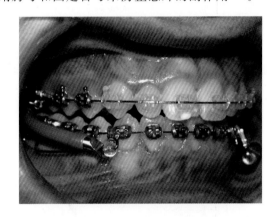

图2-5 JasperJumper矫治器

放置此矫治器之前,应在上颌和下颌使用大尺寸的矩形弓丝[49]。除此之外,下颌应使用舌弓以增强下颌的支抗,如果下颌不拔牙,下颌前牙部还需要增加-5°的舌向转矩[49]。在上颌也需要应用腭杆来增强侧向支抗。然而,当需要上颌磨牙远中移动时,应避免使用腭杆和箍紧或向后绑定上颌弓丝。当需要扩大上颌牙弓时,Jasper Jumper矫治器也可与快速扩弓器联合应用[50]。

Jasper Jumper矫治器具有轻便、应力持续的优点,能够产生功能性、咬合前导性、类口外弓的力,类肌激动器的力,类弹性牵引的力或上述力的组合[49]。当加力单元处于平直时,处于无应力状态。当牙齿开始咬合、压缩弹簧时,就被激活了。弹簧被压缩 4mm 时可产生约 250g 的力。矫治器能够向上颌及其牙列传导矢状向向后方向的力,其反作用力对下颌及其牙列产生向前的力,对上颌后牙和下颌前牙产生压低力,同时还对上颌牙弓产生颊向的扩张力[51,52]。

初次戴用矫治器 2～3 个月后,通过缩短连接上颌第一磨牙带环的球形插销或在下颌弓丝上的球形近中加入阻挡装置,可再次激活矫治器。应用 Jasper Jumper 矫治器通常需要持续 3～9 个月,之后,可将矫治器被动保留原处 3～4 个月,然后矫治过程就结束了[49]。

(2)弹性前导矫治器(The Flex Developer)

弹性前导矫治器(LPI Ormco,Ludwig Pittermann,Maria Anzbach,Austria)类似于 Jasper Jumper 矫治器,但可以由临床医生自行组装[53]。其加力单元是一个由聚酰胺制成的弹性迷你杆,其附加组件还包括一个前端的小钩、一个后端连接部件、一个预成的拱形辅弓,一个固定迷你碟片和球帽形插销。前部锁定部分具有重复锁定功能,这样就可以很容易地安装和去除(图 2-6)。该矫治器可以与传统的固定矫治器结合使用,与上颌第一磨牙带环的口外弓管和下颌辅弓相连接。

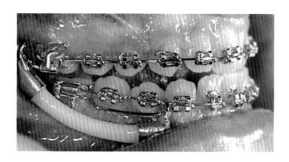

图 2-6　弹性前导矫治器(获得 Papadopoulos 的许可[2])

通过使用一种特殊设计的卡尺测量上颌口外弓管入口与拱形辅弓前端的距离,确定弹性迷你杆的长度。调整杆的长度,确保后端连接部件与前端小钩部件处于平行位置,将球帽形插销从远中置入口外弓管。然后,下颌前伸到所需的位置,将前端小钩固定在辅弓上[53]。将球帽形插销近

中缩短或将辅弓自远中缩短,从而将滑动弓推向远中并将其末端向上弯曲,这样便可重新激活矫治器。或者,通过在其近中端加一个丙烯酸树脂球,可以缩短辅弓的滑动部分。

弹性前导矫治器能够在上下颌之间提供50～1000g 的持续力,力的大小可通过减小迷你杆的直径来进行调整;也可通过缩短迷你杆的长度来满足矫治器安装的需要[53]。唇挡或口外弓头帽也可与该矫治器联合使用。

3. 混合矫治器

在联合应用刚性和柔性力系统的混合颌间矫治器中,Eureka 弹簧是用于非依从性Ⅱ类正畸治疗最常见类型。其他矫治器还包括 Sabbagh Universal 弹簧(Sabbagh Universal Spring)、Forsus 矫治器(Forsus Fatigue Resistant Device)和双力咬合矫治器(Twin Force Bite Corrector)。

(1)Eureka 弹簧

Eureka 弹簧(Eureka Orthodontics,SanLuis Obispo,CA,VSA)是一种混合矫治器,包括一个装在活塞杆中的开大式螺旋弹簧、弹性球窝连接装置和一个引导弹簧的轴(图 2-7A)[54]。该矫治器与上下颌固定矫治器同时使用。开大式螺旋弹簧通过一个闭合或开放的环钳直接连接到上颌或下颌的弓丝上。活塞杆与套管之间有 0.002 英寸的活动空间,伸缩运动能够使张口达到 60mm,超过这个限度活塞杆可脱出套管;但是,患者重新组装起来也很容易。通过一根钢丝将活塞套管连接在磨牙颊面管上,钢丝的前部为 0.032 英寸,末段退火,后部为 0.036 英寸的球作为运动关节,从而使套管能够做侧向和垂直向的运动[54]。

Eureka 弹簧的优点包括:不依赖患者的依从性、美观、不易破损、口腔卫生易维护、不刺激软组织、牙齿移动快速、作用力方向佳、即使开口达20mm 也可 24 小时持续施力、功能上可接受、易于安装、成本低等[54]。

(2)Sabbagh Universal 弹簧(The Sabbagh Universal Spring)

Sabbagh Universal 弹簧(Dentaurum,Ispringen,Germany)是另外一种混合矫治器;由一个可伸缩的元件、一个前端 U 形曲和一个后端有 U 形曲的伸缩杆组成(图 2-7B)[55]。可伸缩单元由一个内管上方的内弹簧、一个导向管和一个中间的

伸缩管组成。在安装此矫治器前,必须完成牙弓的排齐、整平和去代偿,同时上下颌使用不锈钢弓丝(至少 0.016 英寸×0.022 英寸)完全入槽。矫治器连接到上颌磨牙口外弓管和下颌弓丝上。安装矫治器时,0.25 英寸的球帽形固位扣从远中穿过 U 形曲进入口外弓管,并在近中弯曲。当管向前后,将带 U 形曲的伸缩杆插入上颌固定的管中,然后将 U 形曲置于下颌第一前磨牙和尖牙托槽之间的不锈钢弓丝上。

弹簧的长度可以通过嵌入或拔出内部伸缩管或通过启动键预设内管的长度来调节。当需要骨性效应时,弹簧应力应为最小,而当需要牙槽效应时,弹簧应力应为最大。通过插入或拔出内部伸缩管,或通过延长或缩短口外弓管远中球帽形插销的长度,或者插入激活弹簧或在下颌切牙和尖牙托槽之间放置 U 形曲来给矫治器加力[55]。

(3)Forsus 抗疲劳装置(The Forsus Fatigue Resistant Device)

Forsus 抗疲劳装置(3M Unitek,Monrovia, CA,VSA)是一种用于解决疲劳失效问题的混合矫治器,由伸缩弹簧装置组成。矫治器通过一个 L 型球帽插销连接上颌第一磨牙口外弓管并通过旁路弓丝连接到下颌弓丝。当不需要前移下颌时,选择适当长度的杆使弹簧能够在下颌不前移的情况下完全压缩。为了简化操作,装置中还包含了一个直

接推杆,能够直接连接到下颌弓丝。需要将下颌尖牙与第一磨牙连扎以避免在尖牙的远中出现间隙[56]。重新启动弹簧,可在远端杆的止动栓远中增加环衬套,从而将弹簧压缩 2～3mm,或者使用更长的杆来维持作用。需要叮嘱患者不要张口过大,以防止出现矫治器的脱位。

(4)双力咬合矫治器(The Twin Force Bite Corrector)

双力咬合矫治器(Ortho Organizers,San Marcos,CA,VSA)也是一种与传统的固定矫治器一起应用的混合矫治器。由末端带有球窝关节的含镍钛弹簧的双活塞、一根锚丝和一个弓丝钳构成(图 2-7C)[57,58]。为了不使用口外弓管,应用了双锁结构。通过一个球窝弓丝钳连接到下颌尖牙和第一前磨牙之间的弓丝上,并通过带有一个可调式球窝关节的锚丝连接到上颌磨牙口外弓管。放置矫治器前,要完成上颌的扩弓和上下颌牙列的排齐[57,58],上颌第一磨牙带环附有双颊面管和舌鞘便于使用腭弓。此外,下颌牙弓进行整平,咬合打开并且上颌和下颌弓丝完全入槽结扎(0.017 英寸或 0.018 英寸×0.025 英寸)。下颌可使用舌弓加强支抗。为了避免下颌切牙唇倾,从右侧到左侧的磨牙可使用弹性皮链或结扎丝八字形结扎,将弓丝末端回弯圈紧。

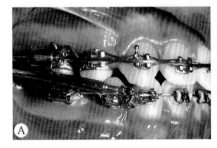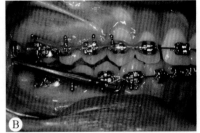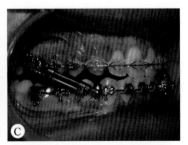

图 2-7　混合矫治器。A. Eureka 弹簧;B. Sabbagh Universal 弹簧;C. 双力咬合矫治器(获得 Papadopoulos 的许可[2])

该矫治器可持续施加 100～200g 的轻应力而不需要重新激活,由于具有球状关节,因而允许下颌侧向运动和幅度较大的开口运动。放置矫治器后,患者需要在一周后复查并在其后每月检查一次[57,58]。当达到理想的咬合位置时,矫治器还需要保留 2～3个月。去除该矫治器后,需要通过Ⅱ类牵引来稳定牙尖交错关系。使用保持器维持下颌位置。

4. 弹性装置的替代矫治器

有三种矫治器可替代弹性装置:校准应力组件(the Calibrated Force Module)、Alpern Ⅱ类闭合器(the Alpern Class Ⅱ Closers)和 Saif 弹簧(the Saif Springs)。

(二)上颌非依从性磨牙远移装置

上颌非依从性矫治器以上颌颌内或种植体为

支抗用以远中移动上颌磨牙(如钟摆矫治器、Distal Jet 矫治器、Jones Jig 矫治器、片段夹装配矫治器、腭部种植钛板和微螺钉种植体)。可根据移动上颌磨牙的力系统对这些装置进行分类:

- 位于腭侧或颊侧或同时位于腭侧和颊侧的弹性作用力系统。
- 位于腭侧的刚性作用力系统。
- 腭侧弹性作用力系统与颊侧刚性作用力系统联合的混合矫治器。

1. 位于腭侧的弹性力远移磨牙矫治器

钟摆矫治器和 Distal Jet 矫治器是最常见的位于腭侧的弹性作用力远移磨牙的非依从性矫治器。其他矫治器还包括口内整体磨牙远移器,简易磨牙远移装置,Keles 滑动装置,将镍钛推簧与 Fast Back 矫治器相结合的 Nance 矫治器。

(1)钟摆矫治器

钟摆矫治器包括一个覆盖腭中部的丙烯酸树脂 Nance 托作为支抗,两个 0.032 英寸 TMA 弯制的弹簧作为加力部件(Ormco Organizers,San Marcos,CA,USA)用于磨牙远移,从腭中线向上颌磨牙传递轻的、连续的、类钟摆样的力(图 2-8A)[59]。Nance 托通常从上颌第一磨牙近中延伸至舌乳头的后方,由向两侧延伸的四根钢丝维持稳定,作为殆托粘固在上颌第一和第二前磨牙(或第一和第二乳磨牙)上[60]。或者,将钢丝焊接在第一前磨牙或第一乳磨牙带环上,从而增加矫治器的稳定性。每个 TMA 丝弹簧均由一个回弯的磨牙插入部分、一个小的水平调整曲、一个闭合的圈结构和一个固定在丙烯酸树脂托中的曲组成[59]。弹簧被安装在尽可能靠近 Nance 托中央和远中面的位置,当处于无应力状态时,向后延伸几乎与腭中缝平行。

加力时,弹簧插入上颌第一磨牙的固定带环上的舌鞘中(0.036 英寸)可产生约 60° 形变 230g 的远移力,从而使磨牙向远端和内侧移动[59,61]。弹簧初次加力后,通常要每 3～4 周复查一次,以检查弹簧并在需要时进行适当调整。据 Hilgers 的研究结果,3～4 个月可使磨牙获得大约 5mm 的远中移动[59]。

随着钟摆矫治器的应用,很多改良设计相继出现,如 Pendex 矫治器[62,63]、"企鹅式"钟摆矫治器[64]、K-钟摆矫治器[65]和 Bi-钟摆矫治器和 Quad 钟摆矫治器(图 2-8)[66]。

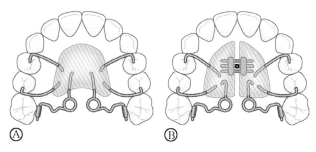
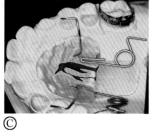
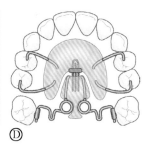

图 2-8　钟摆矫治器。A. 常规钟摆矫治器;B. Pendex 矫治器;C. 企鹅钟摆矫治器;D. K 型钟摆矫治器(获得 Papadopoulos 的许可[2])

(2)口内整体磨牙移位装置

口内整体磨牙移位装置包括一个丙烯酸树脂 Nance 托作为支抗单位和方形 TMA 丝弹簧(0.032 英寸×0.032 英寸)组成的加力部件,能够实现对横向较好的控制[67]。另外,上颌第一磨牙和前磨牙上放置带环,前磨牙带环用不锈钢丝(0.045 英寸)连接,第一磨牙带环腭侧焊接尺寸为 0.032 英寸×0.032 英寸的舌侧鞘。

弹簧由两段组成,远中部分施加牙冠向远中倾斜力,而竖直段能够对第一磨牙根施加竖直的应力[67]。与钟摆矫治器不同的是,弹簧能够将上颌第一磨牙向弹簧无作用力的方向远移,施加约 230g 的远移力。Nance 托范围较大,覆盖切牙的舌面以获得尽可能的腭组织的支持并增加支抗。因此,可作为前牙殆板以矫治深覆殆并有利于磨牙远移[67]。

建立Ⅰ类磨牙关系需要大约 7.5 个月时间。然后,通过连接带环舌侧鞘的传统 Nance 托对磨牙稳定近 2 个月,同时便于口腔清洁或出现软组织刺激时取下 Nance 托。稳定期过后,再应用常规固定矫治器进行第二阶段的治疗[67]。

（3）Distal Jet 矫治器（The Distal Jet）

Distal Jet 矫治器（American Orthodontics，Sheboygan，WI，USA）由两根插入两侧管中的刺刀状钢丝组成，两侧管嵌入在改良的丙烯酸树脂Nance 托中（见图 31-1）[68]。Nance 托作为支抗，而矫治器的加力部分由一个可伸缩部件构成，这个部件包含两个带螺旋夹的镍钛或不锈钢弹簧，能够延着两根双侧连接于 Nance 托的管（内径0.036 英寸）滑动[68]。刺刀状钢丝的一端插入第一磨牙的舌鞘中，活动端像活塞杆一样插入双侧管中[68,69]。可伸缩部件和矫治器大致的作用轨迹应平行于𬌗平面并位于上颌磨牙中心点（牙根轴向中点）牙根尖方向以上 4～5mm，从而使产生的力尽可能接近磨牙的抗力中心（CR）[68,69]。

矫治器的标准设计中，Nance 托范围要尽可能大以增加稳定性，可超出牙齿范围约 5mm[68]。一般来讲，Nance 托通过从两侧延伸并焊接在第一前磨牙、第二前磨牙或第二乳磨牙带环上的钢丝来固定。或者，固定钢丝粘结在上颌第一或第二前磨牙上作为𬌗支托[68,70]。

矫治器加力时，将螺丝夹移向远中，压缩弹簧产生远中移动的力。作用于磨牙带环 3～10.5 个月后，直到Ⅱ类咬合关系得到矫治或形成超Ⅰ类咬合关系。在此期间，患者应每隔 4～6 周进行复查以便进行进一步调整。

（4）Keles 滑动装置（The Keles Slider）

Keles 滑动装置是针对单侧或双侧磨牙远移研发的，其设计目的试图在第一磨牙的 CR 处施加一个持续的远移力，从而有利于磨牙的整体远中移动[71]。该装置包括一个带有前牙𬌗板的Nance 托、焊接在上颌第一磨牙舌侧的管、用于第一磨牙滑动的钢丝杆（0.036 英寸）、粗的镍钛开大弹簧（0.036 英寸）和用于激活弹簧的螺丝（图2-9）[71]。

支抗单元由一个加大了的 Nance 托构成，可以使支抗丧失降到最小。前部的𬌗板一方面可以使后牙脱离咬合，有利于磨牙远移，另一方面，有利于矫正前牙的深覆𬌗。丙烯酸树脂 Nance 托通过连接在上颌第一前磨牙上的固定丝保持稳定，而第二前磨牙在越隔纤维的影响下能够向远中漂移[71]。矫治器的加力单元由几个部分组成，直径

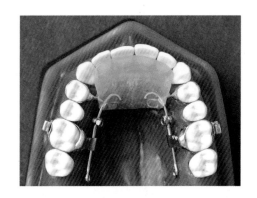

图 2-9　Keles 矫治器（获得 Papadopoulos 的许可[2]）

0.275 英寸（1.1mm）的管焊接在第一磨牙带环腭侧，直径为 0.9mm 的不锈钢丝插入丙烯酸树脂，深度为距离第一磨牙龈缘以上约 5mm，穿过管并与咬合平面平行。在不锈钢丝的远端形成一个圈曲以控制远中移动磨牙的量并防止金属杆从管中滑脱。镍钛螺旋弹簧放置在螺丝和管之间并被完全压缩，对磨牙产生大约 200g 的远移力。要使矫治器停止作用时，可在管的远中部位再放置另一个螺丝。取下该螺丝就可以再次启动矫治器。矫治器放置后，患者需要每月检查一次，必要时可重新启动螺丝激活矫治器。

（5）带螺旋弹簧的 Nance 矫治器

将镍钛螺旋弹簧与 Nance 矫治器相结合，可用于单侧上颌磨牙的远移[72]或双侧上颌第一和第二磨牙的远移[73]。

用于单侧磨牙远移的矫治器是一种传统Nance 弓的改良，由一个产生磨牙远移的活动的Ⅱ类侧和一个固定的Ⅰ类侧构成。固定的Ⅰ类侧有一个不锈钢钢丝（0.036 英寸）形成的框架，向前延伸的臂就像四圈簧，可拮抗导致远中磨牙扭转和前磨牙区的扩展的水平力矩。活动的Ⅱ类侧也包括一个像四圈簧一样弯曲的臂，其前端焊接在第一前磨牙带环上。一个 Ω 形曲焊接在框架的前端，打开曲向远中滑动激活矫治器。在 Ω 形曲和第一磨牙带环之间，安装了一个 10mm 长的开大形螺旋弹簧（0.036 英寸）。在第一磨牙带环的舌侧焊接一个 0.045 英寸的管，框架的钢丝臂穿过舌侧管，从而允许带环沿钢丝滑动。粘接矫治器后，打开 Ω 形曲将螺旋弹簧的长度压缩到7mm，产生约 150g 的远移力。患者每 2 周复查

一次进行进一步的调整加力,直到建立Ⅰ类磨牙关系。

用于第一和第二磨牙双侧远移的颌内镍钛螺簧矫治器也具有支抗单元和加力单元[73]。支抗单元包括一个改良的 Nance 矫治器和一根0.9mm 焊接在上颌第二前磨牙带环上的舌侧弓丝。弓丝远端有两个穿过第一磨牙舌侧管的活塞,弓丝与活塞在咬合平面和矢状向上都是平行的。加力部件包括一根长度为 10～14mm、直径0.012 英寸、有 0.045 英寸管腔的镍钛螺旋弹簧,插入远端活塞(GAC International,Islandia,NY,USA)。当磨牙带环舌侧管与舌弓远端活塞就位后,弹簧会被压缩到一半的长度,产生约200g 的初始远移力。当磨牙向远中移动时,力会降低到180g,在磨牙远移矫治阶段不需要再进一步的激活加力。

(6)快速向后移动矫治器(The Fast Back Appliance)

快速向后移动矫治器(Leone,Florence,Italy)包括用于支抗的 Nance 托,两个腭侧矢状位螺钉和超弹性开大 Memoria 螺旋弹簧[74]。Nance 托通过焊接在第一前磨牙带环上的钢丝保持稳固,也包括螺钉的近中部分。每个螺钉结合两段

钢丝臂。近中的一段焊接在第一前磨牙带环上,而远中一段穿过第一磨牙腭侧管并且附有一根开大式 Memoria 螺旋弹簧,可对上颌第一磨牙产生200～300g 的远移力。为了安全起见,在钢丝臂的末端添加了一个带孔的自锁终端止动装置。当第一磨牙远中移动 1.5～2mm 后,启动螺丝以压缩螺旋弹簧,从而维持远移应力。磨牙远移到位后,通过磨牙舌侧管和自锁终端止动装置上的小孔之间结扎不锈钢丝来保持第一磨牙的位置。

2. 位于颊侧的弹性远移应力系统矫治器

Jones Jig 矫治器是最常用的用于Ⅱ类错𬌗矫治的位于颊侧的弹性远移应力矫治器之一。Jones Jig 矫治器的改良装置包括 Lokar 磨牙远移器和分段 Jig 组装矫治器。这些矫治器均采用镍钛螺旋弹簧,该弹簧主要与 Nance 托、互斥磁体和镍钛丝相结合。其他此类矫治器应用了各种远移弓装置,包括 Bimetric 远移弓、磨牙远移弓和丙烯酸远移夹板。

(1)Jones Jig 矫治器

Jones Jig 矫治器(American Orthodontics,Sheboygan,WI,USA)由一个位于颊侧的加力单元,包括活动臂或镍钛螺旋弹簧组装夹具和一个由改良 Nance 托的支抗单元组成(图 2-10)[75]。

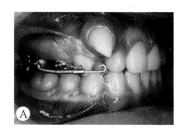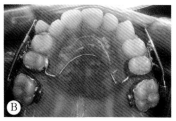

图 2-10　Jones Jig 矫治器。磨牙远移初始的矫治器侧位(A)和𬌗位(B)像

改良 Nance 托通过焊接在第一或第二前磨牙或第二乳磨牙带环上的不锈钢丝(0.036 英寸)保持稳定[75,76]。组装夹具包括一根 0.036 英寸的钢丝,钢丝上附有镍钛螺旋弹簧和带孔的滑动管,还有一条稳定丝沿着钩连接在主钢丝的远中部分。因此,组装夹具的远中有两个用于稳定矫治器的臂结构[76]。

粘固改良 Nance 托后,将 Jones Jig 矫治器的主臂插入口外弓管,将稳定臂插入上颌第一磨牙颊侧附件的弓丝槽中[76]。用不锈钢结扎丝将远

端钩结扎在颊侧磨牙管钩上进一步增加稳定性。用不锈钢结扎丝将滑动钩向后结扎在支抗牙(第一或第二前磨牙)上可激活矫治器,从而能够将螺旋弹簧压缩 1～5mm。激活的螺旋弹簧可对上颌第一磨牙产生 70～75g 持续远移力,根据初始错𬌗的严重程度,矫治时间可为 2.5～9 个月不等。患者每 4～5 周复查一次并进行调整,直到上颌磨牙远中移动建立Ⅰ类关系[75,76]。

(2)分段组装夹具矫治器

分段组装夹具矫治器是对 Jones Jig 矫治器

的改良,也是由一个加力单元和一个支抗单元组成(图 2-11)[76,77]。支抗装置是一个改良的 Nance 托,用一根 0.032 英寸的不锈钢丝连接在上颌第二前磨牙带环上。这样,磨牙近中的牙齿可被间接的利用。具有口外弓管和龈向牵引钩的带环粘固在第一磨牙上。加力单元包括一个由 0.028 英寸粗、30～35mm 长的不锈钢丝弯制成的活动臂。距离钢丝 8mm 处的一个 3mm 长的打开曲将钢丝臂分为两段,分别是较短的远中段和较长的近中段。将一根镍钛开大式螺旋弹簧(25～30mm 长,丝的截面为 0.010 英寸,螺旋直径为 0.030 英寸)穿过钢丝的近中端。用两个滑动管来稳定弹簧的位置。将远中管放置在靠近打开曲的位置用于固定螺旋弹簧,防止其滑入曲中。近中管附有一个牵引钩,并将其向牙龈的方向弯曲以防止螺旋弹簧从钢丝上滑脱并避免软组织刺激[76,77]。

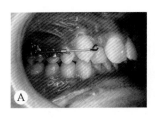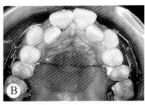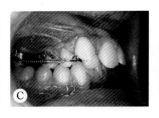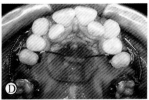

图 2-11　分段组装夹具矫治器。刚安装就位时的矫治器侧位(A)和𬌗位(B)像。上颌磨牙远移后的矫治器侧位(C)和𬌗位(D)像

粘固改良 Nance 托和上颌第一磨牙带环后,将分段组装夹具的远端插入第一磨牙带环的口外弓管。在活动臂的打开曲和磨牙带环的龈侧牵引钩之间用不锈钢丝结扎,增加系统的稳定性并防止分段弓丝的扭转。通过结扎近中滑动管的牵引钩与第二前磨牙托槽激活弹簧。当螺旋弹簧处于最佳激活状态时,每侧能够提供 80g 的力。患者需要每月复查并进行调整和矫治器的重新加力[76,77]。

(3)磨牙磁性远移器

稀土永磁体的研发使磁力临床矫治器得以用于口腔正畸,因为静态磁场可能在口腔正畸牙齿移动机制中发挥生物学效应[78,79]。Blechman 第一个研究了磁力矫治器,并将其与固定矫治器和片段弓相结合用于上颌第一磨牙的远中移动[80]。随后,磨牙远移系统(Medical Magnetics,Ramsey,NJ,USA)[81]、预制磁性装置(Modular Magnetic,New City,USA)又先后用于上颌磨牙的远中移动[82]。

为了加强支抗,改良的 Nance 托固定在上颌第一或第二前磨牙带环或上颌第一乳磨牙带环上(图 2-12)[73,81,83]。Bondemark 等提出在 Nance 托中设计一个咬合导板从而使后牙咬合分离[84]。加力单元包括一对位于片段弓上的互斥磁体构成,两磁体靠近后能够产生远移力。近中磁体能够沿着片段弓自由移动[83,84]。

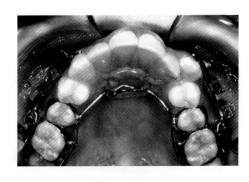

图 2-12　磁性远移矫治器(获得 Papadopoulos 的许可[2])

激活矫治器时,将一根 0.014 英寸的结扎丝穿过辅弓上的环,然后将磁体前部的垫片向后结扎,从而使两个互斥的磁体表面接触,这样会产生 200～225g 的持续远移力。当磁体之间的距离增大到 1～1.5mm 时,力会减小到 60～100g,每 1～4 周,磁体就需要重新激活一次[83,84]。

(4)远移弓、丙烯酸树脂远移夹板和 Carriere 远移器

其他用于上颌磨牙远移的矫治器,包括:

- 远移弓,如 Bimetric 远移弓(RMO,Denver,CO,USA)[85],多用途远移弓(Ortho Organizers,San Marcos,CA,USA),磨牙远移弓[86]和 Korn 唇挡(American Orthodontics,Sheboygan,WI,USA)。

- 丙烯酸树脂远移夹板,如丙烯酸树脂夹板配合镍钛螺旋弹簧[87]和活动磨牙远移夹板[88]。
- Carriere 远移矫治器(Class One Orthodontics,Lubbock,TX,USA)[89]。

几乎所有这些装置都需要患者给予某种形式的配合,因为这类装置要么是活动矫治器要么是必须配合颌间牵引。

3. 颊侧和腭侧双弹性远移力系统矫治器

位于颊侧和腭侧双弹性远移力系统的矫治器主要有两种:活塞式矫治器(即 Greenfield 磨牙远移装置)和结合了镍钛开大式螺旋弹簧和方丝弓矫治器的 Nance 矫治器。

活塞式矫治器(Greenfield 磨牙远移装置)

活塞式矫治器(Nx Orthodontic Services,Coral Springs,FL,USA)由位于颊侧和腭侧的超弹性镍钛螺旋弹簧组成的加力单元和一个改良的 Nance 托支抗单元组成[90]。通过焊接在第一前磨牙带环上的不锈钢丝(0.040 英寸)保持腭侧改良丙烯酸树脂 Nance 托的稳定。加力部件由环绕活塞装置的超弹性镍钛开大式螺旋弹簧(0.055 英寸)组成。活塞装置由焊接在颊侧和腭侧第一磨牙带环上的不锈钢丝(0.030 英寸)和焊接在上颌第一前磨牙带环上的管(0.036 英寸)组装而成。矫治器加力时,每6～8周在每个活塞部件颊侧和腭侧管的近中添加 2mm 的环形制动装置,使每个活塞部件产生 25g 的力,这样每颗磨牙可产生 50g 的远移力。每个月磨牙产生大约 1mm 的远中移动。

4. 位于腭侧的刚性远移力系统矫治器

Veltri 远移装置和新远移装置(New Distalizer)是最常见的使用扩弓螺旋作为腭侧刚性远移力系统的矫治器。

(1)Veltri 远移装置

Veltri 远移装置(Leone,Florence,Italy)包括一个位于腭侧的 Veltri 矢状扩弓螺旋和四个延伸臂,像 Hyrax 扩弓螺旋一样双侧焊接在上颌第一和第二磨牙带环上[91]。通过包括第一磨牙在内的所有第二磨牙前方的牙齿作为支抗远移上颌第二磨牙。每次旋转螺丝半圈,每周两次进行矫治器加力,直到第二磨牙远移到位。然后,再用镍钛螺旋弹簧使第一磨牙远移。为了加强第一磨牙远

移时的支抗,使用第二磨牙腭杆配合 Nance 托、上颌固定矫治器弓丝第二前磨牙近中制动并配合Ⅱ类弹性牵引。因此,这一阶段需要患者某种形式的配合,当上颌第一磨牙建立Ⅰ类关系时,开始内收前牙。

(2)新远移装置(New Distalizer)

新远移装置(Leone,Florence,Italy)可视为 Veltri 远移装置的改良[92]。该矫治器包括一个用于远移双侧磨牙的 Veltri 腭侧矢状向螺旋,延伸臂焊接在上颌第一磨牙和第二前磨牙(或第二乳磨牙)带环上。通过两根焊接在螺旋体部的钢丝与 Nance 托相连增加支抗。每周转动两次,每次 1/4 圈进行加力。上颌第一磨牙远移到位后,封闭螺旋并将连接螺旋与第二前磨牙带环的钢丝臂切断。这样,能够维持第一磨牙的位置并开展随后第二阶段固定矫治器的治疗。

5. 混合矫治器

唯一一种将颊侧刚性远移力系统和腭侧弹性远移力系统相结合的矫治器是一类矫治器(First Class Appliance)。

一类矫治器(Leone,Florence,Italy)包括一个前庭框架、一个腭部框架和四个带环(图 2-13)[93,94]。矫治器的加力部件包括颊侧的螺丝和腭侧的弹簧。在第一磨牙带环的颊侧,在单管(0.022 英寸×0.028 英寸)的合向焊接一个 10mm 长的前庭螺旋,这样磨牙远移后,主弓丝就能够放置于单管内。前庭螺旋放置于焊接在第二乳磨牙带环或第二前磨牙带环上的封闭环中。双侧螺旋每天转动 1/4 圈进行加力。矫治器的支抗单元包括一个蝶状的腭侧 Nance 托和嵌入丙烯酸树脂的钢丝(0.045 英寸)组成。在前端,延伸钢丝从舌侧焊接在第二乳磨牙带环或第二前磨牙带环上;在后端,插入焊接在第一磨牙带环腭侧的管(0.045 英寸)中[93,94]。在磨牙远移期间,磨牙管作为一种导引来保证牙齿的整体移动。在第二乳磨牙带环或前磨牙带环上的焊接部位和磨牙带环管之间,放置完全压缩的 10mm 长的镍钛开大式螺旋弹簧。由弹簧产生的持续力补充了前庭螺旋的远移力,使磨牙远移产生"双轨迹"机制,防止扭转或后牙反𬌗的发生[94]。一类矫治器既可用于恒牙列患者(图 2-13A)也可用于混合牙列(图 2-13B)的患者[95]。

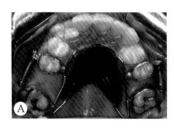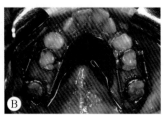

图 2-13 用于恒牙列(A)和混合牙列患者(B)的一类矫治器

6. 用于磨牙旋转和(或)远移的腭弓

腭弓可用于磨牙旋转或远移时在上颌牙弓获得间隙的一种有效辅助手段。尤其是在牙弓双侧都需要纠正旋转时特别有用。自从腭杆用于临床以来,出现了几种设计方式,包括焊接(固定)的或可摘的设计方式:

■ 用于纠正上颌磨牙旋转的预制腭弓(GAC International,Islandia,NY,USA)[96]。
■ Zachrisson 型横腭杆[97,98]。
■ 腭部旋转弓[99]。
■ 镍钛磨牙旋转矫治器 2 和镍钛扩弓器 2(Ortho Organizors,San Marcos,CA,USA)[100]。
■ 3D(Wilson)腭侧矫治器(RMO,Denver,CO,USA)[101]。

■ TMA 横腭弓[102]。
■ Distalix 矫治器,基于四圈簧矫治器,采用四圈簧和钟摆弹簧远移磨牙[103]。
■ Keles 腭弓[104]。

四、非依从性矫治器的作用方式

(一)颌间非依从性矫治器

使用颌间非依从性矫治器与颌间弹性牵引矫正Ⅱ类错𬌗之间存在着明显的区别。Ⅱ类弹性牵引的方向是由后下向前上,对下颌牙列产生向前上的力而对上颌牙列产生向后下的力(图 2-14A)。通过分析水平向和垂直方向上的分力并考虑上、下颌牙列的 CR,这一力学机制显然可导致图 2-14B 所示的效果:

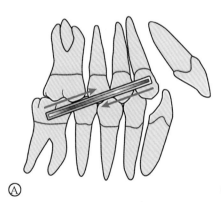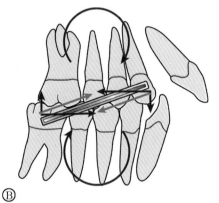

图 2-14 应用Ⅱ类颌间牵引的矢状向生物力学。A. 初始力;B. 牵引产生的水平向和垂直向分力和力矩。虽然存在垂直向分力,但前后向的分力更大。这种作用力可导致上颌前牙的伸长和后移,下颌的前移以及下颌后牙的伸长

■ 上颌前牙的后移和伸长。
■ 下颌骨前移位以及下颌后牙的伸长。

由于施加于上下颌牙列的力矩可导致咬合平面向下倾斜的趋势。虽然Ⅱ类颌间牵引引起下颌

前牙的唇倾效果要远远小于应用推力型装置(即颌间非依从矫治器),但𬌗平面也有一种类似的向下倾斜趋势,因为作用于上颌和下颌牙列的力矩相似。因此,在具有深覆𬌗和(或)下前牙唇倾的

Ⅱ类错𬌗的矫治中不适合应用Ⅱ类颌间牵引。

　　与此相反,用于前移下颌的颌间非依从性矫治器的作用力方向是从后上到前下。这种方式导致下颌牙列产生向前下方向的力而对上颌牙列产生向后上方向的力(图 2-15A)。通过分析其水平向和垂直方向上的分力并考虑上、下颌牙列的CR,可导致图 2-15B 所示的效果:

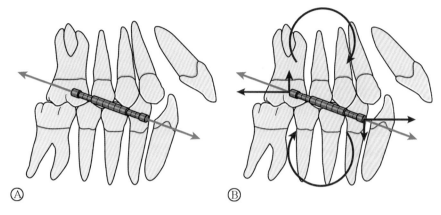

图 2-15　应用非依从性矫治器前移下颌矢状向的生物力学。A. 治疗开始时的初始力;B. 矫治器产生的水平向和垂直向分力和力矩。虽然存在垂直向分力,但前后向的分力更大。可导致上颌后牙的远移和压低、上颌前牙的后移,而对下颌产生向前移位及下颌前牙的压低和唇倾

■ 上颌后牙的远移和压低及上颌前牙的后移。
■ 下颌的向前移位以及下颌前牙列的压低和唇倾。

　　对下颌前牙的唇倾效应要大于颌间牵引。作用于上、下颌牙列的转矩也易导致𬌗平面向下倾斜趋势。因此,存在开𬌗和(或)下前牙唇倾的Ⅱ类错𬌗的矫治不适合应用 Herbst 矫治器等颌间非依从性矫治器。

　　基于以上分析,使用颌间非依从性矫治器显然可产生如下预期效果:
■ 更加显著的下颌前移。
■ 上颌磨牙的远移或上颌牙列的压低。

　　然而,使用此类矫治器也有一些副作用,包括:
■ 内收。
■ 下颌前端牙列的突出或前倾。

　　此外,因为上颌尖牙和第一前磨牙之间可出现间隙,应用 Herbst 矫治器可能导致上颌牙列的支抗丧失。在应用颌间非依从性装置矫治Ⅱ类错𬌗前移下颌的过程中,这些效应可不同程度地发生。提示应用此类矫治器具有重要的副作用,在开始应用这些矫治器之前必须予以慎重考虑。

(二)上颌颌内非依从性远中移动装置

　　在上颌磨牙远中移动时,无论使用传统的口外头帽装置,还是使用非依从性的远移装置,常会发生一些不希望的副作用从而影响临床疗效。虽然这些副作用会因远移装置的类型不同而不同,但是经常会伴随着磨牙的远中移动,出现后牙(牙冠远中倾斜,牙冠扭转以及偶尔出现的磨牙伸长)或者前牙(近中移动以及上颌前牙唇倾)的支抗丧失。其原因与生物力学密切相关,因此,口腔正畸医生应该经常考虑到将要被移动牙齿的旋转中心在哪里,及其与施力作用点之间的关系。

　　例如,当使用颈部头帽推上颌磨牙远中移动时,要考虑到在矢状向上,阻抗中心位于根分叉处,而施力作用点偏𬌗向,因此产生的移动结果将不是单纯的远中方向整体移动,而是会有一些磨牙牙冠远中倾斜和伸长(图 2-16)。此外,在𬌗面观察,施力的作用点位于磨牙的阻抗中心的颊侧(图 2-17A),所以磨牙牙冠的远中旋转也会出现。磨牙牙冠的远中倾斜,旋转以及伸长都被认为是支抗丧失,因为必须增加额外的力系统以抵消这些不必要的副作用。

　　身体的其他部位同样也会产生副作用。牛顿第三运动定律指出,当一个物体对另一个物体施加一个力的时候,第二个物体将会对第一个物体施加一个大小相等方向相反的反作用力。颈部头帽的使用将给患者的颈部一个反作用力,这将使颈椎和颈部肌肉加重负担。

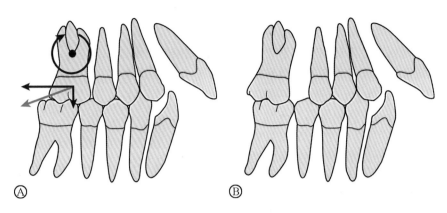

图 2-16　使用颈牵引头帽远移上颌磨牙时矢状向生物力学。A. 初始加力时水平向
和垂直向分力和力矩；B. 磨牙远移后情况，可发现牙冠远中倾斜和伸长

最后，当使用头帽装置移动上颌磨牙向远中的时候，经常发生上颌切牙的舌侧倾斜。主要是由于越隔纤维的牵拉和对上颌生长限制的原因。而这种作用有时是不希望出现的，例如在伴有上颌拥挤的Ⅱ类错沿，要为牙齿排齐提供间隙而不需要限制上颌生长。

上颌颌内非依从性远移装置与上述提到的颈部头帽矫治器有同样的问题：上颌磨牙的阻抗中心位于根分叉处，而施力作用点偏向咬合面。所以，磨牙远移的同时还伴有磨牙牙冠的远中倾斜和伸长（图 2-18）。另外，从咬合面来看，许多这类矫治器（例如分段组装夹具矫治器）施力作用点位于磨牙阻抗中心的颊侧，也同样存在磨牙牙冠的远中扭转问题（图 2-17B）。另外一些远移装置中，例如摆式矫治器，施力作用点位于上颌磨牙阻抗中心的腭侧，导致了几乎在每一个病例都会出现上颌磨牙的远中扭转（图 2-17C）。这种扭转在摆式矫治器上尤为明显，因为这种弧形的牙齿移动方式，不仅可使磨牙向远中扭转，还会使其向腭侧移动，导致上颌后段牙弓的狭窄以及后牙反沿的趋势。磨牙牙冠的远中倾斜，旋转以及伸长都被认为是后牙的支抗丧失，因为必须采取额外措施加以抵消。

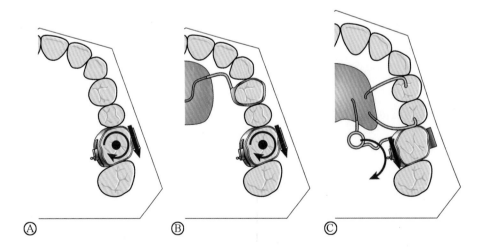

图 2-17　磨牙远移时的沿面观。A. 颈牵引头帽产生的力和力矩；B. 非依从性远移装置，如分段组
装夹具矫治器产生的力和力矩；C. 非依从性矫治器，如摆式矫治器产生的力和力矩

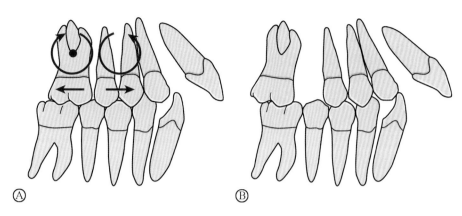

图 2-18　非依从性矫治器远移磨牙时矢状向的生物力学。A. 加力时的初始力和力矩；
B. 牙冠远中倾斜伸长及切牙唇倾和前磨牙与尖牙近中移动的副作用

非依从性远移装置通常利用第一或第二前磨牙作为支抗，因此，由各种螺旋弹簧所产生的反作用力都间接地作用于其前段牙列：前磨牙、尖牙和切牙。这段牙列的阻抗中心位于两颗前磨牙根尖之间的位置，因此，前磨牙和尖牙向近中倾斜移动，上切牙唇倾，前牙覆盖加大（图 2-18）。这些现象被认为是前牙的支抗丧失。

当检查所有非依从性装置的临床疗效时[105]，都会在不同程度上观察到这些副作用，包括用于上颌第一和第二磨牙同时远中移动的分段组装夹具矫治器[77]，具有镍钛螺旋弹簧的类似装置和一类矫治器[95]。但是，目前仍然缺乏高质量的循证医学研究，来表明不仅用于非依从性远移的装置和方法，而且许多涉及正畸临床的其他因素，可以影响到这些治疗方法的使用[106]。

使用非依从性矫治器远中移动磨牙完成后，该矫治器通常被拆除，然后使用一个新的改良 Nance 托来保持第一磨牙的位置，保持期大约 2 个月。为第一、第二前磨牙通过越隔纤维的拉力实现自发的远中移位提供了时间。也可以通过使用横腭杆，多用弓，以及磨牙近中颊面管弯制停止曲的弓丝来保持上颌第一磨牙的位置。然而，有一些非依从性装置，例如 Distal Jet 矫治器，在磨牙远中移动完成之后不需要拆除。这些装置可以转变成被动装置（或者被视为一个改良的 Nance 托），用以保持上颌磨牙的新位置。这个转换步骤通常非常简单。

最后，为了完成安氏Ⅱ类错殆的治疗，这段保持期之后，接着进行下一阶段的全口固定矫治，包括前牙的内收和牙列的排齐整平。多种方法可以用于完成这个任务，比如用经典生物力学的直丝弓矫治器和Ⅱ类弹性牵引。但是，佩戴弹性牵引的依从性将是一个严重的问题，并且，在前牙内收时，需要后牙段保持最大限度的支抗，而弹性牵引将产生负面影响。此外，如果患者不合作，在这一阶段，甚至可能影响到磨牙远中移动所得到的成果，刚刚远移到位的磨牙又移向近中。在这些情况中，配合使用固定功能矫治器，例如 Jasper Jumper 矫治器、Sabbagh 弹簧或者 Eureka 弹簧，可以对抗作用于上颌磨牙近中作用力。固定功能矫治器在这些情况下的作用更像是一个颈部头帽，在前牙内收过程中保持上颌磨牙的位置，而无须患者的依从性。

总结，当使用非依从性远移装置时，会发生三个主要的问题：

- 远中移动磨牙过程中发生的前牙支抗丧失，表现为前牙近中移动和唇侧倾斜。
- 远中移动磨牙过程中发生的牙冠远中倾斜。
- 远移磨牙完成后，内收前牙及牙列排齐过程中出现的后牙段支抗丧失。

因此，临床上使用上颌颌内非依从性远移装置有效地移动上颌磨牙向远中，必须提供一个生物力学系统，不仅在磨牙远移的过程中作为重要的加支抗，避免上颌磨牙牙冠的倾斜、扭转及伸长，而且作为加强支抗避免前牙的近中移动和唇倾。同样的，在磨牙远移后的内收前牙阶段也起到加强支抗作用。这个加强支抗可以由正畸种植体,微小种植体或种植钉等骨性支抗来完成。

五、非依从性矫治器的适应证和禁忌证

(一)颌间非依从性矫治器

与活动功能性矫治器相比,颌间非依从性矫治器直接或间接固定在牙齿上,因此,可以24小时发挥作用。另外,其治疗时间与活动功能性矫治器的2~4年相比,也相对较短(Herbst矫正器6~15个月,其他矫治器3~4个月)。这就使得非依从性矫治器更适用于青春期后的患者,Herbst矫正器也可适用于年轻的成年人。

颌间非依从性矫治器用于下颌前移有着类似的适应证和禁忌证。但是,也存在一个很明显的区别,不同于Herbst矫正器,几乎所有其他的非依从性矫治器主要是产生对牙槽骨的作用效果,因此,只适用于牙性的Ⅱ类磨牙关系的矫治,而不能用于骨性Ⅱ类错殆的治疗。对于轻度牙性Ⅱ类错殆,可以使用全口固定矫治器配合Ⅱ类颌间牵引,但是,对于重度牙性或是骨性Ⅱ类错殆,则首选Herbst矫治器。当使用Ⅱ类牵引效果不明显、效率不高或者患者不配合时,可以在固定矫治的同时配合使用颌间非依从性矫治器,例如Jasper Jumper矫治器、Eureka弹簧、Sabbagh弹簧或双力咬合矫治器。因为在这个治疗阶段,相比Herbst矫正器,上述矫治器更为简单实用。

Herbst矫正器适用于Ⅱ类骨性不调,前牙深覆殆,下颌中线偏斜,以及口呼吸和关节盘前移位患者的非依从性治疗。同样适用于伴有下颌后缩和上切牙唇倾的Ⅱ类错殆的治疗。树脂制作的可摘Herbst矫正器可以用于患有睡眠呼吸暂停综合征的患者,以改善其临床症状[25,26]。

选择正确的矫治时机是Herbst矫正器使用成功的关键。在青春发育高峰期之前治疗,可以达到正常的骨骼和软组织形态,为这些结构的正常生长提供基础。但是,较早的开始治疗,需要将矫治装置一直保留在口内,直到所有的恒牙达到稳定的牙尖交错位,这样才能更好地防止复发。在恒牙期或者是青春发育高峰期后开始治疗,髁突的生长和较短的保持阶段可以使咬合更加稳定并减少治疗后的复发。Herbst矫正器对尚有少量生长发育潜力的青春期后期患者也有效[10,13,18,20]。可以作为一

种正颌外科手术的替代方法在年轻成年中使用,并且已经在上下颌位置关系及侧貌突度的治疗中展示了良好的效果,同时对于患者而言花费少、风险小[13,20,27]。

Herbst矫治器对于短面生长型的患者有着最好的预后。而患有自闭症的儿童,重度夜磨牙患者[29],垂直生长型,骨性或牙性的开殆和下前牙唇倾的患者是其禁忌证。不利的生长,不稳定的咬合和治疗后仍存在的不良口腔习惯是复发的潜在风险因素[9]。

(二)上颌颌内非依从性远移矫治器

头帽口外弓推上颌磨牙向远中主要适用于矫治双侧磨牙Ⅱ类关系且前牙深覆盖的患者。而颌内非依从性远移装置适用于混合牙列期的儿童患者,恒牙列期的青少年或成人合作性差的Ⅱ类错殆患者,既适合于单侧也适合于双侧上颌磨牙需要远中移动的患者。也可用于牙性Ⅱ类错殆,或是有骨性Ⅰ类或Ⅲ类错殆倾向的患者。也适用于上牙列拥挤,只需要磨牙向远中移动,而不希望限制上颌的生长,需要提供间隙排齐的患者。

上颌第一磨牙远中移动是否受到第二磨牙的影响,是一个有争议的问题。一些学者认为第二磨牙的存在和位置不影响上颌第一磨牙远中移动的距离和方式。与此相反,其他学者认为第二磨牙的存在增加了治疗时间,造成了更大的倾斜和更多的支抗损失。有文献报道第二磨牙的萌出阶段对第一磨牙的远中移动有着定性和定量的影响,因为恒牙胚会对其近中的邻牙产生一个类似支点的作用。当第二磨牙仍处于牙胚期,第一磨牙的倾斜显著增加,且当第三磨牙的恒牙胚位于移动方向时,第二磨牙的倾斜更大[107]。因为这个原因,推荐拔除智齿以使两颗磨牙都完成向远中的整体移动,即使在第二磨牙还没有纳入矫治的时候。

口内的非依从性矫治器不仅可用于依从性差的患者,对于依从性好的患者也非常有用,特别是不得不采用非拔牙矫治方案的患者。可以用于青春发育期基本完成的恒牙列早期阶段的患者,或者用于上颌第二磨牙已经萌出的患者,此时使用口外弓治疗将会变得困难,要求几乎24小时佩戴以保证治疗效果[77]。

尽管如此,非依从性远移矫治器的应用也存

在一些禁忌证。包括上颌牙列严重拥挤,牙列稀疏和具有腭盖高拱解剖特征的颅面生长型。严重的上牙列拥挤或稀疏会导致不均衡的前牙段支抗损失。另外,因为腭盖高拱而使 Nance 托就位空间不足的患者也不合适使用这类矫治器远移磨牙。不仅如此,垂直生长型并且存在前牙开𬌗倾向的患者也是非依从性矫治器远移磨牙的禁忌证,因为磨牙远中移动抬高了咬合,使开𬌗倾向更为明显。

因此,选择恰当的病例实施个性化矫治方案是矫治成功非常重要的因素。并且强烈建议在使用非依从性矫治器远移上颌磨牙之前将其作为重点考虑。

六、非依从性矫治器的优缺点

(一)颌间非依从性矫治器

颌间非依从性矫治器的主要优点包括:较短以及标准化的治疗时间,可以使依从性不好的患者达到预期疗效,患者更容易耐受并接受。另外,在伴有牙列拥挤的Ⅱ类错𬌗中,上颌第一磨牙的远移效应有助于避免拔牙矫治。其他优点还包括矫治器就位后立即改善患者侧貌面型,良好口腔卫生的保持,可与固定矫治器同时使用,以及根据不同的临床应用加以改良的能力。

尽管如此,也存在一些缺点,例如在治疗第一周的咀嚼问题,对软组织的刺激,矫治器的损坏或变形,杆的弯曲,带环的松动或损坏,托槽的脱落,以及某些情况下出现的螺丝损坏或松动。

(二)颌内非依从性矫治器

颌内非依从性远移矫治器主要优点包括:实现上颌磨牙快速远中移动,仅需患者最低程度的配合,容易被患者所接受,复诊时减少椅旁时间,可单侧或双侧使用,可同时远移第一和第二磨牙(有一些病例是相继远移),为采用非拔牙方法矫治的伴有上颌牙列拥挤的牙性Ⅱ类错𬌗(甚至有Ⅰ类或Ⅲ类骨性错𬌗倾向)提供间隙。

但是,尽管这些矫治器可以使上颌磨牙快速地远中移动,但是有一些缺点,例如前牙段的支抗损失[表现为前磨牙和尖牙的向前移动,切牙唇倾和(或)覆盖增加]和磨牙的远中倾斜。因此,在应用这些非依从性方法之前,必须认真考虑在磨牙远移过程中出现的这些前磨牙、尖牙的近中移动和前牙段的轻度前突,然后,选择合适的患者并制定详尽的矫治计划,这些是极其重要的。在后续的前牙内收阶段发生的后牙段支抗损失(表现为远移到位的上颌磨牙的近中移动)是另一个主要的缺点,需要在治疗开始前加以考虑。

参 考 文 献

[1] Proffit WR. Contemporary orthodontics. St. Louis, MO: Mosby:2000.

[2] Papadopoulos MA, editor. Orthodontic treatment for the Class Ⅱ non-compliant patient: current principles and techniques. Edinburgh: Elsevier-Mosby:2006.

[3] Zentner A. The problem of compliance in orthodontics. In: Papadopoulos MA, editor. Orthodontic treatment for the Class Ⅱ non-compliant patient: current principles and techniques. Edinburgh: Elsevier-Mosby:2006. p. 3-7.

[4] Samuels RH, Brezniak N. Orthodontic facebows: Safety issues and current management. J Orthod 2002;29:101-7.

[5] Papadopoulos MA, Rakosi T. Results of a comparative study of skeletal Class Ⅱ cases after activator, headgear and combined headgear-activator treatment. Hell Stomatol Ann 1990;34:87-96.

[6] Papadopoulos MA. Non-compliance distalization: a monograph on the clinical management and effectiveness of a jig assembly in Class Ⅱ malocclusion orthodontic treatment. Thessaloniki: Phototypotiki: 2005.

[7] Papadopoulos MA. Classification of the non-compliance appliances used for Class Ⅱ correction. In: Papadopoulos MA, editor. Orthodontic treatment for the Class Ⅱ non-compliant patient: current principles and techniques. Edinburgh: ElsevierMosby: 2006. p. 9-17.

[8] Pancherz H. The modern Herbst appliance. In: Graber TM, Rakosi T, Petrovic AG, editors. Dentofacial orthopedics with functional appliances. 2nd ed. St. Louis, MO: Mosby-Year Book:1997. p. 336-66.

[9] Pancherz H. The Herbst appliance: its biologic effects and clinical use. Am J Orthod 1985;87:1-20.

[10] White LW. Current Herbst appliance therapy. J Clin

Orthod 1994;28:296-309.

［11］ Rogers MB. Herbst appliance variations. J Clin Orthod 2003;37:156-9.

［12］ Pancherz H,Hansen K. Mandibular anchorage in Herbst treatment. Eur J Orthod 1988;10:149-64.

［13］ Pancherz H,Ruf S. The Herbst appliance: research-based updated clinical possibilities. World J Orthod 2000;1:17-31.

［14］ McNamara JA Jr,Brudon WL,Buckhardt DR,et al. The Herbst appliance. In: McNamara JA Jr,Brudon WL,editors. Orthodontics and dentofacial orthopedics. Ann Arbor, MI: Needham Press; 2001. p. 285-318.

［15］ Wieslander L. Intensive treatment of severe Class Ⅱ malocclusions with a headgear Herbst appliance in the early mixed dentition. Am J Orthod 1984;86: 1-13.

［16］ Hagg U,Du X,Rabie AB. Initial and late treatment effects of headgear-Herbst appliance with mandibular step-by-step advancement. Am J Orthod Dentofacial Orthop 2002;122:477-85.

［17］ Pancherz H,Hansen K. Occlusal changes during and after Herbst treatment: a cephalometric investigation. Eur J Orthod 1986;8:215-28.

［18］ Konik M,Pancherz H,Hansen K. The mechanism of Class Ⅱ correction in late Herbst treatment. Am J Orthod Dentofacial Orthop 1997;112:87-91.

［19］ Pancherz H,Ruf S,Thomalske-Faubert C. Mandibular articular disk position changes during Herbst treatment: a prospective longitudinal MRI study. Am J Orthod Dentofacial Orthop 1999;116:207-14.

［20］ Ruf S,Pancherz H. Dentoskeletal effects and facial profile changes in young adults treated with the Herbst appliance. Angle Orthod 1999;69:239-46.

［21］ O'Brien K,Wright J,Conboy F,et al. Effectiveness of treatment for Class Ⅱ malocclusion with the Herbst or twin-block appliances: a randomized controlled trial. Am J Orthod Dentofacial Orthop 2003; 124:128-37.

［22］ Pancherz H. The nature of Class Ⅱ relapse after Herbst appliance treatment: a cephalometric long-term investigation. Am J Orthod Dentofacial Orthop 1991;100: 220-33.

［23］ Pancherz H. The effects,limitations,and long-term dentofacial adaptations to treatment with the Herbst appliance. Semin Orthod 1997;3:232-43.

［24］ Eberhard H,Hirschfelder U. Treatment of Class Ⅱ,division 2 in the late growth period. J Orofac Orthop 1998;59:352-61.

［25］ Bloch KE,Iseli A,Zhang JN,et al. A randomized,controlled crossover trial of two oral appliances for sleep apnea treatment. Am J Respir Crit Care Med 2000;162: 246-51.

［26］ Shadaba A,Battagel JM,Owa A,et al. Evaluation of the Herbst Mandibular Advancement Splint in the management of patients with sleep-related breathing disorders. Clin Otolaryngol 2000;25:404-12.

［27］ Paulsen HU,Thomsen JS,Hougen HP,et al. A histomorphometric and scanning electron microscopy study of human condylar cartilage and bone tissue changes in relation to age. Clin Orthod Res 1999;2: 67-78.

［28］ Rogers MB. Troubleshooting the Herbst appliance. J Clin Orthod 2002;36:268-74.

［29］ Pancherz H,Anehus-Pancherz M. The headgear effect of the Herbst appliance: a cephalometric long-term study. Am J Orthod Dentofacial Orthop 1993;103:510-20.

［30］ Goodman P,McKenna P. Modified Herbst appliance for the mixed dentition. J Clin Orthod 1985;19:811-14.

［31］ Valant JR,Sinclair PM. Treatment effects of the Herbst appliance. Am J Orthod Dentofacial Orthop 1989;95:138-47.

［32］ Schiavoni R,Bonapace C,Grenga V. Modified edgewise-Herbst appliance. J Clin Orthod 1996; 30: 681-7.

［33］ Ritto AK. Tratamento das Classes Ⅱ divisão 1 com a Biela Magnética. Dissertation Thesis;1997.

［34］ Miller RA. The flip-lock Herbst appliance. J Clin Orthod 1996;30:552-8.

［35］ Hanks SD. Herbst therapy: trying to get out of the 20th century. Good Pract Newsletter Am Orthod 2003;4:2-4.

［36］ Ritto AK. Fixed functional appliances: an updated classification. Orthod CYBERJ 2012 ＜ http://orthocj. com/2001/06/fixed-functional-appliances-a-classification-updated/＞: ［accessed 27 Ocotober 2013].

［37］ Calvez X. The universal bite jumper. J Clin Orthod 1998;32:493-9.

［38］ Dischinger TG. Open-bite intrusion Herbst. AOA

Orthod Appliances 2001；5：1-4. ＜www. aoalab. com/learning/publications/aoaVol/aoaVol5No2. pdf＞；［accessed 27 Ocotober 2013］.

［39］ Faulkner J. An interview with Dr. Joe Mayes on the Cantilever Bite Jumper. Orthod CYBERJ 1997＜http://orthocj.　　com/archive/issue3/p0000077. htm＞；［accessed 27 Ocotober 2013］.

［40］ Mayes JH. The molar-moving bite jumper (MMBJ). Clin Impressions 1998；7：16-19.

［41］ Clements RM Jr，Jacobson A. The MARS appliance： report of a case. Am J Orthod 1982；82：445-55.

［42］ Jones M. Mandibular corrector. J Clin Orthod 1985； 19：362-8.

［43］ Coelho Filho CM. Mandibular protraction appliance IV. J Clin Orthod 2001；35： 18-24.

［44］ Eckhart JE. The MARA Appliance. AOA Orthod Appliances 1997；1；1-2.

［45］ Eckhart JE，White LW. Class Ⅱ therapy with the Mandibular Anterior Repositioning Appliance. World J Orthod 2003；4：135-44.

［46］ Eckhart JE. MARA provides effective adult treatment. Clin Impressions 2001；10： 16-17.

［47］ Kinzinger G，Ostheimer J，Forster F，et al. Development of a new fixed functional appliance for treatment of skeletal Class Ⅱ malocclusion： first report. J Orofac Orthop 2002；63：384-99.

［48］ McNamara JA Jr，Brudon WL. The Jasper Jumper. In： McNamara JA Jr，Brudon WL，editors. Orthodontics and dentofacial orthopedics. Ann Arbor，MI： Needham Press；2001. p. 333-42.

［49］ Blackwood HO 3rd. Clinical management of the Jasper Jumper. J Clin Orthod 1991；25：755-60.

［50］ Mills CM，McCulloch KJ. Case report： modified use of the Jasper Jumper appliance in a skeletal Class Ⅱ mixed dentition case requiring palatal expansion. Angle Orthod 1997；67：277-82.

［51］ Covell DA Jr，Trammell DW，Boero RP，et al. A cephalometric study of Class Ⅱ，division 1 malocclusions treated with the Jasper Jumper appliance. Angle Orthod 1999；69：311-20.

［52］ Stucki N，Ingervall B. The use of the Jasper Jumper for the correction of Class Ⅱ malocclusion in the young permanent dentition. Eur J Orthod 1998；20： 271-81.

［53］ Winsauer H. Flex Developer. Adjustable power developer： Variable length and force. Maria Anzbach，

Austria： LPI-Ormco；2002 ＜www. flexdeveloper. com＞；［accessed 27 Ocotober 2013］.

［54］ DeVincenzo J. The Eureka Spring： a new interarch force delivery system. J Clin Orthod 1997；31： 454-67.

［55］ Sabbagh A. The Sabbagh Universal Spring (SUS). In： Papadopoulos MA，editor. Orthodontic treatment for the Class Ⅱ non-compliant patient： current principles and techniques. Edinburgh： Elsevier-Mosby；2006. p. 203-16.

［56］ Dionne DG. Clinical trial report： Forsus Fatigue Resistant Device. Orthod Perspect 2002；IX；11-12.

［57］ Corbett MC，Molina FG. Twin Force Bite Corrector： light force and patient friendly. Syllabus. San Marcos，CA： Ortho Organizers；2001.

［58］ Uribe F，Rothenberg J，Nanda R. The twin force bite corrector in the correction of Class Ⅱ malocclusion in adolescent patients. In： Papadopoulos MA，editor. Orthodontic treatment for the Class Ⅱ non-compliant patient： current principles and techniques. Edinburgh： Elsevier-Mosby； 2006. p. 181-202.

［59］ Hilgers JJ. The pendulum appliance for Class Ⅱ noncompliance therapy. J Clin Orthod 1992；26；706-14.

［60］ Hilgers JJ. The pendulum appliance： an update. Clin Impressions 1993；2；15-17.

［61］ Bussick TJ，McNamara JA Jr. Dentoalveolar and skeletal changes associated with the pendulum appliance. Am J Orthod Dentofacial Orthop 2000； 117；333-43.

［62］ Byloff FK，Darendeliler MA. Distal molar movement using the pendulum appliance. Part 1： clinical and radiological evaluation. Angle Orthod 1997； 67： 249-60.

［63］ Byloff FK，Darendeliler MA，Clar E，et al. Distal molar movement using the pendulum appliance. Part 2： The effects of maxillary molar root uprighting bands. Angle Orthod 1997；67；261-70.

［64］ Mayes JH. The Texas Penguin： a new approach to pendulum therapy. AOA Orthod Appliances 1999； 3；1-2.

［65］ Kinzinger G，Fuhrmann R，Gross U，et al. Modified pendulum appliance including distal screw and uprighting activation for noncompliance therapy of Class Ⅱ malocclusion in children and adolescents. J

Orofac Orthop 2000;61:175-90.

[66] Kinzinger G,Fritz U,Diedrich P. Bipendulum and quad pendulum for noncompliance molar distalization in adult patients. J Orofac Orthop 2002;63:154-62.

[67] Keles A,Sayinsu K. A new approach in maxillary molar distalization: Intraoral bodily molar distalizer. Am J Orthod Dentofacial Orthop 2000;117:39-48.

[68] Carano A,Testa M. The distal jet for upper molar distalization. J Clin Orthod 1996;30:374-80.

[69] Carano A,Bowman SJ. Noncompliance Class Ⅱ treatment with the Distal Jet. In: Papadopoulos MA,editor. Orthodontic treatment for the Class Ⅱ non-compliant patient: current principles and techniques. Edinburgh: Elsevier-Mosby: 2006. p. 249-71.

[70] Bolla E,Muratore F,Carano A,et al. Evaluation of maxillary molar distalization with the distal jet: a comparison with other contemporary methods. Angle Orthod 2002;72:481-94.

[71] Keles A. The Keles Slider Appliance for bilateral and unilateral maxillary moral Distalization. In: Papadopoulos MA,editor. Orthodontic treatment for the Class Ⅱ non-compliant patient: current principles and techniques. Edinburgh: Elsevier-Mosby: 2006. p. 273-81.

[72] Reiner TJ. Modified Nance appliance for unilateral molar distalization. J Clin Orthod 1992;26:402-4.

[73] Bondemark L. A comparative analysis of distal maxillary molar movement produced by a new lingual intra-arch NiTi coil appliance and a magnetic appliance. Eur J Orthod 2000;22:683-95.

[74] Lanteri C,Francolini F,Lanteri V. Distalization using the Fast Back. Leone Boll Int 2002;4:1-3.

[75] Jones RD,White MJ. Rapid Class Ⅱ molar correction with an open-coil jig. J Clin Orthod 1992;26:661-4.

[76] Papadopoulos MA. The Jones Jig and modifications. In: Papadopoulos MA,editor. Orthodontic treatment for the Class Ⅱ non-compliant patient: current principles and techniques. Edinburgh: Elsevier-Mosby:2006. p. 283-95.

[77] Mavropoulos A,Karamouzos A,Kiliaridis S,et al. Efficiency of non-compliance simultaneous first and second upper molar distalization: a 3D tooth movement analysis. Angle Orthod 2005;75:468-75.

[78] Papadopoulos MA. Clinical applications of magnets in orthodontics. Hell Orthod Rev 1999;1:31-42.

[79] Papadopoulos MA. Biological aspects of the use of permanent magnets and static magnetic fields in orthodontics. Hell Orthod Rev 1998;1:145-57.

[80] Blechman AM. Magnetic force systems in orthodontics: clinical results of a pilot study. Am J Orthod 1985;87:201-10.

[81] Gianelly AA,Vaitas AS,Thomas WM. The use of magnets to move molars distally. Am J Orthod Dentofacial Orthop 1989;96:161-7.

[82] Bondemark L,Kurol J,Bernhold M. Repelling magnets versus superelastic nickel-titanium coils in simultaneous distal movement of maxillary first and second molars. Angle Orthod 1994;64:189-98.

[83] Bondemark L. The use of magnets for maxillary molar distalization. In: Papadopoulos MA,editor. Orthodontic treatment for the Class Ⅱ non-compliant patient: current principles and techniques. Edinburgh: Elsevier-Mosby:2006. p. 297-307.

[84] Bondemark L,Kurol J,Bernhold M. Repelling magnets versus superelastic nickel-titanium coils in simultaneous distal movement of maxillary first and second molars. Angle Orthod 1994;64:189-98.

[85] Wilson WL. Modular orthodontic systems. Part 2. J Clin Orthod 1978;12:358-75.

[86] Jeckel N,Rakosi T. Molar distalization by intra-oral force application. Eur J Orthod 1991;3:43-6.

[87] Manhartsberger C. Headgear-free molar distalization. Fortschr Kieferorthop 1994;55:330-6.

[88] Ritto AK. Removable distalization splint. Orthodontic CYBERJ 1997;2.

[89] Carrière L. A new Class Ⅱ distalizer. J Clin Orthod 2004;38:224-31.

[90] Greenfield RL. Fixed piston appliance for rapid Class Ⅱ correction. J Clin Orthod 1995;29:174-83.

[91] Veltri N,Baldini A. Slow sagittal and bilateral palatal expansion for the treatment of Class Ⅱ malocclusions. Leone Boll Int 2001;3:5-9.

[92] Baccetti T,Franchi L. A new appliance for molar distalization. Leone Boll Int 2000;2:3-7.

[93] Fortini A,Lupoli M,Parri M. The First Class Appliance for rapid molar distalization. J Clin Orthod 1999;33:322-8.

[94] Fortini A,Franchi L. The First Class Appliance. In:

Papadopoulos MA, editor. Orthodontic treatment for the Class Ⅱ non-compliant patient: current principles and techniques. Edinburgh: Elsevier-Mosby:2006. p. 309-29.

[95] Papadopoulos MA, Melkos A, Athanasiou AE. Non-compliance maxillary molar distalization by means of the First Class Appliance: a randomized controlled trial. Am J Orthod Dentofacial Orthop 2010; 137:586.

[96] Dahlquist A, Gebauer U, Ingervall B. The effect of a transpalatal arch for the correction of first molar rotation. Eur J Orthod 1996;18:257-67.

[97] Gunduz E, Zachrisson BU, Honigl KD, et al. An improved transpalatal bar design. Part I. Comparison of moments and forces delivered by two bar designs for symmetrical molar derotation. Angle Orthod 2003;73:239-43.

[98] Gunduz E, Crismani AG, Bantleon HP, et al. An improved transpalatal bar design. Part Ⅱ. Clinical upper molar derotation: case report. Angle Orthod 2003;73:244-8.

[99] Cooke MS, Wreakes G. Molar derotation with a modified palatal arch: an improved technique. Br J Orthod 1978;5:201-3. .

[100] Corbett MC. Slow and continuous maxillary expansion, molar rotation, and molar distalization. J Clin Orthod 1997;31:253-63.

[101] Young DR. Orthodontic products update. Removable quad helices and transpalatal arches. Br J Orthod 1997;24:248-56.

[102] Mandurino M, Balducci L. Asymmetric distalization with a TMA transpalatal arch. J Clin Orthod 2001; 35:174-8.

[103] Langlade M. Clinical distalization with the Distalix. World J Orthod 2003;4:215-28.

[104] Keles A. An effective and precise method for rapid molar derotation: Keles TPA. In: Papadopoulos MA, editor. Orthodontic treatment for the Class Ⅱ non-compliant patient: current principles and techniques. Edinburgh: Elsevier-Mosby: 2006. p. 331-7.

[105] Papadopoulos MA. Clinical efficacy of the noncompliance appliances used for Class Ⅱ orthodontic correction. In: Papadopoulos MA, editor. Orthodontic treatment for the Class Ⅱ non-compliant patient: current principles and techniques. Edinburgh: Elsevier-Mosby:2006. p. 367-87.

[106] Papadopoulos MA, Gkiaouris I. A critical evaluation of meta-analyses in orthodontics. Am J Orthod Dentofacial Orthop 2007;131:589-99.

[107] Kinzinger GS, Fritz UB, Sander FG, et al. Efficiency of a pendulum appliance for molar distalization related to second and third molar eruption stage. Am J Orthod Dentofacial Orthop 2004;125:8-23.

第二部分

骨性支抗的概述

第 3 章

支抗在正畸治疗中的重要性

Ingalill Feldmann and Lars Bondemark

一、引言

支抗预备是正畸治疗获得成功的决定性因素。通常情况下，正畸矫治中的支抗设计要尽可能抵消更多的反作用力，使得支抗牙的牙周韧带上的受力降至最小[1]。理论上讲，牙齿的支抗值可以通过牙根表面积来估算，但这并不总是可靠的，因为支抗能力也受牙周附着水平、牙槽骨结构和密度、牙周反应、肌肉活动、咬合力、颅面结构以及牙齿移动产生的摩擦力影响[2]。

口外装置，如口外弓等的应用对加强支抗是有效的，因为导致支抗丧失的反作用力并不会影响到牙列。但是，这需要患者无条件地服从，因此，出现了各种尽可能减小患者配合的口内装置。对口内装置最大支抗控制的需要导致了种植支抗的应用越来越多。

二、正畸治疗中的支抗

（一）骨支抗

增强支抗的方法是选择一个装置暂时性地附着于骨骼中。这个装置与骨骼固定在一起，分为骨结合或者非骨结合，其位置位于骨膜下或骨内[3-11]。

当使用直接骨支抗的时候，牙齿移动所需的力直接作用到支抗装置上，相比于承担反作用力的牙齿与骨性支抗装置通过钢丝或者横腭杆固定的间接骨支抗，通常需要更加详细的生物力学治疗方案。在间接骨支抗中，支抗牙的稳定性也依赖于连接体的强度。

（二）骨结合支抗系统

牙种植体已经常规应用于复杂的修复治疗中。种植体对抗咬合力和比其小得多的正畸力有足够的稳定性[12]。常见的牙种植体需要牙列有间隙时使用，尤其是正畸、修复联合治疗时最为有效[13]。但当患者牙列完整时，就需要改变设计和放置位置来加强支抗，目前已经有多种改良设计系统。Orthosystem 正畸系统种植体（Institute Strauman，Basel，Switzerland）是最常用的种植体[4,14,15]（图 3-1），它是一种经喷砂处理，高摩擦，表面酸蚀处理过的骨内螺旋式钛种植体，通常种植于腭部或磨牙后区的位置（见图 7-2 和 7-3B）。

Onplant 骨膜下种植体系统（Nobel Biocare，Goteborg，Sweden）[3]是一个骨结合支抗系统，当骨的垂直高度受到限制的时候，放置在上腭的骨膜下（图 3-2）。骨膜下种植体是一个钛材质的圆形物体，表面有一层很薄的促进骨结合的羟磷灰石（图 3-3）。与牙种植体相比较而言，外科植入或移除 Onplant 骨膜下种植体涉及上腭的更大区域，并且第二阶段需要通过手术将其暴露。所有暂时性的骨结合支抗装置都需要 10～12 周的愈合期，但是腭部种植体的愈合期也可短至 6 周时间[16]。

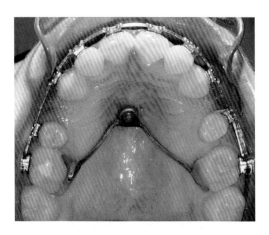

图 3-1　通过横腭杆（1.2mm 不锈钢丝）与磨牙相连的 Orthosystem 系统正畸种植体

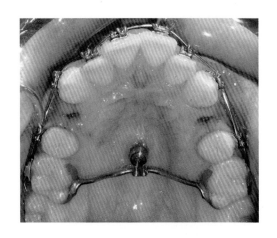

图 3-2　通过横腭杆（1.3mm 不锈钢丝）与磨牙相连的 Onplant 骨膜下种植系统

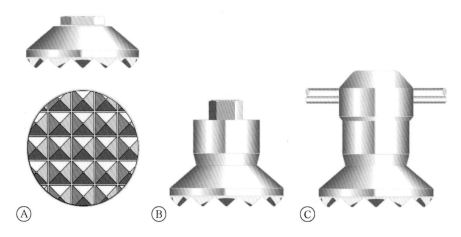

图 3-3　A. Onplant 骨膜下种植体底部直径 7.7 mm;B. 第二期手术暴露底座安放基台; C. 顶端与横腭杆相连

（三）非骨结合支抗系统

理想地来说,一个种植支抗装置应该易于植入和移除,价格低廉且最好是由口腔正畸医生来植入。正畸微螺钉种植体是基于颌面外科固定技术并且依赖于机械固位作为支抗,但其头部作为正畸附件的连接做了明显的改良[5,6]。骨结合一般需要 10～12 周的愈合期,但是早期加力的研究表明,在治疗期间,中间纤维组织的存在并不影响种植体的临床稳定性[6,17]。微螺钉种植体可以由正畸医生轻易地植入和去除,可以即刻加力并且与骨结合种植体或骨膜下种植体相比价格更低。因此,微螺钉种植体逐渐应用于正畸临床。Aarhus 支抗系统[17],Spider 螺钉[8]、Absoanchor 微种植体[7] 及 IMTEC 正畸种植体[18]是一些公司的商品化产品。较小的直径使得微螺钉可以轻易地植入牙根之间(图 3-4)。但是,从与骨的机械嵌合力角度来看,直径比长度更重要。微螺钉种植体的并发症最主要的是存在医源性牙根损伤的潜在风险和轻度的软组织反应。

1999 年,Umemori 等引进了正畸微型板骨支抗系统[9],是一种可即刻加力的稳定支抗。从那时起,其他设计,例如正畸支抗系统[10](见图 45-2D、E)和颧骨支抗系统[11](见图 22-1)相继应用于临床。这些钛板的优点在于它们种植的位置远离牙列,因此不影响牙齿的移动(见图 22-2C)。但是,相比于微螺钉种植体的植入,微型板的植入会造成更大的创伤并且可能发生感染(详见第 13 章)[19]。

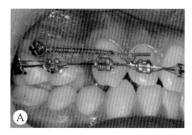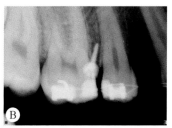

图 3-4　微螺钉种植体。A. 前磨牙拔除后用微螺钉种植支抗关闭间隙；B. X
线片显示种植体位于上颌第一磨牙与第二前磨牙牙根之间

(四)骨结合系统与非骨结合系统对比

有研究已经证明骨结合正畸种植系统和骨膜下种植体系统都成功适用于前磨牙拔除后关闭间隙时提供绝对支抗[15,20,21]。最近研究也表明了微型种植体和微型板可以抵抗正畸力并满足绝对支抗的要求[22,23]，但其失败率仍然高于骨结合种植体，因此在做非意向性治疗方法的对比研究时必须考虑到这一点[24]。骨结合支抗系统在三维稳定性方面具有更多的优势。已经发表的比较性研究都没有考虑到成本因素，因为骨结合种植系统更加昂贵并且需要外科支持。但是，当患者的治疗出现显著的支抗问题时，骨结合种植体提供的安全稳定的支抗就十分重要，并且在患者、家长和正畸医生的时间效率上更为有益。但由于骨结合种植体也需要一段愈合期，这将推迟正畸施力的时间进而增加整个疗程。

目前，还没有发表过关于骨结合种植体和非骨结合的微螺钉种植体或者微型板的对比研究。

(五)传统支抗

1. 头帽口外弓

头帽口外弓是最传统的增强支抗的一种方法，同时还具有可作为活动性磨牙远移装置的优点(图 3-5)。患者的依从性尤为重要，一般女孩比男孩配合得更好[21,25]。有研究比较了骨性支抗(包括骨结合和非骨结合)和头帽口外弓支抗在拔除前磨牙后关闭间隙阶段的表现，发现使用头帽口外弓有更多的支抗丧失[20-23]。一般来讲，患者大多在第一阶段(排齐整平)配合良好，但是随着时间的推移依从性会降低[21]，而有些患者一点儿也不配合[21]。因此，如果治疗全程要使用头帽口外弓作为支抗的治疗计划必须要考虑到支抗丧失的可能性。

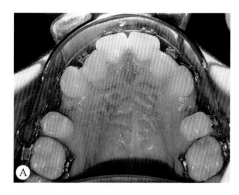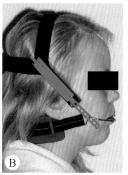

图 3-5　头帽口外弓支抗 400g 的牵引力。A. 骀面像；B. 侧面像

在临床试验当中，也存在霍索恩效应(假阳性)的风险，也就是说受试者过度配合，因为他们知道自己是试验的一部分，而真实的效果也许没有那么好。因此，头帽口外弓在需要最大支抗控制时并不适合作为正畸支抗。

2. 横腭杆和横腭弓

横腭杆已经广泛应用于正畸临床，理论上讲，它是通过一个稳定的杆连接上颌第一磨牙，同时配合来自舌体的压力而产生支抗作用。尽管如此,奇怪的是,几乎没有这方面的研究来证实它的支抗效果。一般来讲横腭杆的作用通常是被动的,因此设计和制作尽可能更具刚性。但是,横腭弓可以发挥一定的主动作用,因此可以设计具有一定弹性(Goshgarian 设计)[26,27],可以使牙齿移动,例如纠正牙齿扭转、矫正反殆及调整上颌磨牙转矩(图 3-6)。

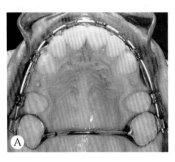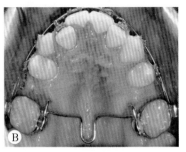

图 3-6 横腭杆的殆面像。A. 被动横腭杆;B. 主动横腭弓

一项随机对照试验比较了包括横腭杆、骨结合正畸种植体和骨膜下种植系统三种支抗方式。结果表明,两种骨性结合系统在治疗期间都很稳定,但是横腭杆有较大的支抗丧失,表现为磨牙近中倾斜[21]。横腭杆是一个被动的焊接杆(1.0mm×2.0cm),焊接于两颗上颌第一磨牙之间,距腭黏膜2mm。在整个观察期,相对于主动的牙齿移动,支抗损失率为0.54。在前磨牙拔除后内收尖牙的阶段,一些研究也得出了类似的结果,但是横腭杆的设计和尺寸不尽相同。与其他一些磨牙不需要加强支抗的研究相比,横腭杆有一定的支抗作用,尽管远远不如期望的那么高。一项回顾性研究得出了横腭弓(Goshgarian设计)在前后向上没有任何加强支抗的作用[28]。一项使用横腭杆,研究磨牙应力相关的有限元分析认为横腭杆可减小磨牙的扭转,对防止磨牙的倾斜没有作用,在矢状方向上没有增加支抗的作用[29]。

此外一项研究吞咽过程中舌肌作用在横腭弓弯制曲上的压力研究结果显示,如果横腭杆放置在更靠后的位置,如与第二磨牙在同一水平上,且距腭黏膜4~6mm时,压力是最高的[27]。提示如果改变横腭弓的设计也许会提高其加强支抗的能力。

基于这些研究,横腭杆或横腭弓的应用主要局限于仅需要轻、中度支抗加强的情况下。

三、Ⅱ类错殆治疗中的支抗

安氏Ⅱ类错殆的矫治通常有两种方法:要么是推磨牙向远中建立Ⅰ类磨牙关系的非拔牙矫治方法,要么是拔除前磨牙而后关闭间隙的方法。这两种方法都存在支抗丧失的潜在风险,都需要增加支抗,而种植体支抗是有效的。

尽管一些口外装置,如头帽口外弓,常用于Ⅱ类错殆治疗中加强支抗的方法,或者远中移动上颌磨牙进而建立磨牙的Ⅰ类关系。但是由于患者的依从性问题,从而导致了大量的非依从性矫治器的应用,例如 Jones Jig 矫治器、Distal Jet、磨牙远移器、钟摆矫治器、Keles滑动装置、互斥磁体和压缩螺旋弹簧等[30-32]。然而,这些装置的一些副作用降低了其临床疗效,例如支抗损失,表现为上前牙的近中移动和前倾。因此,当远中移动磨牙时更适合使用骨性支抗(图 3-7)。

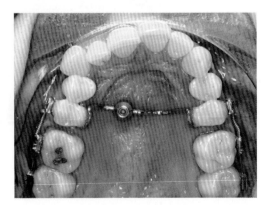

图 3-7 应用骨膜下种植体远移磨牙

四、循证研究

RCT是循证评估方法研究设计的金标准,随后是对照试验、无对照试验、病例系列分析、病例报告,最后是专家意见。随机化确保混杂因素以及对结果影响的已知和未知因素在组间均匀分布。将随机对照试验与非随机前瞻性研究进行比较时,治疗效果的估计值常常出现差异[33-35]。然而,随机对照试验并不适合所有研究,并且可能出现伦理问题,特别是长期将错𬌗作为未经治疗的对照组。因此,精心设计的前瞻性和回顾性研究可以提供有价值的证据,当然也需要仔细分析其结果。

系统评价是很有用的方法,为科学研究提供了可用证据的综合总结。综述通常是对选定研究的方法学可靠性进行质量分析[36]。

循证研究的决策制定将最好的科学证据与临床经验相结合,可以将无效治疗和治疗护理结果变异的风险降至最低。但是,必须充分考虑患者的选择,而这在比较研究中往往被忽略。

(一)支抗相关的证据

迄今为止,已经发表了一些关于涉及不同支抗系统的应用、功能或效果等内容的研究。基于效果评估和临床相关的证据,一个有争议的方法才能被接受。

一篇系统性评价[37,38]验证了正畸支抗系统应用的支抗效果及其结论的证据可信度。该系统评价回顾了Medline数据库和临床试验循证口腔健康合作组自1966年1月到2007年7月的文献。参阅了751篇文献,但是最终只择优保留了25篇参与最终的评估,包括随机对照试验和前瞻性试验和回顾性试验。质量评估使用的是Antcak[33]和Jadad[39]等所描述方法的改良方法。基于得分系统评估将研究分为低、中或高质量。根据这个评估体系,只有随机对照试验可以归类于高质量的研究。

从2007年7月起,又有一些新的关于支抗的文章发表,而这篇系统性评价已为此更新到了2010年12月,但是只包括随机对照试验。在回顾的原始文献当中,研究了两种主要的支抗情形:①前磨牙拔除后关闭间隙期间的磨牙支抗;②在磨牙远中移动过程中,前牙、前磨牙区域的支抗。这两种支抗都可以应用于Ⅱ类错𬌗的治疗。综述中包括最初的和更新过的9项随机对照试验的总结数据显示,其中5项试验认为支抗丧失发生在前磨牙拔除后的关闭间隙阶段(表3-1)[20-22][40,41],另外4项试验认为支抗丧失发生在磨牙远中移动阶段(表3-2)[32,34,42,43]。

(二)关闭间隙期间的磨牙支抗

表3-1总结了5项相关的随机对照试验结果[20-22,40,41]。2项研究比较了排齐整平阶段使用或不使用尖牙向后结扎情况下的磨牙支抗,并得到了相反的试验结果。Usmani等[40]表示在排齐整平上颌牙列时,是否使用尖牙向后结扎对磨牙的支抗丧失没有区别,而Irvine等[41]指出在排齐整平下颌牙列时,使用尖牙向后结扎会造成更多的支抗丧失。

有三项研究将骨支抗和传统支抗进行了比较(表3-1)。Benson等[20]发现从治疗开始到间隙的最终关闭,使用正畸种植体和头帽口外弓,在磨牙的支抗控制上没有显著差异。与此相反,Feldmann和Bondemark[21]发现骨膜下种植体和正畸种植体明显优于头帽口外弓或横腭杆(图3-8)。Upddhyaa等[22]报道,与例如头帽口外弓、横腭杆、与第二磨牙连扎和差动力矩的应用等传统支抗相比,微螺钉种植体显著减少了支抗的丧失。这些研究提出骨支抗优于传统支抗,但是,诸如失败率、连接体的加力方向偏离和成本效率等其他因素,在推荐使用时必须加以考虑。

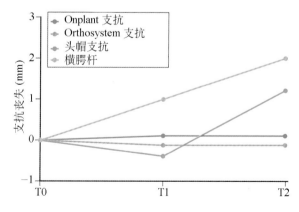

图3-8 四种不同的支抗方式,拔除前磨牙,在牙列整平阶段(T1,平均8.2个月)和间隙关闭阶段(T2,平均17.4个月)磨牙支抗丧失情况

表 3-1　前磨牙拔除关闭间隙过程中支抗丧失的随机对照实验

研究	研究对象	治疗时间	加力单元	支抗单元	结果	支抗丧失/加力牙移动	结论
Usmani et al(2002)	22 名女孩,13 名男孩 (13.7±1.8岁)	不清楚	I:整平使用尖牙向后结扎 II:整平未使用尖牙向后结扎		在整平前后的研究模型上测量上颌磨牙和切牙的位置	I:0.49mm/0.5mm II:0.5mm/-0.36mm	有或无尖牙向后结扎支抗丧失没有明显区别
Irvine et al(2004)	13.7岁 I:18名女孩,12名男孩 II:18名女孩,14名男孩	6个月	I:无辅助支抗单位后结扎 II:整平未使用尖牙向后结扎		整平前后头影测量分析磨牙和切牙的位置	I:0.75mm/0.53mm II:-0.08mm/-0.44mm	尖牙向后结扎有明显支抗丧失
Benson et al(2007)	I:18名女孩,7名男孩 (14.8岁) II:20名女孩,6名男孩 (15.7岁)	不清楚	尖牙向后结扎与镍钛闭隙曲	I:腭部种植体与横腭杆 II:头帽	治疗前与间隙关闭后头影测量分析上颌磨牙和切牙的位置	I:1.5mm/2.1mm II:3.0mm/0.7mm	腭部种植支抗与头帽无明显区别
Feldmann and Bondemark(2008)	I:14名女孩,15名男孩(14.0岁) II:15名女孩,15名男孩(14.6岁) III:15名女孩,15名男孩(14.0岁) IV:15名女孩,14名男孩(14.4岁)	I:17.1岁 II:16.6岁 III:17.3岁 IV:18.8岁	I、II:尖牙向后结扎与末端回弯	I:Onplant支抗 II:Orthosystem支抗 III:头帽 IV:横腭杆	治疗前与同隙关闭后头影测量分析上颌磨牙和切牙的位置	I:0.1mm/3.9mm II:-0.1mm/4.7mm III:1.2mm/4.8mm IV:2.0mm/3.3mm	与头帽和横腭杆相比,Onplant和Orthosystem种植体可提供稳定的支抗
Upadhyay et al (2008)	I:18人(17.6岁) II:18人(17.3岁)	I:8.6岁 II:9.9岁	I、II:镍钛闭隙曲	I:微种植体 II:传统支抗	治疗前与间隙关闭后头影测量分析上颌磨牙和切牙的位置	I:-0.78mm/7.22mm II:3.22mm/6.33mm	微种植体可提供绝对支抗

5 篇文献被评估为高质量研究

表 3-2　磨牙远移过程中支抗丧失的随机对照实验

研究	研究对象	治疗时间	加力单元/支抗单元	结果评估	支抗丧失/加力牙移动	结论
Paul et al(2002)	16 名女孩,7 名男孩 I:12 人(13.5 岁) II:11 人(14.8 岁)	6 个月	I:上颌活动矫治器 II:Jones Jig 矫治器/Nance 矫治器	研究模型上测量上颌前磨牙与第一磨牙的位置	I:0.18mm/1.3mm II:0.18mm/1.17mm	口内矫治器远移磨牙更有效但存在支抗丧失
Bondemark and Karlsson(2005)	I:10 名女孩,10 名男孩(11.4 岁) II:10 名女孩,10 名男孩(11.5 岁)	I:5.2 个月 II:6.4 个月	I:口内矫治器 II:头帽	头影测量分析上颌第一磨牙与切牙的位置	I:1.6mm/2.2mm II:-0.3mm/1.0mm	口内矫治器可有效远移磨牙但存在支抗丧失
Papadopoulos et al(2010)	I:7 名女孩,8 名男孩(7.6-10.8 岁) II:6 名女孩,5 名男孩(7.1-11.9 岁)	I:17.2 周 II:22 周	I:第一类矫治器 II:未治疗对照组	头影测量分析上颌第一磨牙、前磨牙和切牙位置;研究模型上测量上颌第一磨牙、前磨牙和切牙的位置	I:1.6mm/4.0mm II:0.28mm/-0.04mm	第一类矫治器在混合牙列期远移磨牙有效但存在支抗丧失
Acar et al(2010)	I:7 名女孩,8 名男孩(15.0 岁) II:10 名女孩,5 名男孩(14.2 岁)	I、II:12 周	I:钟摆式矫治器与 K 形曲联合 II:头帽	两组间支抗丧失无明显区别	I:0.33mm/4.53mm II:-1.57mm/2.23mm	钟摆式矫治器与 K 形曲联合使用支抗丧失明显减小

Paul 等与 Acar 等的研究评估为中等质量,其他 2 篇为高质量研究

(三)磨牙远中移动期间的支抗

四项随机对照试验测量评估了前磨牙或切牙的支抗丧失情况在 0.2mm 至 1.6mm 之间不等(表 3-2)[32,34,42,43]。两项随机对照试验[34,42]将口内装置与头帽口外弓作比较,结果都表明,在观察期内,头帽口外弓组对支抗有加强。第三项随机对照试验将一类矫治器与未经处理的空白对照组[43]作比较,结果显示,尽管观察期很短,但是对照组中切牙仍有一些前移。因为大多数正畸研究都是在生长发育期患者中进行,所以支抗损失也可能被生长效应所影响。因此,配对对照组的应用显得尤为重要。第四项随机对照试验比较了活动腭板和 Jones Jig/Nance 托矫治器,显示在支抗能力上无明显差异[32]。四项研究都未涉及任何骨支抗。

(四)骨性支抗与传统支抗相比较的证据

当骨结合种植体可以充分稳定地抵抗咬合力和正畸力的观点被普遍接受时,表明骨性支抗应用于临床的优势。治疗期间发生种植体骨结合失败或后期出现松动的情况,这在意向性治疗方法中将表现为支抗损失。在种植体作为间接支抗(例如通过横腭杆连接)的研究中,要记住成功率除了取决于种植体的稳定性外,还取决于杆的坚固和稳定,这也是很重要的。一项体外试验研究了连接在腭部种植体上的横腭弓的永久性形变,得出尺寸在 0.8mm×0.8mm 至 1.2mm×1.2mm 之间的不锈钢丝在 500cN 的力下产生永久性形变[44]。此外,认识到杆的变形加大也会使施加的力增加,且支抗的需求将决定杆的尺寸也是很重要。

尽管如此,最近的一项 meta 分析,比较了微螺钉种植体与传统正畸方法增强支抗的临床有效性,结果显示种植体组与传统组在支抗损失上的平均差为 2.4mm(95%CI 2.9~1.8;$P=0.000$)。这表明微螺钉种植体作为支抗装置更为有效,明显地减少或抵消了支抗的损失[45]。

当引进新方法新技术的时候,重要的是通过一个明确的理想支抗的界定将它们与传统操作进行比较。比如,理想支抗可以描述为:使用简单,与传统支抗系统相比能够提供等同的或更高的临床疗效,价格低廉且无需患者配合。

五、疼痛和不适

对于所有新的治疗方法,尤其是涉及外科操作时,有必要探究患者对疼痛的耐受性。有研究称疼痛是患者在正畸治疗过程中最关心的问题,而对成人和青少年的研究显示,95%的患者在正畸治疗中有疼痛的感受[46]。疼痛的感知是主观的,不仅仅与疼痛刺激强度有关,还与情绪、认知、环境及文化因素有关。例如,有研究显示过度的焦虑可以增加疼痛,而对正畸治疗的强烈积极性可以减少疼痛[47]。

一项研究调查比较了患者对外科手术植入骨膜下种植体或正畸种植体与拔除前磨牙的感受[48]。因为正畸治疗经常要结合这些方法,所以这个比较非常有价值。研究结果以疼痛强度表示,植入骨膜下种植体与拔除前磨牙相当,而植入正畸种植体则更易耐受。两种骨性结合支抗系统的适应证相同,外科操作也都简单,大概 10 分钟可以完成。一种对骨膜下种植体组的较强痛感和不适的解释为骨膜下种植体的植入较正畸种植体的植入涉及更大的手术区域。这个结论与外科手术放置微螺钉种植体和微型板种植体的比较研究中,得出的患者对黏骨膜切开术或翻瓣术有更多的抱怨[19]的结论相符合。总之,患者可以忍受骨性结合装置的外科植入[49]。

评估在整个治疗期间患者对骨支抗装置的感受也同样重要,从治疗开始直到治疗结束,将其与传统支抗系统作比较。在最近的一项研究中,将应用骨性结合支抗系统(正畸种植体和骨膜下种植体)的患者与使用传统支抗(头帽口外弓或横腭杆)的患者,在疼痛感、不适感和下颌功能障碍等方面作比较[50],结果是患者对骨性支抗系统和传统支抗系统的感受相差无几。所有四个支抗系统都涉及上颌磨牙,而上颌磨牙区是疼痛排行第二高的位置。治疗最初的 4 天,骨性支抗组比横腭杆组的疼痛度轻,但是与头帽口外弓组无明显差别。因此,长远来看,骨性支抗更易被患者所接受,值得推荐。

六、小结

这篇系统性评价源于从 1966 年到 2010 年

12月之间的 1408 篇文章。只有共计 9 项随机对照试验被用于评估,这些试验都是 2002 年以后发表,并涵盖上述所讨论过的两种主要支抗方法。主要的不足是样本量小、选择说明不充分和未使用盲测。显然,仍然需要有一个设计完善并有足够样本量的随机对照试验来为支抗预备提供明确的建议。

参 考 文 献

[1] Proffit WR,Fields HWJ. Reorganisation of the periodontal and gingival tissues. In: Proffit WR,Fields HW Jr,Sarver DM, editors. Contemporary Orthodontics. 4th ed. St. Louis,MO: Mosby: 2007. p. 618-19.

[2] Ren Y,Maltha JC,Kuijpers-Jagtman AM. Optimum force magnitude for orthodontic tooth movement: a systematic literature review. Angle Orthod 2003; 73:86-92.

[3] Block MS,Hoffman DR. A new device for absolute anchorage for orthodontics. Am J Orthod Dentofacial Orthop 1995;107:251-8.

[4] Wehrbein H,Glatzmaier J,Mundwiller U,et al. The Orthosystem: a new implant system for orthodontic anchorage in the palate. J Orofac Orthop 1996;57: 142-53.

[5] Kanomi R. Mini-implant for orthodontic anchorage. J Clin Orthod 1997;31:763-7.

[6] Costa A,Raffainl M,Melsen B. Miniscrews as orthodontic anchorage: a preliminary report. Int J Adult Orthodon Orthognath Surg 1998;13:201-9.

[7] Kyung HM,Park HS,Bae SM,et al. Development of orthodontic micro-implants for intraoral anchorage. J Clin Orthod 2003;37:321-8,quiz 314.

[8] Maino BG,Bednar J,Pagin P,et al. The Spider Screw for skeletal anchorage. J Clin Orthod 2003; 37:90-7.

[9] Umemori M,Sugawara J,Mitani H,et al. Skeletal anchorage system for open-bite correction. Am J Orthod Dentofacial Orthop 1999;115:166-74.

[10] Chung KR,Kim YS,Linton JL,et al. The miniplate with tube for skeletal anchorage. J Clin Orthod 2002;36:407-12.

[11] De Clerck H,Geerinckx V,Siciliano S. The Zygoma Anchorage System. J Clin Orthod 2002;36:455-9.

[12] Odman J,Lekholm U,Jemt T,et al. Osseointegrated implants as orthodontic anchorage in the treatment of partially edentulous adult patients. Eur J Orthod 1994;16:187-201.

[13] Huang LH,Shotwell JL,Wang HL. Dental implants for orthodontic anchorage. Am J Orthod Dentofacial Orthop 2005;127:713-22.

[14] Wehrbein H,Merz BR,Diedrich P,et al. The use of palatal implants for orthodontic anchorage. Design and clinical application of the Orthosystem. Clin Oral Implants Res 1996;7:410-16.

[15] Wehrbein H,Feifel H,Diedrich P. Palatal implant anchorage reinforcement of posterior teeth: a prospective study. Am J Orthod Dentofacial Orthop 1999;116: 678-86.

[16] Crismani AG,Bernhart T,Schwarz K,et al. Ninety percent success in palatal implants loaded 1 week after placement: a clinical evaluation by resonance frequency analysis. Clin Oral Implants Res 2006;17: 445-50.

[17] Melsen B,Verna C. A rational approach to orthodontic anchorage. Prog Orthod 1999;1:10-22.

[18] Herman RJ,Currier GF,Miyake A. Mini-implant anchorage for maxillary canine retraction: a pilot study. Am J Orthod Dentofacial Orthop 2006;130: 228-35.

[19] Kuroda S,Sugawara Y,Deguchi T,et al. Clinical use of miniscrew implants as orthodontic anchorage: success rates and postoperative discomfort. Am J Orthod Dentofacial Orthop 2007;131:9-15.

[20] Benson PE,Tinsley D,O'Dwyer JJ,et al. Midpalatal implants vs. headgear for orthodontic anchorage: a randomized clinical trial: cephalometric results. Am J Orthod Dentofacial Orthop 2007;132:606-15.

[21] Feldmann I,Bondemark L. Anchorage capacity of osseointegrated and conventional anchorage systems: a randomized controlled trial. Am J Orthod Dentofacial Orthop 2008;133:339.

[22] Upadhyay M,Yadav S,Patil S. Mini-implant anchorage for en-masse retraction of maxillary anterior teeth: a clinical cephalometric study. Am J Orthod Dentofacial Orthop 2008;134:803-10.

[23] Ma J,Wang L,Zhang W,et al. Comparative evaluation of micro-implant and headgear anchorage used with a pre-adjusted appliance system. Eur J Orthod 2008;30:283-7.

［24］Wehrbein H，Gollner P. Miniscrews or palatal implants for skeletal anchorage in the maxilla：comparative aspects for decision making. World J Orthod 2008；9：63-73.

［25］Cucalon A 3rd，Smith RJ. Relationship between compliance by adolescent orthodontic patients and performance on psychological tests. Angle Orthod 1990；60：107-14.

［26］Baldini G，Luder HU. Influence of arch shape on the transverse effects of transpalatal arches of the Goshgarian type during application of buccal root torque. Am J Orthod 1982；81：202-8.

［27］Chiba Y，Motoyoshi M，Namura S. Tongue pressure on loop of transpalatal arch during deglutition. Am J Orthod Dentofacial Orthop 2003；123：29-34.

［28］Zablocki HL，McNamara JA Jr，Franchi L，et al. Effect of the transpalatal arch during extraction treatment. Am J Orthod Dentofacial Orthop 2008；133：852-60.

［29］Bobak V，Christiansen RL，Hollister SJ，et al. Stress-related molar responses to the transpalatal arch：a finite element analysis. Am J Orthod Dentofacial Orthop 1997；112：512-18.

［30］Kinzinger GS，Eren M，Diedrich PR. Treatment effects of intraoral appliances with conventional anchorage designs for non-compliance maxillary molar distalization：a literature review. Eur J Orthod 2008；30：558-71.

［31］Patel MP，Janson G，Henriques JF，et al. Comparative distalization effects of Jones Jig and pendulum appliances. Am J Orthod Dentofacial Orthop 2009；135：336-42.

［32］Paul LD，O'Brien KD，Mandall NA. Upper removable appliance or Jones Jig for distalizing first molars? A randomized clinical trial. Orthod Craniofac Res 2002；5：238-42.

［33］Antczak AA，Tang J，Chalmers TC. Quality assessment of randomized control trials in dental research. Part I. Methods. J Periodont Res 1986；21：305-14.

［34］Acar AG，Gursoy S，Dincer M. Molar distalization with a pendulum appliance K-loop combination. Eur J Orthod 2010；32：459-65.

［35］Chalmers TC，Smith H Jr，Blackburn B，et al. A method for assessing the quality of a randomized control trial. Control Clin Trials 1981；2：31-49.

［36］Guyatt GH，Sackett DL，Sinclair JC，et al. Users' guides to the medical literature. IX. A method for grading health care recommendations. Evidence-Based Medicine Working Group. JAMA 1995；274：1800-4.

［37］Feldmann I，Bondemark L. Orthodontic anchorage：a systematic review. Angle Orthod 2006；76：493-501.

［38］Feldmann I. Orthodontic anchorage：evidence-based evaluation of anchorage capacity and patients' perceptions. Swed Dent J Suppl 2007；191：10-86.

［39］Jadad AR，Moore RA，Carroll D，et al. Assessing the quality of reports of randomized clinical trials：is blinding necessary? Control Clin Trials 1996；17：1-12.

［40］Usmani T，O'Brien KD，Worthington HV，et al. A randomized clinical trial to compare the effectiveness of canine lacebacks with reference to canine tip. J Orthod 2002；29：281-6，discussion 277.

［41］Irvine R，Power S，McDonald F. The effectiveness of laceback ligatures：a randomized controlled clinical trial. J Orthod 2004；31：303-11，discussion 300.

［42］Bondemark L，Karlsson I. Extraoral vs. intraoral appliance for distal movement of maxillary first molars：a randomized controlled trial. Angle Orthod 2005；75：699-706.

［43］Papadopoulos MA，Melkos AB，Athanasiou AE. Noncompliance maxillary molar distalization with the first class appliance：a randomized controlled trial. Am J Orthod Dentofacial Orthop 2010；137：586，discussion 586-7.

［44］Crismani AG，Celar AG，Burstone CJ，et al. Sagittal and vertical load-deflection and permanent deformation of transpalatal arches connected with palatal implants：an in-vitro study. Am J Orthod Dentofacial Orthop 2007；131：742-52.

［45］Papadopoulos MA，Papageorgiou SN，Zogakis IP. Clinical effectiveness of orthodontic miniscrew implants：a meta-analysis. J Dent Res 2011；90：969-76.

［46］Krishnan V. Orthodontic pain：from causes to management：a review. Eur J Orthod 2007；29：170-9.

［47］Doll GM，Zentner A，Klages U，et al. Relationship between patient discomfort，appliance acceptance and compliance in orthodontic therapy. J Orofac Orthop 2000；61：398-413.

［48］Feldmann I，List T，Feldmann H，et al. Pain intensity and discomfort following surgical placement of orthodontic anchoring units and premolar extraction: a randomized controlled trial. Angle Orthod 2007;77:578-85.

[49] Sandler J, Benson PE, Doyle P, et al. Palatal implants are a good alternative to headgear: a randomized trial. Am J Orthod Dentofacial Orthop 2008; 133:51-7.

[50] Feldmann I, List T, Bondemark L. Orthodontic anchoring techniques and its influence on pain, discomfort, and jaw function: a randomized controlled trial. Eur J Orthod 2012;34:102-8.

第 4 章

种植体、微型板、微螺钉的生物学原理及生物力学因素

Ioannis Polyzois，Gary Leonard，Philippos Synodinos

一、引言

牙科种植体的早期尝试效果并不理想,因为种植体表面形成的纤维层阻止了种植体和骨的直接接触,因此,需要利用机械处理来达到临床的稳定性。为了解决这个问题,使用可进行骨整合的钛或特定的磷酸钙陶瓷嵌入材料。[1]

二、骨整合原理

骨整合指的是非反应性材料与活性骨融合的过程(图 4-1)。[2]对种植体的组织学分析显示,长达 5 年的时间内,在无上皮细胞和纤维骨干预情况下,骨与种植体发生了直接接触。据Brånemark描述,许多情况下,植入体邻近的松质骨内会出现囊状排列。与种植体表面毗邻骨髓腔的边界,未见炎性细胞或其他组织反应征象。[2]牙科种植体在组织学上的骨整合已经从预期的体内动物实验中得到了证实。[2-4]

对于非骨整合失败而导致的牙科植入物的去除原因(如种植钉断裂、心理原因等)进行回顾性分析,结果显示成熟骨与种植体的交界面不存在个体之间的差异化。

两组研究分别对口腔和非口腔部位,检查了表面加工成螺旋根状(SRS)种植体的临床稳定性。一组对 18 例患者,在植入 38 个 SRS 种植体5~90 个月后的回顾性分析,提供了骨与种植体在超微结构下成功密切接触进行了骨整合的证据。[5]一组对 17 例患者,30 个植入时间为 1~16年经过表面加工处理 SRS 种植体的组织学分析,显示平均 84.9％发生了骨与种植体直接接触,在

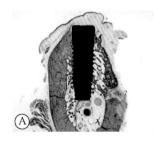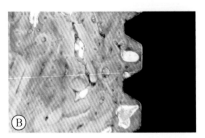

图 4-1 在狗的下颌骨植入钛螺纹种植体愈合 10 周后低倍(A)和高倍(B)放大的显微照片。磨片表面涂有甲苯胺蓝

骨皮质部分平均有 81.8% 螺纹区域充填了骨组织。[6] 作者认为"骨整合"应具备至少 60% 及以上的骨接触,以及至少 70% 的螺纹充填骨组织。

一项研究收集了超过 30 年以上的人体骨内根状牙科种植体,制成未脱钙磨片,在光学显微镜下进行组织学分析。[7] 发现种植体发挥临床作用至少 1 年以上,均被成熟骨组织包围,为种植体周围骨愈合过程最终达到的平衡状态提供了图像资料。种植体包括由纯钛和钛合金制成的 SRS 和 PRS 种植体。种植体表面有羟基磷灰石(HA)喷涂涂层。虽然 SRS 和 PRS 种植体都展示出了"成熟和可承重的解剖特性",但种植体设计与骨结构之间还存在差异。在皮质骨内,环绕 SRS 种植体持续呈现一个小于 1mm 的新哈弗斯骨区域,在非皮质层内,由不同密度的骨小梁支持。这与 SRS 种植体周围松质骨皮质化相吻合。[8] 与此相反,PRS 种植体在有着中央血管特征的骨区域间,形成呈半圆形混合哈弗斯骨的骨质。[7] 对于未覆盖钛元素的 PRS 种植体,骨组织通常不会延伸至种植体的中心部位。有趣的是,HA 涂层 PRS 种植体不会出现这样的情况。HA 涂层 PRS 种植体骨组织将会延伸至种植体中心轴。对于该现象的解释是 HA 等钙磷酸盐是蛋白质吸收剂,它们会为种植钉周围血块提供更安全的附着面,因此,提高骨整合的效率。

基于 SRS 和 PRS 骨型结构差异,Lemons 表示这两种不同类型的骨愈合和成熟的区别主要在于植入种植体的不同及骨内种植区域预备的形状不同。不同愈合和结构特点的结合会影响种植体生物力学方面的短期和长期的承载能力。[7]

另一项研究探讨了种植体周围骨愈合最活跃时期(进行种植手术后前 3 个月),观察 PRS 和 SRS 种植体骨愈合是否存在显著的差异。[9] 两种种植体二次稳定发育相似,但是 PRS 种植体在骨愈合过程中会形成显著的编织骨(愈伤组织)(图 4-2),这可能使其不适合早期承载负荷。

种植体周围骨超微结构分析

透射电子显微镜可以清楚地展示骨与种植体的交界面。植入 5~90 个月后,发现种植体表面 10 nm 厚的钛氧化层邻近区域出现非晶形层的细胞基质。[5] 对于植入后行使功能 1~16 年的 SRS

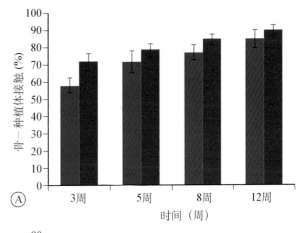

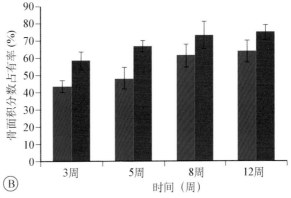

图 4-2　螺旋形(红色)和光滑形(蓝色)种植体植入后对比图:骨-种植体接触(A)及骨面积占有率(B)随时间的变化(源自 Leonard 等,2009[9])

骨结合种植体的骨与种植体交界面检查也显示出了这种现象,在骨-钛接触直接矿化的区域,矿化骨接触种植体表面,但被未钙化无细胞的非晶组织层隔离开了。[10] 这 100~400nm 厚的非晶层进一步被 50nm 厚的电子致密界膜隔开。

非晶层曾经被描述为一个细胞外的"粘接基质",由两种非胶原蛋白,骨桥蛋白和骨涎蛋白组成,[11] 可以反映交界面的持续重建过程。[12]

一些研究认为,在连续矿化成骨过程中,HA 涂层种植体表面的界面区是独一无二的,且可能是构成 HA 种植体-骨结合过程的基础。[13] 然而,扫描电子显微镜的结果表明,在种植体-骨界面存在一个类似骨组织反折线的非常薄的非矿化有机骨基质。[14] 在评估所有这些骨种植体界面的超微研究时,应考虑到玻片制备中试样的切割或研磨力度会影响样本,并使交界面的真实情况难以呈现。[14]

三、骨愈合进展与时间序列

骨内种植体骨整合的过程涉及骨塑形（形状和大小存在变化）和骨重建（骨内转化或替代）混合的复杂过程。理解这些过程的生理序列和时间尺度，是理解骨整合过程必需的基础。

（一）骨塑形

植体周围的骨塑形通常发生在同位骨构造与膜内骨化过程中，同位骨塑形需要新的板层骨有序沉积在旧的骨截骨表面，形成速率极低，为 $0.7\sim 1\mu m/d$。[15]相反，膜内骨化以类似于骨折处愈合的方式产生新骨。在血凝块中形成的编织骨（愈伤组织）充填在骨-种植体界面的缺隙，编织骨的桥梁骨痂以 $30\sim 50\mu m/d$ 的速率快速形成。[15]随后在编织骨的多孔结构中形成板层骨而变得坚固。板层骨与编织骨的中间混合状态被称为复合骨。薄层骨致密化的过程最终以承载板层骨完全替代复合骨而告终（骨重建）。证据表明，特定植入体的设计使得骨与种植体结合不够紧密，有利于膜内骨形成，较大的种植体周围间隙能促进血凝块的形成。[16]

关于种植体植体周围骨改建的证据存在很大争议。在一项动物实验研究中，多孔性表面种植体，表现为骨折愈合，松质骨的生长可以连接 1mm 以上的骨与种植体间隙。[17]但另一项有关人全膝关节置换术的研究表明，骨以 $1\mu m/d$ 的速率快速沉积在骨-种植体界面，当松质骨离种植体表面超过 $50\mu m$ 以上距离时，这种骨长入就不会发生。[18]动物组织学研究证明，当骨缺损区域形成的血凝块避免了上皮/纤维组织长入时，骨塑形就会依赖于骨折愈合（非板层骨）的方式发生。同样在愈合的拔牙窝、有保护膜的骨质缺损及骨-种植体界面间隙中有报道。[19,20]

1. 远距离和接触成骨

植体周围的骨重塑已被许多学者研究过。Davies 描述了两种不同的植体周围的骨重塑：原位骨形成以及膜内成骨（也被称为骨折类的愈合）。[11,21]他将后者称为"重新"骨形成，依赖于最初骨与种植体间隙血凝块的早期形成。血凝块不久将被富含胶原蛋白的基质所替代。随后骨原细胞通过基质的募集与迁移进行骨引导。一旦迁移

的骨原细胞到达预定的位置，便成为固定的成骨细胞并分泌一种骨样基质，矿化形成不规则的非板层骨。[11,21]"骨引导"与"再生"骨的结合可在"接触成骨"后完成。骨直接在种植体表面形成，与原骨有一定距离。[11]该理论建立于一种假设之上——即成骨干细胞迁移至移植物表面，分化为成骨细胞并将骨直接沉积于移植物表面。此后新骨将成骨细胞由移植物表面分离，形成非常紧密的骨-种植体接触。

表面骨塑形也被认为是原位成骨所引发的。[22]这涉及更密集的板层骨缓慢和同步分泌到衬垫在截骨壁上的旧骨表面。该过程与成骨细胞通过基质的迁移无关，而是原有骨上已分化的成骨细胞形成新骨，附着在种植体表面。极化的成骨细胞从基底分泌骨基质，然后退向种植体的表面，最终停留在形成的骨和种植体表面之间。[22]研究人员推测，这些细胞唯一可能的结果是死亡，并且使用术语"远距离骨形成"来形容这种理论上不紧密的骨-种植体接触的同位骨形成过程。[22]

这些术语渐渐被各种文献所采用，术语"远距离骨形成"和"接触骨形成"分别用于描述截骨壁母体骨骼上的原位骨形成，以及与母体骨骼有一定距离的种植体表面的非板层骨形成。种植体超微结构分析显示骨基质直接和种植体表面进行接触，是支持接触成骨的间接证据[5,10]，与种植体表面上的成骨细胞在种植体表面成骨，随后因植体表面新骨沉积而分离过程相一致。

因骨皮质愈合主要依靠骨重塑过程，松质骨中的骨塑形与种植体周围骨愈合过程有着更为密切的关系，相比密质骨而言能够更好地重新成骨和更好的快速愈合。[21]尤其与Ⅲ类和Ⅳ类骨有着密切的关系，修改植入体设计使得新骨的形成最优化可以加强种植体的稳定性，尤其是Ⅲ类和Ⅳ类骨皮质不足无法支撑种植体的稳定性时。[21]

在促进新骨形成方面，使用了两种试验性的方法：增加种植体表面孔隙，从而增加自由接触表面，[20]以及通过材料表面的微加工设计的变化来增加骨与种植体的接触。[21]

后一种方法与用粗糙表面（喷砂或是酸蚀）替代种植体机械加工表面相一致。[4,13,23]种植体表

面处理技术发展到包括超微结构水平的表面粗糙度以及离子束协助 HA 涂层薄膜沉积。[24]

除了表面的物理形态,表面的化学性质也是评估种植体周围骨愈合情况的一个变量。表面浸润性被证实可提高种植体表面与环境之间的相互作用。[25]将喷砂或是酸蚀过的种植体存储在等渗生理盐水中似乎可以阻止碳酸盐和其他大气污染物对钛表面的破坏,从而增强种植体表面的亲水性和浸润性。[26]

2. 种植体周围的血凝块

种植体周围的血凝块在刺激新骨形成方面起了很大的作用。它的形成过程受到了种植体表面形态影响。种植手术过程中产生的血凝块进而形成纤维蛋白,只能够存在几天的时间就被肉芽组织替代。血小板脱颗粒导致纤维蛋白原向纤维蛋白的转化、释放细胞因子及能刺激骨再生的生长因子。[11,21,22]在体外有较大微形貌的表面能增强纤维蛋白原的吸附[27]需要更大的力来从酸蚀的表面分离纤维蛋白凝块,这与机械加工表面完全不同。[22]因此,粗糙的纤维蛋白种植体接触面有较强的力量去抵抗血块回缩和穿过过渡基质的成骨细胞迁移产生的收缩力,从而促进了骨形成的重新开始。

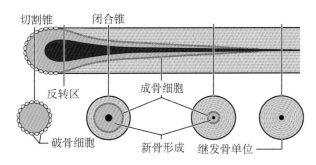

图 4-3　继发骨单位的进化形成与完善过程

(二)骨重塑

骨重塑是原先存在的骨中有序的板层骨进行骨吸收随后同位骨沉积这两个过程引起的转化和重构。种植体植入过程中,种植钉周围 1mm 区域死骨迅速形成,特别是在皮质骨中,这是由手术创伤和压力性坏死导致的。[5]这种失活的界面骨必须首先被吸收,然后被替换。在此期间,种植体的初期稳定性将会降低。交界面重构在植入种植体后最初的骨愈合过程中最为明显。一旦种植体

周围骨组织完全成熟并且种植体保持其功能,则存在不太明显但持续的长期重塑过程,以维持骨转换必要的动态平衡。[12]

用于重建的基本复合细胞单位包括破骨细胞和成骨细胞形成的有序聚集。衍生自骨髓中单核细胞的破骨细胞以 $27\sim39\mu m/d$ 的速率吸收骨组织并开放空腔,这个切割-充填锥直径为 $120\sim180\mu m$,长度为 $1300\mu m$(图 4-3)。当再吸收的空腔完成后,一个相反的现象发生了,破骨细胞在短暂的静止期被成骨细胞所取代。来源于未分化的血管周围结缔组织细胞及外膜细胞的成骨细胞在不同的物种间以不同的速率缓慢地形成同位骨(人类是 $0.7\mu m/d$)。在新骨沉积完成后,切割-充填锥内的中心血管供应仍然存在,新形成的继发骨单元是一个同轴的板层状结构,有一个能够清晰区分新骨和旧骨的扇形边界。松质骨也经历重构,但没有像在皮质骨中看到的切割-充填锥现象。相反,基本的多细胞单元位于骨髓腔内骨小梁表面叫作 Howship 空腔的凹陷中。

一项旨在提高骨-种植体交界面和种植体周围支持骨重建的研究显示,在骨与种植体界面邻近区域的骨内(1mm 内)重建是最好的,且对于邻近种植体的新骨形成有着持续且显著的提升(每年转化率>500%)。[12]尽管这项研究在设计上仍存在些许缺陷,包括样本的多样性以及在特定组内样本量的不足,组织形态定量分析模式在所有样本中都一样。研究人员认为,持续地提高种植体周围骨重建的过程对于修复局部区域的骨微损伤和疲劳引起的微损伤是必要的,这对成功维持骨整合非常重要。[12]

四、种植体设计

自 1986 年美国牙医协会设计的 Brånemark 圆柱螺纹被正式认可以来,根据 10~15 年报道的性能数据,SRS 骨内种植体成为骨内牙科种植体中形态特别突出的设计。[28,29]

大量其他种植体设计(骨内和非骨内)已经运用了很多年。非骨内种植体,包括骨膜下、支架式和纤维网设计,已经基本过时了。各种各样的骨内种植体设计形态多样,包括非根部形状的设计(例如下颌骨钉板和叶片植入系统),根形设计(例

如空心圆柱体,组合螺丝和中空圆柱体,无螺纹圆柱体,阶梯式圆柱体)和 PRS 设计。[1,30]除了 PRS 设计外,SRS 种植体已淘汰了其中绝大多数的种植体设计。衡量这些种类繁多的种植体存活率指标通常被称为成功率。[30,31]

骨膜下种植体是骨内种植体的先驱。通过外科手术放置在骨膜下的板状装置在 20 世纪 80 年代后期得到了广泛的使用。[1]在较长的评估期内,一项平均随访 3.3 年的研究中[33],成功率仅为 60%。另一项研究发现 5 年、10 年和 15 年的成功率分别为 90%、60% 和 50%。[32]通过文献的比较综述得出,骨膜下种植体"不能经受住时间的考验,不推荐临床常规使用"。

五、种植体稳定性

种植体与骨之间的紧密接触对于种植体初期稳定性是至关重要的,许多研究显示 SRS 牙科种植体具有更好的初期稳定性。[34,35]由于临床医师开始使用一步法程序或立即加载技术,种植体的螺纹形状变得越来越重要。一项研究将 72 个具有三种不同螺纹设计(V 形、方形和反向支撑)SRS 种植体放置在兔胫骨中,研究结果表明,方螺纹设计在 12 周时具有更大的骨种植体接触和反向扭矩试验强度。[36]遗憾的是,植入时的种植体稳定性未进行基线稳定性评估。

PRS 牙科种植体因其接触点仅在翼的外端接触截骨壁的位置,而导致了初期稳定性的降低。[37]因此,虽然 PRS 种植体可以临时使用,但在恢复期内不能承受任何咬合力。[38]然而,无任何公开文献提供 PRS 种植体在初始骨愈合期(1~12 周)的基线初期稳定性。

应力分布

尽管 SRS 种植体可提供良好的初期稳定性,但其应力分布特征仍存在争议。牙种植体在体内的承载力和应力消耗性能很难直接测量。基于计算机的有限元分析(FEA)建模的发展,提供了一种分析种植体外部周围骨应力分布几何学的方法。[39]分析表明,螺纹的尺寸和外形的变化对周围骨的应力的大小和分布具有很大的影响。[40]特别应避免顶部曲率半径与螺纹深度(锋利边缘)比值过小。这与骨缺损主要位于螺纹尖端的研究结

果相吻合。[30,41]

研究分析认为 PRS 种植体提供更为实用的承载表面,可有效抵抗和分配咬合负荷到支撑骨。[42]一项 FEA 研究表明,锯齿状牙种植体因其表面积较大,周围的压应力较低。[43]通过 FEA 所评估的 SRS 和 PRS 牙种植体的应力集中和分布特性表明,PRS 种植体因其具有更大的表面积而有较强的应力分布特性,使其更适合用作独立种植体。[44]

较大的表面积能达到更好的生物力学应力分布特性,这一原理已经在 Mark Ⅳ Brånemark SRS 种植体中得到了应用。增加螺纹表面积可以增强其在 Ⅳ 类骨中的性能。[8]

六、牙科种植体在正畸中的应用

传统的牙种植体的使用已经从成人局部的口腔治疗延伸到正畸治疗,而且不需要病人太多的配合。基于种植体的支抗允许牙齿单向运动而不产生相互作用,同时可有效地治疗磨牙缺失且不配合传统口外装置治疗的成人。[45]多年来,传统种植体作为正畸治疗支抗单元的性能一直被评估,结果表明,当加载正畸牙齿移动所需的力时,可以保持稳定。[45]

尽管传统种植体拥有作为支抗装置的优异性能,但是它们的直径较大,因此在可用骨骼和空间不足的情况下,并不总是实用的。此外需几个手术阶段,在正畸加载之前,骨质整合的等待时间约为 3 个月,同时年轻生长发育期患者无法使用该类种植体。[46]此外,种植体正畸治疗结束后需要通过外科手术取出。[47]为了克服这些限制,近年来已开发和测试了几种不同的正畸微螺钉种植体设计,结果令人欣喜。[48-50]

临时骨性支抗装置

临时骨性支抗装置是作为骨内正畸支抗的形式引入的。尽管结构和功能支抗原理相同,但是也与传统种植体之间存在较大差异。几种引入的设计中,目前只有两种被广泛应用于正畸治疗:微螺钉种植体和微钛板。除了大小不同以外,这些骨性装置和传统种植体之间有三个主要区别:临时骨性装置在骨整合之前开始负载。在完成正畸治疗后去除,最后和施加到传统种植体大而间歇

性的力不同,是较轻而持续的力。人们对这种持续力的硬组织反应,以及是否会影响骨整合存在疑虑。少部分实验尝试回答相关的问题,例如:在加力前愈合所需的时间,以及支抗系统在矫正治疗完成后去除的难易度。

一些动物实验研究了骨重塑以及微螺钉种植体即刻负载与否情况下的稳定性。在一项研究中,对比了即刻负载后 6 周或 12 周的结果,50% 的种植体由于缺少初期稳定性而松动。然而,骨整合总体均值在 6 个月时是 74.48%,且组间没有显著差异性。此外,微螺钉种植体在负载 6 个月后可以很容易被去除,这对正畸治疗是非常有利的。[46]其他研究结果与其相似,有一项研究指出负载会在界面处刺激骨形成,前提是负载不能超过一定限度。总而言之,即刻负载轻的正畸力,对于微螺钉和微钛板种植体的骨整合不会产生不良影响。

七、小结

本文中参考的文献变量控制较好的实验不多,设计上也各有不同;物种种类不同;支抗装置长度以及直径不同;负载力也不相同。由于存在这些异质性,在人类究竟使用何种种植体作为支抗装置最合适,难以得出确切的结论。

参 考 文 献

[1] Balkin BE. Implant dentistry: Historical overview with current perspective. J Dent Educ 1988;52:683-5.

[2] Brånemark PI,Breine U,Adell R,et al. Intraosseous anchorage of dental prostheses. I. Experimental studies. Scand J Plast Reconstr Surg 1969;3:81-100.

[3] Roberts WE,Smith RK,Zilberman Y,et al. Osseous adaptation to continuous loading of rigid endosseous implants. Am J Orthod 1984;86:95-111.

[4] Buser D,Schenk RK,Steinemann S,et al. Influence of surface characteristics on bone integration of titanium implants: a histomorphometric study in miniature pigs. J Biomed Mater Res 1991;25:889-902.

[5] Albrektsson T,Brånemark PI,Hansson HA,et al. Osseointegrated titanium implants: requirements for ensuring a long-lasting direct bone-to-implant anchorage in man. Acta Orthop Scand 1981;52:155-70.

[6] Albrektsson T,Eriksson AR,Friberg B,et al. Histologic investigations on 33 retrieved Nobelpharma implants. Clin Mat 1993;12:1-9.

[7] Lemons JE. Biocompatibility of implant materials. In: Proceedings of the 3rd Annual Indiana Conference. Indianapolis: Indiana School of Dentistry, Medical Education Resource Program; 2002. p. 79-89.

[8] Sennerby L. Implant integration and stability. In: Palacci P,Ericsson I,editors. Esthetic implant dentistry. Berlin: Quintessence;2001. p. 15-31.

[9] Leonard G,Coehlo P,Polyzois I,et al. A study of the bone healing kinetics of plateau versus screw root design titanium dental implants. Clin Oral Implants Res 2009;20:232-9.

[10] Sennerby L,Thomsen P,Ericson LE,et al. Structure of the bone-titanium interface in retrieved clinical dental implants. Clin Oral Implants Res 1991;2:103-11.

[11] Davies JE. Mechanisms of endosseous integration. Int J Prosthodont 1998;11:391-401.

[12] Garetto LP,Chen J,Parr JA,et al. Remodelling dynamics of bone supporting rigidly fixed titanium implants: a histomorphometric comparison in four species including humans. Implant Dent 1995;4:235-43.

[13] Masuda T,Yliheikkilä PK,Felton DA,et al. Generalizations regarding the process and phenomenon of osseointegration. Part 1: In vivo studies. Int J Oral Maxillofac Implants 1998;13:17-29.

[14] Piatelli A,Trisi P,Romasco N,et al. Histologic analysis of a screw implant retrieved from man: influence of early loading and primary stability. J Oral Implantol 1993;19:303-6.

[15] Roberts WE,Garetto LP. Bone physiology and metabolism. In: Misch CE,editor. Contemporary implant dentistry. St. Louis, MO: Mosby; 1998. p. 225-39.

[16] Lemons JE. Biomaterials,biomechanics,tissue healing and immediate function dental implants. J Oral Implantol 2004;30:318-24.

[17] Bobyn JD,Pilliar RM,Cameron HU,et al. Osteo-

genic phenomena across endosteal bone-implant spaces with porous surfaced intramedullary implants. Acta Orthop Scand 1981;52;145-53.

[18] Bloebaum RD, Bachus KN, Momberger NG, et al. Mineral apposition rates of human cancellous bone at the interface of porous coated implants. J Biomed Mat Res 1994;28;537-44.

[19] Cardaropoli G, Araujo M, Lindhe J. Dynamics of bone tissue formation in tooth extraction sites; an experimental study in dogs. J Clin Periodontol 2003;30; 809-18.

[20] Berglundh T, Abrahamsson I, Lang K, et al. De novo alveolar bone formation adjacent to endosseous implants. Clin Oral Implants Res 2003;14;251-62.

[21] Davies JE. Understanding peri-implant endosseous healing. J Dent Edu 2005;67; 932-49.

[22] Davies JE, Hosseini MM. Histodynamics of endosseous wound healing. In; Davies JE, editor. Bone engineering. Toronto; Em squared;2000. p. 1-14.

[23] Cochran DL, Schenk RK, Lussi A, et al. Bone response to unloaded and loaded titanium implants with a sandblasted and acid-etched surface; a histometric study in the canine mandible. J Biomed Mater Res 1998;40;1-11.

[24] Coelho PG, Suzuki M. Evaluation of an IBAD thin-film process as an alternative method for surface incorporation of bioceramics on dental implants; a study in dogs. J Appl Oral Sci 2005;13(1);87-92.

[25] Kipaldi DV, Lemons JE. Surface energy characterization of unalloyed titanium implants. J Biomed Mater Res 1994;28;1419-25.

[26] Steinemann SG. Titanium-the material of choice? Periodontol 2000;17;7-21.

[27] Park JY, Davies JE. Red blood cell and platelet interactions with titanium implant surfaces. Clin Oral Implants Res 2000;11;530-9.

[28] Brånemark PI, Hansson BO, Adell R, et al. Osseointegrated implants in the treatment of the edentulous jaw; Experience from a 10-year period. Scand J Plast Reconstr Surg 1977;11(Suppl. 16);1-132.

[29] Adell R, Lekholm U, Rockler B, et al. A 15 year study of osseointegrated implants in the treatment of the edentulous jaw. Int J Oral Surg 1981;10;387-416.

[30] Albrektsson T, Sennerby L. State of the art in oral implants. J Clin Periodontol 1991;18;474-81.

[31] Smith DE, Zarb GA. Criteria for success of osseointegrated endosseous implants. J Prosth Dent 1989; 62;567-72.

[32] Bodine RL, Yanase RT, Bodine A. Forty years of experience with subperiosteal implant dentures in 41 edentulous patients. J Prosthet Dent 1996; 75; 33-44.

[33] Mercier P, Cholewa J, Djokovic S. Mandibular subperiosteal implants; retrospective analysis in light of Harvard consensus. J Can Dent Assoc 1981;47; 46-51.

[34] Carlsson L, Rostlund T, Albrektsson B, et al. Implant fixation improved by close fit; cylindrical implant-bone interface studied in rabbits. Acta Orthop Scand 1988;59; 272-5.

[35] Gotfredsen K, Nimb L, Hjörting-Hansen E, et al. Histomorphometric and removal torque analysis for TiO2-blasted titanium implants; an experimental study on dogs. Clin Oral Implants Res 1992; 3; 77-84.

[36] Steigenga J, Al-Shammari K, Misch C, et al. Effects of implant thread geometry on percentage of osseointegration and resistance to reverse torque in the tibia of rabbits. J Periodontol 2004;75;1233-41.

[37] Chess JT. Technique for placement of root form implants of the finned or serrated type. J Am Dent Assoc 1990;121;414-17.

[38] Bicon. Surgical manual; step by step techniques. Boston, MA; Bicon Dental Implants; 2010 < http://www. bicon. com/pdf/Bicon_Surgical. pdf>; [accessed 27 Ocotober 2013].

[39] Bozkaya D, Muftu S, Muftu D. Evaluation of load transfer characteristics of five different implants in compact bone at different load levels by finite elements analysis. J Pros Dent 2004;92;523-30.

[40] Hansson S, Werke M. The implant thread as a retention element in cortical bone; the effect of thread size and thread profile; a finite element study. J Biomech 2003;36; 1247-58.

[41] Tsuboi N, Tsuboi Y, Sennerby L, et al. Histomorphometric analysisof bone-titanium interface in human retrieved implants. In; Ueda M, editor. Proceedings of the Third International Congress on Tissue Integration in Oral and Maxillofacial Reconstruction. Tokyo; Quintessence;1996. p. 86-7.

[42] Morris HF, Ochi S. Survival and stability (PTVs) of

six implant designs from placements to 36 months. Ann Periodontol 2000;5:15-21.

[43] Lin S,Shi S,Le Geros RZ,et al. Three-dimensional finite element analyses of four designs of a high-strength silicon nitride implant. Implant Dent 2000; 9: 53-60.

[44] Rieger MR,Fareed K,Adams WK,et al. Bone stress distribution for three endosseous implants. J Prosthet Dent 1989;61:223-8.

[45] Janssen KI,Raghoebar M,Vissink A,Sandham A. Skeletal anchorage in orthodontics: a review of various systems in animal and human studies. Int J Oral Maxillofac Implants 2008;23:78-88.

[46] van de Vannet B,Sabzevar MM,Wehrbein H,et al. Osseointegration of miniscrews: ahistomorphometric evaluation. Eur J Orthod 2007;29:437-42.

[47] Büchter A,Wiechmann D,Gaertner C,et al. Load-related bone modelling at the interface of orthodontic micro-implants. Clin Oral Implants Res 2006; 17:714-22.

[48] Luzi C,Calalberta V,Melsen B. Immediate loading of orthodontic mini-implants: a histomorphometric evaluation of tissue reaction. Eur J Orthod 2009; 31:21-9.

[49] Woods PW,Buschang PH,Owens SE,et al. The effect of force,timing and location on bone to implant contact of miniscrew implants. Eur J rthod 2009;31:232-40.

[50] Cornelis MA,Mahy P,Devogelaer JP,et al. Does orthodontic loading influence bone mineral density around titanium miniplates? An experimental study in dogs. Orthod Craniofac Res 2010;13:21-7.

第 5 章

正畸微螺钉种植体的生物材料特性

Spiros Zinelis，Youssef S. Al Jabbari，Moschos A. Papadopoulos，Theodore Eliades and George Eliades

一、引言

尽管微螺钉种植体(MIS)已被广泛应用，但几乎没有研究探索它的强度、结构与设计、表面性能、电化学反应和离子释放等基本的材料特性。[1,2]此外，除已经公布的失败率的数据以外，对拉伸强度、[3]种植体的稳定性[4]和牙槽骨与种植体的交界面的本质在临床的影响还未经过系统性的研究。[6-8]本章回顾了目前关于正畸微螺钉种植体现有的信息，讨论其可能的临床意义。

二、设计原则

市售的微螺钉种植体在顶部设计和骨内部件的设计具有显著的差异(图5-1)。尽管没有正式的标准设计，一些制造商已经采用了各种理念来避免临床并发症并达到特定的临床目的。一些传统牙科种植体的设计理念还继续保留，[9-11]例如初期稳定性和二期稳定性的必要。[12,13]初期稳定性跟种植体的直径和它的骨内设计相关，而二期稳定性和种植体表面的化学成分和粗糙程度相关，种植体设计的特征在于头部和螺纹形状以及相关的几何特征，例如轴类型、螺纹面、螺旋角和螺纹深度。[3]

虽然也有像托槽和钩状设计体存在，但球形

或者六角形的纽扣状的头部是最常用的。头部设计用于放置金属弓丝和弹簧线圈，同时确保对骨嵴的最佳应力传递分布。

骨内螺纹设计要么是圆锥形的，具有小锥度末端(Dual-Top 和 AbsoAnchor)，要么平行末端(Spider Screw)，还有一种是具有锥形和锥形轴(Vector-TAS)的混合设计(图5-1)。

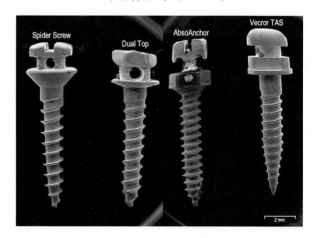

图 5-1　微螺钉种植体立体显微镜下成像(bar=2mm)

在通过使用模拟骨质疏松和正常松质骨的人造骨块进行拔出强度测试评估中，设计体的多样性导致了初期稳定性巨大的差异(图5-2)[3]。在对之前发表的数据的重新解释的基础上，增加骨-种植体表面积，拉伸力也随之增加，其中，"骨质疏松症"组是弱相关($r=0.54$)，"正常松质骨"组是中度相关($r=0.79$)。这个相关性的波动可能反映线性相关程度的不同,也可能反映几何特征的不同,例如未考虑的螺纹数或螺旋面以及螺旋角。目前为止,还没有关于种植体初期稳定性设计参数相关的数学模型存在,这将是未来发展很有趣的领域。

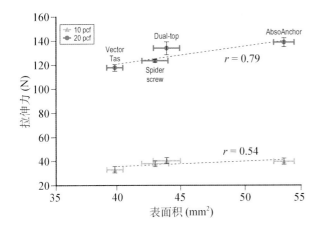

图 5-2　拉伸强度随着表面积的增加的变化图,这是在对由固体硬质聚氨酯泡沫体制成的人造骨块进行的测试,密度为 10 和 20pcf(磅/立方英尺),分别模拟骨质疏松和正常松质骨。所需拉伸力随着骨内表面积的增加而增加,10pcf 骨块的相关性较弱($r = 0.54$),20pcf 骨块的相关性中等($r = 0.79$)。这对之前的论文观点进行了重新的解释[3]

三、材料

市面上生产的正畸微螺钉种植体主要使用了纯钛(cp-Ti)(分级是Ⅰ~Ⅳ,纯钛含量越低,分级就越高)、一种钛、铝(6%)和钒(4%)的合金体(Ti-6Al-4V,级别Ⅴ)(表 5-1)。虽然级别Ⅴ是最常用的一种,但因为会受到微量元素含量和热力学的影响,其相应的机械性能也会变化。Ti-6Al-4V 因其属性可通过特殊机械处理或热处理改变,而广泛应用在航空(每年 80% 的产量)、医学(3% 的骨科人造假体产量)、海洋及化工产业。[14] 合金主要是 Ti-6Al-4V 或者 Ti-6Al-4VELI 两种,后者含有较低的微量元素(氧和铁),提高了延展性和断裂韧性还有抗腐蚀性。[14] 通常,使用时具有最大强度韧性而不会老化,Ti-6Al-4V 的性能经特殊热处理后有了很大程度的改进。

通过特定的形变热处理后,微观结构也有很大的不同。这可以展示 α(六方晶格)和 β(面心立方晶格)相不同的变化。不同的微结构被定义为层状、等轴和双峰(即两者的混合)。有超过 7 种以上的形变热处理方法来改进其机械性能,而且大部分在文献中都有详细的描述。[14] 目前还没有关于微螺钉种植体微观结构的信息。

表 5-1　商业纯钛Ⅰ~Ⅳ级和 Ti-6Al-4V 合金的组成和机械性能

分级	N	C	H	Fe	O	Ti	Al	V	杨氏模量 (GPa)	屈服强度 (MPa)	极限拉伸强度 (MPa)	极限应变 (%)
Ⅰ	<0.03	<0.1	<0.015	<0.2	<0.18	Bal			102.7	170	240	24
Ⅱ	<0.03	<0.1	<0.015	<0.2	<0.25	Bal			102.7	275	345	20
Ⅲ	<0.05	<0.1	<0.015	<0.2	<0.35	Bal			103.4	380	450	18
Ⅳ	<0.05	<0.1	<0.015	<0.2	<0.40	Bal			104.1	485	550	25
Ⅴ(Ti-6Al-4V)b	<0.05	<0.1	<0.015	<0.4	<0.20	Bal	5.5~6.75	3.5~4.5	105~116	711~904	856~911	6~36
Ti-6Al-4VELI	<0.05	<0.08	<0.012	<0.025	<0.13	Bal	5.5~6.75	3.5~4.5	114	795	860	10

Bal. 平衡;ELI. 特低间隙。关于不同标准之间的偏差的附加信息可以在相关参考文献中找到。[14] Ti-6Al-4V 的机械性能强烈依赖于先前的热机械处理。本表所示的范围对应于 Boyer 等(1994)发现的最小值[14]

除了不锈钢(SS)微螺钉种植体外,所有其他材料均由 cp-Ti Ⅳ 级或 Ti-6Al-4V 合金制造。[3] 可以推测,因其具有更高的机械性能、耐腐蚀性和可制造性,Ti-6Al-4V 比 cp-Ti 更为适用。在拆卸过程中,[15] cp-Ti 的去除扭矩接近其屈服强度,这将增加断裂的风险。关于内部结构,计算机辅助 X 射线显微断层摄影(XCT)显示,未使用的商业微种植体结构中没有明显的内部缺陷(裂纹或孔隙)(图 5-3)。[16] 这些发现也在横截面的研究中得到了证实。

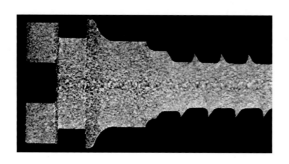

图 5-3　未使用过的微螺钉种植体的微 XCT 分析获得的纵向二维重建。该部位没有孔隙,裂缝或其他缺陷

四、表面特征

正畸微螺钉种植体的骨结合并不是一项必需的任务,所以微螺钉种植体的表面特性并没有得到广泛的关注。然而,表面粗糙度和成分是二次稳定性的主要因素,因为它们影响术后细胞反应。表 5-2 总结了在能量色散 X 射线微量分析(EDX)上获得的表面区域的组成,图 5-4 展示了从微植体上获得的代表性 EDX 光谱。铝和钒的存在表示合金类,很可能是 Ti-6Al-4V。而氧的存在应归因于 TiO_2 的表面层。有趣的是,Vector-TAS 具有比其他种植体高得多的氧含量,这可能归因于其更加厚的黄色二氧化钛层。形态、组成和光学表面修饰可以通过各种技术进行,例如阳极氧化、[17]等离子体离子注入[18]或热氧化[19]。然而,在该微螺钉种植体中存在 P,一种典型的阳极氧化过程中伴随着氧的增加而产生的杂质,预示着该微植体使用的是阳极氧化技术。[14]N 的存在有时被报告为原料杂质,并且与 C 一起被认为是与制造程序、[20]储存和(或)消毒相关的表面污染物。[21]这些表面污染物的存在使得表面亲水性差,对细胞附着能力有不利影响。[21]采用 X 射线光电子能谱法进行深度约为 3nm 的采样表面分析,提供了元素组成和元素结合状态的信息(图 5-5)。钛的存在主要为 TiO_2,还有一些 Ti_2O_3 和金属 Ti。在 XPS 分析中并没有识别出 Al 和 V,表明在纯 Ti 的情况下,微植体完全被 Ti 氧化物覆盖。C、Ca、Si 和 P 的存在被认为是环境污染或加工污染导致的。

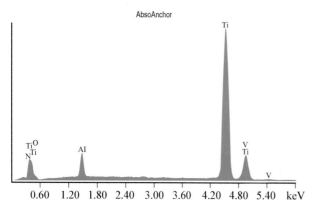
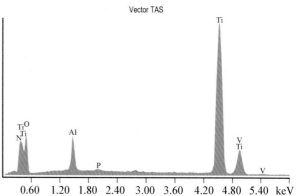

图 5-4　两种微植体 X 射线能量色散光谱分析

表 5-2　正畸微螺钉种植体的基本成分(能量分散 X 线微量分析)

产品	原子百分比					
	N	O	Al	P	Ti	V
AbsoAnchor	11.1	3.9	9.2	ND	73.3	2.4
Dual-Top	12.1	ND	9.0	ND	76.5	2.2
Spider Screw	8.3	4.2	7.5	ND	77.0	2.8
Vector-TAS	2.2	46.1	5.8	0.3	44.5	1.2
Thomas	6.9	6.2	8.5	ND	75.8	2.4
New Anchor Plus	9.9	2.9	9.4	ND	75.2	2.4

ND. 未检测出

来源于:Alsamak 等.(2012)3 and EDX 未公开出版的数据

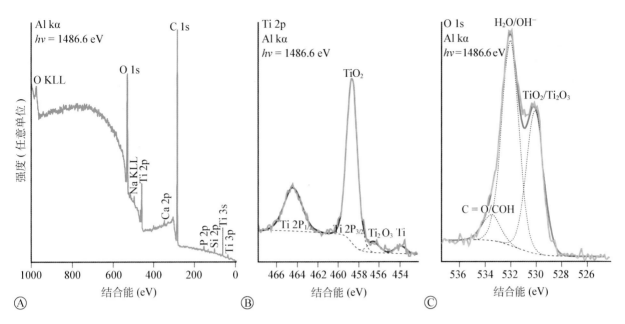

图 5-5　微螺钉种植体 X 射线能量色散光谱分析。A. 波长扫描显示 Ti、C、N(环境污染),Ca、P、Si(加工污染)的存在;B,
　　　C. 曲线拟合 Ti2p(B)以及 O1s(C)波峰与对应元素的绑定状态高分辨率分析

　　图 5-6 展示了微螺钉种植体螺纹部分表面纹理的反向电子散射电子显微镜成像图。微螺钉种植体的成像中有着平行条纹,几乎垂直于纵向种植体轴线,这是由于旋转加工过程而产生。制造过程中的差异也许可以解释采样测试中条纹倾角的差异。同样在图 5-7 所示的三维图像中也可以观察到。几项关于微螺钉种植体的研究在振幅参数上没有表现出统计学上的显著性差异。

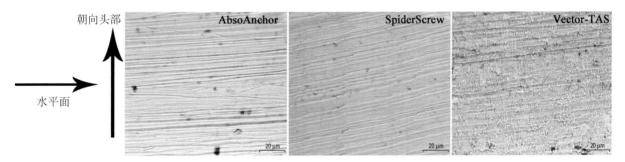

图 5-6　微螺钉种植体的反向散射电子成像。图为两个连续的线程(表面放大率×1000,长度=20μm,黑色圆点区域意味着污染区域与制造缺陷的数目)

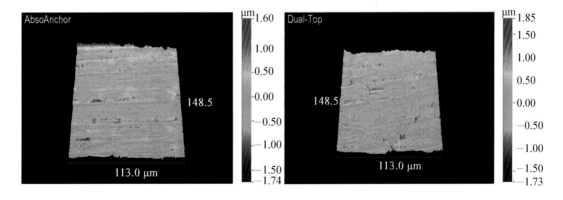

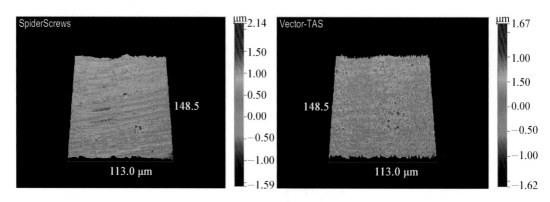

图 5-7　来自两个连续螺纹间的微型种植体的螺纹区域的三维轮廓图代表。方向与图 5-6 中的相同。尽管与水平面具有不同的倾斜度,但是平行的锯齿形意义很大

但在混合物(S_{dr}、S_{ds})和功能参数(S_{ci})有显著差异(表 5-3)。S_a 和 S_z 值在报道的光滑处理的牙科种植体的范围内,骨结合需要几个月[22]。然而,高的 S_a 和 Vector-TAS 的 S_{ds} 与提高牙槽骨和种植体的接触相关联,同时对拉伸和去扭矩强度有益。[13,23] S_{ds} 参数似乎与种植体和骨整合的表面更好的应力模式相关联,更大面积的力传递从而减少应力集中。功能基本参数 S_{ci} 的高值对拉伸强度有积极影响。[24]

表 5-3　使用光学干涉测量轮廓法对所选表面粗糙度参数的结果[3]

产品	S_a(nm)	$S_z(\mu m)$	S_{dr}(%)	$S_{ds}(\mu m^{-2})$	S_{ci}(%)
AbsoAnchor	258±27	3.4±0.5	8.4±0.5	0.02	1.52±0.03
Dual-Top	270±36	3.3±0.1	19.9±1.4	0.02	1.60±0.02
Spider Screw	330±94	3.3±0.4	19.0±3.7	0.02	1.66±0.08
Vector-TAS	286±9	3.0±0.2	30.7±0.7	0.03	1.69±0.02

S_a、S_z. 振幅参数;S_{dr}、S_{ds}. 混合参数;S_{ci}. 功能参数。直线连接的平均值没有统计学上的显著差异

虽然正畸微螺钉种植体的临床效果要求具有初期稳定性和后期稳定性,但会并发骨整合,因此必须对种植体表面化学和形态学相应地进行调整。

五、电化学性质

任何放置在口腔中的金属部件,都会引发对腐蚀和离子释放等潜在不良影响的担忧。除了暴露于生物环境中金属材料的电化学性质,异种金属(正畸治疗中常见)的存在可能引发电流现象。

虽然有很多分析技术研究定义了金属材料的电化学性能,但实验结果无法直接应用在临床上,因为金属化学物质在口腔内部的腐蚀并不是单纯的基于电解质直接接触表面所引起的,而是更大程度上取决于生长在装置上的口腔生物膜,所以,实验室结果对体内电化学行为具有参考性,而不具有决定性。

一般来说,cp-Ti 和 Ti-6Al-4V 具有很高的抗腐蚀性,但铝和钒的存在可能会导致一些问题,如钒可能与细胞毒性效应和组织不良反应有关,铝可能会引起神经障碍。[25,26] 因为对这些离子渗漏的担忧,[27] 已使用 Ti-6Al-7Nb 替换 Ti-6Al-4V,采用 Nb 代替 V 作为 β 稳定剂。[14] 在兔子模型中,证实了正畸微螺钉种植体中 Ti-6Al-4V 存在离子释放。[2] 然而,作者们认为这样的结论并不需要担忧,原因在于:

■ 该释放量非常低。

■ 正畸微螺钉种植体的使用时间短于整形

外科。

■ 在进行的试验中,用四颗种植体的兔子的

表面与体重比值(20:3)比人类的比值(20:70)小得多。

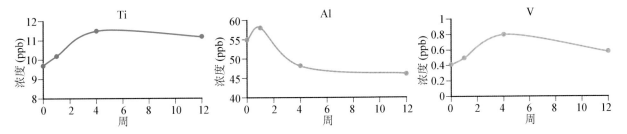

图 5-8　植入种植体后兔耳组织中 Ti、Al、V 的浓度随时间变化图,该模型与肾脏、肝脏、肺部相同

当种植体在口腔内与不同种类的合金,如不同等级的 SS,托槽中的 Ti 合金,用于结扎托槽翼和托槽底部的贵的、次贵的、基本的焊接合金,SS 和 Ti 合金(Ni-Ti 以及 β 相的合金)一起进行矫正治疗时,电化学腐蚀可能是个潜在的问题。[28-31]尽管电化学腐蚀作用需要电化学势的区别至少在 0.2V 以上,在正畸文献中关于电阻耦合的明显的证据相当少,所有无法预测口腔内是哪一种电化学势差异。[30]然而,在体外实验中,证实了 Ti 和 Ti 合金与其他贵合金(高 Au、低 Au、Ag-合金、Pd-合金)耦合时,能够经受电化学腐蚀,而当与 Ni-Cr 合金、Co-Cr 合金接触时会造成接触腐蚀。[32-34]

六、小结

正畸微螺钉种植体(MIs)材质,表面成分以及几何学设计对于临床治疗效果而言都有决定性的作用。表面化学与物理性质的最优组合,以及通过修改几何学特征来增强它们的设计,都会减少例如早期植入失败或是后期脱落等临床并发症。

参 考 文 献

[1] Morais LS, Serra GG, Muller CA, et al. Titanium alloy mini-implants for orthodontic anchorage: immediate loading and metal ion release. Acta Biomater 2007;3:331-9.

[2] De Morais LS, Serra GG, Albuquerque Palermo EF, et al. Systemic levels of metallic ions released from orthodontic mini-implants. Am J Orthod Dentofacial Orthop 2009;135:522-9.

[3] Alsamak S, Bitsanis E, Makou M, et al. Morphological and structural characteristics of orthodontic mini-implants. J Orofac Orthop 2012;73:58-71.

[4] Gedrange T, Hietschold V, Mai R, et al. An evaluation of resonance frequency analysis for the determination of the primary stability of orthodontic palatal implants: a study in human cadavers. Clin Oral Implants Res 2005;16:425-31.

[5] Buchter A, Wiechmann D, Gaertner C, et al. Load-related bone modelling at the interface of orthodontic micro-implants. Clin Oral Implants Res 2006;17:714-22.

[6] Chen YJ, Chang HH, Huang CY, et al. A retrospective analysis of the failure rate of three different orthodontic skeletal anchorage systems. Clin Oral Implants Res 2007;18:768-75.

[7] Chen Y, Shin HI, Kyung HM. Biomechanical and histological comparison of self-drilling and self-tapping orthodontic microimplants in dogs. Am J Orthod Dentofacial Orthop 2008;133:44-50.

[8] Crismani AG, Bernhart T, Schwarz K, et al. Ninety percent success in palatal implants loaded 1 week after placement: a clinical evaluation by resonance frequency analysis. Clin Oral Implants Res 2006;17:445-50.

[9] Kim YK, Kim YJ, Yun PY, et al. Effects of the taper shape, dual-thread, and length on the mechanical properties of mini-implants. Angle Orthod 2009;79:908-14.

[10] Wilmes B, Ottenstreuer S, Su YY, et al. Impact of implant design on primary stability of orthodontic mini-implants. J Orofac Orthop 2008;69:42-50.

[11] Wilmes B, Rademacher C, Olthoff G, et al. Parameters affecting primary stability of orthodontic mini-

implants. J Orofac Orthop 2006;67:162-74.

[12] Larsson C,Thomsen P,Aronsson BO,et al. Bone response to surface-modified titanium implants:studies on the early tissue response to machined and electropolished implants with different oxide thicknesses. Biomaterials 1996;17:605-16.

[13] Sul YT,Kang BS,Johansson C,et al. The roles of surface chemistry and topography in the strength and rate of osseointegration of titanium implants in bone. J Biomed Mater Res A 2009;89:942-50.

[14] Boyer R,Welsch G,Collings EW,editors. Materials properties handbook:titanium alloys. Materials Park,OH:ASM International:1994.

[15] Motoyoshi M,Hirabayashi M,Uemura M,et al. Recommended placement torque when tightening an orthodontic mini-implant. Clin Oral Implants Res 2006;17:109-14.

[16] Eliades T,Zinelis S,Papadopoulos MA,et al. Characterization of retrievedorthodontic miniscrew implants. Am J Orthod Dentofacial Orthop 2009;135:10,discussion 10-11.

[17] Liu XY,Chu PK,Ding CX. Surface modification of titanium,titanium alloys,and related materials for biomedical applications. Mater Sci Eng R Rep 2004;47:49-121.

[18] Li JL,Sun MR,Ma XX. Structural characterization of titanium oxide layers prepared by plasma based ion implantation with oxygen on Ti-6Al-4V alloy. Appl Surf Sci 2006;252:7503-8.

[19] Zhu X,Kim KH,Jeong Y. Anodic oxide films containing Ca and P of titanium biomaterial. Biomaterials 2001;22:2199-206.

[20] Serro AP,Saramago B. Influence of sterilization on the mineralization of titanium implants induced by incubation in various biological model fluids. Biomaterials 2003;24:4749-60.

[21] Dohan Ehrenfest DM,Coelho PG,Kang BS,et al. Classification of osseointegrated implant surfaces:materials,chemistry and topography. Trends Biotechnol 2009;28:198-206.

[22] Coelho PG,Granjeiro JM,Romanos GE,et al. Basic research methods and current trends of dental implant surfaces. J Biomed Mater Res B Appl Biomater 2009;88:579-96.

[23] Hallgren C,Reimers H,Chakarov D,et al. An in vivo study of bone response to implants topographically modified by laser micromachining. Biomaterials 2003;24:701-10.

[24] Lamolle SF,Monjo M,Lyngstadaas SP,et al. Titanium implant surface modification by cathodic reduction in hydrofluoric acid:surface characterization and in vivo performance. J Biomed Mater Res A 2009;88:581-8.

[25] Okazaki Y,Gotoh E,Manabe T,et al. Comparison of metal concentrations in rat tibia tissues with various metallic implants. Biomaterials 2004;25:5913-20.

[26] Steinemann SG. Titanium:the material of choice? Periodontol 2000 1998;17:7-21.

[27] Gioka C,Bourauel C,Zinelis S,et al. Titanium orthodontic brackets:structure,composition,hardness and ionic release. Dent Mater 2004;20:693-700.

[28] Eliades T,Zinelis S,Papadopoulos MA,et al. Nickel content of as-received and retrieved NiTi and stainless steel archwires:assessing the nickel release hypothesis. Angle Orthod 2004;74:151-4.

[29] Pelsue BM,Zinelis S,Bradley TG,et al. Structure,composition,and mechanical properties of Australian orthodontic wires. Angle Orthod 2009;79:97-101.

[30] Siargos B,Bradley TG,Darabara M,et al. Galvanic corrosion of metal injection molded (MIM) and conventional brackets with nickel-titanium and copper-nickel-titanium archwires. Angle Orthod 2007;77:355-60.

[31] Zinelis S,Eliades T,Pandis N,et al. Why do nickel-titanium archwires fracture intraorally? Fractographic analysis and failure mechanism of in-vivo fractured wires. Am J Orthod Dentofacial Orthop 2007;132:84-9.

[32] Reclaru L,Meyer JM. Study of corrosion between a titanium implant and dental alloys. J Dent 1994;22:159-68.

[33] Grosgogeat B,Reclaru L,Lissac M,et al. Measurement and evaluation of galvanic corrosion between titanium/Ti-6Al-4V implants and dental alloys by electrochemical techniques and auger spectrometry. Biomaterials 1999;20:933-41.

[34] Taher NM,Al Jabab AS. Galvanic corrosion behavior of implant suprastructure dental alloys. Dent Mater 2003;19:54-9.

第6章

正畸微螺钉种植体的结构和机械性能

Antonio Gracco,Costantino Giagnorio and Giuseppe Siciliani

一、引言

微螺钉种植体是具有良好的生物相容性和机械记忆性的临时支抗装置,可以和接骨板及夹板结合使用。[1]微螺钉种植体最初的设计目的是用于整形外科固定骨,但是现在已经广泛地用于为正畸治疗提供骨性支抗。微螺钉种植体越来越受欢迎,因为其相对于其他支抗系统有许多优点:

- 方便植入和取出。
- 功能很多,可以植入在很多解剖位点。
- 可即刻加载。
- 尺寸小,因此损伤植入部位附近牙根或神经血管结构的风险相对较低。
- 成本低。

二、种植体结构

市售的微螺钉种植体的种类很多,每种微螺钉种植体的设计特性各不相同。尽管结构特点各不相同,但所有的微螺钉种植体都是由头部、颈部和杆部组成的(图 6-1)。

(一)头部

头部是微螺钉种植体的最顶端部分,植入后突出于软组织。头部有助于种植工具进行微螺钉种植体植入和移除,它的形状取决于是使用直接还是间接支抗,以使支抗装置粘结,结扎或钩挂到微螺钉种植体(图 6-2)。

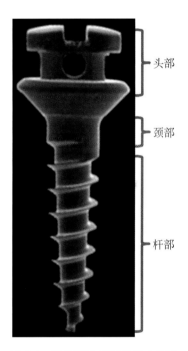

图 6-1　微螺钉种植体的基本组成

头部

颈部

杆部

每种类型的头部具有不同的临床优缺点。[2]球形头只能配备一个或两个螺旋弹簧,因为这类种植钉需要小角度植入骨皮质,并且只能对牙齿移动进行二维控制。带钩的可以放置两个以上的螺旋弹簧,并且矫正器斜向植入,所以具有较小的脱离风险。类似托槽的头部具有较小的中央槽沟,会对弓丝结扎和牙齿移动三维方向的控制产生影响。带有矩形槽沟的头部可以为弓丝提供最佳的支撑,因此是临床上最实用的设计。

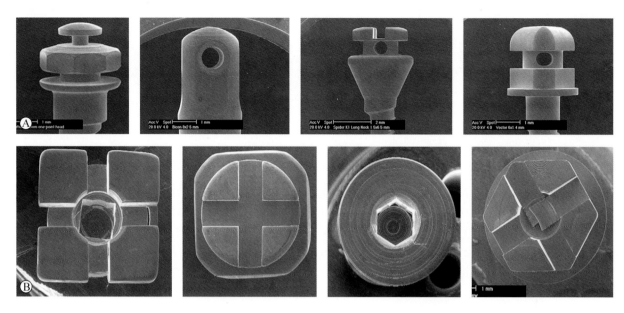

图 6-2　微螺钉种植体头部。头部设计(A)和表面(B)形态各异

植入工具可以是外部包绕的,微螺钉种植体头部插入到工具的中空尖端中,或是内部突出的,尖端插入微螺钉种植体的头部上的插座中。Philips 插槽的内部单个插槽允许很小的插入角度,并且几乎没有脱落和骨质剥脱的风险[3]。

(二)颈部

颈部是头部和骨内螺纹杆之间的部分(图 6-1)。它的长度可以根据不同情况有所不同,但是表面通常很光滑,以免组织刺激,然而粗糙的表面也是受推荐的。(详见下文)[4]

(三)杆部

微螺钉种植体的杆部是圆柱形或圆锥形(锥形)的并带有螺纹(图 6-3)。螺纹将微螺钉种植体的旋转运动转换为平移旋转,这样更有助于种植体植入和在骨骼中的固位,抵消有可能使种植体脱出的轴向和纵向力。

三、骨内稳定

修复用种植体需要稳定在口中,因此良好的骨整合是种植成功的重要因素。相比较而言,微螺钉种植体在治疗结束时需要被移除,因此它们需要相对稳定,而且有限的骨整合更利于后续的移除。[1]骨内稳定由机械力或者来源于微螺钉种植体螺纹和骨骼之间的相互作用产生的初期稳定

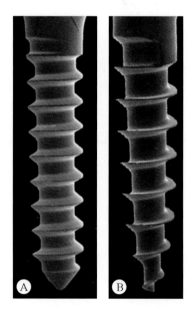

图 6-3　圆锥体(A)和圆柱体(B)微螺钉种植体的螺纹

提供(图 6-4)。微螺钉种植体的植入也会对周围骨产生可控的压缩力,从而有助于植体的稳定性[5,6]。因为并不需要骨整合,种植体植入后可以即刻负载正畸力。[7]

尽管即刻负载大大缩短了治疗时间,但是从生物力学的角度来看可能是有害的,而且会发生倾斜或脱落的情况。一般来说,植入到较厚的皮质骨和插入上颌骨时,倾斜是一个小问题。在植入或二次重建时,骨损伤引起骨吸收后会发生微

螺钉种植体的移位。为确保在种植体植入后获得最好的初期稳定性,至少需要将3~4个微螺钉种植体螺纹固定在皮质骨中,同时在植入时获得最好的骨-螺纹锁合[6,8]。

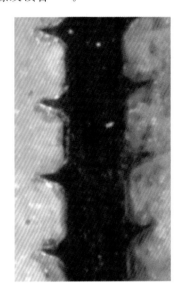

图6-4　骨-螺纹锁合状态

骨-种植接触是广泛使用的骨整合指标,微螺钉种植体即刻加载平均数值为25%,在适当的愈合期后加载的数值为18.9%。但是需要说明的是,愈合期长短与微螺钉种植体成功率之间的关系并未见报道[9]。

之前关于可应用于微螺钉种植体加载力的大小普遍存在争议,但是事实证明微螺钉种植体能够承受高达500g的载荷,这就表明它们能够在临床正畸中正常使用[10]。

因为在治疗结束时需移除微螺钉种植体,所以微螺钉种植体与骨发生骨整合是有限的,市场上绝大多数的微螺钉种植体具有平滑的骨内部分。即使如此,还是存在一定的骨整合情况(约

25%),但这也可以很容易的移除。[11]

四、微螺钉种植体成功率:生物与力学的考虑

目前微螺钉种植体的成功率非常高,平均可以达到93.43%[12],为了成功地用作骨支抗,微螺钉种植体必须能够承受施加到其上的力而不会变形和(或)断裂,特别是在植入和移除时。从物理角度来看,微螺钉种植体机械加载有三个阶段:

- 植入时扭转力
- 矫正期间的弯曲形变
- 移除时扭转力

影响微螺钉种植体成功率的各种因素:

- 生物因素:患者本身健康情况、年龄、植入位置、咬合情况,骨的形态。
- 使用者经验和熟练程度。
- 植体的轴向倾斜程度。
- 手术植入过程。
- 微螺钉种植体构造和设计特点:表面,长度,直径,颈部,平台。
- 种植后因素:正畸牙移动,卫生状况和吸烟。

微螺钉种植体构造特点

1. 表面特性

微螺钉种植体表面特性和立即负载而失败并没有联系。微螺钉种植体冠部酸蚀处理增加了交界面的接触面积,这种设计使得微螺钉种植体与骨紧密接触(图6-5)。一项研究表明,初期稳定性并不受酸蚀影响,但是即使没有介于中间的愈合期,二期稳定性也有很大提升。种植体移除的难度并没有评估。

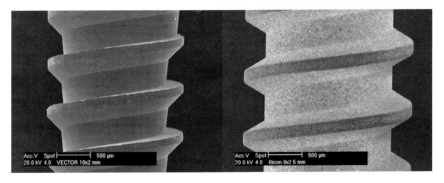

图6-5　平滑(左侧)和粗糙(右侧)的微螺钉种植体表面

2. 长度

尽管有非常多的研究证明较长的种植体的成功率会比较高,但是仍有一些研究人员并不认为这是微螺钉种植体植入成功的重要因素。

3. 直径

直径是影响种植体成功的一个很明确的因素[15]。外径的大小是指包括到螺纹外部边缘的整体直径,内径或者根直径是指搭载螺纹的螺杆的直径。一般制造商多倾向于提供外部直径,因此大多数的研究中也指的是这个。

为了获得足够的成功率,种植体直径不应小于 1.2mm。这可能是因为太窄的种植体很难保证获得至少 5～10Ncm 的最优扭矩力,而不能达到良好的初期稳定性[7,15]。而依据最大的直径,使用 2mm 直径种植体时发生微裂隙是特别普遍的,因此直径为 1.5mm 和 1.6mm 种植体是微螺钉种植体阻力和皮质损害之间折中的选择。

尽管获得足够的扭矩力是很有必要的,但是也要考虑一个问题,在植入过程中过大的扭矩会导致牙槽骨微裂以及骨周围缺血,导致潜在的骨损伤并且增加植入失败的风险。因此,建议植入的力度需要限制在 10Ncm[17,18]。对骨骼的损害会引起炎症和骨改建通常被限制在周围骨 1mm 以内,但损伤会进一步发展,导致种植失败[16]。

同样直径的圆柱形微螺钉种植体对皮质层的损害和圆锥体的没有明显区别,这就说明相比形态而言,直径才是引起骨组织损伤的决定因素。[16]植入部位也是影响成功率的一个因素(比如上颌或下颌,角质化的或非角质化黏膜)[19],植入过程中开始钻孔会产生骨过热,另外植入速度过快以及延长的钻孔时间同样会导致这一情况发生。通常种植体植入较厚的下颌皮质骨多发生骨过热情况。[20-22]这些考虑到的因素以及对植入成功率的分析可以归纳这样的结论,微螺钉种植体植入下颌骨最佳的直径应该大于 1.4mm。

4. 颈部特性

颈部是连接微螺钉种植体头部到螺纹杆部的部分,为了适用不同厚度的黏膜组织,制造商提供各种长度的颈圈。这就可以阻止软组织埋进种植体头部,这一情况毫无疑问会导致植入的失败。大一点的颈圈厚度可以产生较大的机械阻力,所以必须考虑的是这是一个机械压力非常高的区域。实际上,如果颈圈太窄,微螺钉种植体容易折断,尤其是在移除过程中[23]。

总体来说,颈部的表面是比较平滑的,这就可以减少对软组织的损伤(见图 10-4)。然而有人建议使用带有微纹路的颈圈(图 6-6)[4]。这一提议的研究人员在报道中提到过。牙齿的结缔组织纤维以与自然牙齿中的情况相似的方式与其喷砂、大量研磨和酸蚀刻种植体的粗糙表面垂直地黏附。相比之下,这些纤维尽管以圆形的方式黏附到更光滑的表面上,产生平行于微螺钉种植体表面延伸的环形植入体周围韧带,并允许上皮生长和产生能够携带微生物的口袋,也可能导致设备故障的原因[24]。但是,并没有研究对微螺钉种植体的成功率进行检验。

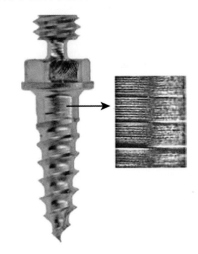

图 6-6　微螺钉种植体颈部密纹(经 Kim 等许可使用)

5. 平台

平台是头部下方凸起与软组织接触的部分(图 6-7),起压迫并保护软组织不受微螺钉种植体其他附属装置影响的作用。

理想的平台拥有光滑的平面以减少对组织刺激且有助于植入区域伤口的愈合。平台应比软组织突出 1～2mm,防止组织向微螺钉种植体颈部生长。该结构与解剖平面的直接接触可以保证更高的稳定性。

五、微螺钉种植体初期稳定性

微螺钉种植体在临床上作为支抗应用必须保证初期稳定性。如果微螺钉种植体需即刻加载,

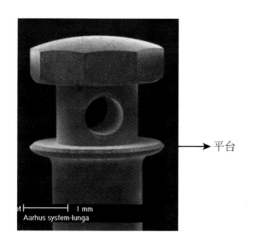

图 6-7　微螺钉种植体平台

其初期稳定性就更加重要,因为稳定性可以减少细微移动的可能性。初期稳定性促进植入部位组织愈合,也为长期稳定性提供必要条件。从力学角度讲,放置微螺钉种植体的最终目的就是保证骨组织与微螺钉种植体螺纹产生最大限度的结合,从而在骨内产生可控的压力。这些特性都是取得初期稳定性的基础。

在满足骨整合装置初期稳定性同时可以接受多大程度的细微移动水平,尚没有相关的数据;假体移植需在植入部位 50～150μm 以内,但是小尺寸的微螺钉种植体更适用于这个下限距离值[25]。植入之后前三周稳定性逐渐降低,而过了第 4 周和第 5 周后稳定性又增加[26]。初期的稳定性降低成因可能是骨改建,而且在植入于游离龈部位时更明显。

影响初期稳定性的因素如下:

■ 装置特点:长度、直径、螺纹类型、螺纹形状、螺距、螺纹设计、切刃及结构材料。

■ 术者操作因素:骨皮质钻进入角度。

■ 患者特性:骨皮质厚度。

下述讨论微螺钉种植体设计对初期稳定性的影响。

设计和结构特性

1. 长度

种植体长度一般指微螺钉种植体螺纹部分,而不是整个头部到尖端的长度,一般波动范围是 4～15mm。长度的增加导致最大植入扭矩、拆除扭矩和拉出阻力的增加。长螺纹会导致更大的轴向载荷拉出阻力,但是不会影响应用了 20°～40°水平荷载的阻力。然而,微螺钉种植体长度超过 5mm 时,初期稳定性不会明显增加,因为这样长的微螺钉种植体将会进入骨髓中。

选择微螺钉种植体长度时需考虑植入部位软组织厚度,必须记住微螺钉种植体必须有 5～6mm 的骨支撑。例如,腭部黏膜平均厚度为 4mm,一个至少 10mm 长的微螺钉种植体,必须保证 6mm 位于骨内。

从严格的生物力学角度讲,微螺钉种植体的理想长度为 9mm,这样相比短的种植体而言对周围骨的压力更小,而相比长的种植体而言损坏周边解剖结构的风险就小[27]。从临床观点来讲,4～6mm 的微螺钉种植体可以用于植入到口内大部分的区域[28]。选择微螺钉种植体时,需要在考虑到生物力学因素的理想长度及临床选择之间取得平衡。

Hong 等设计了安装在牙根上方的两种微螺钉种植体,因而避免了对牙根接触的潜在损伤(图 6-8)。有两个类型:N1,圆柱形,直径 4.1mm,长度 2.6mm;N2,圆锥形,长度 2mm,直径 3mm。这个长度是在 CBCT 分析根部唇侧皮质的研究中得到启发而来,该研究显示骨皮质平均厚度为 2.3mm。但是 N1 需要更大的植入扭矩(15.6Ncm),将导致严重的骨破坏,所以 N2 设计了更小的直径及圆锥形。考虑到控制微螺钉种植体植入扭矩和横向位移,N2 的机械测试证实了其在这两个方面更加优异的性能。[29]

2. 直径

微螺钉种植体初期稳定性与其直径大小成正比,当使用较大直径的微螺钉种植体时,力能够分布到较大表面积上,导致在植入位点骨上受到的压力就会减少[30]。相对于长度,直径对生物机械屈服强度[31]、植入成功率[32],以及抗折裂方面的影响更大[33]。而且,为了获得最佳的生物机械屈服强度,外径和内径需要更好的平衡[34]。

外径对放置扭矩、拉出阻力以及拆卸扭矩影响更大且成正比。这些性能反过来影响初期稳定性,尤其是在圆锥形种植体中更明显[35]。微螺钉种植体不同类型之间最后的这个差异是因为拉伸阻力相当于种植体最大直径的立方。外径同样会影响临床使用,因为更小的直径可以固定在更小的牙间隙之间[1]。

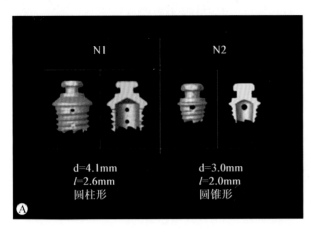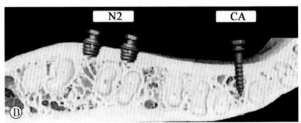

图 6-8　A. N1 和 N2 微螺钉种植体结构不同;B. N2 微螺钉种植体根上方骨皮质植入与传统的根间植入方法相比;CA. 微
　　　　螺钉种植体(经过 Hong 等的批准)

尽管有人建议小的内径允许更大的螺纹深度而且增加重叠区域(骨和微螺钉种植体螺纹接触的区域),导致螺纹之间更大的骨桥,尤其是靠近微螺钉种植体根尖部的区域,但是内径对稳定性没有显著的影响[36]。

微螺钉种植体外径必须大于 1mm;购买的种植体直径的范围通常为 1~1.5mm,但是直径在 1.5~2.3mm 的微螺钉种植体明显稳定。曾经观察到使用外径小于 1.2mm 的微螺钉种植体时,支抗会严重丧失。[2]综合初期稳定、机械阻力及临床功能,理想的外径为 1.3~1.5mm 之间。平均根间的距离为 2.5~3.5mm 之间,所以当微螺钉种植体直径大于 2mm 时又存在根接触的风险。[2]

微螺钉种植体减少损坏周边结构的风险所必需的空间可以通过其直径、平均位移(等于它的直径)以及邻近牙齿牙周膜厚度以及微螺钉种植体没有结构损伤所需的根间距离来计算得出(平均 0.25mm)。

据报道,直径 1.3mm 微螺钉种植体的成功率为 88.6%,不是特别高,但是需要权衡更小的医源性损伤[37]。直径更小的微螺钉种植体抵抗垂直于长轴的载荷更弱[38]。直径小于 1.2mm 的微螺钉种植体产生更小的机械抗力而且易于折断,尤其位于矿化高的组织内[32,39]。微螺钉种植体直径减少 0.2mm 会导致微螺钉种植体抗力减少近 50%[40]。

微螺钉种植体直径的选择要考虑到植入区域皮质层厚度。例如,上腭区域建议使用直径至少为 1.5mm 的微螺钉种植体。下颌骨建议使用至少直径为 2mm 的微螺钉种植体。

3. 微螺钉种植体类型

微螺钉种植体可分为预攻型、自攻型和自钻型。早期的微螺钉种植体都是预攻型,需要钻一个导向孔,穿过整个骨皮质层。需要使用合适的钻头在骨髓腔钻另一个导孔,用于容纳整个微螺钉种植体的长度。通过螺纹孔钻制备的髓质骨内的"螺纹"可以匹配微螺钉种植体的螺纹。

紧接着便使用自攻型装置,它拥有比较钝的尖部、圆柱形杆以及不对称的锋利螺纹。有时螺纹部分的端部有切槽。螺纹表面垂直于拉力的方向,允许最大负荷的传输。而且,有些自攻微螺钉种植钉拥有"压纹"或者"切纹"特性。前者在植入过程中挤压周围的骨,通过塑性形变在骨中形成螺纹,因而不会产生骨碎片。后者植入时切削入骨形成螺纹。在植入过程中沿着杆到表面产生小碎片。剩余的碎片被压缩在微螺钉种植体和周边骨之间。

自攻型微螺钉种植体也需要制备一个穿过皮质层进入松质骨的导向孔,但是只需一个钻孔而且不需要备洞过程[41]。

自钻型植入体通过使用手动植入或者手机从黏膜直接进入骨组织[41],因此避免预先钻孔。自钻型装置和开瓶器类似,配备一个能够穿透骨皮质的切头以及在螺纹端部的空心切槽(图 6-9A、B)。切入骨头,方便植入,并且将植入过程中产生的碎片运输到表面,从而不会压迫孔壁(图 6-9C)[42,43]。

尽管预攻型种植体比起自钻型植入时花费时间更长,但仍有人采取该方法。但皮质层薄或者松质骨疏松情况下,不建议使用该方法(比如面中部区域),因为螺纹钻容易滑脱,导致种植体的脱落[42]。而且,预攻型的微螺钉种植体螺纹一般不会和骨紧密结合,而且稳定性差。尽管如此,这类装置可以成功地用于皮质骨厚的解剖区域或者是植入到松质骨到达内层骨皮质时使用(双皮质植入)。

自攻型相对于预攻型有一系列的优势,包括适用于薄的皮质骨、简化的植入流程、较少的工具以及较短的椅旁时间。减少植入扭矩和骨损坏的风险,减少植入过程中产热。

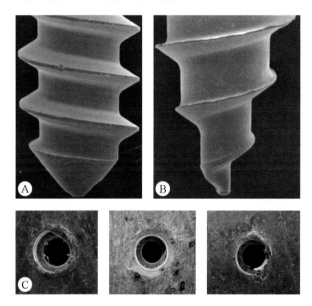

图 6-9 A. 自攻型微螺钉种植体圆形头;B. 自钻型微螺钉种植体,螺丝头;C. 骨内种植体植入孔

植入扭矩受导向孔直径的影响特别大。直径越小,扭矩越大,细的微螺钉种植体更易断裂[44,45]。理想的导孔比微螺钉种植体直径小 0.2~0.5mm[46]。预攻系统的植入扭矩比自攻的微螺钉种植体小 40%,而且骨碎片可以在植入前被轻易地移除。

制备导向孔阶段增加了整个过程的时间,而且有穿孔以及损坏神经、牙根、牙胚的风险,以及钻头损坏和骨的热坏死的可能性[42]。微螺钉种植体植入骨时,哈弗管系统(骨的支撑结构)就会

被破坏,组织做出反应。导向孔制备时会在骨中产生更多热量,加剧这类损害。而且,预攻以及自攻型因为都能够在植入体的尖端产生骨的径向位移,导致受压损伤,从而引起骨折和骨萎缩[43]。

自攻微螺钉种植体的骨与微螺钉种植体接触面比预攻微螺钉种植体更好:65.8% 自攻型微螺钉种植体样本中都呈现完全接触,而预攻型样本中只有 3.7%[47]。骨和微螺钉种植体接触的减少导致更差的机械稳定性。而且,预攻型被证实会导致更大骨损伤,因此存在更大程度的骨改建和组织形成。愈合期快结束时,无钻孔的植入比自攻型有更高的骨-种植体接触。预攻型钻孔过程中清除了产生的骨碎片,在骨小梁中产生间隙,而自钻系统将这些骨碎片压入骨小梁的间隙中。自钻型的缺点是有损害周边解剖构造的风险,周围组织过热,植入过程中导向孔的扩大。这些都可能导致初期稳定性降低。

预攻型的拉出阻力和自攻型微螺钉种植体拉出阻力相差不大[48]。然而,有些临床医生认为自攻型更容易稳固,但其他医生认为二者没有显著区别。

尽管自钻系统只需一步植入,一些研究人员建议预先在植入位点 2mm 或者更厚的皮质骨中用打孔钻制备一个直径为 0.3mm,深度为 2~3mm 的导孔,这样可以降低微螺钉种植体尖端损坏的风险[1,2]。尽管自钻微螺钉种植体远不及自攻型产生的创伤小,在皮质骨中钻孔时骨受到的压力以及在植入时所需要的较大的植入扭矩,都在骨和种植体间产生更大的压力,从而导致二者均有较大的折裂风险[42,49]。

自钻微螺钉种植体植入时需要较大的扭矩。在上颌骨和下颌骨完全植入时,需要顺时针方向的最大力。大的扭矩意味着微螺钉种植体和骨接触的程度更深(尤其是皮质)、更好的卡抱力,抵抗失败的能力以及在正畸负载下的稳定性[47]。然而,自钻微螺钉种植体的高植入扭矩意味着在植入高密度骨时要更加小心,避免断裂的风险[50]。

相反,自钻和自攻微螺钉种植体的最大移除扭矩相似[49]。

三种微螺钉种植体中,自钻型似乎拥有更好的初期稳定性以及更优的骨-种植钉接触,这可以被认为稳定性和更小骨创伤的指标[43]。与自钻

微螺钉种植体接触产生的大量骨碎片也可以被认为是没有损伤周围骨的证据，因为这表明骨没有被压迫，而是切削[43]。

自钻微螺钉种植体拥有更好的稳定性，但是在与骨接触的地方产生更多的摩擦；同时在体外相比自攻型也拥有较低的固位性[43]。然而，很多研究人员认为自钻微螺钉种植体提供更广泛骨-种植体的接触，产生更小的损伤而且比其他系统的成功率都高[34,41,49,51]。

自钻及自攻型的选择不能仅仅考虑装置的形态结构特性，还应考虑组成材料。甚至，商用的纯钛微螺钉种植体需要制备导向孔来降低对植入体产生的压力，而且钛合金组成的微螺钉种植体避免了制备导向孔这一阶段（参见第 5 章）[2]。

不管选哪种材料，需要注意的是所有微螺钉种植体都会在负载及正畸施力阶段发生微动度。这些移动将增加微螺钉种植体矫治时间，但是不一定导致临床不稳定性或者失败[52]。

4. 杆部形状

杆部可以是圆锥形也可以是圆柱形，而且形状应具备生物力学以及临床作用。从生物力学角度来说，锥形杆能帮助增加植入扭矩[6,41,53,54]，尤其是在冠部的植入时，而且提供一个与周边骨更大的接触面[55]。锥形轴微螺钉种植体更容易植入皮质骨，而且在螺纹与周围骨组织之间提供了更强的机械结合力[56]。再加上在植入过程中逐渐发生在周围骨中的压力，这些都使得圆锥形的比圆柱形的稳定性要好[36,57]。

比较相同长度的锥形和圆柱形微螺钉种植体时，前者的最大植入扭矩一般较高，最大植入扭矩随圆柱形微螺钉种植体长度增加而增加，而锥形微螺钉种植体杆部长度增加，扭矩不变。圆柱形微螺钉种植体植入更厚的皮质骨不需要较大的扭矩，而锥形微螺钉种植体需要。

圆柱形微螺钉种植体的另一个基本性能就是在皮质骨下松质骨阻力层的卡抱力增加。这是由于其拥有更大的直径并且保证其与松质骨接触更紧密。相反，锥形微螺钉种植体由于各种原因，会导致卡抱力大大下降[59]。除了卡抱力的丢失，锥形微螺钉种植体也有更多的植入速率增加带来的缺点[18]。

杆部的形状同样影响拉出阻力，锥形微螺钉种植体对 20°～40°横向负载的阻力更大，然而，圆锥形微螺钉种植体冠部减少的螺纹深度，降低了拉出阻力。[35]因此，圆锥形植入体的拉出阻力需要在致密骨中获取及减少螺纹深度而丢失之间综合考虑。[35]

圆锥形杆部同样也增加了移除扭矩（植入和移除扭矩不同）。圆锥形植入体最大移除扭矩及扭矩丧失（植入和移除扭矩的不同）比圆柱形大得多[58]。

圆锥形微螺钉种植体一个无可争辩的优势就是拥有更大的抗疲劳和抗断裂力[35]。该机械抗力被认为主要是由于其螺纹区域和颈部连接处的直径更小，该区域对压力更敏感[60]。

通过对比生物力学特性，一些研究分析了圆柱形微螺钉种植体和锥形微螺钉种植体在临床应用上的不同。一项由 Kim 等进行的研究表明圆锥形微螺钉种植体除了提高初期稳定性以外没有其他临床价值，在骨-种植体接触面、骨组织区域以及成功率上也没有显著的差异。这可能是因为圆锥形微螺钉种植体的表面积比圆柱形微螺钉种植体小 20%～30%[61]，而且植入时所需的较大的植入扭矩更容易对周围组织造成不良影响[58]。因此，为了解决这个问题，建议植入时预先在皮质层开孔。

另一项研究表明尽管圆锥形微螺钉种植体的初期稳定性更好，但是 12 周以后在骨-种植体接触及去除扭矩方面没有区别[62]。然而，圆锥形微螺钉种植体骨-种植体接触面即使在刚刚植入后非常好，也很有必要经历至少 8 周愈合期，才能获得相当于圆柱形微螺钉种植体的接触水平[63]。

5. 螺距

微螺钉种植体的螺纹有不同的形状和螺距，螺距是指两个邻近螺纹之间的最大距离（图 6-10）。螺距的减小以及每个顶端长度的增加将增加种植钉的稳定性。螺距的减小也被认为会增大多孔材料拉出的阻力，[40]拉出力在 0.75mm 和 1mm 螺距之间增加，但是不会在 1～1.25mm 螺距之间增加。[40]

较小的螺距（0.5mm 或者更小）也会减少骨渗透的程度，进而减小骨应力的集中以及对周边组织产生更大的压力。然而，据观察，2mm 直径的微螺钉种植体螺距对稳定性影响大于直径更小

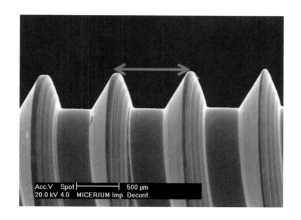

图 6-10　微螺钉种植体螺距

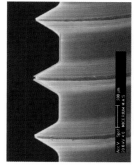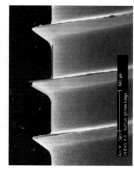

图 6-11　115°角（橘色）、90°角（红色）及 45°角（黄色）的切割槽

的微螺钉种植体。

选择最佳的微螺钉种植体时，需要重点注意的是较小螺距的微螺钉种植体几乎不容易和较小的固体材料结合，尤其是低密质骨区。这样的微螺钉种植体只结合一些骨片，不会影响拉出阻力或者装置的稳定性。

而且，微螺钉种植体适用性的一个更有用的指标是其螺纹的形态特征，螺纹深度和螺距之间的联系。事实上，非常有必要通过增加螺距及减少螺纹深度来增加微螺钉种植体螺纹的形态因素，反之亦然，增加其拉出阻力。

6. 螺纹设计

微螺钉种植体螺纹有不同的形状，这会影响其初期稳定性[34]。机械性能方面最佳的螺纹形状为不对称型以及在螺纹下缘有 45°螺纹前角、在螺纹上缘有 90°后缘角（图 6-11）。此种设计便于植入，而且可以通过增加拉出阻力[64]而抵抗脱位[55]。这种设计还可以提供最大的负荷转移，尤其是当螺纹依靠尖角附着而不是圆的[42]。

研究没有发现锯齿螺纹与盘型螺纹拉出力的不同[65]。相反，Gracco 等（未出版数据）发现，反向锯齿，梯形、圆形反向锯齿和 75°反向锯齿螺纹的杆部形态相比锯齿螺纹设计能提供更好的拉出阻力（图 6-12）。

相比单螺纹圆锥形微螺钉种植体和单或者双螺纹圆柱形微螺钉种植体而言，双螺纹圆锥形微螺钉种植体增大了皮质骨和种植体的接触区域，提供更大的移除扭矩（图 6-13）[66]。然而，Kim[67]等展示了所谓的最大植入扭矩双螺纹设计，每英

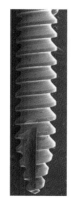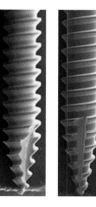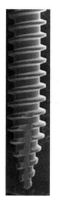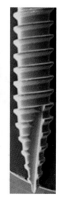

图 6-12　各种种植体的螺纹设计。从左：锯齿螺纹、70°螺纹连接的反向锯齿螺纹、圆形反向锯齿螺纹、梯形 90°螺纹连接的反向锯齿螺纹

寸螺纹尖端数是单螺纹系列的 2 倍。相反，Hong 等建议的双螺纹有两类螺纹，每类每英寸都拥有相同数量的尖部，与作为对照的单螺纹系列相同（图 6-13）[66]。

7. 切槽

自攻以及自钻种植体的顶端切槽为螺旋槽（图 6-12），这允许微螺钉种植体切削进入骨而且容纳植入过程中聚集的骨碎片。一些骨碎片被微螺钉种植体尖端挤压散开，而其他的骨碎片被微螺钉种植体螺纹带到表面。尽管，切槽有助于植入，但是也会导致局部卡抱力损失 30%左右。

文献显示自攻微螺钉种植体的切削力也受到内螺纹切、凹槽位置、切削深度及切口角度影响[68,69]。正畸研究表明拥有切槽的微螺钉种植体具有更大的植入扭矩和拉出阻力[70]。植入扭矩的增加有可能是因为骨碎片对植入腔周壁的压力，导致更大的摩擦力和植入阻力。拉出阻力的

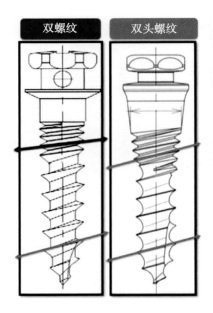

图 6-13 "双螺纹"和"双头螺纹"(经过 Hong 等许可使用)

增加也许是因为切槽中断了螺纹,使其刚性降低,因此微螺钉种植体的整体刚性更接近周边的骨质。

两种系统的形变潜能一致因而其结合阻力将增加。

8. 材料

微螺钉种植体的组成材料也很重要,不仅会影响植入和移除的临床应用[2,70],而且会影响正畸力加载下的机械阻力。这在第5章中有详细的描述。

参 考 文 献

[1] Papadopoulos MA, Tarawneh F. The use of miniscrew implants for temporary skeletal anchorage in orthodontics: a comprehensive review. Oral Surg Oral Med Oral Pathol Oral Radiol 2007;103:e6-15.

[2] Lin JCY, Liou EJW, Yeh CL, et al. A comparative evaluation of current orthodontic miniscrew system. World J Orthod 2007;8:136-44.

[3] Spencer KR, Ferguson JW, Smith AC, et al. Screw head design: an experimental study to assess the influence of design on performance. J Oral Maxillofac Surg 2004;62:473-8.

[4] Kim TW, Baek SH, Kim JW, et al. Effects of microgrooves on the success rate and soft tissue adaptation of orthodontic miniscrews. Angle Orthod 2008; 78:1057-64.

[5] Brettin BT. Bicortical vs monocortical orthodontic skeletal anchorage. Am J Orthod Dentofacial Orthop 2008;134:625-35.

[6] Cha JY, Kil JK, Yoon TM, et al. Miniscrew stability evaluated with computerized tomography scanning. Am J Orthod Dentofacial Orthop 2010;137:73-9.

[7] Park HS, Jeong SH, Kwon OW. Factors affecting the clinical success of screw implants used as orthodontic anchorage. Am J Orthod Dentofacial Orthop 2006;130:18-25.

[8] Deguchi T, Nasu M, Murakami K, et al. Quantitative evaluation of cortical bone thickness with computed tomographic scanning for orthodontic implants. Am J Orthod Dentofacial Orthop 2006;129:721. e7-12.

[9] Cheng SJ, Tseng IY, Lee JJ, et al. A prospective study of the risk factors associated with failure of mini-implants used for orthodontic anchorage. Int J Oral Maxillofac Implants 2004;19:100-6.

[10] Ohashi E, Pecho OE, Moron M, et al. Implant vs screw loading protocols in orthodontics. A systematic review. Angle Orthod 2006;76:721-7.

[11] Cornelis MA, Scheffler NR, De Clerck HJ, et al. Systematic review ofthe experimental use of temporary skeletal anchorage devices in orthodontics. Am J Orthod Dentofacial Orthop 2007;131 (Suppl. 4): 52-8.

[12] Antoszewska J, Papadopoulos MA, Park HS, et al. Five-year experience with orthodontic miniscrew implants: a retrospective investigation of factors influencing success rates. Am J Orthod Dentofacial Orthop 2009;136:158. e1-10.

[13] Chaddad K, Ferreira AFH, Geurs N, et al. Influence of surface characteristics on survival rates of mini-implants. Angle Orthod 2008;78:107-13.

[14] Ikeda H, Rossouw PE, Campbell PM, et al. Three-dimensional analysis of peri-bone-implant contact of rough-surface miniscrew implants. Am J Orthod Dentofacial Orthop 2011;139:e153-63.

[15] Wiechmann D, Meyer U, Büchter A. Success rate of mini-and micro-implants used for orthodontic anchorage: a prospective clinical study. Clin Oral Implants Res 2007;18:263-7.

[16] Lee NK, Baek SH. Effects of the diameter and shape of orthodontic mini-implants on micro-damage to

the cortical bone. Am J Orthod Dentofacial Orthop 2010;138;e1-8.

[17] Motoyoshi M, Hirabayashi M, Uemura M, et al. Recommended placement torque when tightening an orthodontic mini-implant. Clin Oral Implants Res 2006;17;109-14.

[18] Lim SA, Cha JY, Hwang CJ. Insertion torque of orthodontic miniscrews according to changes in shape, diameter and length. Angle Orthod 2008;78; 234-40.

[19] Wu TY, Kuang SH, Wu CH. Factors associated with the stability of mini-implants for orthodontic anchorage; a study of 414 samples in Taiwan. J Oral Maxillofac Surg 2009;67;1595-9.

[20] Reingewirtz Y, Szmukler-Moncler S, Semger B. Influence of different parameters on bone heating and drilling time in implantology. Clin Oral Res 1997;8; 189-97.

[21] Sharawy M, Misch CE, Weller N, et al. Heat generation during implant drilling; The significance of motor speed. J Oral Maxillofac Surg 2002; 60; 1160-9.

[22] Brisman DL. The effect of speed, pressure, and time on bone temperature during the drilling of implant sites. Int J Oral Maxillofac Implants 1996;11;35-7.

[23] Costa A, Pasta G, Bergamaschi G. Intraoral hard and soft tissue depths for temporary anchorage devices. Semin Orthod 2005;11;10-15.

[24] Schierano G, Ramieri G, Cortese M, et al. Organization of the connective tissue barrier around longterm loaded implant abutments in man. Clin Oral Implants Res 2002;13;460-4.

[25] Szmukler-Moncler S, Salama H, Reingewirtz Y, et al. Timing of loading and effect of micromotion on bone-dental implant interface; review of experimental literature. J Biomed Mater Res 1998; 43; 192-203.

[26] Ure AD, Oliver DR, Kim KB, et al. Stability changes of miniscrew implants over time; a pilot resonance frequency analysis. Angle Orthod 2011; 81; 994-1000.

[27] Gracco A, Cirignaco A, Cozzani M, et al. Numerical/experimental analysis of the stress field around miniscrews for orthodontic anchorage. Eur J Orthod 2009;31; 12-20.

[28] Costa A, Pasta G, Bergamaschi G. Intraoral hard and soft tissue depths for temporary anchorage devices. Semin Orthod 2005;11;10-15.

[29] Hong C, Truong P, Song HN, et al. Mechanical stability assessment of novel orthodontic mini-implant designs; Part 2. Angle Orthod 2011;81;1001-9.

[30] Kim YH, Yang SM, Kim S, et al. Midpalatal miniscrews for orthodontic anchorage; factors affecting clinical success. Am J Orthod Dentofacial Orthop 2010;137; 66-72.

[31] Brown GA, McCarthey T, Bourgeault A, et al. Mechanical performance of standard and cannulated 4.0 mm cancellous bone screws. J Orthop Res 2000;18;307-12.

[32] Lim JW, Kim WS, Son CY, et al. Three dimensional finite element method for stress distribution on the length and diameter of orthodontic miniscrew and cortical bone thickness. Korean J Orthod 2003;33; 11-20.

[33] Johansson CB, Han CH, Wennerberg A, et al. A quantitative comparison of machined commercially pure titanium and titanium-aluminium-vanadium implants in rabbit bone. Int J Oral Maxillofac Implants 1998;13;315-21.

[34] Wilmes B, Rademacher C, Olthoff G, et al. Parameters affecting primary stability of orthodontic miniimplants. J Orofac Orthop 2006;67;162-74.

[35] Chao CK, Hsu CC, Wang JL, et al. Increasing bending strength and pullout strength and pullout strength in conical pedicle screws; biomechanical tests and finite element analyses. J Spinal Disord Tech 2008;21;130-8.

[36] Krenn MH, Piotrowski WP, Penzkofer R, et al. Influence of thread design on pedicle screw fixation. Laboratory investigation. J Neurosurg Spine 2008; 9;90-5.

[37] Kuroda S, Sugawara Y, Deguchi T, et al. Clinical use of miniscrew implants as orthodontic anchorage; success rates and postoperative discomfort. Am J Orthod Dentofacial Orthop 2007;131;9-15.

[38] Morarend C, Qian F, Marshall SD, et al. Effect of screw diameter on orthodontic skeletal anchorage. Am J Orthod Dentofacial Orthop 2009;136;224-9.

[39] Mah J, Bergstrand F. Temporary anchorage devices; a status report. J Clin Orthod 2005;39;132-6.

[40] De Coster TA, Heetderks DB, Downey DJ, et al. Optimizing bone screw pullout force. J Orthop Trauma

1990;4:169-74.

[41] Mischkowski RA,Kneuertz P,Florvaag B,et al. Biomechanical comparison of four different miniscrew types for skeletal anchorage in the mandibulomaxillary area. Int J Oral Maxillofac Surg 2008; 37: 948-54.

[42] Heidemann W,Gerlach K,Gröbel L,et al. Drill free screws: a new form of osteosynthesis screw. J Cranimaxillofac Surg 1998;26:163-8.

[43] Heidemann W,Terheyden H,Gerlach KL. Analysis of the osseous/metal interface of drill free screws and self-tapping screws. J Craniomaxillofac Surg 2001;29: 69-74.

[44] Sakoh J,Wahlmann U,Stender E,et al. Primary stability of a conical implant and a hybrid, cylindric screw-type implant in vitro. Int J Oral Maxillofac Implants 2006;21:560-6.

[45] Öktenoǧlu BT, Ferrara LA, Andalkar N, et al. Effects of hole preparation on screw pullout resistance and insertional torque: a biomechanical study. J Neurosurgery Spine 2001;94:91-6.

[46] Chen Y,Kyung HM,Zhao WT,et al. Critical factors for the success of orthodontic mini-implants: a systematic review. Am J Orthod Dentofacial Orthop 2009;135: 284-91.

[47] Bähr W. Pretapped and self-tapping screws in the human midface. Torque measurements and bone screw interface. Int J Oral Maxillofac Surg 1990; 19:51-3.

[48] Vangsness CT Jr,Carter DR,Frankel VH. In vitro evaluation of the loosening characteristics of self-tapped and non-self-tapped cortical bone screws. Clin Orthop Relat.

[49] Chen Y,Shin HI,Kyung HM. Biomechanical and histological comparison of self-tapping and self-drilling microimplants in dogs. Am J Orthod Dentofacial Orthop 2008;133:44-50.

[50] Ellis JA Jr,Laskin DM. Analysis of seating and fracturing torque of bicortical screws. J Oral Maxillofac Surg 1994;52:483-7.

[51] Kim JW,Ahn SJ,Chang YI. Histomorphometric and mechanical analysis of the drill-free screw as orthodontic anchorage. Am J Orthod Dentofacial Orthop 2005;128: 190-4.

[52] Wang YC,Liou EJ. Comparison of the loading behavior of self-drilling and predrilled miniscrews throughout orthodontic loading. Am J Orthod Dentofacial Orthop 2008;133:38-43.

[53] Song Y,Cha J,Hwang C. Evaluation of insertion torque and pullout strength of mini-screws according to different thickness of artificial bone. Korean J Orthod 2007;37: 5-15.

[54] Florvaag B,Kneuert P,Lazar F,et al. Biomechanical properties of orthodontic miniscrews: an in-vitro study. J Orofac Orthop 2010;71:53-67.

[55] Carano A,Lonardo P,Velo S,et al. Mechanical properties of three different commercially available miniscrews for skeletal anchorage. Prog Orthod 2005;6:82-97.

[56] Glauser R,Portmann M,Ruhstaller P,et al. Initial implant stability using different implant designs and surgical techniques. A comparative clinical study using insertion torque and resonance frequency analysis. Appl Osseointegr Res 2001;2:6-8.

[57] Abshire BB,McLain RF,Valdevit A,et al. Characteristics of pullout failure in conical and cylindrical pedicle screws after full insertion and back-out. Spine J 2001;1: 408-14.

[58] Kim JW,Baek SH,Kim TW,et al. Comparison of stability between cylindrical and conical type mini-implants. Angle Orthod 2008;78:692-8.

[59] Lill CA,Schlegel U,Wahl D,et al. Comparison of the in vitro holding strengths of conical and cylindrical pedicle screws in a fully inserted setting and backed out 180 degrees. J Spinal Disord 2000;13: 259-66.

[60] Lill CA,Schneider E,Goldhahn J,et al. Mechanical performance of cylindircal and dual core pedicle screw in calf and human vertebrae. Arch Orthop Trauma Surg 2006;126:686-94.

[61] Drago CJ,Del Castillo RA. A retrospective analysis of osseotite NT implants in clinical practice: 1-year follow-up. Int J Periodontics Restorative Dent 2006; 26:337-45.

[62] Cha JY,Takano-Yamamoto T,Hwang CJ. The effect of miniscrew taper morphology on insertion and removal torque in dogs. Int J Oral Maxillofac Implants 2010;25: 777-83.

[63] Yano S,Motoyoshi M,Uemura M,et al. Tapered orthodontic miniscrews induce bone: screw cohesion following immediate loading. Eur J Orthod 2006; 28:541-6.

[64] Tencer AF,Asnis E,Harrington RM,et al. Biomechanics of cannulated and noncannulated screws. In:Asnis SE,Kyle RF,editors. Cannulated screw fixation: principles and operative techniques. New York:Springer;1996. p. 15-40.

[65] Halsey D,Fleming B,Pope MH,et al. External fixator pin design. Clin Orthop 1992;278:305-12.

[66] Hong C,Lee H,Webster R,et al. Stability comparison between commercially available mini-implants and a novel design: part 1. Angle Orthod 2011;81:692-9.

[67] Kim YK,Kim YJ,Yun PY,et al. Effects of the taper shape, dual-thread, and length on the mechanical properties of mini-implants. Angle Orthod 2009;79:908-14.

[68] Yerby S,Scott CC,Evans NJ,et al. Effects of cutting flute design on cortical bone screw insertion torque and pullout strength. J Orthop Trauma 2001;15:216-21.

[69] Brinley CL,Behrents R,Kim KB,et al. Pitch and longitudinal fluting effects on the primary stability of miniscrew implants. Angle Orthod 2009;79:1156-61.

[70] Baumgart FW,Cordey J,Morikawa K,et al. AO/ASIF self-tapping screws (STS). Injury 1993;24:1-7.

[71] Carano A,Velo S,Leone P,et al. Clinical applications of the miniscrew anchorage.

第三部分

骨性支抗装置在正畸临床应用中的注意事项

第 7 章

种植体在正畸中作为骨性支抗的运用

Karlien Asscherickx

一、引言

如果牙齿并不稳固,而且牙齿在数量上或者质量上存在欠缺,或者治疗期间患者依从性不好,种植钉相对传统的正畸支抗方式是一个很好的选择。大量证据表明其在临床上使用具有很高的成功率。

种植体作为骨支抗要求骨整合,在临床上表现为不移动。为了确保对连续加载的足够的抵抗力,例如常规的正畸力,在种植体表面和周围的骨之间应该存在至少 10% 的骨整合。[1] 然而,在正畸治疗结束时需要通过小型外科手术来去除种植体,且移除情况也将受到骨整合程度的影响。

种植体的主要优点包括位置稳定、安放于口内(隐蔽性)和不需患者配合。此外,当植入腭部作为正畸支抗时,一个种植体就可以满足要求,无需使用两个微螺钉种植体(MIs)或两个微型板。

种植体可用于正畸的不同目的:

- 正畸-修复种植体支抗:种植体首先用于提供正畸支抗控制,然后用于支撑冠或者桥[2]。
- 单纯正畸种植体支抗:种植体仅用于正畸目的,并在治疗结束时被去除。[3]
- 整形外科支抗:骨支抗用于在一定方向上扩张或移动骨骼,种植体在治疗结束时被去除[4]。如果种植体在达到正畸目的后被移除,则将其称为临时支抗装置。[2]

本章概述了可用于正畸中骨骼支抗的不同类型的种植体,重点描述腭部种植体。

二、种植体类型

种植体通常可放置在牙槽嵴或腭部。种植体骨整合成功的一个重要前提是要具有令人满意的骨质,骨高度和骨质密度都是影响种植体骨整合成功的重要因素。

常规骨内钛种植体的主要特征是骨结合以提供刚性的三维支抗控制。种植体只能被植入具有足够骨支撑的缺牙区域。由于种植体表现为牢固的牙齿,它们不会像正常的牙齿一样生长,牙槽突垂直向发育也是受到限制的。因此,仅限于部分缺牙和生长发育完成的病人,以避免生长期的患者邻牙在正常萌出期间导致种植体的低咬合[5]。其适应证相当有限,很少用于治疗 Ⅱ 类错𬌗。

另一个可供选择的植入体骨整合的位点是上腭。非常明显的优点是腭部骨质好,没有牙根干扰,上颌后牙很容易移动且不会和种植体形成干扰。种植体的设计必须考虑腭骨高度较牙槽嵴低这个特点。可减少种植体长度,增加直径,因为牙根干扰现象不会发生,同时也可以提高种植体直接与骨接触的表面积。

腭中缝具有独特的解剖学特点。其正中矢状区域的骨骼垂直高度比头颅 X 线片中的骨骼高度高出至少 2mm。[6] 相比于中线附近区域,宽的中缝区域骨骼相对致密,因此成年人腭部正畸微种植体应选择放置在此区域内。

对于生长发育的青少年而言,由于在正常生长期,上颌骨持续横向生长,横向生长导致牙槽突的重建,引起牙弓扩大。后者相比前者而言,对上颌骨宽度的增加贡献更大[7]。观察 8 名 10－18 岁的男孩在磨牙水平的后牙区种植体 X 线片显示,上颌骨宽度通过中缝生长平均增加 2.8mm,13－15 岁的增加最多。[8] 在形态学的基础上,中缝的发育可分为三个阶段[9]。在第一阶段,中缝短而宽,呈 Y 形;在第二阶段,中缝更为曲折,而在第三阶段,则互相重叠。在青春期,上颌腭中缝停留在第二阶段,种植体植入可利用的骨量是有限的。腭中缝闭合程度随着年龄而增加,但存在个体差异。由于正畸治疗通常在青春期开始,了解在腭中缝区域植入的种植体是否会产生这几个问题非常重要,是否影响上颌骨正常横向发育以及骨结合所需要的骨量是否充足。动物实验研究表明,种植体将会减少上颌骨横向生长,对于青少年,应考虑其他的植入位点。[10.11]

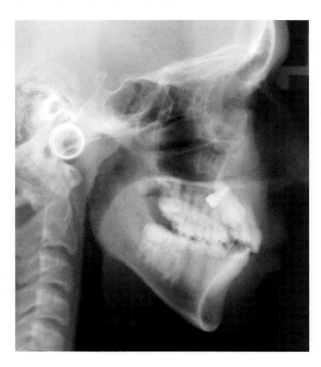

图 7-1 X 线头颅侧位片展示了种植在第一前磨牙区域的腭部种植体,方向与腭部垂直

一些研究表明,旁矢状区域可提供足够的骨支撑,使腭种植体进行充分的骨整合。在最近的一项研究中,评估了不同的潜在植入部位腭种植体的骨高度和骨矿物质密度[12]。上腭最厚的部位①切牙孔后面 3.0mm 处,腭中线的外侧(正中旁的)6.0mm 处;②切牙孔后 6.0mm,正中旁侧 6.0mm;③切牙孔后 6.0mm,正中旁侧 9.0mm。骨矿物质密度最高的部位在切牙孔后中线上 6mm、9mm 和 12mm。矿物质密度似乎与骨高度有着负相关。

腭种植体的最佳位置对于每个患者是因人而异的。应使用头颅侧位片的分析来确定最佳植入部位和种植体的长度(图 7-1)。针对成人,一般来说,第一或第二前磨牙水平的腭中线缝合是种植钉植入后最为稳定的部位。对于青少年,选择正中旁区域(腭中缝侧面 3.0～6.0mm)第一前磨牙水平比较合适。

但是,通过远移上颌磨牙及增加上颌前牙转矩矫治Ⅱ类 2 分类错殆畸形时,种植体必须在更远端植入,以避免中切牙产生正转矩时牙根与种植体接触。

专门为腭部开发的几种装置:BIOS 植入系统[与 ITI-Bonefit 种植体(Straumann,Waldenburg,Switzerland)相似的设计,但使用的是可生物降解的材料][13],Straumann Orthosystem 系统(Straumann,Basel,瑞士),[14] Frialit-2implant 系统(Friadent,Mannheim,Germany),[15] Midplant 系统(HDC,Sarcedo,Italy),[16] short epithetic implants 系统(Brånemark,Nobel Biocare,Goteborg,Sweden)[17] 和 Onplant 系统(Nobel Biocare)[18]。

研究者已对 Onplant 系统和 Straumann Orthosystem 系统进行了广泛研究,因此本章将会更详细地描述这些类型。针对腭种植而研制的所有种植体类型,在描述与临床考量方面或多或少具有相似性。

(一)牙科种植体

虽然传统的骨内钛种植体已用作直接支抗的来源,但其在作为正畸-修复种植体支抗使用仍存在一些缺点,大体上就是要求具有足够骨支撑的缺牙区域和发育完成的患者。另一个缺点是其治疗的复杂性。治疗必须由多学科(包括牙周病、外科、修复、正畸医师)协作完成[2]。如果治疗方案与种植钉相关,将种植体本身用作正畸支抗也许是更好的选择。[19]

一旦种植体植入,且经过 3～4 个月的愈合之后,由于骨整合的作用,种植体不会再次发生移动。因此,治疗后所有牙齿的精确位置需通过预先放置的装置来确认。由于患者的骨骼形态和骨的生物学特性存在不同,牙齿无法以 100% 精度按照预测的位置移动,因而很难准确地定位植入位置。[20]

(二)Onplant 系统种植体

Onplant 系统是作为植入到腭中部区域的种植体支抗而设计的。[18]

1. 设计

Onplant 是两阶段骨膜下种植体。这个装置是钛合金圆盘状(2mm 厚,直径 10mm),其边缘呈织纹状,骨组织面覆盖着 75μm 厚的羟磷灰石(见图 3-3)。软组织面是光滑的钛合金材料,其中央有一个螺纹孔,用来放置基台。

2. 植入部位和外科手术

Onplant 种植体通常采用隧道式置于硬腭后方的骨膜下。在硬腭前方制备全层黏骨膜切口,然后在后方形成隧道。隧道可使 Onplant 种植体远离切口,因而可减少潜在的可能阻止骨整合的软组织炎症。愈合螺钉植入后,需要 10～12 周时间进行骨整合,过了这段愈合期后,通过冲压技术使盘体暴露出来,并且连接一个球形的支座,以便安装正畸装置。基台设计为可以连接 1.3 mm 弓丝的样式(见图 3-2)。

这种类型种植体的主要问题是,初期稳定性通常不能通过机械保持实现,且临床骨结合的评估也较困难。

种植体的去除一般需要去骨,同时需要去除大部分软组织,可能导致患者术后不适。

有研究评估了 Onplant 种植体的成功率[21]。一组 29 名植入 Onplant 种植体的青少年(平均年龄 14.0 岁)。正畸治疗包括拔除两个上颌前磨牙(大多数情况下,也会拔除两个下颌前磨牙),接着上下颌固定矫治。Onplant 种植体给上颌第一磨牙提供间接额外的支抗。愈合期后,一个 Onplant 种植体仍不稳定然后被去除。还有两个发生了倾斜(尽管也有骨整合),因此,不可能取模制作腭杆。本研究中作者描述"提供适当稳定支抗"

的成功率为 89.6%。

(三)正畸系统(Orthosystem)种植体

正畸系统种植体可以放置在骨高度较低的区域,比如可用作腭支抗。[14] 种植体在矫正治疗中可以替代需要依从性的口外支抗装置,同时可避免不必要的 Ⅱ 类牵引。

1. 设计

固定装置是为第一阶段应用设计的。种植体的骨内部分是圆柱形,有自攻螺纹,由纯钛构成(图 7-2),直径 3.3mm 或 4.0mm,长 4.0mm 或 6.0mm。种植体表面喷砂和酸蚀处理,其设计是促进骨结合过程,而表面处理为骨和种植体提供了一个大的接触面。种植体在光滑的穿黏膜颈部上方焊接有一个基台。

使用哪种型号的种植体需要依靠头影测量的数据来确定。[22] 通常使用的种植体的直径一般是 3.3mm,长 4.0mm 或者 6.0mm。如果初期稳定性无法达到,可替换为直径 4.0mm 的种植体。研究发现,种植体的质量和骨的结构比起种植体的长度对稳定性的影响更重要。[22] 如果对可利用骨高度存疑,建议可使用短一些的种植体(长 4.0mm)。

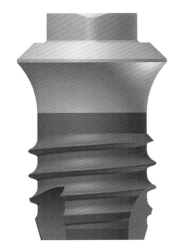

图 7-2　具有光滑穿黏膜颈部及经过表面处理的骨内部分的 Straumann 正畸系统种植体

2. 植入位点和手术操作

植入位点可在上腭正中或者正中旁部位,为上颌骨提供支抗。

如果由有经验的外科医生操刀,植入过程(图 7-3)相对简单而又快速。

在局部麻醉下（两侧腭神经和鼻腭神经），用牙挺和黏膜环切将上腭黏膜去除，用圆形钻（直径2.3mm）对植入位置标记，在皮质骨上形成凹痕。种植床用配套的钻预备，直到牙钻转不动为止，形成完整的植入通道。为避免钻孔时局部过热，旋转速度不超过每分钟750转，且牙钻必须锋利并使用无菌生理盐水和林格液冷却。自攻型种植体尽量用手植入，如果有必要的话，可用种植机将种植体固定到最终位置。如果种植腔过大，初期稳定性欠佳，可使用螺纹钻（直径3.5mm）再将其加

宽，这样就可以放置粗的种植体（直径4.0mm而不是标准的3.3mm）。

完成种植体植入后，愈合帽或者愈合螺丝应放置在种植体的顶端或者内部（图7-3D）。术后1天、1周、1个月和2个月复查。

植入术后1周内要叮嘱病人不能用舌头舔种植体，因为这可能会使其变得不稳定，并且妨碍正常的骨结合。植入种植体两个月内，为了防止舌头对其施加压力，可以使用腭护板（图7-3E）。

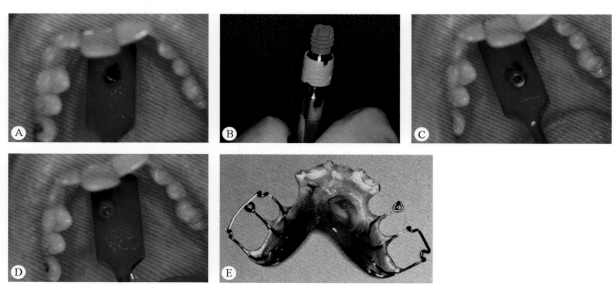

图7-3　上腭种植体的植入。A. 准备种植位点；B. 手工植入上腭种植体；C. 植入的种植体；D. 在植入后即刻将愈合帽放到种植体上；E. 使用丙烯酸树脂腭护板，在愈合期间防止舌头对种植体施加压力

植入术后1周内不能用牙刷清洗种植体，但每日用氯己定二葡糖酸溶液漱口3次。可在术后第8天用牙刷仔细清洗，并继续使用洗必泰漱口（每天2次）。在此之后，种植体可像平常一样一天清洗两三次。如果有种植体周围软组织的炎症，则需要根据医嘱使用洗必泰。一般提倡10～12周的愈合期之后进行正畸加载。正畸种植体在使用后需要被取出。正畸连接附件去除后，愈合帽或愈合螺丝去除之前，种植体被覆盖。去除种植体需要在局麻下实施。因为种植体有骨融合，大部分种植体在去除的时候会和周围骨组织一起被去除。去除钻可有两种方式抵达骨组织。通过手术刀环切周围1mm组织，暴露出穿黏膜部分圆柱体，然后拆卸套筒。或者，使用转数设定

为400rpm的钻去除黏膜。软组织碎片冲洗干净后，通过导向筒，钻头可直达骨质。去除钻转速设定为400～700rpm，同时持续用生理盐水或林格液冷却。骨被环形去除深度应为种植体长度的2/3。如果不能用去除钳轻易地旋转取出种植体，则环形钻必须到达骨内种植体深度。然后去除种植体。种植体取出后需要交代简单的伤口护理方法，并不需要翻瓣和缝合。大多数患者腭部伤口均会愈合，1周后，腭黏膜封闭，在取出种植体3个月后皱褶恢复（图7-4）。

通过牙科扫描的方式对腭正中旁种植体进行正畸后的评估，有时候会发现良好的骨结合种植体与鼻腔或者邻近牙齿间紧密接触，导致在使用环形钻去除时可能会造成损伤[22]。此

时,应选择使用手动旋转装置按逆时针方向取出种植体。但前提是种植体的稳定性动度测量要高于 5 个 Periotest 单位(Periotest device:Periotest,Gulden,Germany)[23],研究表明动度

等于或低于 5 单位时不能采取这样的取出方式。如果种植体不能取出,为了使黏膜能够爬行覆盖种植体,需要去除种植体的穿黏膜部分,封闭内部的螺丝孔。

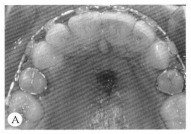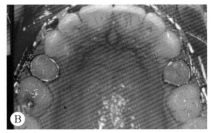

图 7-4　A. 取出种植体后的腭黏膜;B. 3 个月后的腭黏膜

3. 印模制取和构建上部结构

10～12 周愈合期之后,制取印模。在这段时间内,种植体有足够的时间进行骨整合。种植体成功整合包括:①患者无自觉症状;②种植体周围无化脓性炎症;③叩击时音调高;④种植体稳固。

如果种植体植入后没有放置愈合基台,黏膜生长可能会超过其颈部边界,阻止印模帽的正确安放。在这种情况下,可以提前几天放置愈合帽,消除超出种植体颈部边界的黏膜(7-3 D)。

将愈合帽或转移帽放置在种植体的正确位置(图 7-5A)。然后在愈合帽上放置替代体并制取

印模(图 7-5B)。铸造连接杆和在替代品上放置金属帽(图 7-5C)连接所制备的铸件到金属帽(图 7-5D)。带有铸件的金属帽通过一个小螺钉固定在患者口内的种植体上。

有研究对正畸系统种植体的成功率进行了评估,成功率为 90%～95.4%[24-27]。也有研究对腭部种植体失败的预后参数进行了回顾性分析,239 例用作正畸支抗目的的正畸系统种植体中有 11 例失败了。[27]其主要结论是,种植体植入失败主要发生在愈合阶段早期,而"外科医生的经验"是腭种植体成功的基础。

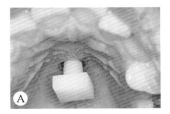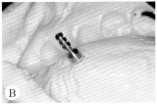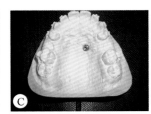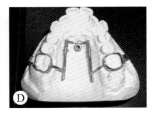

图 7-5　印模制取和上部结构的构建。A. 种植体转移帽的放置;B. 转移帽上放置替代体;C. 牙模型内替代体上放置的金属帽;D. 上部结构的制作

三、腭部种植体在Ⅱ类错殆畸形中应用的临床适应证

在治疗Ⅱ类错殆畸形中,腭部种植体可用于提供直接或者间接的支抗。

(一)间接支抗

横腭杆可与种植体相连接,并固定在牙齿上

(通常是第二前磨牙)作为支抗单元。[24]通过复合材料粘接于支抗牙上(图 7-6)。经过喷砂处理,酸蚀后,冲洗牙齿并干燥,然后涂布粘接剂以及进行光固化。通过流动复合树脂,使横腭杆与牙齿牢固粘接并且光滑与卫生。

如果上颌第二前磨牙拔除,横腭杆可与上颌磨牙连接内收上前牙。一旦前牙内收至中性咬合,换一个新的横腭杆与第一前磨牙相连,近移磨

牙(图 7-7)。此系统方式具有多功能性。

如果没有拔牙,那么横腭杆可以和种植体连接在一起固定在第二前磨牙上,颊侧使用推簧远移磨牙(图 7-8)。这种远移磨牙方法可用于治疗

前磨牙近中腭侧旋转。一旦磨牙建立中性关系,横腭杆将与第一磨牙连接,远移前磨牙并内收前牙。

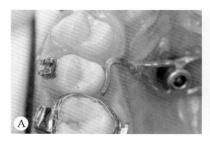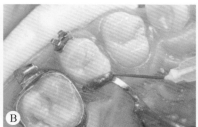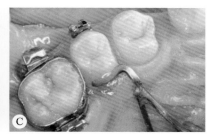

图 7-6　横腭杆与牙齿的连接。A. 对横腭杆和牙齿进行喷砂处理;B. 用磷酸酸蚀第二前磨牙;C. 横腭杆粘接到第二前磨牙

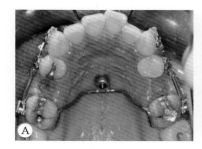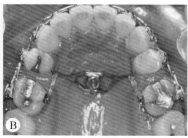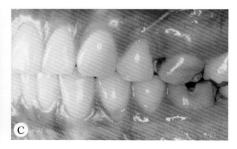

图 7-7　拔除上颌第二前磨牙的案例展示。A. 横腭杆最开始与第一磨牙连接加强后牙段支抗,内收前牙;B. 前牙内收后,横腭杆与第一前磨牙连接,近移上颌磨牙;C. 治疗后侧位口内像(引自 Asscherickx 等[25],并经 Elsevier 同意使用)

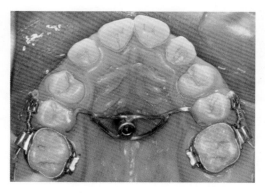

图 7-8　横腭杆与上颌第二前磨牙的连接,为上颌第一磨牙近中颊侧扭转和远移提供强支抗(由 B. Van de Vannet 提供)

(二)直接支抗

腭种植体可以作为种植体-支抗式磨牙远移装置(IAD)远移上颌磨牙(图 7-9)。磨牙远移完成后,IAD 在远移前磨牙、尖牙、前牙段时可以作

为支抗维持磨牙位置。

图 7-10 展示了 IAD 在矫治轻度 Ⅱ 类错𬌗畸形伴随上牙弓拥挤中的应用。通过使用 IAD,只对上牙弓进行矫治,且装置几乎看不到。当远移上颌磨牙完成后,上下颌才使用固定矫治器来完成治疗。因此,使用 IAD 矫正器减少了常规唇侧固定矫治器的治疗时间,同时避免了使用 Ⅱ 类牵引可导致的下前牙唇倾。

此种远移方式的重点是确保施力通过上颌磨牙阻抗中心,保证在远移时牙齿整体移动。施力点位于第一磨牙根分叉处,非常接近第一磨牙的阻抗中心(图 7-9C)。

因为远移的力施加在上颌磨牙阻抗中心的腭侧,所以磨牙会发生近中腭侧扭转。在腭弓中将抗扭转曲结合起来能够防止这种不良影响(图 7-9D),然而这些弯曲可能会降低磨牙远移的速度。

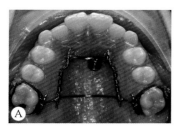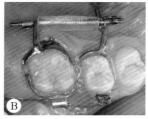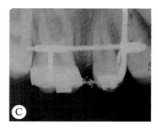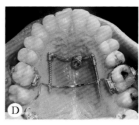

图 7-9 种植体支抗。A，B. 临床病例情况；C. X 线片表现出施力点非常接近第一磨牙的抗力中心，整体移动；D. 用防旋转曲以防止第一磨牙近中扭转

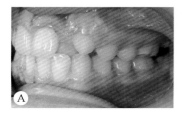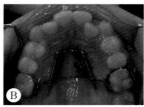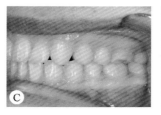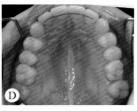

图 7-10 种植体支抗的病例展示。A. 治疗前侧面像；B. 放置种植体支抗后的口内像；C、D. 治疗后侧面像（C）和𬌗面像（D）（由 J. Aerts 提供）

四、小结

专为矫正而设计的上腭种植体对治疗 II 类错𬌗畸形用处很大。相比传统支抗方法比如腭托，使用种植体能够提供稳定的支抗控制和更好的口腔卫生。

一项前瞻性的随机对照临床试验，对骨整合的支抗能力和传统的支抗体系做了比较。[21] 口外弓与腭杆都有支抗的丧失，而 Onplant 和 Orthosystem 种植体系统都能提供稳定的支抗。Onplant 种植体系统有很多的技术问题，导致更多的失败率，这个系统需要额外的手术去放置基台。研究认为如果需要最大支抗，应选择 Orthosystem 腭种植体提供支抗，但其主要的缺点是需要进行门诊手术，需要一定的愈合期及额外的费用。

进行门诊手术意味着需要由有经验的外科医生植入种植体，并且正畸医生和外科医生要进行良好地沟通。[28] 用评分量表对植入上腭 Orthosystem 种植体和为青少年拔除前磨牙出现的疼痛进行评估，后者分数较高[28]。一份关于在正畸治疗中使用腭种植体患者的 85 份问卷评估表明，大多数病人在 2 周内适应种植体，同时 86% 的病人会向别人推荐这种治疗[29]，表明对正畸医生来说，外科手术并不是将腭种植体排除到治疗计划之外的理由。

另一个使用骨结合种植体可能产生的缺点是需要一定的愈合期。如果计划仔细，这也不是个问题。如果采取拔牙矫治，种植体会支撑腭弓以固定后牙，在种植钉的愈合阶段可以完成牙列的整平。当牙齿开始内收时，种植体上可以负载。使用 IAD，在治疗开始的前 3 个月，病人口腔内只有一个很小的愈合基台。一项随机临床实验比较了腭种植体即刻加载与经过 12 周愈合期的常规负载[25]。即刻负载的成功率与常规 4N 的负载 6 个月后成功率相同。但是，要得出上腭种植钉可以即刻负载这一普遍性的结论，还需要进一步深入的研究。

费用高虽然是个问题，但腭种植体的主要优势是只需要一个种植钉即可为上牙弓两侧提供足够的支抗控制，并且腭种植钉成功率较高，为 90%～95.4%，这可以部分弥补其成本高的问题。当上颌使用微螺钉种植体支撑远移磨牙装置时，一般使用两个微螺钉种植体，而且它们的成功率并没有腭种植体高。

如果需要最大支抗，通过使用腭种植体来加

强支抗是较为理想的方法。植入(去除)种植体所需要的门诊手术也容易被接受。种植体加载正畸力之前可能不需要愈合期,但这一结论还需要进一步研究。

参 考 文 献

[1] Roberts WE. Bone tissue interface. J Dent Educ 1988;52:804-9.

[2] Kokich VG. Managing complex orthodontic problems: the use of implants for anchorage. Semin Orthod 1996;2:153-60.

[3] Mah J,Bergstrand F. Temporary anchorage devices: a status report. J Clin Orthod 2005;39:132-6.

[4] De Pauw GA,Dermaut L,De Bruyn H,et al. Stability of implants as anchorage for orthopedic traction. Angle Orthod 1999;69:401-7.

[5] Thilander B,Ödman J,Gröndahl K,et al. Osseointegrated implants in adolescents: an alternative in replacing missing teeth? Eur J Orthod 1994;16:84-95.

[6] Wehrbein H,Merz BR,Diedrich P. Palatal bone support for orthodontic implant anchorage: a clinical and radiological study. Eur J Orthod 1999;21:65-70.

[7] Björk A,Skieller V. Growth in width of the maxilla studied by the implant method. Scand J Plast Reconstr Surg 1974;8:26-33.

[8] Björk A,Skieller V. Growth of the maxilla in three dimensions as revealed radiographically by the implant method. Br J Orthod 1977;4:53-64.

[9] Melsen B. Palatal growth studied on human autopsy material: a histologic microradiographic study. Am J Orthod 1975;68:42-54.

[10] Asscherickx K,Hanssens JL,Wehrbein H,et al. Orthodontic anchorage implants inserted in the median palatal suture and normal transverse maxillary growth in growing dogs: a biometric and radiographic study. Angle Orthod 2005;75:826-31.

[11] Asscherickx K,Wehrbein H,Sabzevar MM. Palatal implants in adolescents: a histological evaluation in beagle dogs. Clin Oral Implants Res 2008;19:657-64.

[12] Lai RF,Zou H,Kong WD,et al. Applied anatomic site study of palatal anchorage implants using cone beam computed tomography. Int J Oral Sci 2010;2:98-104.

[13] Glatzmaier J,Wehrbein H,Diedrich P. Die Entwicklung eines resorbierbaren Implantatsystems zur orthodontischen Verankerung. Fortschr Kieferorthop 1995;56:175-81.

[14] Wehrbein H,Glatzmaier J,Mundwiller U,Diedrich P. The Orthosystem: a new implant system for orthodontic anchorage in the palate. J Orofac Orthop 1996;57:142-53.

[15] Keles A,Erverdi N,Sezen S. Bodily distalization of molars with absolute anchorage. Angle Orthod 2003;73:471-82.

[16] Maino BG,Mura P,Gianelly AA. A retrievable palatal implant for absolute anchorage in orthodontics. World J Orthod 2002;3:125-34.

[17] Bernhart T,Freudenthaler J,Dortbudak O,et al. Short epithetic implants for orthodontic anchorage in the paramedian region of the palate. A clinical study. Clin Oral Implants Res 2001;12:624-31.

[18] Block MS,Hoffman DR. A new device for absolute anchorage for orthodontics. Am J Orthod Dentofacial Orthop 1995;107:251-8.

[19] Heymann G,Tulloch C. Implantable devices as orthodontic anchorage: a review of current treatment modalities. J Esthet Restor Dent 2006;18:68-80.

[20] Smalley WM. Implants for tooth movement: determining implant location and orientation. J Esthet Dent 1995;7:62-72.

[21] Feldmann I,Bondemark L. Anchorage capacity of osseointegrated and conventional anchorage systems: a randomized controlled trial. Am J Orthod Dentofacial Orthop 2008;133:339.

[22] Gedrange T,Hietschold V,Mai R,et al. An evaluation of resonance frequency analysis for the determination of primary stability of orthodontic palatal implants: a study in human cadavers. Clin Oral Implants Res 2005;16:425-31.

[23] Grognard N,van de Vannet B. Aspects in post-orthodontic removal of Orthosystem implants. Clin Oral Implants Res 2008;19:1290-4.

[24] Bantleon HP,Bernhart T,Crismani A,et al. Stable orthodontic anchorage with palatal osseointegrated implants. World J Orthod 2002;3:109-16.

[25] Crismani AG,Bernhart T,Schwarz K,et al. Ninety percent success in palatal implants loaded 1 week

after placement: a clinical evaluation by resonance frequency analysis. Clin Oral Implants Res 2006; 17:445-50.

[26] Asscherickx K, van de Vannet B, Bottenberg P, et al. Clinical observations and success rates of palatal implants. Am J Orthod Dentofacial Orthop 2010; 137:114-22.

[27] Jung BA, Kunkel M, Göllner P, et al. Prognostic parameters contributing to palatal implant failures: a long-term survival analysis of 239 patients. Clin O-

ral Implants Res 2012;23:746-50.

[28] Feldmann I, List T, Feldmann H, et al. Pain intensity and discomfort following surgical placement of orthodontic anchoring units and premolar extraction: a randomized controlled trial. Angle Orthod 2007;77:578-85.

[29] Günduz E, Schneider-Del Savio TT, Kucher G, et al. Acceptance rate of palatal implants: a questionnaire study. Am J Orthod Dentofacial Orthop 2004;126: 623-6.

第 8 章

使用锁定钛板和微螺钉种植体作为正畸支抗在上颌后牙区的应用

Hideharu Hibi,Kiyoshi Sakai,Minoru Ueda and Masaru Sakai

一、引言

单个种植体主要是用于牙槽骨和上腭,因为它们主要是机械性固位,这些区域有充分的骨质和骨量支撑。然而,为了避免并发症,种植体必须位于附着龈上,不能与其下的牙根表面接触。这些要求限制了种植体植入的位置、角度和尺寸。相反,尽管钛板植入过程更复杂,创伤更大,且花费高昂,但是钛板植入位置限制很少。

钛板作为支抗装置,尤其适用于Ⅱ类错𬌗畸形,特别是当需要植入到骨壁很薄的上颌后牙区域内收前牙和(或)为了治疗开𬌗,从而压低后牙。在这种充满挑战性的情况下,用传统的种植体支抗系统,随着时间会逐渐不稳定[1],然而在钛板和螺钉之间具备锁定机制的骨固定技术能提供更稳定支抗。[2]本章探讨上颌磨牙区运用锁定钛板和自钻微螺钉(Compact lock 2.0,Synthes Maxillo-facial,PA,USA)作为骨性支抗的一种有效方法。

二、植入技术

此系统包含 2.0mm 直径的自钻螺钉和具有五个螺纹孔的 L 形微型板,其中 3 个用于种植体将微型板固定到骨中,2 个用于提供矫正力。种

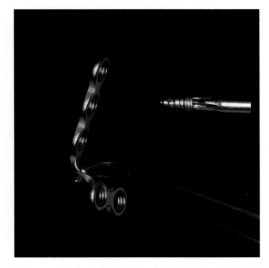

图 8-1　预弯的微型板和自钻型螺钉(来自于 Hibi 等 .2006[3],经 Elsevier 允许使用)

植体能够通过螺纹孔和钛板稳定地固定在一起。

植入前,L 型微型板被弯曲成"曲柄"型,但在纵轴线上仍维持直线(图 8-1)。局部麻醉后,在上颌骨后部的膜龈联合处做两条垂直向切口,每条 3mm 长,相隔约 1cm(图 8-2A、B)。切割两条切口时,剥开黏膜(图 8-2C)。微型板纵轴通过较低的切口,插入通道并放置于骨膜上方(图 8-2D)。根据钛板和骨的距离,不需要导向孔,就可以将 4mm 或 6mm 长的螺钉通过钛板上螺孔而拧紧植入骨中(图 8-2E)。第二

个螺钉按照同样的方法植入邻近的孔中，这样就能稳定地将钛板固定（图 8-3 和图 8-4）。用弯钳调整钛板在外面的部分从而适合正畸应用（图 8-2G）。伤口不需要缝合，几乎 1 周后就能痊愈，术后并发症也很少。钛板植入后即可提供负载，可作为临时性的正畸支抗装置使用（图 8-2H）。

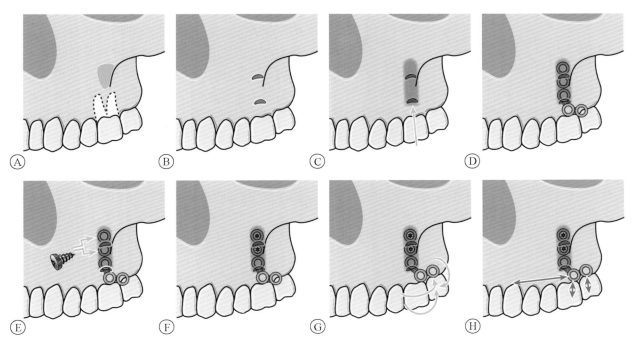

图 8-2　外科手术步骤。A. 颧牙槽嵴前部足够螺钉固位；B. 两条大约 3mm 长的黏膜切口；C. 黏膜下的通道；D. 钛板纵向放置于黏膜层下通道的骨膜上；E. 自钻型螺钉从上方切口植入；F. 用螺钉锁定钛板并稳固；G. 钛板外露部分用弯钳适当调整，以备正畸使用；H. 钛板已放置好，可用作骨性支抗

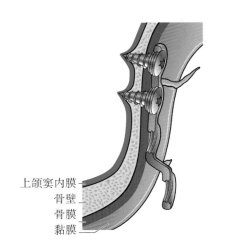

上颌窦内膜
骨壁
骨膜
黏膜

图 8-3　应用于上颌骨前壁的已结合锁定钛板和自钻螺钉系统的骨支抗（来自于 Hibi 等 . 2006[3]，经 Elsevier 允许使用）

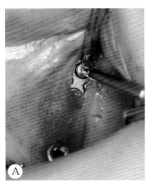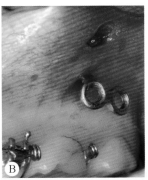

图 8-4　操作最后阶段。A. 无需预先钻孔，第二个螺丝通过开放的伤口上部进入；B. 钛板外露的部分用弯钳调整（来自于 Hibi 等 . 2006[3]，经 Elsevier 允许使用）

三、适应证

接受手术的病人一般需身体健康，在放置支抗装置前上颌窦内无病变。X 射线检查未显示上

颌窦黏膜增厚或积液。一般而言,颧牙槽嵴前区提供并代表了最合适的固定位点,因为这里的骨壁厚度超过 1.4mm,这个厚度被视为微螺钉种植体稳定的临界厚度。[4]

四、优点

目前使用的锁定骨结合系统的优点包括:
- 由于螺钉松动可能性较低[5]以及钛板与螺钉之间坚固的结构,具有高稳定性。[2]
- 由于钛板放置于骨膜上方,伤口愈合更快,抗感染能力更强。[2]
- 适应证更广。

自钻微螺钉种植体的其他优点包括:
- 污染少。
- 操作时间更短。
- 植入过程不需导向钻,风险更低。
- 由于钛钉和钛板之间更紧密的接触,钛板不易移动。[6]

五、讨论

市场上的骨支抗钛板其中一个组成部件是专门为正畸目的而设计的(例如允许施加矫正力的钩或管),另一个传统的骨结合部件用于在骨骼上的固定。系统的稳定性受骨骼和钛钉作用于钛板上的压力影响,因此在压力下的骨表面可能会随时间而逐渐吸收。[5]这种吸收削弱了钛板的稳定

性,因此可造成骨结合不稳定,从而可能引起炎症反应,并促发感染。[7]

相反,锁定钛板和螺钉系统具有很多的优势,且螺钉松动的概率较低。微型板上的螺纹孔能够完全吻合钛钉并最终防止钛钉松动,因此可以避免与骨孔的脱离。螺钉、微型板和骨骼形成了固定的框架结构,稳定性显著提升[2]。这种结构使得钛板不需要对骨骼表面的适应调整,并允许钛板能够放置在骨膜上方。骨膜附着降低了术后并发症的出现,也对骨血管有保护作用,从而促进伤口愈合并提高抗感染力。此外,钛板放置在骨膜表面能够阻止骨组织沉积于板上,虽然这种情况很少发生,但有时在传统的固定于骨骼上的钛板中可见。这种现象会导致并发症,例如在移除钛板时,螺钉损坏。[8]

自钻型微螺钉种植体的使用确保了其初期稳定性,并消除了为自攻螺钉最初制备引导孔所带来的诸多问题,尤其是钻孔部位位于薄皮质骨区域(图 8-5)。预钻孔增加了手术时间,可能会引起骨骼产热或机械损伤,导致上颌窦内膜穿孔。内膜表面无预先消毒,退出引导钻时可能会携带微生物从而污染手术区。相反,较短的自钻钛钉能够使其尖端保持低于或位于内膜。如果钛钉尖端损伤了内膜,其仅有的一步操作程序则会将污染风险降到最低。同时自钻型的钛钉可在上颌窦骨表面形成类似上颌窦提升的效应[9],可以促进向内外骨质增厚的过程(图 8-6)。

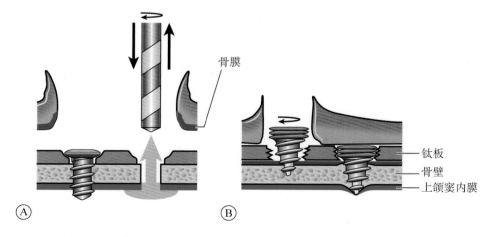

图 8-5　应用于上颌壁的钛板和螺钉系统。A. 传统系统;B. 锁定钛板和自钻螺钉系统(来自于 Hibi 等 . 2006[3],经 Elsevier 允许使用)

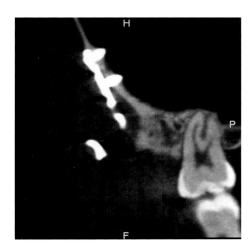

图 8-6　随访时拍摄 CBCT 显示的用于上颌前壁骨支抗的锁定钛板和自钻钛钉。注意,由于螺钉支撑的类似于上颌窦底提升的膜隆起导致了骨质加厚(来自于 Hibi 等 . 2006[3],经 Elsevier 允许使用)

　　尽管上述的技术,即两个自钻钛钉和锁定钛板用于提供支抗能够达到更高和更长时间的稳定性,但是,微型板外漏的部分或许并不适合所有的正畸装置。在这个意义上,为正畸专门设计的微型板将会更有效。

参 考 文 献

[1] Cheng SJ, Tseng IY, Lee JJ, et al. A prospective study of the risk factors associated with failure of mini-implants used for orthodontic anchorage. Int J Oral Maxillofac Implants 2002;19:100-6.

[2] Gutwald R, Schön R, Metzger M, et al. Miniplate osteosynthesis with four different systems in sheep. Int J Oral Maxillofac Surg 2011;40:94-102.

[3] Hibi H, Ueda M, Sakai M, et al. Orthodontic anchorage system using a locking plate and self-drilling screws. J Oral Maxillofac Surg 2006; 64: 1173-5.

[4] Hibi H, Sakai K, Oda T, et al. Stability of a locking plate and self-drilling screws as orthodontic skeletal anchorage in the maxilla: a retrospective study. J Oral Maxillofac Surg 2010;68:1783-7.

[5] Haug RH, Street CC, Goltz M. Does plate adaptation affect stability? A biomechanical comparison of locking and nonlocking plates. J Oral Maxillofac Surg 2002;60: 1319-26.

[6] Kim JW, Ahn SJ, Chang YI. Histomorphometric and mechanical analyses of the drill-free screw as orthodontic anchorage. Am J Orthod Dentofacial Orthop 2005;128: 190-4.

[7] Ellis E, Graham J. Use of a 2.0-mm locking plate/screw system for mandibular fracture surgery. J Oral Maxillofac Surg 2002;60:642-5.

[8] Cornelis MA, Scheffler NR, Mahy P, et al. Modified miniplates for temporary skeletal anchorage in orthodontics: placement and removal surgeries. J Oral Maxillofac Surg 2008;66:1439-45.

[9] Le Gall MG. Localized sinus elevation and osteocompression with single-stage tapered dental implants: Technical note. Int J Oral Maxillofac Implants 2004;19:431-7.

第9章

微螺钉种植体在正畸治疗中的应用

Moschos A. Papadopoulos. Fadi Tarawneh

一、引言

支抗是指抵抗不必要的牙齿移动,是牙和骨性错𬌗畸形正畸治疗的先决条件。绝对的和无限大的支抗是指作用力能移动牙齿而支抗单元不移动(支抗无丧失)。这样的支抗方式只有两种,即使用骨粘连的牙齿或者种植体,均依赖于骨作为支抗。

目前,有几种骨性支抗装置用于正畸治疗,如正畸种植体、腭种植体或颧骨结扎,颧骨支抗或微型钢板,以及微螺钉、微小螺钉或微螺钉种植体(MIs)。

微螺钉种植体是一种小螺旋自攻式种植体,相比传统的牙科或正畸种植体,微螺钉种植体表面光滑经机械抛光,能够植入后立即承载负荷,且治疗完成后可轻松移除(见图 6-1)。种植体头部可设计有或没有孔以适应正畸辅件或弓丝的应用(见图 6-2)。

微螺钉种植体能够提供绝对支抗,由于其使用不依赖于患者的配合,在正畸临床中的应用已经变得越来越普遍了,而且使用简便价格低廉[1]。

目前,在市场上有大量的微种植体系统用于正畸(表 9-1)。

表 9-1　常用的微螺钉种植体系统

产品	厂商	地址
Aarhus Anchorage System	American Orthodontics	1714 Cambridge Av, Sheboygan, WI, USA (www. americanortho. com)
AbsoAnchor System	Dentos	258 BunJi, Dong-In Dong, Jung-Gu, Taegu, Korea (www. dentos. co. kr)
Ancotek system	Tekka	ZI de Sacuny, BP 82, 118 Ave Marcel Mérieux, 69530 Brignais, France (www. tekka. eu)
Benefit System	PSM Medical Solutions	Moltkestrasse 41, D-78532 Tuttlingen, Germany (distributed by Mondeal-PSM, North America, PO Box 142, 49950 Jefferson St, Indio, CA 92201, USA) (www. psm. ms)
C-Implant	Dentium	3105 Korea Trade Tower 159 Samsung-dong, Gangnam-gu, 135-729 Seoul, Korea(www. implantium. com)

（续　表）

产品	厂商	地址
Cizeta Titanium Miniscrew	Cizeta Surgical	Via Caselle,76 San Lazzaro di Savena,40068 Bologna,Italy（www. cizetasurgical. it）
Dual-Top Anchor System	Jeil Medical Corporation	775-3 Daesung B/D,Daelim 3 Dong Youngdeungpoku,Seoul,Korea（www. jeilmed. co. kr）; distributed by RMO Inc. PO Box 17085,Denver,CO 80217,USA（www. rmortho. com）
IMTEC Mini Ortho Implant	IMTEC Corporation	2401 N. Commerce,Ardmore,OK 73401,USA（www. imtec. com）
Infinitas Mini Implant System	DB Orthodontics	Ryefield Way,Silsden,BD20 0EF,UK（www. dborthodontics. co. uk）
Lin/Liou Orthodontic Mini Anchorage S crew（LOMAS）	PSM Medical Solutions	Moltkestrasse 41,D-78532 Tuttlingen,Germany（www. psm. ms）; distributed by Mondeal-PSM,North America,PO Box 142,49950 Jefferson St,Indio,CA 92201,USA
Micro Implant Universal Skeletal Anchorage System	Stryker Corporation	Stryker Leibinger Micro Implants,750 Trade Centre Way,Portage,MI 49002,USA（www. stryker. com）
Miniscrew Anchorage System（MAS）	Micerium S. p. a.	Via Marconi 83,16030 Avegno,Italy（www. micerium. it）
OMI-Orthodontic Ancor System	OsteoMed	3885 Arapaho Rd Addison,TX 75001,USA（www. osteomed. com）
Orlus	Ortholution	207 Dunchon B/D. ,416-1,Seongnae-dong,Gangdong-gu,Seoul 134-844,South Korea（www. ortholution. com）
Ortho Easy system	Forestadent	Westliche Karl-Friedrich-Str. 151,75172 Pforzheim,Germany（www. forestadent. de）
Orthoanchor K1 System	Dentsply Sankin Corporation	Tokyo,Japan（www. dentsply-sankin. com）
Orthodontic Mini-implant	Ortholution	Joongwon-gu,Seongnam-si,462-725 Kyunggi-do,Korea（www. ortholution. com）
Orthodontic Mini Implant	Leone S. p. A.	Via P. a Quaracchi 50,50019 Sesto Fiorentino,Florence,Italy（www. leone. it）;distributed by Leone America,501 W. Van Buren,Avondale,AZ 85323,USA
Orthodontic screw	KLS Martin Group	Ludwigstaler Str. 132,78532 Tuttlingen,Germany www. klsmartin. com）
Spider Screw Anchorage System	HDC	Via dell'Industria 19,36030 Sarcedo,Italy（www. hdc-italy. com）
Temporary Mini Orthodontic Anchorage System（TOMAS）	Dentaurum	Turnstrasse 31,D-75228 Ispringen,Germany（www. dentaurum. de）
VectorTAS	Ormco	1717 West Collins Ave,Orange,CA 92867,USA（www. ormco. com）

二、专业术语

小型种植体、小型螺钉、微种植体、微螺钉这些术语都指的是比传统牙种植体尺寸小，而且在治疗完成后可以去除。所以，其用途与传统的牙或正畸种植体不相同。

正畸种植体和小型种植体指的是需要产生骨结合的系统。然而自攻型的微型骨螺钉不需要骨结合，只需要机械结合[2]。其他用于描述临时性支抗装置是指口内或非牙齿支抗系统，但是 2004 年 Moyer 研讨会认为上腭种植体、小型种植体、小型骨钉、微型骨钉都可称为小型种植体。而实际上，小型种植体应该局限于指有骨结合并被用于稳定活动修复体的直径大于 2mm 的小的修复种植体。

目前，mini-和 micro-这两个前缀在文献中描述有相同尺寸的种植体和螺钉并没有任何区别。但是，我们提倡使用 miniscrew 作为微螺钉种植体的术语，而且这本书中都将使用这个术语。

三、历史发展

正畸骨性支抗概念主要来源于两个方面。第一个是来自于骨结合型牙种植体。用于正畸中的牙种植体，尺寸更小但具有同样的表面。因为是骨结合型，治疗后很难去除。第二个来源于固定接骨板微螺钉，植入后可即刻承载负荷而且容易去除。

微螺钉种植体作为绝对支抗最早的临床应用是通过在前鼻棘植入合金骨钉来治疗深覆𬌗[3]。1997 年首次介绍了专门用于正畸治疗的微螺钉种植体[4]。1998 年出现了托槽样头部的螺钉种植体[5]。从此以后，出现了不同设计和特征的各种类型的微螺钉种植体。

四、微螺钉种植体的组成

除了由不锈钢制成的正畸微种植体以外，还有纯钛或钛合金制成的（医用Ⅳ或Ⅴ型钛合金；见第 5 章）。所有的材料都具有生物相容性，在不锈钢种植体表面往往形成一层结缔组织，而直接的骨接触和真正的骨形成却在纯钛或钛合金种植体表面出现[6,7]。不锈钢微螺钉种植体不易折断，同时骨结合程度低。但是研究表明，不锈钢材料的微螺钉种植体的性能不如钛合金微种植体，因为其屈服强度和抗张强度较低[7]。

微螺钉种植体的去除与螺纹的设计、种植体形态以及螺纹钻的直径密切相关。

相比纯钛，钛合金因为其高强度、出色的耐腐蚀性、生物相容性及良好的机械性能更受人们偏爱[8,9]。

五、骨结合

骨结合种植体因为在正畸力作用下保持稳定而被广泛用作骨性支抗[10]。但也存在以下缺点[11]：

- 因为需要几个月的时间来形成完全的骨结合，不能即刻承担正畸力。
- 在植入和去除的过程中，需要外科医生进行侵袭手术。
- 常需要前期的准备和技工室工作。
- 只能被植入到有充足的骨质和骨量的无牙区域（或者是上腭）。
- 费用很贵。

微螺钉种植体的引进可避免其中的部分问题，其骨结合量不到传统牙种植体的一半[5,12]。组织形态学检查结果发现，钛合金种植体在临床应用后，尽管其表面光滑且即刻承载力量，在微螺钉种植体表面仍可见随机有序的骨结合形成。但是这和种植体保持期的延长有关（＞6 个月）（图 9-1）[13]

因为降低骨结合有利于微螺钉种植体临床使用后的去除，大多数的种植体表面都制作得很光滑以获得较好的骨-种植体接触却不形成骨结合。

皮质骨的质和量是种植体获得机械稳定性和成功的重要因素之一。虽然致密的骨小梁也符合要求，但是皮质骨对于微螺钉种植体初期的稳定性更重要，与皮质骨的厚度密切相关：皮质骨板越厚，存活率越高[14,15]。

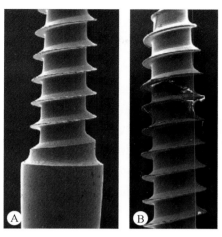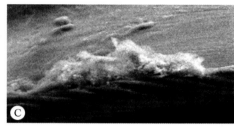

图 9-1　微螺钉种植体的电子显微图片。A. 使用前的微螺钉种植体;B. 在牙槽骨植入 6 个月后取出的微螺钉种植体,在螺纹中 1/3 处可见附着物;C. 在更高的放大倍数下可见到在取出的微螺钉种植体表面形成有序的骨结合小岛(来自 Eliades et al. 2009. 经许可使用)

六、微螺钉种植体设计

微螺钉种植体用于提供直接和间接的支抗,同时减少对组织的刺激。第 6 章详细讨论了微螺钉种植体不同组成部分(头部、颈部、骨内体部和螺纹,尖端)的重要性。

(一)头部

微螺钉种植体的头部有两个重要的用途:一是在植入过程中为螺纹提供转矩,二是作为正畸的施力点。表 9-2 总结了现有的微螺钉种植体头部的各种不同设计及其适应证和连接方法。最常用的是托槽样设计含单槽沟或双槽沟(十字槽沟)形态(例如 Aarhus 支抗系统,AbsoAnchor 系统,Ancotek 系统,Dual-Top 支抗系统,Ortho-Easy 系统,Spider 螺钉,临时微正畸支抗系统),这样就可以在槽沟内配合使用矩形弓丝。通过直接或间接支抗方式直立,压低,升长和近、远中移动牙齿。使用方丝可以三维控制牙齿移动,因此这种头部设计优于其他设计方式。

表 9-2　微螺钉种植体的头部设计

头部	适应证	连接部件	优点	缺点
十字槽沟(托槽式)	平移,关闭间隙,压低,伸长,竖直	弹性皮链,螺旋弹簧,圆/方/矩形弓丝	易获得直接/间接支抗,适用于多种连接附件,便于定位	无
单槽沟(托槽式)	平移,关闭间隙,压低,伸长,竖直	弹性皮链,螺旋弹簧,圆/方/矩形弓丝	可适用方/矩形弓丝,可用于直接或间接支抗	注意槽沟的方向但可以通过弓丝弯制补偿
钩状	平移,关闭间隙,压低	弹性皮链,螺旋弹簧,圆形弓丝	便于连接附件	钩的方向很重要;牵引钩可能弯曲或折断;作为间接支抗较困难
纽扣状	平移,关闭间隙,压低	弹性皮链,螺旋弹簧,圆形丝	便于连接附件,无方向限制	作为间接支抗较困难
孔状	平移,关闭间隙,压低	弹性皮链,螺旋弹簧,圆形弓丝		须注意孔的方向

其他微螺钉种植体的头部形状,如按钮状,球形,双球状及挂钩状(Aarhus 支抗系统、AbsoAnchor 系统、Dual-Top 系统、IMTEC 迷你正畸种植系统、林/绍正畸迷你支抗种植体,微螺钉种植体,Orthoanchor K1 系统,三角螺钉)可用于牙齿近、远中移动、间隙关闭和压低移动,但是不能容纳矩形弓丝也很难实现间接支抗。此外,钩状头部种植体在植入过程中的方向对于其使用是至关重要的。

还有一种头部设计有一个小孔或一小洞(通常直径是 0.6～0.8mm),便于拉簧、弹力皮筋和圆丝的使用。大多数情况下作为直接支抗,因为这种头部形态,不能使用方丝,三维控制几乎不可能。另一缺点是由于微螺钉种植体头部的有孔设计,导致头部结构材料薄弱、不坚固,容易引起在植入和去除过程中断裂的风险。

(二)颈部(颈环)

连接头部和种植体体部的穿龈颈部结构是光滑的,旨在形成一个无刺激的封闭环境防止周围软组织的炎症和感染(见图 6-6)。

大多数普通的颈部形态是圆锥形的(越靠近体部越细)或圆柱体形,但也有颈部设计为多角形[8.9]。根据种植体植入的角度,在颈部周围软组织形成的压力圆锥体颈部产生的压力要小。大多数种植体颈部的直径与螺纹体部相同,但是在圆锥体颈部的上端,比体部要宽有利于在种植体和周围软组织之间形成封闭。理论上,为了达到最大可能的封闭和卫生情况,头部的直径要小于或等于颈部[8.14]。但是大多数种植体头部都比颈部大,这样就形成一个很难清洁的区域,也易导致菌斑的聚集。所以头部直径比颈部小的种植体系统(如 Spider 螺钉,the Ortho-Easy 临时微种植体支抗系统、AbsoAnchor 支抗系统)具有一定优势。口腔内不同部位牙龈的厚度在 1～4mm 之间[8.9.16.17]。因此,需要种植体颈部高度不同。局部麻醉后,选择种植体之前,需要先测量植入区域牙龈厚度,这样就需要正畸医生备有大量不同颈部长度的可供选择种植体,而这在临床实际中不太可能。幸运的是,口内常规种植体植入部位是由 1～2mm 厚度牙龈覆盖。因此颈部高度 2mm 的种植体通常可满足临床需要,但由于上颌腭侧牙龈厚度可达 3～4mm,因此,需要颈部高度较大

的种植体。

(三)螺纹

种植体的体部是植入到骨中的螺纹结构(图 9-1A),其主要功能是在植入初期(初期稳定)及后期正畸力的加载(二期稳定)时使种植体可以稳定于骨内。在植入和去除过程中需要使用力或力矩,因此,其形状、设计可以影响到种植体的稳定性。种植体的体部可以是圆锥体(比如,Aarhus 支抗系统、AbsoAnchor 系统、Miniscrew 支抗系统等)也可以是圆柱体(比如,the Orthodontic Mini Implant)(见图 6-3)。螺纹的设计可以是单一的螺旋,要么是顺时针要么是逆时针的固定的螺旋角度和斜度,或者是由不同螺旋角度和斜度形成的两种螺纹结构的双螺纹设计(见图 6-13)[18.19]。螺纹设计可以影响到种植体与骨的结合、骨的应力加载以及植入和去除时的转矩[8.9.18.19]。理想的种植体体部形态应具有较大的植入转矩以保证种植体置入成功同时又不损伤骨组织而引起坏死。也应具有足够大的去除转矩避免种植体的松动,同时也要有利于种植体的去除而不产生并发症。

在种植体植入过程中,圆锥形种植体相比圆柱形而言需要的转矩力越来越大而圆柱形种植体转矩较小并且恒定[7.8.19-23]。因此,圆柱形种植体更适合植入,并降低骨坏死的风险,但是在种植体去除过程中需要的转矩力较大,使其更易于折断。双螺纹种植体在植入过程中同样需要逐渐加大的转矩力,但相比圆锥形种植体增加转矩力较柔和。

(四)直径

种植体的直径是一个很重要的影响因素,可能会影响到①在牙根之间植入时,可能会损伤邻近牙根;②折断的可能性;③成功/失败的概率。第 6 章详细地讨论了直径对这些因素的影响。基本上,小直径的种植体与牙根接触的概率很小,但是折断的风险会加大,而且小直径的种植体很难获得最佳的植入转矩来形成良好的初期稳定性。基于成功率的考虑,1.2mm 直径的种植体认为是可获得足够种植成功率最小直径[2.7.24-26]。而 1.5mm 和 1.6mm 直径的种植体是比较好的选择。

然而在临床实践中,使用较大直径的种植体

植入到牙根之间,损伤邻近牙根的风险会增大的,尤其是当牙根之间距离较近时。在这种情况下,需要重新考虑植入位点,也就意味着可能需要调整施力装置的力学机制以适应新的种植位点。而对于上腭部种植体来说不存在这样的问题。上腭区域可以使用较大直径种植体,既可降低种植体折断的风险又不会损伤到牙根。在植入之前,仔细的临床及放射检查,准备、测量,设计植入位点及种植体直径的选择可将种植体折断失败的风险最小化。

骨内的应力分布受种植体直径的影响。在皮质骨区,种植体直径越大,应力分布越有利[9.27]。三维有限元分析显示,1.4mm 直径的种植体植入在 1.2mm 厚度的皮质骨区域能够承受 150g 正畸力,然而植入 1.8mm 直径的种植体能够承受 350g 正畸力[9]。因而在选择种植体的直径时,也需要考虑到正畸力的大小。

(五)长度

长度通常指的是种植体螺纹部分的长度,而不是头部到尖端的整个长度。需要注意的是在产品目录里总长度是没有告知的。一般认为,种植体越长,成功率越高。[28.29]

微螺钉种植体长度通常是 4.0～12.0mm,尽管也有用到 21.0mm 长的。其长度的选择主要取决于骨的质量和厚度、种植体的角度、软组织厚度及邻近的重要结构[26]。根据 20 名患者硬、软组织厚度研究,4～6mm 长的种植体在大部分区域都是安全的,但是对于个体患者而言,在手术之前,应对其骨厚度进行评估[5]。尽管 6～8mm 长的种植体被大多数人所推荐[5.8.9.30],但是短于 8mm 长的种植体更容易失败[26.31],长而细的种植体更容易折断和弯曲。就这一点而言,应选择长而粗的种植体,但在临床实践中,解剖因素限制了长而粗的种植体的应用。

在应力分布方面,种植体长度的影响比直径要小,主要的负载是由皮质骨承担的[9]。种植体长度和直径显著影响种植体稳定性的力量是 1N[21],较低的力(0.5N)种植体的移位与种植体长度和直径没有明显的统计学差异。但是在较高的力(2.5N)作用下,9mm 长的种植体移位明显小于 7mm 长的种植体,2mm 直径的种植体发生的移位明显小于 1.5mm 的种植体[21]。而且,种

植体越长,植入和去除时所需的转矩也越大[32]。

在选择合适长度的种植体时,植入区域的软组织的厚度也要考虑到。较厚的牙龈组织区域需要较长的种植体。一般而言,下颌推荐使用 6～8mm 长的种植体,上颌推荐使用 8～10mm 长的种植体。但是,对于患者个体而言,种植体植入之前,患者软组织和皮质骨厚度的不同要事先考虑到[8.9]。

七、植入模式

所有微种植体都是自攻型或自钻型的。自攻型螺钉是指在其置入骨的过程中可自行形成螺纹的能力。通过螺纹中的切割刃及凹槽,钻出螺钉所需要的孔洞。

有的微种植体在植入前需要导向钻。导向钻的直径最好比种植体螺纹直径小 0.2～0.3mm,否则植入的转矩会显著降低,种植体的初期稳定性就会降低[8.33.34]。尽管导向钻的长度由选择的种植体长度决定。洞过深可减少种植体植入的转矩,因此推荐使用有深度标记和深度限制的导向钻[8.34]。有时,在皮质骨厚度超过 2mm 的区域,自钻型种植体也需要导向钻,以防止致密的骨皮质导致种植体尖端弯曲。

自钻型种植体系统包括:Aarhus 支抗系统,the AbsoAnchor 系统,the Dual-Top 支抗系统以及 Lin/Liou Orthodontic Mini 支抗系统,然而,Spider Screw 既提供非自钻也提供自钻型种植体。

自钻型种植体相比非自钻种植体的优势在于植入过程中减少了导向钻的步骤。使得置入过程微创、省时、患者便于接受,尤其是对于年轻的患者和他们父母。此外,因为自钻型种植体植入没那么复杂,正畸医生自己就可以很方便地操作而不需要转诊给外科医生。

八、支抗的类型

微种植体能够提供两种类型的支抗:直接或间接。使用直接支抗时,种植体直接受到需要移动的牙齿形成的反作用力(图 9-2A)。在间接支抗类型中,种植体通过钢丝或附件连接到作为反应单元的牙齿上,提供支抗作用(图 9-2B)。

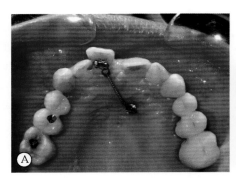
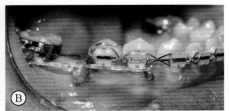

图 9-2　支抗。A. 直接支抗压低上颌中切牙；B. 下颌第一磨牙拔除后,间接支抗近中移动下颌第二磨牙

在选择支抗类型时,需要特别考虑种植体头部和植入位点的设计。不同类型的种植体支抗,其头部设计要求也不相同,同时,植入位点对于选择支抗类型也发挥着重要的作用。表 9-3 总结了直接和间接支抗的优缺点。

表 9-3　直接和间接支抗的优缺点

类型	优点	缺点
直接	机制简单	种植体直接承受负载会造
	使用方便	成移动或失败
	没有牙支抗的丧失	需要仔细监控,因为没有
		安全保障机制
		直接支抗的置入点并不总
		是很合适
间接	种植体上负载较少	有可能导致牙支抗丧失
	安全保障机制	保护机制设计更复杂
	置入点简单方便	

九、微螺钉种植体的性能

目前,微螺钉种植体的材料、直径、螺纹部分长度、头部设计、颈部、植入方法都各不相同。理想的微螺钉种植体需要具备以下特性:

- 良好的生物相容性。
- 不同直径和长度可供选择。
- 便于进行不同的设计(如纽扣或托槽式头部设计)。
- 自攻型和自钻型。
- 简单安全,无复杂的创伤性操作。
- 即刻负载。

- 易于去除,不需要复杂的辅助设备或创伤性的操作。
- 便宜(价格合理)。

十、负载

有人建议等待 1～2 周后再加载正畸力,但大部分人认为,和牙种植体不同,微螺钉种植体与骨机械结合,能够立即承受轻的正畸力而不影响临床稳定性[5,35,36]。少量动物实验观察到微螺钉种植体即刻负载后的组织反应,但普遍认为,正畸力的即刻负载可行且没有任何并发症[14,37,38]。

有限元分析认为对于 2mm 直径的微螺钉种植体而言,即刻负载力需要限制在 50cN[39]。对 134 个钛合金微螺钉种植体进行的临床研究认为,如果使用的力不超过 200cN,即刻负载是可行的[14],这和一项认为微螺钉种植体成功率和负载模式没有联系的研究结果一致[40]。研究认为,垂直力相比水平力更容易导致微螺钉种植体失败[40]。

研究结果显示,在拉尖牙远移的过程中,与传统磨牙支抗相比,种植体能够提供绝对的支抗[41]。Meta 分析显示微种植体支抗显著减少或消除了支抗丧失,尤其是和其他传统的支抗方式相比,如头帽、腭弓或其他的生物力学系统[42]。

但是,微螺钉种植体在整个负载期间是否一直保持稳定尚存争议。有研究报道,微螺钉种植体在正畸力负载下存在移动[43]。因此,建议在微螺钉种植体和邻近牙齿的牙根之间保留 2mm 安全距离。

十一、并发症

微螺钉种植体相关的并发症包括炎症、感染、组织刺激、邻近结构的损伤、种植体在植入或去除过程中的折断或失败[44]。

(一)炎症、感染和组织刺激

尽管感染一般较少见,但有可能发生炎症、种植体周围组织刺激(图 9-3)。种植体周围的口腔卫生维护和使用 0.2% 的洗必泰漱口液或浸泡在 2% 洗必泰液中的牙线都能够避免炎症或感染的发生,或者控制可能会出现的这些情况[44]。如果病人出现了化脓或者明显的炎症,就需要合理使用抗生素。

如果种植体植入到角化附着龈,避开了系带、肌肉组织和游离黏膜(非附着龈),发生组织炎症的风险就会很少[14,26,45]。种植体植入到非角化龈区域,增生的黏膜会覆盖在种植体上。因此,在这些位置植入种植体时推荐使用愈合帽基台,或者通过使用弓丝或附件结扎于种植体头部穿出黏膜引入口腔内能,这样黏膜就可以覆盖种植体头部[44]

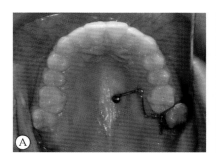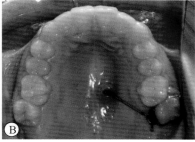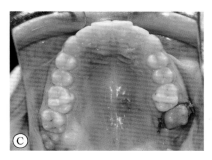

图 9-3　为纠正上颌左侧第二磨牙跨殆植入的微螺钉种植体。A. 植入即刻;B. 出现炎症;C. 种植体去除后

(二)邻近组织的损伤

用于临时颌间固定或颌骨骨折固定的微螺钉种植体穿过牙槽骨引起牙根损伤的发病率是很低的[46]。可以推断,作为正畸支抗使用的微种植体在植入时经过了仔细设计而不是急诊处理,因此,牙根损伤的发病率应该更低。

尽管如此,微螺钉种植体在植入过程中还是会发生邻近牙根、牙周膜韧带、神经和血管的损伤,通常表现出叩痛和咀嚼痛,或者是牙根损伤后出现冷热敏感[47,48]。这种情况下,需要立即去除种植体。

牙齿损伤的预后取决于是否有牙髓损伤。组织学检查结果显示,种植体植入过程中损伤的牙根在种植体去除 12 周后牙周组织基本完全修复[49,50]。只有在严重损伤情况下可能发生牙齿的根骨固粘。牙根外吸收、牙髓组织或牙根表面炎性浸润或坏死等情况在损伤的牙齿中都没有出现过[49,50]。

(三)微螺钉种植体的失败

尽管还不太清楚影响微螺钉种植体成功和失败率的确切因素。但下面这些因素被认为与之有关:

- 患者因素,如性别、错殆畸形、口腔卫生。
- 临床因素,如经验、熟练程度。
- 种植体因素,如长度、直径、螺纹设计。
- 种植因素,如皮质骨的厚度、翻瓣术、植入转矩、植入角度。
- 治疗因素,如加载时间、牙齿移动。
- 结果因素,如炎症、动度。

微螺钉种植体可能会因为多种原因导致种植体失败或松动。如炎症(图 9-3)、不正确的位置、皮质骨量不够或者术者经验不足[47]。目前认为,植入位点可利用骨的质和量是影响微螺钉种植体初期稳定性最重要的因素。尽管大多数的研究报道成功率超过 80%[20,28,41,52],或失败率大约 16%[53]。但尚没有一致的意见来定义临床上种植体的成功和失败,大多数人一般认为种植体失败是指临床上不能使用。

根据 Melsen[52] 的观点,在植入过程中,植入角度需要保持稳定而且螺纹部分必须完全植入到骨中,可避免种植失败。

正畸加载有可能影响微螺钉种植体的成功

率,施加到微螺钉种植体上力的大小和方向是影响微螺钉种植体成败最重要的因素之一。加载的正畸力垂直于种植体长轴是合理的[54],当骨皮质为0.5mm或更小时,50cN的力垂直加载在微螺钉种植体长轴上产生的应变可导致初期稳定性的丧失[55]。如果微螺钉种植体的托槽样头部间接使用悬臂,临床医生应该避免微螺钉种植体长轴逆时针方向转动,这有可能拧松种植体,导致松动和失败[54]。

皮质骨厚度是一个非常重要的影响因素,皮质骨越厚成功率越高,但是也有一些负面效应,如种植体折断率增加,过热和坏死。增大种植体成功率的临床皮质骨厚度阈值为1mm[20]。

尽量避免使用直径小于1.3mm的微螺钉种植体[14,24,25],较长的种植体更有利于获得较高成功率[28](如上所述)。

微螺钉种植体不太适合下颌平面角高的患者,皮质骨很薄,而深覆𬌗患者微种植体的成功率在统计学上具有显著的增高[14,40]。研究发现白种人比亚洲人的种植体成功率要高[40],但是性别没有明显的影响,但女生比男生一般更愿意配合治疗[20]。有研究认为年龄和成功率也有一定的关系,青少年比成年人失败率要高。

植入附着龈或角化龈区域的种植体成功率较高[14,26,40,45],而牙根间距离太小,也是种植体失败的一个主要风险因素[57]。

一项最近的meta分析认为,种植体失败和病人性别、年龄、植入位点没有关系,而是与植入的颌骨、植入转矩、皮质骨厚度及牙根接触明显相关[51]。上述的其他影响因素没有明确的结论。然而,与上颌骨后部相比前部种植体失败率较高,在下颌骨舌侧失败率比颊侧要高。总体而言,正畸用种植体的失败率约为13.5%,表明其在临床中具有应用价值。

(四)微螺钉种植体的折断

如果微螺钉种植体直径小(<1.2mm),颈圈窄(≤1.3mm)或设计有很多孔型[8,45],那么在种植体植入或去除过程中可能发生折断。

如果在高密度骨区域植入微螺钉种植体,可预先钻孔,将种植体断裂的风险降到最低。

如果在植入过程中微螺钉种植体断裂,需要将断端取出,然后在新的位点植入新的种植体。

十二、微螺钉种植体在正畸中的临床应用

一般来讲,当牙齿方面存在问题,如牙周相关疾病或牙列缺损,或当有必要控制牙移动以及减少或彻底消除不需要的来自于反作用力的副作用时,可使用各种类型的植体支抗[58]。

Melsen建议当使用传统支抗方式不易获得足够的支抗时,例如牙的数量不足,或反作用力可产生不良的副作用,需要非对称移动牙齿,另外作为正颌手术的备选[44]时,可使用微螺钉种植体支抗。

总之,微螺钉种植体可以加强前牙和后牙的支抗,用于近中或远中移动牙齿,压低、伸长或扶正牙齿,上腭扩弓,调整颌间关系[8,9]。具体地说,微螺钉种植体可以用于纠正深覆𬌗或开𬌗,关闭或开辟间隙,纠正倾斜的𬌗平面,调整中线,导萌阻生尖牙,导萌或直立磨牙,磨牙压低,远移上颌磨牙,远移下颌牙齿,前牙整体内收,磨牙近中移动,排齐上颌第三磨牙,纠正颌骨矢状向及垂直向的不调。[8,9,37,59-61]

十三、小结

总之,通过微螺钉种植体作为正畸加强支抗时,既有很多优点也存在不足。

优点:

■ 与正畸种植体、种植钛板等方式需要进行外科翻瓣术相比,微螺钉种植体的植入和去除不需要特别的外科程序。

■ 正畸医生自己在椅旁边可完成。

■ 不需要复杂的临床或技工室程序(比如制备树脂导板,植入替代体的使用,植入位置转移到石膏模型上等)使植入更安全和精确。

■ 可立即加载(无骨结合等待期),减少整个治疗时间。

■ 植入位点广泛,与传统的用于正畸的支抗的牙种植体不同,不需要无牙区域。

■ 提供绝对的支抗,能够消除对支抗牙齿的不良的影响。

- 患者易配合,只需保持口腔卫生。
- 去除容易。
- 费用合理。

缺点:

- 植入时注意力不集中,可能出现邻近组织或牙根的损伤。
- 可能出现种植体周围组织的刺激和炎症以及微螺钉种植体失败,尤其是当患者口腔卫生条件较差时。
- 植入过程如需要口腔外科医生参与时(主要是在需要预先钻孔时),可能会产生额外的费用和增加患者的紧张情绪。

参 考 文 献

[1] Papadopoulos MA, Tarawneh F. The use of miniscrew implants for temporary skeletal anchorage in orthodontics: a comprehensive review. Oral Surg Oral Med Oral Pathol Oral Radiol Endod 2007;103: e6-15.

[2] Carano A, Melsen B. Implants in orthodontics. Prog Orthod 2005;6:62-9.

[3] Creekmore TD, Eklund MK. The possibility of skeletal anchorage. J Clin Orthod 1983;17:266-9.

[4] Kanomi R. Mini-implant for orthodontic anchorage. J Clin Orthod 1997;31:763-7.

[5] Costa A, Raffaini M, Melsen B. Miniscrews as orthodontic anchorage: a preliminary report. Int J Adult Orthodon Orthognath Surg 1998;13:201-9.

[6] Christensen FB, Dalstra M, Sejling F, et al. Titanium-alloy enhances bone-pedicle screw fixation: mechanical and histomorphometrical results of titanium-alloy versus stainless steel. Eur Spine J 2000;9: 97-103.

[7] Carano A, Lonardo P, Velo S, et al. Mechanical properties of three different commercially available miniscrews for skeletal anchorage. Prog Orthod 2005;6:82-97.

[8] Ludwig B, Baumgaertel S, Bowman J. Mini-implants in orthodontics: Innovative anchorage concepts. Hanover Park, IL: Quintessence;2008.

[9] Lee J, Kim J, Park Y, et al. Applications of orthodontics mini-implants. Hanover Park, IL: Quintessence;2008.

[10] Bantleon HP, Bernhard T, Crismani AG, et al. Stable orthodontic anchorage with palatal osseointegrated implants. World J Orthod 2002;3:109-16.

[11] Fritz U, Ehmer A, Diedrich P. Clinical suitability of titanium microscrews for orthodontic anchorage: preliminary experiences. J Orofac Orthop 2004;65: 410-18.

[12] Vande Vannet B, Sabzevar MM, Wehrbein H, et al. Osseointegration of miniscrews: a histomorphometric evaluation. Eur J Orthod 2007;29:437-42.

[13] Eliades T, Zinelis S, Papadopoulos MA, et al. Characterization of retrieved orthodontic miniscrew implants. Am J Orthod Dentofacial Orthop 2009; 135:10.

[14] Miyawaki S, Koyama I, Inoue M, et al. Factors associated with the stability of titanium screws placed in the posterior region for orthodontic anchorage. Am J Orthod Dentofacial Orthop 2003;124:373-8.

[15] Stahl E, Keilig L, Abdelgader I, et al. Numerical analyses of biomechanical behavior of various orthodontic anchorage implants. J Orofac Orthop 2009;70: 115-27.

[16] Costa A, Pasta G, Bergamaschi G. Intraoral hard and soft tissue depths for temporary anchorage devices. Semin Orthod 2005;11:10-15.

[17] Chaimanee P, Suzuki B, Suzuki EY. "Safe zones" for miniscrew implant placement in different dentoskeletal patterns. Angle Orthod 2011;81:397-403.

[18] Hong C, Lee H, Webster R, et al. Stability comparison between commercially available mini-implants and a novel design. Angle Orthod 2011;81:692-9.

[19] Lim SA, Cha JY, Hwang CJ. Insertion torque of orthodontic miniscrews according to changes in shape, diameter and length. Angle Orthod 2008;78: 234-40.

[20] Motoyoshi M, Yoshida T, Ono A, et al. Effect of cortical bone thickness and implant placement torque on stability of orthodontic mini-implants. Int J Oral Maxillofac Implants 2007;22:779-84.

[21] Chatzigianni A, Keilig L, Reimann S, et al. Effect of mini-implant length and diameter on primary stability under loading with two force levels. Eur J Orthod 2011;33: 381-7.

[22] Siegele D, Soltesz U. Numerical investigation of the influence of implant shape on stress distribution in the jaw bone. Int J Oral Maxillofac Implants 1989; 4:333-40.

[23] Kim JW, Baek SH, Kim TW, et al. Comparison of stability between cylindrical and conical type mini-implants: mechanical and histological properties. Angle Orthod 2008;78:692-8.

[24] Wilmes B, Ottenstreuer S, Su YY, et al. Impact of implant design on primary stability of orthodontic mini-implants. J Orofac Orthop 2008;69:42-50.

[25] Wilmes B, Rademacher C, Olthoff G, et al. Parameters affecting primary stability of orthodontic mini-implants. J Orofac Orthop 2006;67:162-74.

[26] Reynders R, Ronchi L, Bipat S. Mini-implants in orthodontics: a systematic review of the literature. Am J Orthod Dentofacial Orthop 2009;135:564.

[27] Gallas MM, Abeleira MT, Fernandez JR, et al. Three-dimensional numerical simulation of dental implants as orthodontic anchorage. Eur J Orthod 2005;27:12-16.

[28] Chen CH, Chang CS, Hsieh CH, et al. The use of microimplants in orthodontic anchorage. J Oral Maxillofac Surg 2006;64:1209-13.

[29] Berens A, Wiechmann D, Dempf R. Mini-and micro-screws for temporary skeletal anchorage in orthodontic therapy. J Orofac Orthop 2006;67:450-8.

[30] Poggio P, Incorvati C, Velo S, et al. Safe zones: a guide for miniscrew positioning in the maxillary and mandibular arch. Angle Orthod 2006;76:191-7.

[31] Chen Y, Kyung HM, Zhao WT, et al. Critical factors for the success of orthodontic mini-implants: a systematic review. Am J Orthod Dentofacial Orthop 2009;135: 284-91.

[32] Kim YK, Kim YJ, Yun PY, et al. Effects of the taper shape, dual-thread, and length on the mechanical properties of mini-implants. Angle Orthod 2009;79: 908-14.

[33] Uemura M, Motoyoshi M, Yano S, et al. Orthodontic mini-implant stability and the ratio of pilot hole implant diameter. Eur J Orthod 2012;34:52-6.

[34] Baumgaertel S. Predrilling of the implant site: Is it necessary for orthodontic miniimplants? Am J Orthod Dentofacial Orthop 2010;137:825-9.

[35] Ohashi E, Pecho OE, Moron M, et al. Implant vs. screw loading protocols in orthodontics: a systematic review. Angle Orthod 2006;76:721-7.

[36] Buchter A, Wiechmann D, Koerdt S, et al. Load-related implant reaction of miniimplants used for orthodontic anchorage. Clin Oral Implants Res 2005; 16:473-9.

[37] Ohnishi H, Yagi T, Yasuda Y, et al. A mini-implant for orthodontic anchorage in a deep overbite case. Angle Orthod 2005;75:444-52.

[38] Labanauskaite B, Jankauskas G, Vasiliauskas A, et al. Implants for orthodontic anchorage: meta-analysis. Stomatologija 2005;7:128-32.

[39] Dalstra M, Cattaneo PM, Melsen B. Load transfer of miniscrews for orthodontic anchorage. Orthodontology 2004;1:53-62.

[40] Antoszewska J, Papadopoulos MA, Park HS, et al. Five-year experience with orthodontic miniscrew implants: a retrospective investigation of factors influencing success rates. Am J Orthod Dentofacial Orthop 2009;136:158.

[41] Thiruvenkatachari B, Pavithranand A, Rajasigamani K, et al. Comparison and measurement of the amount of anchorage loss of the molars with and without the use of implant anchorage during canine retraction. Am J Orthod Dentofacial Orthop 2006; 129:551-4.

[42] Papadopoulos MA, Papageorgiou SN, Zogakis IP. Clinical effectiveness of orthodontic miniscrew implants: a meta-analysis. J Dent Res 2011; 90: 969-76.

[43] Liou EJ, Pai BC, Lin JC. Do miniscrews remain stationary under orthodontic forces? Am J Orthod Dentofacial Orthop 2004;126:42-7.

[44] Melsen B. Mini-implants: Where are we? J Clin Orthod 2005;39:539-47.

[45] Park Y, Lee SY, Kim DH, et al. Intrusion of posterior teeth using miniscrew implants. Am J Orthod Dentofacial Orthop 2003;123:690-4.

[46] Fabbroni G, Aabed S, Mizen K, et al. Transalveolar screws and the incidence of dental damage: a prospective study. Int J Oral Maxillofac Surg 2004;33: 442-6.

[47] Melsen B, Verna C. Miniscrew implants: The Aarhus Anchorage System. Semin Orthod 2005; 11: 24-31.

[48] Maino BG, Mura P, Bednar J. Miniscrew implants: The Spider Screw Anchorage System. Semin Orthod 2005;11:40-6.

[49] Renjen R, Maganzini AL, Rohrer MD, et al. Root and pulp response after intentional injury from miniscrew placement. Am J Orthod Dentofacial Or-

thop 2009;136: 708-14.

[50] Asscherickx K,Vannet BV,Wehrbein H,et al. Root repair after injury from miniscrew. Clin Oral Implants Res 2005;16;575-8.

[51] Papageorgiou SN,Zogakis IP,Papadopoulos MA. Failure rates and associated risk factors of orthodontic miniscrew implants: a meta-analysis. Am J Orthod Dentofacial Orthop 2012;142;577-95.

[52] Schätzle M,Männchen R,Zwahlen M,et al. Survival and failure rates of orthodontic temporary anchorage devices: a systematic review. Clin Oral Implants Res 2009;20;1351-9.

[53] Wiechmann D,Meyer U,Buchter A. Success rate of mini-and micro-implants used for orthodontic anchorage: a prospective clinical study. Clin Oral Implants Res 2007;18;263-7.

[54] Melsen B,Graham J,Baccetti T,et al. Factors contributing to the success or failure of skeletal anchorage devices: an informal JCO survey. J Clin Orthod 2010;44: 714-18.

[55] Dalstra M,Cattaneo PM,Melsen B. Load transfer of miniscrews for orthodontic anchorage. Orthod 2001;1;53-62.

[56] Chen YJ,Chang HH,Huang CY,et al. A retrospective analysis of the failure rate of three different orthodontic skeletal anchorage systems. Clin Oral Implants Res 2007;18;768-75.

[57] Kuroda S,Yamada K,Deguchi T,et al. Root proximity is a major factor for screw failure in orthodontic anchorage. Am J Orthod Dentofacial Orthop 2007;131;68-73.

[58] Fortini A,Cacciafesta V,Sfondrini MF,et al. Clinical applications and efficacy of miniscrews for extradental anchorage. Orthodontology 2004;1;87-98.

[59] Papadopoulos MA. Orthodontic treatment of Class II malocclusion with miniscrew implants. Am J Orthod Dentofacial Orthop 2008;134;604.

[60] Lee J,Park HS,Kyung H. Micro-implant anchorage for lingual treatment of a skeletal class II malocclusion. J Clin Orthod 2001;35;643-7.

[61] Bae S,Park H,Kyung H. Clinical application of micro-implant anchorage. J Clin Orthod 2002; 36; 298-302.

第 10 章

微螺钉种植体类型、尺寸和植入位点的选择

Birte Melsen and Michel Dalstra

一、引言

本章介绍不同微螺钉种植体（miniscrew implants，MIs）的类型，并通过临床、动物、体外试验论证影响其成功率或失败的主要因素。进一步通过有限元分析和计算机模拟的方法检测种植体的设计参数。

二、失败率

（一）临床研究

由于多种原因，临床随机对照研究不能用来评价分析种植体成功或失败的原因。临床研究需要大样本量并且会受到很多变量的影响，如患者的选择、错殆类型、植入的过程[1]。失败率更多地与错殆类型及病人选择相关，而不是种植体本身[2,3]。年龄也是一个影响因素，年龄越小失败率越高[2,4,5]。

一项关于 45 例直径 2mm 微螺钉种植体的研究报道成功率为 91.1%，失败主要是由于植入位置的原因[6]。一项对 129 例病人微螺钉种植体、微种植体（microimplants）与钛板种植体（miniplates）的回顾性研究发现钛板种植体失败率最低，但是要考虑到需要更高的花费和外科配合。微种植体的失败率相对较高[4]，所以更推荐使用 MIs。一项中国台湾地区的研究发现，MIs

的失败率是可以接受的，并建议在上颌骨使用细的种植体（直径<1.4mm），下颌骨使用粗的种植体（直径>1.4mm）[7]。另一项研究观察了 455 例病人使用 905 个临时支抗装置，发现 MIs（6%）和微型钛板的失败率最低，而 MIs 显示出最低的炎症概率[8]。

（二）动物实验

以比格犬作为动物模型进行了很多研究。但很少观察不同种植体类型的差别，更多关注于失败率的影响因素[9]。

对 MIs 的植入和加载后的组织反应进行研究，在比格犬下颌骨植入种植体，通过组织学和显微 CT 技术评估骨-种植体结合，结果显示长的种植体（10mm）比短的（6mm）成功率高[10]，早期加力对周围组织反应并没有不良影响[10]，加载时间对组织反应和骨结合没有影响。[11] 相反，比格犬上颌骨植入实验结果支持 3 周后加力。[12] 不同的结论反映了上颌骨和下颌骨骨质的不同，下颌骨具有更好的初期稳定性。一项对比格犬骨-种植体结合的评估也支持这一观点，认为加载时间对失败率没有影响。[13]

在 8 只小型猪上使用 102 个 AbsoAnchor 和 98 个 Dual-Top 微螺钉种植体进行研究[14]，加载 100～500cN 的力可以维持 72 天，只有力量超过 90cN 时会导致失败。然而这些结果，不能用于在临床上推测人类的情况，因为小型猪皮质骨厚度远远超过人类。

三、种植体设计

(一)体外研究

种植体设计的研究可以通过计算机模拟和体外试验。体外试验可以对不同品牌、不同加载类型和不同植入角度进行对比。临时支抗脱落大部分发生在植入后第 1 周,这主要是因为初期稳定性不足。植入扭矩和初期稳定性的关系已被多次证明,被认为是体现初期稳定性的重要参数。皮质骨的厚度和密度产生的影响很难通过体外试验得到证明,并描述清楚它们的相关性。

因为猪髂骨的厚度和人类上下颌骨比较相近,[15]因此用它对 12 种微螺钉种植体的植入扭矩进行研究。不同设计的种植体植入扭矩明显不同:Orlus 和 Aarhus 有最高的植入转矩。一项随访研究评估了骨质和准备植入位点的影响[16]。在猪髂骨植入 Dual-Top MIs 的扭矩和密质骨的厚度相关。但是 TOMAS pins 系统的这种相关性很弱。这项研究的结果显示了螺纹设计的重要性。

5 种不同的微螺钉种植体(MIs):FAMI2 (Gebr. Martin,Tuttlingen,Germany)、Orlus、TITAN (Bernhard Förster,Pforzheim,Germany)、TOMAS pin 和 VectorTAS (Ormco,Glendora,CA,USA)植入到牛股骨头的同一部位,该部位骨质和人类颌骨比较相近。对扭矩、拔出阻力进行检测[17],发现使用柱状车针助攻后,圆锥形种植体的植入扭矩最高。没有引导钻预备时,圆柱形种植体需要最高的植入扭矩,然而,植入过程中,大量 TOMAS pins 会断裂。在拔出试验中,圆柱形种植体的力最大。当拔出方向和长轴成 40°时,不同种植体的区别会很小。一项 5 种不同类型种植体植入到三种不同类型骨的研究发现植入扭矩和旋出扭矩之间有正相关性,植入扭矩高于旋出扭矩[18]。直径小于 1.3mm 的自攻种植体不适于植入到密度高于 641kg/m³(40 lb/ft³)骨中。其他研究也证实,细的种植体折断率更高(图10-1)。

对需要引导钻的自攻种植体和自钻种植体侧向阻力进行评估发现,尽管自攻种植体植入时扭矩较小,但侧向阻力相同[19]。Aarhus 和 LO-

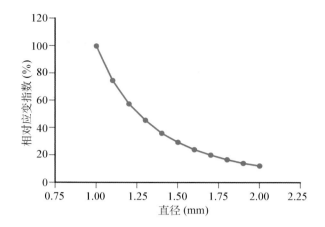

图 10-1　弯曲力矩的应变指数取决于微螺钉种植体直径。直径增加 1 倍,弯曲应力减少 8 倍[23]

MAS 种植体植入牛骨后的活动度在受到轻力时是一样的,然而 Aarhus 对于重力抵抗更强[20]。因此,种植体的长度和直径都很重要[20]。

当和硬丝或小钢板相连时,对牛骨中种植体的稳定性进行比较;小钢板的拔出阻力更大[21]。当将共振频率作为初期稳定性的指标进行评估时,植入到兔股骨髁部的三种无钻种植体[Aarhus MI,Spider Screw (Ortho Technology,Tampa,FL,USA)和 Miniscrew Anchorage System (Micerium,Avegno,Italy)]并没有发现区别[22]。

(二)计算机模拟

种植体设计的影响可以通过应力分布和种植钉-骨的压力转换进行计算机模拟研究。虽然设计不同,但是放置在骨周围的位置及负载方式相同,也能够用于抵消骨结构和骨质的变化或植入程序的潜在影响。

植入 Aarhus 种植体后,皮质骨厚度和松质骨骨质对力在种植体到周围骨组织转移中的影响进行分析发现。[23]因为力量传递首先发生在皮质骨,那么它的厚度是决定种植体机械稳定性的主要因素。当将种植体植入到皮质骨厚度小于 0.5mm 及松质骨骨密度较低(骨质疏松)区域,其稳定性会大大降低(图10-2)。一个相似的模型测验了种植体长度和种植体与骨之间交界区域多种变化对微螺钉支抗系统负重转化的影响(模拟没有、部分或完全的骨整合)[24]。这个模型将种植体植入光弹性材料,变化的力加载在种植体头部,在树脂局部受压区域及偏振光下面的可见区域产

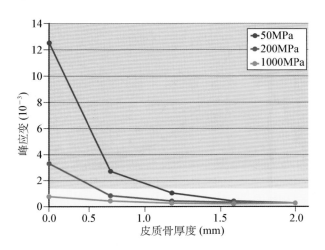

图 10-2　微螺钉种植体周围骨小梁的峰应变取决于骨的
强度(50MPa,200MPa,1000MPa 分别对应于低、
中、高骨密度)和骨皮质厚度

生光弹性的条纹图形。当完整的骨结合设定后,
这些模型显示了有限元分析计算出的最相似的应
力。当种植体长度从 7mm 变化到 14mm,在骨周
围的最大应力强度随着长度增加到 11mm 时逐

渐减小。14mm 长度的种植体在骨组织周围显
示出了最高的应力强度,很可能是由种植体尖
端较长的体部摆动效应造成。最后得出,中等
长度的种植体(9～11mm)具有最佳的机械效
应[24]。14 种市售的不同的种植体有限元分析
比较了不同皮质骨厚度和网状骨强度、不同的
应用到种植体头部负载角度的力等情况下的负
载传递[25]。TOMAS 和 AbsoAnchor 系统产生
的压力最高,Aarhus 和 Dual-Top 产生最低的
压力。

对 10 种市售的种植体的有限元分析比较了
各种加载模式下骨周围产生的应力[26]。种植体
骨内的长度是和 Aarhus 设计的标准一致,骨外
的部分通过计算机辅助设计软件设计取代(图 10-
3A)。这种方式下,任何长度本身的混杂因素及
应用到头部的负载方式因素被排除,产生应力的
区别纯粹是由种植体螺纹设计的不同产生。这种
负载模式是假定轴向拔出(图 10-3B)、横向屈曲
和扭转力矩。这种拔出模式下,在骨中基于最低
的应力峰值的最大的拔出负载的排名是IMTEC

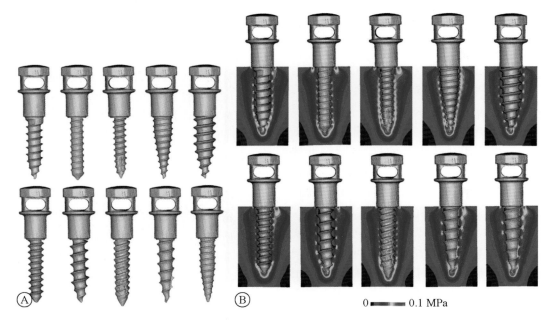

图 10-3　10 种设计的有限元分析模型测试微螺钉种植体螺纹部分对负载转移到周围骨组织的影响。A. 为了排除骨
内部分的长度和骨外部分的设计等混杂因素的影响,所有种植体都和 Aarhus 种植体标准一致,头部设计由
Aarhus 种植体头部设计代替且保持骨内部分的长度与 Aarhus 种植体设计的一致;B. 对 10 种设计的种植体
使用 100cN 的垂直拉力后,在周围骨组织内的应力分布。注意每种设计的转移总负载是相似的,仅表现为种
植体尖端的局部差异,同时围绕在种植体螺纹周围。上排(从左到右):Aarhus、AbsoAnchor、Ace、IMTEC 和
LOMAS;下排(从左到右):Miniscrew Anchorage System、MONDEAL、OASI、TOMAS 和 VectorTAS

（3M IMTEC，Ardmore OK，USA）（100%），Aarhus（84%），AbsoAnchor 和 MONDEAL（MONDEAL Medical Systems）（80%），OASI（Lancer Orthodontics，Vista，CA，USA）（76%），LOMAS（76%），TOMAS（73%），VectorTAS（62%），Miniscrew Anchorage System（59%）及 Ace（ACE Surgical Supply，Brockton，MA，USA）（57%）。其他的加载方式也显示相似的排名结果。此外，其他参数如螺纹高度、螺纹长度和螺旋角度与骨周围的应力峰值几乎没有相关性。骨内部分的总体积、种植体内外径与应力峰值有较高的负相关性。这一点在弯曲和扭转负载模式下尤其准确，因为这些参数决定了种植体的弯曲和扭转强度。细的、更柔韧的种植体，在同样外部负载下会更加容易变形，从而在骨周围产生大量形变。此外，骨的一定程度的应力遮挡效应在螺纹的两个连续缠绕之间也有发现，导致螺纹槽长度的中度或高度的负相关性。最后，作者发现螺纹设计越刚硬，种植体越稳定。然而，对于大的种植体植入时骨内潜在较高的预应力并没有纳入考虑中[26]。

螺纹切割、回转和深度的影响并没有仔细的研究。有一项研究测量了种植体螺纹的影响，发现 7.5° 的螺旋角和 12°~15° 的侧面角可增强早期稳定性并减少损害，降低失败率[27]。这些数据和 Aarhus 种植体的数据高度一致（见图 6-10）。

四、引导钻的使用

通过对小型猪植入 Dual-Top 种植体，测试了使用引导钻时的扭矩值[28]。牙根接触时增加了阻力并导致更高的扭矩。然而，推荐使用无钻种植体的一个理由是用手动装配植入种植体时对于阻力的变化更敏感，牙根损伤的风险更低。

五、植入位置

植入过程和植入位置是种植体早期稳定性的重要影响因素。初期稳定性需要充足的骨厚度，避开牙根也很重要。种植体越细，牙根接触的风险越低，但是当直径小于 1.3mm 时，折断风险增高，初期稳定性降低[14,23,29]。Ludwig[30] 等对 70

名青少年和成年白人植入根间种植体，通过锥体束 CT 进行观察发现，选择牙根间作为植入部位会更舒适，并且不影响牙齿的移动。从与咬合平面平行的断面，以及通过接触点的断面评价根间骨宽度和皮质厚度，将其分为安全、不安全及危险的区域。然而，最佳的植入区域是不易植入的[31]。需要通过倾斜植入种植体来补偿。在 76 例种植体的临床研究中，皮质骨的厚度和植入扭矩与初期稳定性相关[32]。最好的皮质骨厚度位于前部紧邻上腭腭中缝区域，因此上腭种植体推荐植入到这一区域[33]。

种植体的成功率也会受黏膜水平的影响，如果种植体周围没有角化牙龈围绕，其失败率会增加[34,35]。

六、骨外部分的设计

种植体骨外部分的设计包括颈部、颈圈和头部（见图 6-1）。颈部穿过黏膜而且应保持光滑以减少感染风险；其直径也应稍微比螺纹部分大，这样当颈部到达骨表面时易于被感知到。过度旋转会导致松动，因为这会破坏螺纹周围的骨质[36]。

为了避免菌斑聚集及黏膜刺激，颈部需要保持光滑而且比头部稍大（图 10-4）。

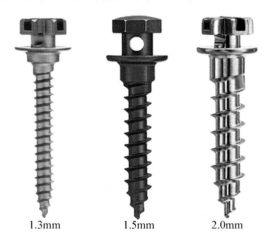

1.3mm　　　1.5mm　　　2.0mm

图 10-4　不同直径的 Aarhus 种植体种类

头部的设计取决于种植体的使用（见图 6-2），如果仅仅是螺旋弹簧和弹力皮筋固定到种植体上，一点接触就足够了，可以选择钩状或球状头部。如果施力点需要控制可以设计托槽式的头部（图 10-5）。

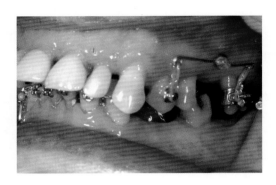

图 10-5　可以容纳弓丝的托槽式头部微螺钉种植体

七、小结

与种植体类型相比,患者本身(骨质和骨量)和医生(生物力学和加载)的因素对种植体失败率的影响更大。然而,当这些变量标准化后,不同骨内设计产生的应力之间有显著的差别。不对称切割的圆柱形种植体似乎更具有优势。托槽样的头部(Aarhus 种植体)有利于提供间接支抗,有可能改变施力点及提供更多的施力点。

参 考 文 献

［1］ Kalha AS. Is anchorage reinforcement withimplants effective in orthodontics? Evid Based Dent 2008;9: 13-14.

［2］ Moon CH,Park HK,Nam JS,et al. Relationship between vertical skeletal pattern and success rate of orthodontic mini-implants. Am J Orthod Dentofacial Orthop 2010;138:51-7.

［3］ Miyawaki S,Koyama I,Inoue M,et al. Factors associated with the stability of titanium screws placed in the posterior region for orthodontic anchorage. Am J Orthod Dentofacial Orthop 2003;124:373-8.

［4］ Chen YJ,Chang HH,Huang CY,et al. A retrospective analysis of the failure rate of three different orthodontic skeletal anchorage systems. Clin Oral Implants Res 2007;18:768-75.

［5］ Lee SJ,Ahn SJ,Lee JW,et al. Survival analysis of orthodontic mini-implants. Am J Orthod Dentofacial Orthop 2010;137:194-9.

［6］ Tseng YC,Hsieh CH,Chen CH,et al. The application of mini-implants for orthodontic anchorage. Int J Oral Maxillofac Surg 2006;35:704-7.

［7］ Wu TY,Kuang SH,Wu CH. Factors associated with the stability of mini-implants for orthodontic anchorage:a study of 414 samples in Taiwan. J Oral Maxillofac Surg 2009;67:1595-9.

［8］ Takaki T,Tamura N,Yamamoto M,et al. Clinical study of temporary anchorage devices for orthodontic treatment-stability of micro/mini-screws and mini-plates:Experience with 455 cases. Bull Tokyo Dent Coll 2010;51:151-63.

［9］ Ohmae M,Saito S,Morohashi T,et al. A clinical and histological evaluation of titanium mini-implants as anchors for orthodontic intrusion in the beagle dog. Am JOrthod Dentofacial Orthop 2001;119:489-97.

［10］ Freire JN,Silva NR,Gil JN,et al. Histomorphologic and histomorphometric evaluation of immediately and early loaded mini-implants for orthodontic anchorage. Am J Orthod Dentofacial Orthop 2007; 131:704-9.

［11］ van de Vannet B,Sabzevar MM,Wehrbein H,et al. Osseointegration of miniscrews:a histomorphometric evaluation. Eur J Orthod 2007;29:437-42.

［12］ Zhao L,Xu Z,Yang Z,et al. Orthodontic mini-implant stability in different healing times before loading:a microscopic computerized tomographic and biomechanical analysis. Oral Surg Oral Med Oral Pathol Oral Radiol Endod 2009;108:196-202.

［13］ Cha JY,Lim JK,Song JW,et al. Influence of the length of the loading period after placement of orthodontic mini-implants on changes in bone histomorphology:microcomputed tomographic and histologic analysis. Int J Oral Maxillofac Implants 2009; 24:842-9.

［14］ Büchter A,Wiechmann D,Gaertner C,et al. Load-related bone modelling at the interface of orthodontic micro-implants. Clin Oral Implants Res 2006; 17:714-22.

［15］ Wilmes B,Ottenstreuer S,Su YY,et al. Impact of implant design on primary stability of orthodontic mini-implants. J Orofac Orthop 2008;69:42-50.

［16］ Wilmes B,Drescher D. Impact of bone quality,implant type,and implantation site preparation on insertion torques of mini-implants used for orthodontic anchorage. Int J Oral Maxillofac Surg 2011;40: 697-703.

［17］ Florvaag B，Kneuertz P，Lazar F，et al. Biomechanical properties of orthodontic miniscrews：an in-vitro study. J Orofac Orthop 2010；71：53-67.

［18］ Chen Y，Kyung HM，Gao L，et al. Mechanical properties of self-drilling orthodontic micro-implants with different diameters. Angle Orthod 2010；80：821-7.

［19］ Su YY，Wilmes B，Honscheid R，et al. Comparison of self-tapping and self-drilling orthodontic mini-implants：an animal study of insertion torque and displacement under lateral loading. Int J Oral Maxillofac Implants 2009；24：404-11.

［20］ Chatzigianni A，Keilig L，Reimann S，et al. Effect of mini-implant length and diameter on primary stability under loading with two force levels. Eur J Orthod 2011；33：381-7.

［21］ Leung MT，Rabie AB，Wong RW. Stability of connected mini-implants and miniplates for skeletal anchorage in orthodontics. Eur J Orthod 2008；30：483-9.

［22］ Veltri M，Balleri B，Goracci C，et al. Soft bone primary stability of 3 different miniscrews for orthodontic anchorage：a resonance frequency investigation. Am J Orthod Dentofacial Orthop 2009；135：642-8.

［23］ Dalstra M，Cattaneo PM，Melsen B. Load transfer of miniscrews for orthodontic anchorage. Orthodontics 2004；1：53-62.

［24］ Gracco A，Cirignaco A，Cozzani M，et al. Numerical/experimental analysis of the stress field around miniscrews for orthodontic anchorage. Eur J Orthod 2009；31：12-20.

［25］ Stahl E，Keilig L，Abdelgader I，et al. Numerical analyses of biomechanical behavior of various orthodontic anchorage implants. J Orofac Orthop 2009；70：115-27.

［26］ Stavaras F. The effect of geometrical variations of the thread of orthodontic miniscrews on the load transfer mechanism of the surrounding bone. Master Thesis，Aarhus University，Denmark：2010.

［27］ Ungethüm M，Blomer W，Reichle V. ［Experimental study of improved threading of bone screws.］. Aktuelle Traumatol 1983；13：128-32.

［28］ Wilmes B，Su YY，Sadigh L，et al. Pre-drilling force and insertion torques during orthodontic mini-implant insertion in relation to root contact. J Orofac Orthop 2008；69：51-8.

［29］ Park HS，Jeong SH，Kwon OW. Factors affecting the clinical success of screw implants used as orthodontic anchorage. Am J Orthod Dentofacial Orthop 2006；130：18-25.

［30］ Ludwig B，Glasl B，Kinzinger GS，et al. Anatomical guidelines for miniscrew insertion：vestibular interradicular sites. J Clin Orthod 2011；45：165-73.

［31］ Poggio PM，Incorvati C，Velo S，et al. "Safe zones"：a guide for miniscrew positioning in the maxillary and mandibular arch. Angle Orthod 2006；76：191-7.

［32］ Motoyoshi M，Yoshida T，Ono A，et al. Effect of cortical bone thickness and implant placement torque on stability of orthodontic mini-implants. Int J Oral Maxillofac Implants 2007；22：779-84.

［33］ Kang S，Lee SJ，Ahn SJ，et al. Bone thickness of the palate for orthodontic mini-implant anchorage in adults. Am J Orthod Dentofacial Orthop 2007；131：S74-81.

［34］ Cheng SJ，Tseng IY，Lee JJ，et al. A prospective study of the risk factors associated with failure of mini-implants used for orthodontic anchorage. Int J Oral Maxillofac Implants 2004；19：100-6.

［35］ Chen J，Esterle M，Roberts WE. Mechanical response to functional loading around the threads of retromolar endosseous implants utilized for orthodontic anchorage：coordinated histomorphometric and finite element analysis. Int J Oral Maxillofac Implants 1999；14：282-9.

［36］ Wawrzinek C，Sommer T，Fischer-Brandies H. Microdamage in cortical bone due to the overtightening of orthodontic microscrews. J Orofac Orthop 2008；69：121-34.

第 11 章

患者对种植体治疗的期望、接受程度和选择

Fraser McDonald and Martin Baxmann

一、引言

最开始用来修复缺牙的牙种植体已经推广运用于辅助正畸治疗,尤其在整体内收牙齿的病例中以及微螺钉种植体的出现。由于功能性矫治器以及其他的矫治技术并不是适用于所有患者,越来越多的患者希望接受不依赖于配合的正畸治疗。随着新型正畸产品的诞生和正畸医生数量的增加,意味着患者有可能接受一些不切实际的治疗方法。本章将谈到病人的期望,对治疗的接受程度及意愿。

二、期望

对牙齿治疗的期望包括:
- 便利的治疗时间。
- 牙科手术的时间越短越好。
- 理想的无痛治疗。
- 有效治疗。
- 治疗的隐私保护。
- 治疗各种错𬌗畸形的能力。
- 可承受的经济负担。

(一)便利的治疗时间

大多数错𬌗畸形可以在患者生长发育中通过功能矫治产生软硬组织的改变。即使生长高峰期非常明确,许多患者仍然由于各种原因错过了这一时期。这时往往需要复杂的正颌正畸联合治疗,种植体的出现提供了一个折中的方法解决大量病人的问题。

(二)牙科手术的时间越短越好

随着越来越多的成人要求正畸治疗,患者不愿影响正常的工作和生活秩序,医生就需要尽量减少牙科手术的时间。所以,对于工作繁忙的患者采取灵活的预约制度非常必要,比如在晚上晚一点或者早上早一点进行治疗。

(三)理想的无痛治疗

病人经常将看牙和疼痛联想到一起;因而任何减少病人不适感和确保病人依从性是非常有必要的。大多数人不愿意看牙是因为自己过去痛苦的经历或听到别人诉说类似的痛苦[1]。

(四)有效的治疗

病人总是希望立刻就能达到满意的效果,这只是对于治疗表浅的理解,必须懂得完善的正畸治疗是受益终身的。治疗风险往往被忽视,病人需要全程参与风险—收益的权衡评估过程。

(五)治疗的隐私保护

治疗需要适应病人社会和职业活动的接受程度。对于成人,治疗过程会影响他们在生活中的自信。其结果可能会在商业利益的影响下,对于隐形矫治器过度追求而没有考虑患者自身的情况[2]。

(六)治疗各种错𬌗畸形的能力

病人总是希望任何错𬌗畸形都能得到治疗。

由于各种杂志中展示出一些经过软件处理的形象，患者对完美的微笑愈加关注。此外，媒体往往掩饰了衰老过程，导致患者甚至执迷于对治疗寄予了不切实际的希望。

（七）可承受的经济负担

除了将治疗时间降到最低，对于病人费用的考虑也是很重要的。至今没有令人信服的证据证明正畸与人的健康密切相关，尽管提高了患者的自信。

三、接受程度

我们可以从复诊中观察患者对于治疗的接受程度，可以根据初诊咨询，签署相关的同意书，尤其是当涉及付费以及由医疗机构提供后续说明时的表现推测。

依从性非常关键。例如，即使免费提供含氟漱口水且有明确的使用建议，患者依从性还是低至 10%[3]。可以认为这是因为没有即时的效果来支持患者的依从性。而正畸治疗有即时反馈，例如戴着Ⅱ类牵引后覆盖减小。

正畸中病人的依从性受到疼痛和不适感影响。疼痛和实际或潜在的组织损伤、情绪反应相关，可能导致治疗失败[4-7]。正畸治疗中大量过程会导致疼痛和不适感，例如分牙、弓丝更换、带环去除过程中[8-10]。

疼痛使 1/10 的正畸病人不能完成治疗[4]。由种植体引起疼痛的资料比较少[11-13]，因为很少有研究去解决由种植体引起的术后不适感。与评估治疗效果一样，关注病人对治疗的容忍程度也是很有必要的[12]。对病人治疗期间的不适感和疼痛的评估可以通过很多方法完成，下面三种方法被认为是可靠、适用的[14]，尽管没有一种被认为是最佳方法。

- 视觉模拟评分法（visual analogue scale，VAS）。
- 数值评定量表（numerical rating scale，NRS）。
- 口述描绘评分法（verbal rating scale，VRS）。

VRS 大多是用来描述疼痛的性质，而 NRS 是用来描述疼痛的强度[6,13,15]。这两种评价法都

提供了一种分类的独立形式。相反，VAS 使用的是持续的或模拟的区间[13,16,17]。当应用 VRS 时最大的困难之一是找到有意义的临床等级分类。最新发表的一项研究使用 NRS 将疼痛和不适感分为 5 部分[6]。

许多研究已经开始关注种植体治疗的疼痛和其他潜在牙科治疗的疼痛，例如拔牙[6,12]，其他牙科处理[18,19]，或者由各种不同形式的支抗装置引起的不适感[20,21]。

尽管自攻种植体和牙科钻头预备后的种植体植入，都是正畸日常操作[22]，但并没有探讨过到底哪种方法病人更能忍耐和接受。同样的，对于局部麻醉药的了解也是很少的。一项前瞻性的研究调查了病人对两种植入技术的种植体和两种不同麻醉技术的期望，接受度和选择权[23]。结果是两种植入技术对患者来讲没有区别。病人从牙科机头中感受到的噪声比疼痛更让人不安，从自攻种植体感受到的压力也比疼痛更难忍受。

四、患者的意愿

能够整体内收的种植体被证实是极为有效的[19,24]，正畸医生通常基于临床表现选择治疗计划，形成理想的咬合和功能是正畸治疗的目的。一般地，病人只能通过配合来影响治疗。

这种基于种植体治疗的方法对病人的认知有重要的影响。种植体可以由手动加力或机械加力的方法植入[22]。许多正畸医生倾向于手动植入同时患者也更易接受。

自切割种植体需要提前预备（如非自钻型）及自钻型种植体不需要提前预备，这两种都有成功实施的充分证据[25]。已研究过这两种类型在成功率和术后不适感的区别[13,24,26]，但是没有比较过病人的偏好。

有很多牙科研究关注局部麻醉的效果[27]，但是没有关注过与种植体相关的注射技术。这是令人吃惊的，因为对于种植体植入来讲，正畸医生需要仅对表面软组织和骨膜麻醉，但不麻醉邻牙和附近其他重要结构，如下颌神经（避免医源性损害）。一项前瞻性的研究在需要骨性支抗的病人身上进行了两种局麻注射技术的评估[23]。结果是在种植体植入前正畸医生钻孔或者使用自钻型

的对病人来讲都没有任何区别。这两种方法中，病人会发现疼痛并没有这些植入机械-牙科手机的噪声和自钻种植体的压力更让人不适。因而这两种方法都是成功的，正畸医生能够基于临床表现或者个人喜好决定选择哪种方法[25]。然而，对病人关于麻醉注射方法的选择显示了对病人忍受程度的尊重。病人希望直接在种植体植入区域注射，因为治疗后麻醉时间较短及治疗得更快。用这种方法，种植体能在注射后几秒内植入完成，然而使用标准的浸润技术时需有 3 分钟的等待。但病人认为这个延迟比注射本身的疼痛强度更难以接受。

另外一项有关植入过程中病人疼痛的研究，比较了种植体植入前作为预处理的软组织钻孔(图 11-1)和种植体直接穿龈两种情况[6]。软组织钻孔明显让患者不愿接受。很明显，如果预先钻孔能够影响种植体初期稳定性和最后的成功率，那么它就具有临床意义。然而，目前正在进行的一项随访研究去检验经软组织钻孔或穿龈植入的种植体初期稳定性和成功率。初步结论显示二者并没有显著差异。

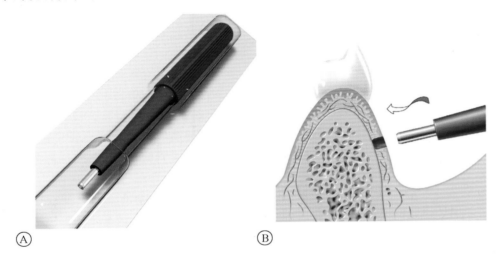

图 11-1　TOMAS 钻孔器。A. 使用方法；B. 软组织钻孔(引自 Dentaurum KG，Ispringen，Germany)

一名牙科开业医生或口腔外科医生可以熟练地拔除前磨牙，而一名有经验且经过专业训练的正畸医生要有能力植入种植体。植入过程的两个阶段如果在一个时期完成是否对患者有利，尚存争议。

在种植体去除过程中，病人也有同样的选择，正如在植入研究中描述过的一样，明确喜欢手工操作程序而不是机械的[22]。然而最重要的发现是由麻醉注射引起的疼痛程度比不麻醉时去除造成的疼痛更大。

五、小结

尽管没有找到理想的评定方法，我们最常用 VAS 方法分析不适感的强度，文献也显示这一方法是十分可靠的[15,16]。

一项关于手工和机械方法植入种植体以及去除引起病人不适感的对比研究显示两种方法之间有显著差异。病人明显更偏爱手动技术。在这些操作过程中，由牙科手机引起的噪声比疼痛本身更让人难以接受。疼痛的强度从中到低各不相同。病人接受自钻型治疗的感受与非自钻型种植体相比并没有显著差异。

当植入种植体时，病人对麻醉注射技术的看法也是明显不同的。在种植体植入区域即刻注射小剂量的局麻药比起用标准方法注射大剂量的更有利。在种植体去除时，注射本身比移除手术引起的不适感更重，病人更愿意选择不注射麻药直接去除种植体，这样感受到的疼痛等于或小于预期。

种植体手术已经是一个广为接受的治疗选择，因为这相比拔牙而言疼痛程度明显较低。此外，种植体的穿龈植入方式明显更受患者偏爱，因为这在种植体植入前并不需要去除软组织。既然软组织预先钻孔不会增强初期稳定性或成功率，那么在患者自己无偏好的情况下，使用这种技术临床意义就不大。

参 考 文 献

[1] Liddell A，May B. Some characteristics of regular and irregular attenders for dental check-ups. Br J Clin Psychol 1984;23:19-26.

[2] Wright N，Modarai F，Cobourne MT，et al. Do you do Damon? What is the current evidence base underlying the philosophy of this appliance system? J Orthod 2011;38:222-30.

[3] Alexander SA，Ripa LW. Effects of self-applied topical fluoride preparations in orthodontic patients. Angle Orthod 2000;70:424-30.

[4] Patel V. Non-completion of orthodontic treatment：a study of patient and parental factors contributing to discontinuation in the hospital service and specialist practice. Master Thesis，University of Wales，Cardiff;1989.

[5] Sergl HG，Klages U，Zentner A. Pain and discomfort during orthodontic treatment：causative factors and effects on compliance. Am J Orthod Dentofacial Orthop 1998;114:684-91.

[6] Baxmann M，McDonald F，Bourauel C，et al. Expectations，acceptance，and preferences regarding microimplant treatment in orthodontic patients：a randomized controlled trial. Am J Orthod Dentofacial Orthop 2010;138:250，discussion 250-1.

[7] Bergius M，Kiliaridis S，Berggren U. Pain in orthodontics：a review and discussion of the literature. J Orofac Orthop 2000;61:125-37.

[8] Bondemark L，Fredriksson K，Ilros S. Separation effect and perception of pain and discomfort from two types of orthodontic separators. World J Orthod 2004;5:172-6.

[9] Erdinc A，Dincer B. Perception of pain during orthodontic treatment with fixed appliances. Eur J Orthod 2004;26:79-85.

[10] Giannopoulou C，Dudic A，Kiliaridis S. Pain discomfort and cervicular fluid changes induced by orthodontic elastic separators in children. J Pain 2006;7:367-76.

[11] Scheffler NR. Patient and provider perceptions of skeletal anchorage in orthodontics. Am J Orthod Dentofacial Orthop 2006;29:843.

[12] Feldmann I，List T，Feldmann H，et al. Pain intensity and discomfort following surgical placement of orthodontic anchoring units and premolar extraction. Angle Orthod 2007;77:578-85.

[13] Lee TCK，McGrath CPJ，Wong RWK，et al. Patients' perceptions regarding microimplant as anchorage in orthodontics. Angle Orthod 2008;78:228-32.

[14] Williamson A，Hoggart B. Pain：a review of three commonly used pain rating scales. J Clin Nurs 2005;14:798-804.

[15] McQuary H，Moore A. An evidence-based resource for pain relief. Oxford：Oxford University Press;1998. p. 14-18.

[16] Seymour RA，Simpson JM，Charlton JE，et al. An evaluation of length and end-phrase of visual analogue scales in dental pain. J Pain 1985;21:177-85.

[17] von Bayer CL. Children's self-reports of pain intensity：scale selection，limitations and interpretation. Pain Res Manag 2006;11:157-62.

[18] Kvam E，Gjerdet NR，Bondevik O. Traumatic ulcers and pain during orthodontic treatment. Community Dent Oral Epidemiol 1987;15:104-7.

[19] Versloot J，Verkamp JSJ，Hoogstraten J，et al. Children's coping with pain during dental care. Community Dent Oral Epidemiol 2004;32:456-61.

[20] Cornelis MA，Scheffler NR，Nyssen-Behets C，et al. Patients' and orthodontists' perceptions of miniplates used for temporary skeletal anchorage：a prospective study. Am J Orthod Dentofacial Orthop 2008;133:18-24.

[21] Wehrbein H，Göllner P. Skeletal anchorage in orthodontics：basics and clinical application. J Orofac Orthop 2007;68:443-61.

[22] Lehnen S，McDonald F，Bourauel C，et al. Expectations，acceptance and preferences of patients in treatment with orthodontic mini-implants. Part Ⅱ：Implant removal. J Orofac Orthop 2011;72:214-22.

[23] Lehnen S，McDonald F，Bourauel C，et al. Patient expectations，acceptance and preferences in treatment with orthodontic mini-implants：a randomly controlled study. Part Ⅰ：insertion techniques. J Orofac Orthop 2011;72:93-102.

[24] Basha A，Shantaraj R，Mogegowda S. Comparative

study between conventional en-masse retraction (sliding mechanics) and en-masse retraction using orthodontic micro implant. J Oral Implantology 2010;19:128-36.

[25] Chen Y,Kyung HM,Zhao WT,et al. Critical factors for the success of orthodontic mini-implants: a systematic review. Am J Orthod Dentofacial Orthop 2009;135: 284-91.

[26] Kuroda S,Sugawara Y,Deguchi T,et al. Clinical use of miniscrew implants as orthodontic anchorage: Success rates and postoperative discomfort. Am J Orthod Dentofacial Orthop 2007;131:9-15.

[27] Nakai Y,Milgrom P,Mancl L,et al. Effectiveness of local anesthesia in pediatric dental practice. J Am Dent Assoc 2000;131:1699-705.

第四部分

骨性支抗装置在正畸运用中的手术注意事项

第 12 章

腭部正畸种植体的植入和去除

Thomas Bernhart and Adriano Crismani

一、引言

许多牙齿和骨骼畸形患者牙列完整，因此牙槽骨区域没有可用的空间用于种植体的放置。对于上颌来说，硬腭部分腭中缝和腭中缝旁的区域是合适的种植位点，因为此处有角化黏膜便于外科手术（参照第7章）。然而，与种植体形状相关的限制仍然存在。

二、植入上腭的正畸种植体

腭部垂直方向上的骨量和腭中缝提示我们使用较短的种植体（<10mm）（图12-1）。然而最近的 meta 分析表明成功率取决于种植体的表面而不是其在前颌骨的长度[1]。

经过表面喷砂和酸蚀处理过的种植体植入上腭部其长度可减少至 4mm。[2]

三、术前诊断

因为下鼻腔穿孔的风险和对精确骨量的需要，除了临床检查外也需要影像学检查。

（一）头颅侧位片

头颅侧位片是口腔正畸基本的影像学诊断工具。有研究发现，术后头颅侧位片显示有5位患者种植体穿孔入鼻腔，然而这5位患者术中种植

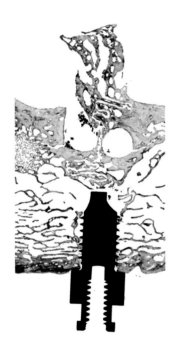

图 12-1 组织学切片显示植入上腭的种植体

床探诊并未显示有任何穿孔[3]。

在标记颅骨进行的一项研究表明，头颅侧位片中上腭最上部的骨边界和鼻孔底的结构一致，而与位于矢状方向的鼻中隔没有关系。硬腭前中1/3处的垂直骨量比头颅侧位片显示的骨量至少多2mm，但是建议安全范围距鼻孔底至少2mm（图12-2）[3]。

主要的问题是把头影测量片上测量的数据转

移到手术位点。Wehrbein 等使用切牙孔作为上腭顶部的内侧边界。然而这个区域的影像往往比较模糊。除此之外,基于影像学的腭黏膜信息,要在手术过程中发生变化。因此,在拍摄头颅侧位片时建议使用球形标记殆板。

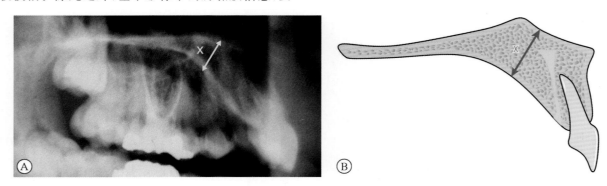

图 12-2　上腭骨量的评估。A. 头颅侧位片;B. 上颌骨的头影测量片标记。最大骨量区域在图中所标的 X。种植体的最大长度应该比 X 小 2mm

(二)牙科计算机断层扫描

因为腭中缝可能在成年也不会完全闭合,这就限制了它附近区域的正畸种植体的使用,而正中旁区是一个合适的可选择的区域(参照第 14 章)。通过使用低剂量 CT 方案,在不减小精确度的情况下减小辐射量也是可以实现的。对于计划植入正畸种植体来说,推荐使用牙科 CT(每层的厚度为 0.5mm;快速扫描模式为 120kV,75mA,1 秒钟扫描)。

在多层面水平上,图像资料在正中矢状面上被重新格式化,切线是在口腔内沿着硬骨板确定(图 12-3A)。垂直于口内的这条切线,冠状层在距离腭中缝 3mm、6mm、9mm、12mm 的位置重建(图 12-3B、C)。95% 的测评患者有足够的垂直骨量以供长为 4mm 的上腭种植体植入。93% 的测评患者在切牙孔远端 4mm、腭中缝旁边 3mm 的地方垂直骨量至少有 3mm[4]。正中矢状面最大骨量位于切牙孔远中 6mm 的地方。正中矢状旁垂直骨量最大平均值是 7.8mm,位于距离中线 3mm 的正中矢状"平面 3"上。

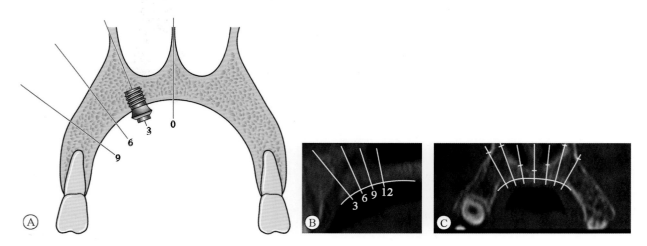

图 12-3　硬腭的 CT。A. 预备种植体植入位置在 3、6、9 平面,这些平面在腭中缝旁区,每个平面之间距离 3mm;B. 硬腭在正中矢状面的多平面重建;C. 多平面重建使得距离切牙孔 0、9mm、6mm 的距离的测量方法形象化

（三）CBCT

CBCT 可以提供三维图像（3D）（图 12-4）。分别用 CBCT 和头影测量侧位片测量 18 个头颅，进而对 CBCT 和头影测量侧位片的精确度进行比较，结果表明运用 CBCT 测量的垂直骨高度（8.98±3.4mm）高于运用头影测量侧位片测量的垂直骨高度（平均 6.6±3.2mm）[5]。在正中旁区域，两种方法都在前磨牙区域呈线性正相关。进而得出结论，头影测量侧位片表明的是正中旁区域的最小垂直骨高度，而不是正中矢状区域的最大垂直骨高度[5]。因此，当头影测量侧位片表明骨量处于边缘位置时建议使用术前 CT 或者是 CBCT。

一项回顾性研究表明 97.8%（89/91）的患者在头影测量侧位片中都表现出足够的骨容量。其他两名患者中有一名在 CBCT 估量中表现出不充足的骨容量（<4mm）[6]。

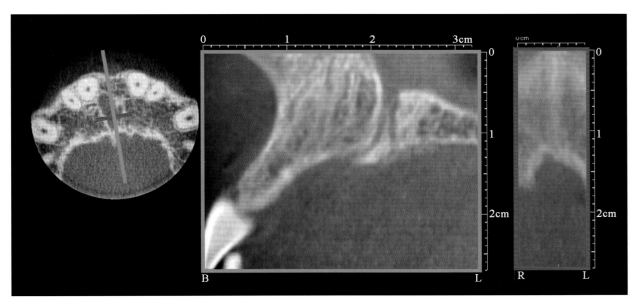

图 12-4　来源于 CBCT 的硬腭重建（绿框：矢状面的口腔重建；红框：冠状面上的全景重建）

（四）小结

根据这些实验结果得出以下结论：

- 当根据头影测量侧位片进行种植体预备时应该考虑距鼻腔底至少有 2mm 的安全界限，因此为了避免穿孔，可以使用标记殆板。
- 只有当头影测量侧位片显示在前磨牙区骨量少于 4mm 时才用 CT。
- 对于牙科 CT 建议使用低剂量方案。

四、骨量和种植体的定位

硬腭骨量的分析使用骨形态计量学分析法，通过对 22 名成年人（18—63 岁）的解剖分析，指出有三个位置可以用于种植体的植入。

- 硬腭中缝的前部，切牙孔后 7mm，第一前磨牙区域。
- 硬腭中缝的中间部分，第二前磨牙区域。
- 硬腭中缝的后部，第一磨牙区域。

年龄对骨密度没有影响。在上腭中段有足够的骨量保证种植体的稳定性，平均骨深度/体积的值（>68%）[7]。

上腭后部骨的质量和数量与上腭种植体的位置的要求相一致[7]。

当治疗孩子时，正中旁区域需要我们特别关注，因为腭中缝仍然在生长发育。已经有两项研究测量了正中旁区域骨的深度[4,8]。利用 CBCT 对 183 名 10—19 岁的青少年的骨量进行测量表明 93.2% 的男生和 91.9% 的女生在正中旁区域有足量的垂直骨量以便于支撑 3mm 的种植体，并且种植体几乎没有对牙根形成干扰[8]。

五、上腭种植体的植入

合适的腭部正畸种植体要求包括：外科操作简单、创伤小、与矫治器连接容易。Straumann腭部种植体（Straumann，Basel，Switzerland）是穿黏膜种植体，能够满足以上要求建议植入腭中缝和腭中缝旁区域。

以下就是对这类正畸种植体植入方法的描述。Straumann上腭种植体是由纯钛制成的简单单元系统，由种植体的骨内部分（4.1mm和4.8mm）、穿黏膜的光滑颈部、螺杆基台组成（见图7-2）。种植体骨内部分有螺纹，螺纹的表面经过喷砂和酸蚀处理，螺纹段的长度有4.2mm。穿黏膜的颈部是高度抛光的。

完成骨量的评估后，在种植体植入区域局部麻醉，随后用黏膜打孔器（图12-5A）和骨膜剥离器去除上腭的黏膜（图12-5B）。上腭密质骨用圆头钻磨成粗糙状（图12-5C），种植床用螺旋钻预备（图12-5D）。刚开始用圆钻预备是为了防止用螺旋钻时打滑。在最大转速为800rpm时种植位置预备要用预冷生理盐水（5℃）保持冷却。

自切割种植体垂直植入骨中（图12-5E）。

种植体的最后定位可能需要扭矩扳手完成（图12-5F）。之后，移除植入工具并在种植体上手动放置愈合螺帽以保护螺纹（图12-5G）。

对于术后护理（最初的10天），建议每天用葡萄糖酸氯己定（0.2%）冲洗数次，而避免用机械清洗。在正畸加力期间，用牙刷清洗种植体以避免感染，防止种植体周围并发症或者是种植体脱落（图12-5H）[9]。

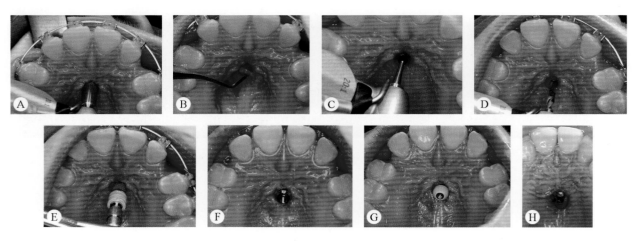

图12-5 在上腭部植入正畸种植体。A. 用打孔器去除上腭黏膜；B. 骨膜剥离器去除上腭的黏膜；C. 用圆头钻标记种植体位置；D. 用螺旋钻预备种植床；E. 用特殊的植入工具和手动转矩扳手，种植体被植入最终的位置并留有高度抛光的肩台；F. 种植体刚植入后的情况；G. 植入愈合基台后的术后情况；H. 种植体周围炎的发生是由于卫生保持不良引起的，去除正畸装置后可以观察到

六、正畸种植体的去除

治疗结束，可以使用一种特殊的有导向筒的环钻去除种植体（图12-6A）。环钻在外面有两个刻度（6mm和4mm），这两个刻度和种植体的长度相关，同时也符合准备预备的深度。

此外，在手术过程中充分的冷却是十分必要的。准备完成后，种植体和它周围的骨质被去除。拔牙钳轻度旋转有利于拔出种植体（图12-6B）。特殊工具有助于抓紧种植体，骨种植体接触的部分会在逆时针旋转力的作用下折断而取出种植体。这需要用扭矩扳手施加高达40Ncm的扭转力。

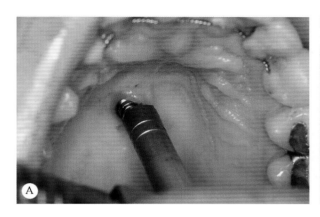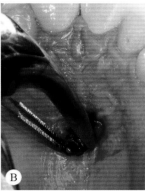

图 12-6 上腭种植体的去除。A. 使用带有特殊导向筒的环钻;B. 拔牙钳的使用

参 考 文 献

[1] Pommer B,Frantal S,Willer J,et al. Impact of dental implant length on early failure rates:a meta-analysis of observational studies. J Clin Periodontol 2011;38:856-63.

[2] Wehrbein H,Merz BR,Diedrich P,et al. The use of palatal implants for orthodontic anchorage:design and clinical application of the Orthosystem. Clin Oral Implants Res 1996;7:410-16.

[3] Wehrbein H,Merz BR,Diedrich P. Palatal bone support for orthodontic implant anchorage:a clinical and radiological study. Eur J Orthod 1999;21:65-70.

[4] Bernhart T,Vollgruber A,Gahleitner A,et al. Alternative to the median region of the palate for placement of an orthodontic implant. Clin Oral Implants Res 2000;11:595-601.

[5] Jung BA,Wehrbein H,Heuser L,et al. Vertical palatal bone dimensions on lateral cephalometry and cone-beam computed tomography:Implications for palatal implant placement. Clin Oral Implants Res 2011;22:664-8.

[6] Jung BA,Harzer W,Wehrbein H,et al. Immediate versusconventional loading of palatal implants in humans:a first report of a multicenter RCT. Clin Oral Invest 2011;15:495-502.

[7] Wehrbein H. Bone quality in the midpalate for temporary anchorage devices. Clin Oral Implants Res 2009;20:45-9.

[8] King KS,Lam EW,Faulkner MG,et al. Vertical bone volume in the paramedian palate of adolescents:a computed tomography study. Am J Orthod Dentofacial Orthop 2007;132:783-8.

[9] Männchen R,Schätzle M. Success rate of palatal orthodontic implants:a prospective longitudinal study. Clin Oral Implants Res 2008;19:665-9.

第13章

正畸微型板的植入和去除

Ayça Arman Özçırpıcı，Sina Uçkan and Çağla Şar

一、引言

作为临时支抗装置，微型板稳定性好，具有广泛的应用范围，包括牙弓的整体向后移动，上颌骨前牵和磨牙压低。因此，使用传统正畸矫治器具有挑战性的病例可以使用微型板种植体。

微型板的植入和去除比上腭种植体和微螺钉种植体更加复杂和耗费时间，需要外科手术穿透黏膜，骨表面预备，每个钛板植入 2～4 个螺钉。微型板的应用包括颌面外科医生进行微型外科植入和去除手术。然而微型板有很多优点，包括提供最大的支抗和远离相邻牙根的安全性位置[1]。

微型板在上颌骨的植入位点限定在颧突[1,2]和梨状孔（前鼻孔）[3]。上颌骨骨折和 Le Fort Ⅰ 型截骨术也是在这些区域通过微型板固定。颧骨区有上颌最厚的皮质骨[2,4]。

下颌骨的皮质骨比上颌骨厚，下颌骨外侧的皮质骨层在外斜嵴处和骨联合处更强壮更厚，这些部位对于微型板螺钉的稳定性有很好的作用。

微型板的初期稳定性对于绝对支抗是十分重要的，在植入后立即加载力，不需要等到骨整合。但是，建议等到软组织愈合后再加力。

微型板的类型

因为患者在解剖、骨质量、骨量和正畸移动的期望不同，所以就需要不同型号的微型板。从弓丝到支抗部位的距离在手术之前就应该计划好，微型板应据此进行选择。

用于颌面外科手术的标准微型板也可以用作正畸支抗，但是暴露部分不是圆的而是有尖锐的棱角（图 13-1A）。这些棱角可能会影响伤口愈合造成更多的软组织刺激。

正畸用微型板包括骨支抗系统（skeletal anchorage system，SAS），[5] Ballard 微型夹板（Surgitec，Brussels，Belgium），[6] C-管（直径为 0.036 英寸的管，通过使微钛板的末端弯曲形成；Martin，Tuttlingen，Germany）[7] 和用于颧骨、梨状孔和骨联合区的钛板（Tasarım Med，istanbul，Turkey）[4]（图 13-1B～D）。

微钛板螺钉是根据固位钉的直径分类的，比如 1.0mm、1.5mm、2.0mm 和 2.3mm 系统。2.0mm 或 2.3mm 的螺钉表面比 1.5mm 的螺钉表面大很多，并且它们有更大的机械力，但是因为直径大，牙根损伤的风险增大。对于正畸支抗来说，当直径小于 2mm 时，螺钉的机械稳定性会下降。自攻型和自助型螺钉可以用于微型板的固定。

钛板臂暴露的地方或者黏膜穿孔的地方称为钛板显露部分，这是在植入过程中必须考虑的方面。

二、颧骨支抗

用于骨支抗的微型板被植入颧突、梨状孔、骨联合和下颌斜嵴处（图 13-2），其中颧突是最常用的部位。

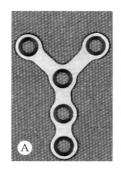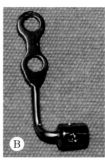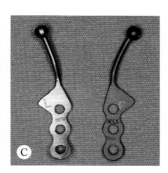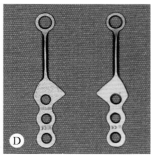

图 13-1 A. 颌面外科手术中用于骨段固定的微型板；B～D. 在正畸治疗中作为骨性支抗的各种不同类型的微型板

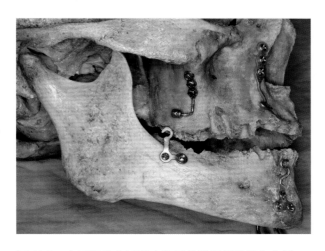

图 13-2 上下颌作为正畸支抗目的微型板的植入位置

上颌骨的前部、颞下部和眼眶表面在颧突处聚合。首先，这些突融合成了上颌体的表面。其次，它是凹面形的，而且和颞下表面是连续的。上方与颧骨以锯齿状连接。下方是一个拱形的骨嵴，叫作颧牙槽嵴，并且把面部和颞下分离开来。

颧骨区域的支抗可以用于安氏Ⅱ类错𬌗畸形中磨牙远移、全牙列远移、切牙内收，以及开𬌗患者磨牙的压低。这个区域也可以通过Ⅲ类牵引以矫正安氏Ⅲ类错𬌗畸形。

外科技术

微型板的植入和去除是在局部麻醉和镇静下进行的。用 4% 的阿替卡因和 1/100 000 的肾上腺素（盐酸阿替卡因）（图 13-3A）进行浸润麻醉或者后上齿槽神经麻醉阻断术之后，在距离龈缘 1.5cm 做垂直和水平向切口，邻近第一、二磨牙的前庭沟处，同时紧贴骨面切开（图 13-3B）。颊肌

附着在磨牙区的颊侧牙槽骨，但是颧骨处的切口通常不影响或者很少影响颊肌。如果切口位置过高，就会有更大的出血风险。腮腺管口是这个区域最重要的解剖结构，一般来说腮腺导管口距离切口比较远，但是切口的大量后移可能会引起腮腺导管口炎症、引流不畅和唾液滞留引起的术后疼痛。

黏骨膜瓣用骨膜分离器剥离，进而暴露上颌骨颧突（图 13-3C）。软组织分离器放置在软组织紧张度高的地方，这种特别设计的牵引器可以降低软组织的紧张度（图 13-3D）。每个患者钛板的选择应该基于支持区域的解剖特点。钛板可以弯曲从而精确地适应骨面达到被动固定（图 13-3E）。锁定系统也可以用于颧骨支抗。它有一个特别的双头螺纹设计，这就允许在植入的时候有螺纹的螺杆去适应相应的有螺纹的微钛板的板孔。[8]

至少应该植入两个种植体以避免旋转和抵抗正畸力，三个种植体会更好。尽可能高的微种植体的植入会到达一个更好的骨量和骨质量的地方，但是如果植入是在局部麻醉下进行的话，软组织张力和微钛板上部螺钉的植入是十分困难的。

第一个微螺钉不应该特别紧这样就可以做一些旋转使钛板到一个十分理想的位置。当第一个微螺钉植入之后，余下的螺钉用螺丝刀植入。虽然颧骨区域的骨厚度比上颌骨其他区域的骨厚度大，但是对于螺钉的固定来说皮质骨量仍然不够，尤其是如果上颌窦十分大的时候。颧骨板用直径是 2mm 或者 2.3mm 的螺钉固定

以增强它的稳定性。外科手术之后，按规定吃止痛药（氨基酚 500mg，每天 3 次），葡萄糖酸氯己定（漱口水，每天 3 次）、阿莫西林（500mg，每天 3 次），一共吃 4 天。

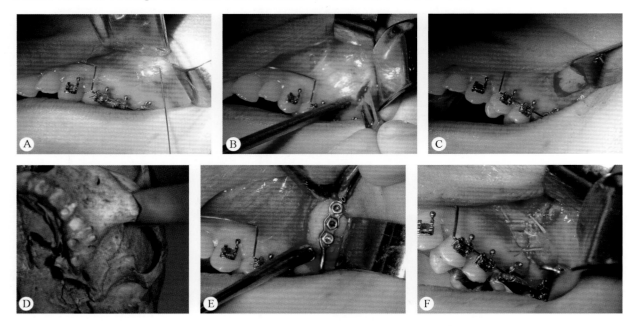

图 13-3　颧骨的微型板支抗。A. 浸润麻醉；B. 第一、二磨牙前庭沟处做垂直切口；C. 沿着骨膜高度暴露上颌骨的颧突；D. 为颧骨区域特殊设计的牵开器；E. 微型板与颧骨上颌突适应，三个螺钉把微型板固定在颧骨上颌突；F. 用 4-0 的缝线关闭切口

在手术过程中可能会遇到很多问题。有的患者附着龈宽度太窄，钛板显露部分位置要在角化龈或至少在膜龈联合处。如果钛板位于游离龈（非附着牙龈），会造成周围软组织移位、术后炎症、感染，进而影响微螺钉的松动。在正畸过程中也可能发生唇颊的刺激，但是如果在手术过程中精准地弯曲暴露环，这种现象也可以避免。如果环的调整是在术后进行的，接近骨的部分应该用一把钳子夹住，而调整用另一把钳子进行，以避免骨螺钉连接处多余的力。

其他可能导致螺钉松动的原因包括矩形微型板的使用、微型板周围力的非均匀分布、植入技术、正畸力的持续时间和患者的口腔卫生。

患者应该遵从严格的口腔卫生维护的指导。微型板需要每天清洁以防止炎症。手术后的几天可能会发生中度的面部肿胀。在术后早期每隔 15 分钟使用一次冰袋可以减轻肿胀。

可能会有和手术位置相关的中等程度的不适和疼痛。对 15 名植入微型板的患者进行疼痛感知评估，显示患者会在植入前考虑手术过程。[9]在术后 7 天，在 VAS 量表上的得分会显著下降。在植入体去除之前，患者会再一次焦虑，因为他们将会经历和植入过程中相同的疼痛，但是其 VAS 得分在 24 小时之后就会显著下降，并且他们之中 88% 的人表示将对在未来经历这种治疗模式有所准备。[9]医患之间有效的沟通可能有助于解决患者对于术后疼痛的担忧。

应该清楚地告知患者在微型板植入和去除过程中可能会经历的疼痛和并发症。

三、梨状孔上的微型板

鼻内侧壁的前部也是前鼻孔的侧壁。此部位对于正畸支抗来说相对是一个新的位点（图 13-4）。除了Ⅱ类弹性牵引，这个位置的适应证包括安氏Ⅲ类错𬌗畸形患者使用面架进行上颌前牵引和深覆𬌗的患者上颌切牙进行压低。

梨状孔接近上颌中线和生长区，切口需要远离中线及切牙并且不能太宽。重要的解剖标志是面动脉的鼻侧分支、眶下分支、角动脉和鼻肌。然而所有的这些结构都离切口较远,不会造成损伤。但对于微型板来说,如果尖牙没有萌出,并且位于上颌骨的深面,就会存在当钛板和螺钉直接植入尖牙区域时牙齿损害的风险。

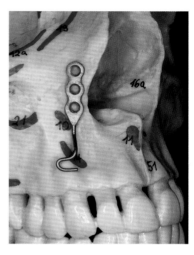

图 13-4　解剖头颅模型上梨状孔旁的微型板位置

外科技术

黏骨膜切口在上颌侧切牙和尖牙之间的颊侧前庭形成,黏骨膜瓣被提起从而暴露两侧的上颌骨鼻腔外侧壁(图 13-5A)。暴露合适的皮质骨区域,同时要特别注意避免损伤萌出的切牙。微型板根据基本解剖结构而成形,并且用两个皮质骨螺钉固定在相应位置(直径 1.5～2mm,长 7mm)(图 13-5B)。切口用 3-0 可吸收缝线缝合,在口腔里暴露钛板上的第三个孔。特殊设计的钛板可避免软组织刺激。如果上颌骨高度充足,可以植入三个微螺钉,但是第三个微螺钉的植入和去除通常比较困难。因此,只有在前两个微螺钉的固定不充分、骨板连接面不是很坚固的时候才植入第三个螺钉。

在这个区域进行双皮质层钻孔可以达到最大的骨接触和稳定性。当骨的总厚度只有几毫米,钻孔可能会引起鼻黏膜的穿孔和出血。为了避免这种情况的发生,骨膜分离器应该插入鼻外侧壁和鼻黏膜之间的间隙中。

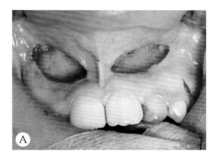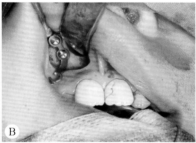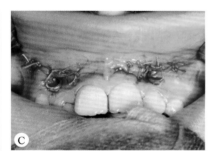

图 13-5　微型板附着在梨状孔。A. 两侧位于上颌唇前庭的黏骨膜切口;B. 位于梨状孔旁的微型板的适应和固定;C. 暴露微型板的第三个孔在口腔内

四、下颌骨联合处的支抗

对于骨性Ⅱ类生长期患者固定功能性矫治器或使用Ⅲ类弹性牵引和矫治深覆𬌗而进行切牙压低的患者,微型板植入到骨联合区。此区域皮质骨相对较厚并且植入容易,是螺钉植入最佳选择的地方之一(图 13-6)。上外表面呈现出多变模糊的嵴,就提示胚胎发育在骨联合区的融合。这个嵴分开围成三角形的颏隆突;嵴的基底部中央凹陷但两边突出成为颏结节。颏隆突和颏结节构成颏。颏孔位于前磨牙之间区域的下部或者是第二前磨牙区的下部,它是颏神经和血管

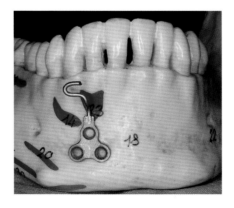

图 13-6　解剖头颅模型上骨联合区域微型板的定位

穿过的地方。

外科技术

双侧浸润注射 1/100 000 肾上腺素的阿替卡因或者利多卡因到颊侧和舌侧区域后,切一个 1cm 长的水平切口。必须小心不要使两个切口相通,两个切口之间至少有 1cm 的距离。注意避免因颏神经功能的部分丧失引起唇下垂的术后并发症。

基于下颌骨前部的表面解剖形态(图 13-7A),钛板应该精准地适应被动贴合骨表面而不对切牙牙根、正在萌出的尖牙以及下颌骨基部有影响。这个区域没有特别重要的解剖结构,只要避开下唇系带、颏神经、动脉、静脉等结构。切口在颏孔的前方,这样血管和神经会远离切口线。

钛板调整后,暴露在口腔的部分附着在龈上穿出黏膜。否则,术后会出现炎症和螺钉的松动。在黏膜穿孔的地方钛板大约被弯曲 90° 以避免在螺钉拧紧之后对软组织的压迫。

螺钉的直径通常是 2mm,它被植入固定钛板,不宜太紧以减少皮质骨的压力(图 13-7B)。仔细检查钛板的稳定性后,伤口用 4-0 的可吸收缝线缝合。首先缝合颏肌,然后再缝合黏膜,这种双层缝合有利于颏肌愈合并且维持它的功能。

黏膜缝合后,最后是钛板颈部周围的缝合,紧密缝合软组织有利于此区域的愈合。术后用药和颧骨支抗手术一样,术后第 6 天拆线,第 10 天开始正畸加力。

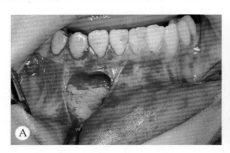 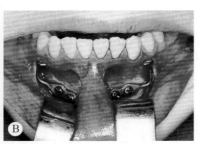

图 13-7　微型板附在骨联合区。A. 顺着骨联合区骨膜的解剖下皮质骨的暴露; B. 在下颌骨骨联合区微型板的植入,这种植入需要两个微型螺钉,保持两个微型板之间的颏系带和颏肌的安全性是十分重要的

五、磨牙后区的微型板

磨牙后区是微型板植入的另一个位置(图 13-8)。外斜线从颏结节上升,到达升支前缘时候变得明显。下颌升支的侧面相对没什么特点,在其下有外斜嵴。位置低于与外斜嵴相接的区域前界的骨厚一些。在第二和第三磨牙附近,外斜嵴附加在颊侧骨板上。颊肌附着在毗邻磨牙的牙槽骨上。许多面部表情肌依附在下颌骨的侧面。

植入这个区域做支抗的微型板用来纠正处在生长期的 Ⅱ 类骨性错𬌗畸形的患者和开𬌗患者下颌磨牙的压低。

这个区域比下颌前区有更充足的骨量,有益于螺钉的初期稳定。微型板植入这个区域也可用于下颌角骨折或颌面外科手术中的下颌升支矢状

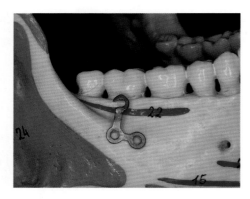

图 13-8　解剖头颅模型上磨牙后区微钛板的定位

劈开截骨术。[8] 主要缺点包括对于钛板和钻孔的适应性的要求。因为这个位置靠后,所以微螺钉的植入和钻孔相对比较困难,微螺钉的植入不易垂直于骨表面。然而,螺钉并非一定要垂直植入,

这样可以使螺钉在骨里有更长的长度。

外科技术

用 1ml 4% 的阿替卡因或者含有 1/100 000 肾上腺素的利多卡因颊侧浸润法进行麻醉；或者下牙槽神经和颊神经（下颌神经的分支）的阻滞麻醉。一般来讲，浸润麻醉对于青少年钛板的无痛植入就可以了。在下颌第二磨牙的颊侧沟切开 1.0～1.5cm 切口。切口不需扩大到升支，因为这有可能伤害颊神经（下颌神经的第二分支，支配磨牙区的黏骨膜）。钛板要在用微螺钉（直径 2.0mm）固定之前进行调整使其适合并且放在期望的位置。这个区域骨质比较厚而致密，避免引起因压力过大而造成组织坏死。软组织用 4-0 的可吸收缝线缝合。术后用药和颧骨支抗手术中一样，术后第 6 天时可拆除缝线。

六、微钛板的去除

微型板的去除需要在局麻下进行切口暴露钛板和螺钉（图 13-9A）。尽管完全骨融合在微螺钉中不可能存在，在钛板和螺钉周围会有新骨沉积，可能需要旋转设备去除微螺钉周围的骨。相反的，有的螺钉可能会松动，甚至会有小的骨缺损。所有的肉芽组织都应该用骨刮匙去除。螺丝刀拧的时候应该特别小心微螺钉头部螺纹以避免螺钉头部磨损（图 13-9B）。切口用 4-0 可吸收缝线缝合（图 13-9C），在手术后使用氯己定漱口水 2～3 天。观察软组织修复情况，第 6 天拆线。愈合的伤口大多比较平滑没有瘢痕。

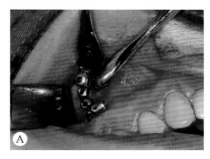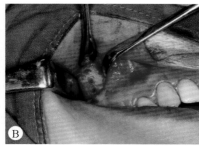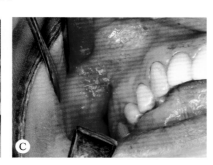

图 13-9　微型板去除的过程。A. 暴露的微型板；B. 一种特殊设计的螺丝刀用来去除微型螺钉；C. 切口缝合

七、小结

新型微型板设计有更多不同类型的长度或预先弯制以适应特殊的解剖形态。除此，可吸收材料，比如聚乙醇酸的使用将会避免外科手术去除的需要。

八、致谢

感谢巴斯肯特大学医学院解剖学系的全体教员，感谢他们珍贵的捐献。

参 考 文 献

[1] Chung KR，Kim YS，Linton J，et al. The miniplate with tube for skeletal anchorage. J Clin Orthod 2002;36:407-12.

[2] Ding P，Zhou YH，Lin Y，et al. Miniplate implant anchorage for maxillary protraction in Class Ⅲ malocclusion. Zhonghua Kou Qiang Yi Xue Za Zhi 2007;5:263-7.

[3] De Clerck H，Geerinckx V，Siciliano S. The zygoma anchorage system. J Clin Orthod 2002;36:455-9.

[4] Erverdi N，Usumez S，Solak A. New generation open-bite treatment with zygomatic anchorage. Angle Orthod 2006;76:519-26.

[5] Sugawara J，Kanzaki R，Takahashi I，et al. Distal movement of maxillary molars in nongrowing patients with the skeletal anchorage system. Am J Orthod Dentofacial Orthop 2006;129;723-33.

[6] De Clerck HJ，Cornelis MA. Biomechanics of skeletal anchorage. Part 2：class Ⅱ nonextraction treatment. J Clin Orthod 2006;40:290-8.

[7] Chung KR，Kim YS，Lee YJ. The miniplate with

tube for skeletal anchorage. J Clin Orthod 2002;36:
407-12.

[8] Oguz Y,Saglam H,Dolanmaz D,et al. Comparison
of stability of 2.0 mm standard and 2.0 mm locking
miniplate/screws for the fixation of sagittal split ra-

mus osteotomy on sheep mandibles. Br J Oral Max-
illofac Surg 2011;49:135-7.

[9] Tseng YC,Chen CM,Wang HC,et al. Pain percep-
tion during miniplate-assisted orthodontic therapy. J
Med Sci 2010;26:603-8.

第 14 章

正畸微螺钉种植体的植入和去除

Fadi Tarawneh and Moschos A. Papadopoulos

一、引言

一般来说，微螺钉种植体（MIs）的植入尽可能是非侵袭性的，这是为了减少病人术后不适感以及种植体周围的刺激和炎症。种植体的植入程序通常是由生产厂商决定的，然而一些基本的问题需要考虑到，本章将概括这些问题。

二、植入前的准备

（一）麻醉

软组织的麻醉对种植体植入来讲就足够了，通常用凝胶或乳剂类表面麻醉药就能达到效果，大多数病人只需要少量的局部麻醉药就可以了。很少需要阻滞麻醉，而且也应当避免使用，因为这有可能掩盖植入期间牙根接触的反应，从而引起牙根损伤。

（二）软组织准备

自钻型种植体通常能够直接穿过牙龈或黏膜植入，而不需要对软组织或骨组织进行处理。相反，非自钻型种植体只有在去除了覆盖在植入区域的软组织后才能进行，要么切开龈瓣要么在软组织上打孔（见图 11-1）[1-3]。

翻瓣就意味着疼痛、不适及术后可能持续超过 1 周的炎症，但是这种方法并不影响成功率[4]。很多情况提倡翻瓣术，如在下颌骨联合处。如果在系带处植入种植体，为了避免功能运动时可能发生的种植体周围机械刺激，常建议先行系带切除术[2]。可能的话，尽量避免植入到这些区域，以减少软组织的问题。

（三）导向钻

自钻型种植体不需要导向钻，除了植入较厚的皮质骨区域时，这些区域需要较强的力会引起过多的骨压迫，将减少种植体二期稳定性或导致植入时发生种植体折断的情况。一般地，下颌骨颊侧的皮质骨比上颌骨厚，而且越往根尖部越厚[5,6]。成年男性的皮质骨比女性和青少年的稍厚[5,6]。引导孔对于下颌骨和根尖方向植入的自钻型种植体是非常重要的，尤其是在下颌第一和第二磨牙之间[5]。

非自钻型种植体必须使用导向钻。最好由口腔外科医生在手术环境下完成。使用软组织打孔钻将植入位点的软组织要么切开要么去除（图 11-1），然后用手机来完成定位孔（图 18-6D）。500～1000rpm 的速率足以贯穿皮质骨，但不能超过1500rpm[1,2]。用生理盐水充分地冲洗和冷却，过热会导致骨坏死和自钻失败。高效切割的尖钻头能手动钻穿密质骨以减少过度产热。定位钻的使用是一个侵入性的过程，有可能引入微生物污染，所以建议一旦洞形完成就不要再将定位钻放入洞中。为了避免折断和产生较高的骨应力，需要选择直径最合适的打孔钻，导向钻的直径比要使用的种植体的直径小 0.2～0.3mm。尽管钻一个定位孔让植入程序更复杂且更花费时间,但是这种植体的植入提供了一个固定的路径,这样反而降低了损伤邻近牙根或植入到鼻窦的风险。

三、种植体的植入

种植体的植入用扳手(图 14-1A)手工完成或者用能改变速率而有特定角度的手机完成(见图 16-5C)。

对种植体植入而言,30rpm 的速率就足够了,不能超过 60rpm[1,2]。棘轮扳手可以在不同的位置辅助种植体的植入(图 14-1B)。可以提供从 5～30Ncm 的可调节扭力。一旦达到了需要的扭矩,就可以停止进一步加力[1]。

植入扭矩的大小取决于骨厚度,骨质,种植体的尺寸和设计,以及植入的方法和速率等因素[1]。通常建议种植体的植入要以慢而稳的速率来完成,应用低而持续的力,这样骨及种植体上的负载也会很低。Motoyoshi[7]等建议使用 5～10Ncm 的植入扭矩以避免骨损害。

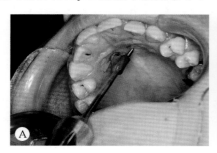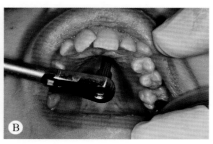

图 14-1　使用螺丝刀手动植入种植体(A)和棘轮扳手(B)

控制扭矩的大小,尤其对于植入来讲,看起来临床上很重要但并不容易做到,特别是当使用自钻型种植体手动植入时[1]。非自钻型种植体植入扭矩和方向比较容易控制,因为有准备好的导向孔。植入扭矩也要小一点,这样骨压迫和种植体折断的风险也会小[8,9]。但是非自钻型及自钻型种植体对侧向力的抵抗是相似的[10]。如果导向过程不能够小心控制而避免过度产热的话,也有可能形成创伤。

自钻型种植体造成牙根损害的风险更大,因为控制植入路径的难度更大。同时需要很高的扭矩,形成过度骨压迫的风险也增大,尤其是当皮质骨厚度超过 1.5mm 引起二期稳定性降低[8-11]。有研究报道自钻型种植体相比非自钻型种植体动度小且骨-种植体结合多[1,12]。

一般来讲,自钻型受到大多数临床医生偏爱,尤其是在上颌骨的某些区域皮质骨较薄,而非自钻型种植体在下颌骨骨皮质较厚的区域更好用。根据皮质骨厚度,推荐植入的部位见表 14-1。

种植体植入的方向

不可能总是垂直于骨表面植入种植体,尤其还要避免损伤牙根时[13]。很多作者推荐倾斜植入而不是垂直植入,能够更好地实现种植体-皮质骨接触[14]。越往根尖端根间距离也越大,但是黏膜动度也随之增大。如果在两个相邻牙根间可利用空间太小,倾斜的植入方向更有利于减少接触牙根的风险[2]。

在上颌骨,推荐在根尖方向与牙长轴成30°～45°倾斜角植入种植体,上颌窦区域除外,因为这个区域垂直的角度更有利于避免对上颌窦的损伤[15]。在下颌骨,如果乳齿都存在时,种植体要尽可能地平行于牙根植入,或者以 10°～20°角度植入[15,16]。

四、种植体可能的植入点

决定种植体最好的植入位点需要用到 X 线,模型和临床检查去评估颊舌向宽度及皮质骨厚度、软组织特点、根间距离、窦腔形态、生物力学考虑和可行性[5]。

(一)上颌骨

上颌骨种植体可植入的位点包括鼻棘下方、上腭(中线或靠近中线区域)、颧牙槽嵴、上颌结节及牙槽突(牙根的颊舌向都可以)(图 14-2)。

在上颌骨,植入位点越往前、越靠近根尖方向,种植体植入越安全[5,16]。

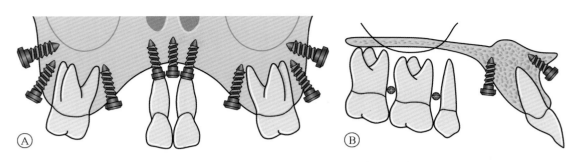

图 14-2　上颌种植体植入位点及方向示例。A. 正面观；B. 侧面观

在前部最佳的植入位点是中切牙和侧切牙牙根之间，距离釉牙骨质界大约 6mm。在颊侧，最佳的植入位点是在第二前磨牙与第一磨牙及第一、第二磨牙之间（见图 40-1C，D）。

在腭侧最佳的植入位点是在第一、第二前磨牙之间，因为这里的皮质骨最厚。在上颌结节和智齿区域的骨最少，不适合植入种植体。

在上腭，靠近中线区域被认为是种植体植入最安全的区域，因为这里有大量钙化组织且远离附近牙根。切牙孔后方 6~9mm 及中线两侧 3~6mm 区域有大量的骨支持，可作为上腭中间区域的替代位置[19]。一项最新的研究显示，在上腭区域，正畸种植体在切牙孔后方大于 3mm 及中线旁 1~5mm 的区域能有效植入[20]。

对于直径 4~6mm 种植体而言，腭中缝有足够的骨支持来保证植入（见图 16-5）[19,20]。但是腭中缝是弯曲且交互错杂的，有可能在成年人时期也没有完全钙化（关闭）[19,20]。因此，最大直径 2.3mm 的种植体是不可以植入到腭中缝区域的，因为很可能种植体骨内的结构在腭中缝区域，就不能很好地与骨形成接触。

表 14-1　根据不同皮质骨厚度推荐的植入位点

皮质骨厚度（mm）	建议
<0.5	不建议植入
0.5~1.5	不需要打孔钻
1.5~2.5	建议在皮质骨打孔以减少骨压迫和不良后果

（二）下颌骨

下颌骨区域种植体可能的植入位点包括下颌骨联合、牙槽突（牙根之间）及磨牙后部区域（图 14-3）[15]。

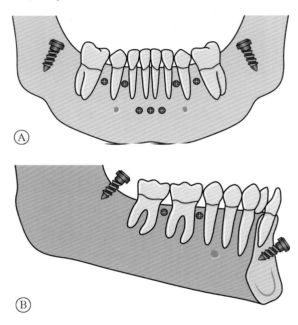

图 14-3　下颌种植体植入位点示例。A. 正面观；B. 侧面观

最安全的植入位点在侧切牙和尖牙之间距釉牙骨质界 6mm 处，第一磨牙和第二前磨牙之间，第一和第二磨牙之间（见图 40-1C，D）[5,23]。然而，当充足的骨量位于牙根下半段时，因为这个区域是由游离龈覆盖的，会有很大的风险出现软组织刺激。为了克服这个问题，种植体头部设计或植入技术（应用倾斜方向植入）的调整就很有必要[23]。

五、种植体植入的软组织考虑

相比植入到游离龈，在附着龈区域植入有合适的软组织封闭，就会出现较少的软组织并发症和较低的失败风险[1,7]。

六、种植体植入根间区域的考虑

当在根间区域植入时,通常认为至少 3mm 的空间对于安全植入是必须的[16,23,24]。

利用外科导板通过口内 X 线片能极大地帮助鉴别和评估种植体植入位点的特殊根间区域(图 14-4)[15]。由钢丝、硅胶、丙烯酸材料制作而成的可调节的导板或者支架也可被用于辅助种植体植入[25,26]。第 16～18 章包含了更多使用外科导板的细节。

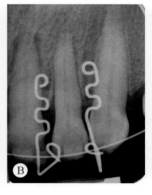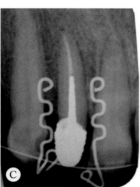

图 14-4　根据外科导板决定种植体植入位点。A. 病人口内配有钢丝伸长臂的导板;B、C. 同一个病人口内显示钢丝位置的根尖 X 线片,用来评估可能植入位点的骨质,根间空间,牙槽骨高度

七、植入后的感染控制

感染控制对于避免种植体周围炎及随之发生的早期丧失和种植体失败极其重要(见图 9-3)[1,27]。在种植体植入期间确保无菌操作、植入到附着龈区域及严格遵照操作规程可以减少炎症和感染的风险。此后,病人必须保持与拔牙后相似的清洁的口腔卫生,但是在刷牙时要特别注意种植体,学会如何正确清理种植体周围及头部区域。抗生素并不是必需的,但是漱口水和消毒液能帮助病人保持良好的口腔卫生。病人必须被告知不能用手指、舌头或嘴唇,或者口外的东西如钢笔或铅笔去动种植体。

种植体在行使功能期间,临床医生必须始终定期评估种植体周围牙龈组织的愈合和健康以及病人的口腔卫生状况。

八、种植体的去除

通常,种植体的去除不复杂且很容易,利用和植入时一样的螺丝刀一次就可以完成。局部麻醉通常也并不需要,除非有软组织覆盖在种植体上。

首先去除正畸装置的连接部件,然后种植体就能轻松拧出。去除种植体后留下的小伤口除需保持口腔卫生外并不需要特别处理,也可以使用 0.2%氯己定液擦拭。去除种植体后留下的伤口很小而且几天后就可以愈合(图 14-5)。

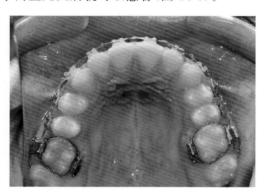

图 14-5　腭前部中央区域植入的两个种植体去除后当时看到的伤口

如果种植体很紧,不能够立刻去除,建议等 3～7 天后再次尝试。因为在第一次去除尝试后种植体周围表面的微骨折或骨的重建已经形成,这会引起种植体松动。如果在去除种植体时,种植体折断在骨中,那么就需要用环形钻来去除。

这时,需要请口腔外科医生或者牙周科医生去除种植体在骨内的部分[2]。

参 考 文 献

[1] Ludwig B,Baumgaertel S,Bowman J. Mini-implants in orthodontics: innovative anchorage concepts. Hanover Park,IL: Quintessence;2008.

[2] Lee J,Kim J,Park Y,et al. Applications of orthodontics mini-implants. Hanover Park,IL: Quintessence;2008.

[3] Kuroda S,Sugawara Y,Deguchi T,et al. Clinical use of miniscrew implants as orthodontic anchorage: Success rates and postoperative discomfort. Am J Orthod Dentofacial Orthop 2007;131:9-15.

[4] Moon CH,Lee DG,Lee HS,et al. Factors associated with the success rate of orthodontic miniscrews placed in the upper and lower posterior buccal region. Angle Orthod 2008;78:101-6.

[5] Fayed MM,Pazera P,Katsaros C. Optimal sites for orthodontic miniimplant placement assessed by cone beam computed tomography. Angle Orthod 2010; 80:939-51.

[6] Ono A,Motoyoshi M,Shimizu N. Cortical bone thickness in the buccal posterior region for orthodontic mini-implants. Int J Oral Maxillofac Surg 2008;37:334-40.

[7] Motoyoshi M,Hirabayashi M,Uemura M,et al. Recommended placement torque when tightening an orthodontic mini-implant. Clin Oral Implants Res 2006;17: 109-14.

[8] Sowden D,Schmitz JP. AO self-drilling and self-tapping screws in rat calvarial bone: an ultrastructural study of the implant interface. J Oral Maxillofac Surg 2002;60: 294-9.

[9] Wilmes B,Drescher D. Impact of insertion depth and predrilling diameter on primary stability of orthodontic mini-implants. Angle Orthod 2009; 79: 609-14.

[10] Su YY,Wilmes B,Hönscheid R,et al. Comparison of self-tapping and self-drilling orthodontic mini-implants: an animal study of insertion torque and displacement under lateral loading. Int J Oral Maxillofac Implants 2009;24:404-11.

[11] Böhm B,Fuhrmann R. Clinical application and histological examination of the FAMI screw for skeletal anchorage: a pilot study. J Orofac Orthop 2006;67: 175-85.

[12] Kim JW,Ahn SJ,Chang YL. Histomorphometric and mechanical analyses of the drill-free screwas orthodontic anchorage. Am J Orthod Dentofacial Orthop 2005;128:190-4.

[13] Dalstra M,Cattaneo PM,Melsen B. Load transfer of miniscrews for orthodontic anchorage. Orthodontology 2004;1:53-62.

[14] Motoyoshi M,Yoshida T,Ono A,et al. Effect of cortical bone thickness and implant placement torque on stability of orthodontic mini-implants. Int J Oral Maxillofac Implants 2007;22:779-84.

[15] Carano A,Velo S,Leone P,et al. Clinical applications of the Miniscrew Anchorage System. J Clin Orthod 2005;39:9-24.

[16] Poggio P,Incorvati C,Velo S,et al. Safe zones: a guide for miniscrew positioning in the maxillary and mandibular arch. Angle Orthod 2006;76:191-7.

[17] Bernhart T,Vollgruber A,Gahleitner A,et al. Alternative to the median region of the palate for placement of an orthodontic implant. Clin Oral Implants Res 2000;11: 595-601.

[18] Moon SH,Park SH,Lim WH,et al. Palatal bone density in adult subjects: Implications for mini-implant placement. Angle Orthod 2010;80:137-44.

[19] Henriksen B,Bavitz B,Kelly B,et al. Evaluation of bone thickness in the anterior hard palate relative to midsagittal orthodontic implants. Int J Oral Maxillofac Implants 2003;18:578-81.

[20] Gahleitner A,Podesser B,Schick S,et al. Dental CT and orthodontic implants: Imaging technique and assessment of available bone volume in the hard palate. Eur J Radiol 2004;51:257-62.

[21] Melsen B. Palatal growth studied on human autopsy material: A histologic microradiographic study. Am J Orthod 1975;68:42-54.

[22] Persson M,Thilander B. Palatal closure in man from 15 to 35 years of age. Am J Orthod 1977;72:42-52.

[23] Schnelle MA,Beck FM,Jaynes RM,et al. A radiographic evaluation of the availability of bone for placement of miniscrews. Angle Orthod 2004;74: 832-7.

[24] Chaimanee P,Suzuki B,Suzuki EY. "Safe Zones" for miniscrew implant placement in different dentoskeletal patterns. Angle Orthod 2011;81:397-403.

［25］ Kitai N,Yasuda Y,Takada K. A stent fabricated on a selectively colored stereolithographic model for placement of orthodontic mini-implants. Int J Adult Orthodon Orthognath Surg 2002;17:264-6.

［26］ Suzuki EY,Buranastidporn B. An adjustable surgical guide for miniscrew placement. J Clin Orthod 2005;39:588-90.

［27］ Park HS,Jeong SH,Kwon OW. Factors affecting the clinical success of screw implants used as orthodontic anchorage. Am J Orthod Dentofacial Orthop 2006;130:18-25.

第四部分 骨性支抗装置在正畸运用中的手术注意事项

第 15 章

微螺钉种植体植入区域的选择

Antonio Gracco and Giuseppe Siciliani

一、引言

很多因素都可以影响到正畸微螺钉种植体（MIs）植入部位的选择，包括：种植体初期的稳定性、对邻近解剖结构的保护、运用的生物力学以及病人的舒适性。

微螺钉种植体建议植入的几个解剖部位见表15-1。影响种植位点是否合适的因素包括：

■ 植入区便于操作。

表 15-1 微螺钉种植体植入部位

部位	植入位点
牙槽区域	
上颌	颊侧牙槽
	腭侧牙槽
	牙槽嵴
	上颌结节
下颌	颊侧牙槽区
	舌侧牙槽区
	牙槽嵴
	磨牙后区
非牙槽区域	
上颌	硬腭（腭中和腭中旁区）
	颧突
下颌	外斜线

■ 软组织特征。
■ 骨组织特征。
■ 解剖学特征。

我们将在本章中具体阐述上述因素。

二、植入区便于操作

有两个因素会影响操作的便利：一是正畸医生相对于病人头部的位置，二是目标区域特定种植手柄的使用。

不管正畸医生是直视还是使用口镜反射，均需要目标种植区域术野清楚，同时不会对病人或者医生造成不适感。在微螺钉种植体植入过程中必然会遇到阻力，医生可通过手抑或者整个身体来对抗来自病人方面的阻力。

大多数的上下颌牙槽区可以通过使用直的种植手柄置入种植体，但是对于腭中（旁）部区域、上颌结节和下颌磨牙后区，使用反角度的手柄更易于操作。这两种手柄均可以用于上颌颧突或者下颌外斜线区。

三、软组织特征

（一）组织类型

微螺钉种植体植入的最佳部位位于临床可见的骨性牙槽嵴和膜龈联合之间（图15-1）[1]。附着龈可确保微螺钉种植体具有更佳的稳定性以及良好的颈缘封闭性。如果种植体植入非附着龈或是黏膜系带的邻近区域,牙龈的过度牵拉将刺激软组织发炎,导致种植体稳定性下降[1]。

种植体周围组织的改建是种植体稳定性的

重要因素。因而,为了防止种植体植入时牙龈组织的卷入,可以在手术之前通过软组织打孔或者二极管激光去除相应部位的一部分牙龈组织(去除牙龈组织的直径应大约等于种植体的直径)。

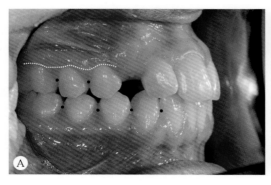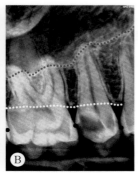

图 15-1 微螺钉种植体植入参考点。A. 口内参考点;B. 影像学参考点。黑色圆点代表邻接区域,白色虚线代表牙槽骨,红色虚线代表膜龈联合界限(图 A)和上颌窦的下壁(图 B)

种植体颈部通常保持光滑以防发炎,但是有些种植体颈部有细小沟纹来辅助结缔组织黏附和阻挡上皮内陷(见图 6-6)。许多种植体还附有一个基台来压迫牙龈,防止其上爬覆盖种植体顶端(见图 6-7)。暂时使用光固化复合树脂或在种植体头部缠绕橡皮圈也可以达到压迫牙龈的效果。

(二)黏膜厚度

需要明确黏膜的厚度以确保种植体可以穿越黏膜层与骨组织得到充分的接触,获得良好的稳定性。上颌黏膜厚度最大的区域位于上颌骨前部腭侧(平均 3.38mm)和硬腭中部(平均 3.06mm)。下颌磨牙后区黏膜最厚(平均 3.02mm)(图 15-2)。同时,附着龈的厚度也受病人性别的影响。男性口腔中黏膜较厚的几个区域有[2]:

- 中切牙和侧切牙间。
- 侧切牙和尖牙间。
- 尖牙和第一前磨牙间。
- 第一和第二前磨牙区。

评估黏膜厚度的方法很多,包括超声波和口腔内科使用牙周探针(常常需要麻醉)在内的所谓直接的方式[3]。超声波结果显示:上颌颊侧前部和前磨牙区域的黏膜厚度要大于下颌骨的相应区域,下颌颊侧黏膜较厚的区域位于磨牙区域。同时,上颌腭侧黏膜较厚的区域位于第一前磨牙与

其相邻的尖牙和第二前磨牙区域。

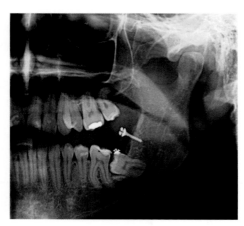

图 15-2 微螺钉种植体植入磨牙后区下颌角处,为了直立阻生的第二磨牙。请留意种植体植入骨骼的长度比例及覆盖在种植体头部的牙龈状况

四、骨组织特征

(一)骨组织的质、量以及年龄相关的差异

骨组织的质量指其密度和厚度,两者均随年龄变化。

牙槽突是上颌骨和下颌骨形成支持牙齿的部分。牙槽骨的壁由密质骨组成,而松质骨位于皮

质骨之间,牙槽骨的三维结构主要由遗传决定,同时也受到牙列咬合力的影响。牙槽中隔的大部分由松质骨构成,而唇侧和腭侧表面的大部分是密质骨(图 15-3)。

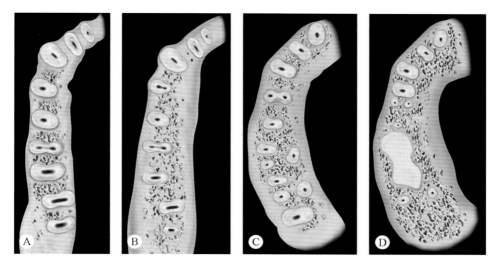

图 15-3　上颌骨水平切片显示骨质厚度和根间距离。A,B. 这两张切片分别显示前部牙齿和后部牙齿在釉牙骨质界处(A)、牙根中部唇颊侧皮质骨的变化(B);C. 牙根中1/3 腭侧的牙根间距要大于颊侧;D. 根尖 1/3 切片。后牙区域可见上颌窦边界

在上颌,覆盖在牙根表面的密质骨中,腭侧要厚于颊侧。下颌刚好相反[3]。

骨质会受到诸如无牙症等状况的影响。牙齿缺失后,局部的骨组织便会随时间减少。同样也会受到肌肉功能、激素和系统性疾病的影响。

上颌骨和下颌骨的差异在于矿化程度和皮质骨厚度的不同,根据皮质骨与髓质骨的比例分为四种类型的骨质[4]。

■ 一类:骨质主要由皮质骨构成。

■ 二类:厚而致密的皮质骨和致密排列的骨小梁。

■ 三类:略薄的皮质骨和略疏松的松质骨。

■ 四类:薄的皮质骨和散在分布的骨小梁。

Misch 根据皮质骨与髓质骨的比例和骨组织的宏观特征在 1987 年提出这一分类的改良版本,共分为五大类(D1～D5)(图 15-4)[5]。Misch 分类的骨质密度可以用 Hounsfield 单位(表述放射密度的量化指标)来表示(表 15-2)。

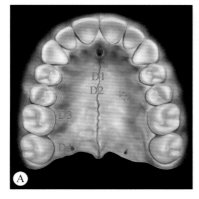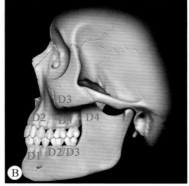

图 15-4　Misch 分类下不同的骨质区域。A. 上颌骨腭侧;B. 颅面部的侧面观

表 15-2　Misch 骨密度分类

种类	骨质密度	解剖位点
D1	致密皮质骨和少量松质骨（＞1250HU）	下颌正中联合和旁正中联合区域
D2	薄的皮质骨和致密的骨小梁（850～1250HU）	上颌骨前部 下颌骨前后部
D3	薄的骨皮质和大量的骨小梁结构 350～850HU	上颌骨前后部 下颌后部
D4	主要为松质骨加少量皮质骨（150～350HU）	上颌后部
D5	不成熟的骨质（＜150HU）	不成熟的骨质

骨质可以通过 CT 精确测定，而有经验的外科医生仅凭触诊就可以知道属于哪一分类。

种植区域的骨骼的质和量与机械固位相关，而不是骨结合[6]。因而，皮质骨的相对厚度是确保种植体初期稳定性的重要因素（至少需要 1mm 的厚度）。一般而言，种植体长度的 71.2％应当位于牙槽骨内，上颌骨的比例还要高些[7]。种植体的主体进入骨质深度在上颌至少为 6mm，在下颌骨至少为 5mm，以保证牙齿移动全过程的稳定性。

即使骨质良好，在种植体植入过程中使用过大的力也会影响到种植体的稳定性，因为过度的力会增加摩擦并可能导致骨创伤。因此，提倡对厚的骨皮质进行软组织打孔或预钻孔对植入区进行准备（见图 11-1）。

还有一种提高稳定性的方式就是使种植体跨越两层皮质骨，这样可以减少皮质骨之间骨小梁的负荷（图 15-5）[8]

（二）上颌骨植入区域

根据上述考虑因素，上颌骨潜在的植入区域包括[9]：

■ 颊侧。
■ 后牙腭侧。
■ 腭中线和腭中旁区域。

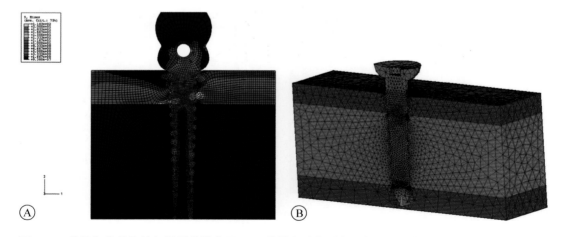

图 15-5　微螺钉种植体植入骨质的模式图。A. 单骨皮质支抗表现出应力分布于钉骨界面的外皮质骨；
　　　　B. 双骨皮质支抗的影响

■ 前鼻棘和前部牙槽骨。

■ 颧牙槽嵴。

在上颌颊侧区域进行种植时,需要记住最大的

颊腭部宽度位于第一磨牙与第二磨牙之间,距离牙槽嵴5mm(图 15-6B)[9],同时皮质骨最厚的牙根间区域位于第一前磨牙与第二前磨牙之间[10]。

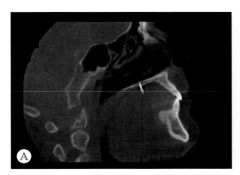 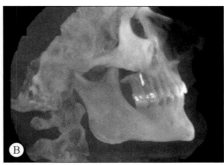

图 15-6　微螺钉种植体植入的腭侧区域。A. 体层摄影腭中缝旁矢状区域,种植体已植入腭部。种植体的顶端已经穿越了皮质骨的上层,提供了双层皮质支抗。B. CBCT 三维重建显示种植体植入上颌第一磨牙与第二磨牙之间

后腭部的植入,上颌结节处颊腭侧和近远中区域的骨质最小(0.2mm)[9]。

最有利的植入位点之一位于腭中缝附近。此区域是典型的 D1 骨质,腭部皮质骨从前到后依次递减,腭中缝区域的骨质也有类似的趋势。因此种植体植入的最佳位点是切牙孔后 6～9mm 部位,在腭中缝旁区域是距离腭中缝 3～6mm 范围。

腭中缝旁植入种植体是否合适与病人的年龄有关,因为青少年患者腭中缝还没有完全骨化。因而在此区域植入两枚种植体更有利于种植体的初期稳定性。

要考虑病人的年龄,一是应避免种植体植入未萌恒牙区域,二是骨质密度会随年龄增长而降低。在青少年患者中应选择密质骨区域,比如腭部。切记骨质不良的情况下应避免过度的负荷

(<100～150g),微螺钉种植体在青少年中的失败率要高于成年人[8]。

成年人的皮质骨除了在上颌骨颧牙槽嵴、下颌骨第一磨牙和第二磨牙颊侧、旁腭中缝后部以外都较厚[6,10]。

前鼻棘和前部牙槽骨是 D2 型骨[12]。此区域颊舌侧最厚处位于中切牙和侧切牙间,距离釉牙骨质界 6mm 处。近远中最厚区位于两个中切牙之间,距离釉牙骨质界 6mm 处[10]。

颧牙槽嵴在上颌第一磨牙处的骨质厚度在5.2 到 8.8mm 间,使得种植体的植入角度与𬌗平面呈 40°～75°角。对于颧牙槽嵴而言,6mm 是支持微种植体的最小厚度,植入部位应位于上颌𬌗平面上 14～16mm 处并与之呈 55°～70°角,避免对第一磨牙的近颊侧牙根造成损伤(表 15-3)。[13]

表 15-3　上下颌骨质厚度

上颌	下颌	参考文献
腭骨前部厚于后部	后部区域比前部皮质骨厚度更大	6
颧牙槽嵴处皮质骨厚度最大	颊侧皮质骨厚度最大	
上颌颊侧区域骨质厚度差别较小		
M1 和 M2 间颊舌侧厚度更大	M1 和 M2 间有最大的颊舌侧和颊侧皮质骨厚度	10
P2 和 M1 之间有最大的近远中和唇腭侧距离	P2 和 M1 间有最大的近远中颊侧距离,尖牙和 P1 间有最大的舌侧骨皮质	

（续　表）

上颌	下颌	参考文献
中切牙和侧切牙之间腭侧皮质骨厚度大		
可以放心植入微螺钉种植体	M1 和 M2 颊舌侧近远中骨质厚度最大	14
	切牙间唇侧近远中平面上骨质最少	
	M1 和 M2 间颊舌侧骨质厚度最大	
	中切牙和侧切牙间颊舌侧骨质厚度最小	
M1 和 M2 间的唇腭侧骨质宽度最大，距离牙槽嵴 5mm，上颌结节处宽度为 0.2mm，距离牙槽嵴 11mm	下颌骨安全植入区域： M1 和 M2 之间（高度不限） P1 和 P2 之间（高度不限） P2 和 M1 之间，距离牙槽嵴 11mm 尖牙和 P1 直接，距离牙槽嵴 11mm	9
M1 处颧牙槽嵴厚度为 5.2～8.8mm		13
上颌前部颊侧骨皮质厚度增加	下颌骨颊侧皮质骨厚度更大，并随距离牙槽嵴的距离增大而增加	11
	皮质骨在距离牙槽嵴 4～6mm 处显著增厚	15

M1. 第一磨牙；M2. 第二磨牙；P1. 第一前磨牙；P2. 第二前磨牙

（三）下颌植入区域

下颌骨骨质比上颌骨更为致密。尽管上下颌前部颊舌侧骨质厚度没有显著差异，但后部骨质厚度差异显著。实际上，上颌尖牙根尖的近远中区域的皮质骨相对较薄而下颌骨骨皮质厚度则以尖牙牙根为界近远中向递增[15]。

在所有的植入区域中，下颌骨颊侧皮质骨最厚[6]，该区域的皮质骨厚度在种植体植入的根间区域和其距离牙槽嵴的距离不同而不同。

下颌骨骨皮质最厚处位于第一磨牙与第二磨牙之间，最薄的骨质位于尖牙和第一前磨牙之间[9,10,14]。通常种植体植入应远离牙槽嵴 4～6mm，因为此处的皮质骨最厚（表 15-3）[10,15]。根据骨质厚度评估，下颌骨种植体植入的安全区域有：

- 第一磨牙与第二磨牙之间（高度不限）。
- 第一前磨牙与第二前磨牙之间（高度不限）。
- 第二前磨牙与第一磨牙之间，距牙槽嵴 11mm。
- 尖牙与第一前磨牙之间，距牙槽嵴 11mm。

五、解剖特征

（一）间隙足够

种植体植入时需要考虑牙根间距离，对于避免牙根损伤很重要。暂时支抗安全植入的最小根间距离是 3.3m，包括种植体直径 1.3mm，与相邻根间区各留有 1mm 的距离[7]。

总之，上下颌根间距从颈部到根尖处递增，磨牙区间距大于切牙区（图 15-8）。因而，尽管前部牙槽嵴区拥有绝佳的生物力学，是压低前牙的理想位点，但由于根间距较小和唇肌的持续刺激，并不是一个合适的植入位点（图 15-8B）[7]。

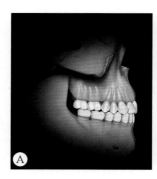
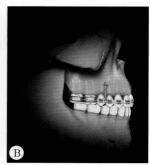

图 15-7　上颌的根间距离。A. 尖牙和两个前磨牙间出现拥挤，在前磨牙间植入种植体应考虑牙根排列情况；B. 正畸牙根排列完成后在前磨牙根尖处植入微螺钉种植体

相比之下，上下颌后牙区牙根间距足够用于种植体植入。并且，下颌最宽的距离位于第一磨

牙与第二磨牙之间[8·16-18]。

　　然而由于下颌骨舌侧血管密集和舌的刺激，一般不考虑植入种植体。而上颌骨的唇颊侧则是最佳的植入位点，双侧根间距最大处位于第二前磨牙与第一磨牙之间[9]。

　　有趣的是，根间距离也受病人上下颌骨关系的影响，骨性Ⅱ类的病人上颌骨根间距离更大，而Ⅲ类病人下颌骨的根间距离较大（表 15-4）[19]。

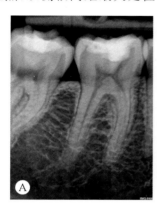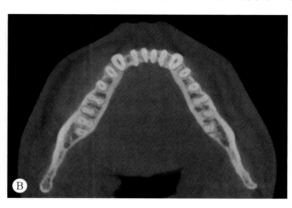

图 15-8　下颌骨的根间距离。A. 下颌后部表明第一磨牙与第二磨牙间的根间距大于第一磨牙与第二前磨牙的根间距；B. 位于下颌牙齿根中 1/3 的 CBCT，显示下切牙的根间距较小

表 15-4　上下颌骨根间距

下颌	上颌	参考文献（样本量）
ID 降序排列为：M1 和 M2 之间、P2 和 M1 之间、P1 和 P2 之间		18（样本量 15；CT）
前磨牙区微螺钉种植体植入避免损伤颏孔，建议距离骨嵴 9mm		
切牙间植入间隙不足		
前部区域：侧切牙间和尖牙间 ID 较大 后部区域：颊侧 P2 和 M1ID 较大；舌侧 P1 和 P2ID 较大	前部区域：中切牙间 ID 值较大 后部区域：无论颊腭侧，P2 和 M1 间的 ID 值较大	10（样本量 34 个上颌骨，66 个下颌骨；CBCT）
ID>3.1mm 的区域 （1）M1 和 M2 之间 （2）P1 和 P2 之间 （3）P2 和 M1 之间，距离牙槽嵴 11mm （4）尖牙和 P1 间，距离牙槽嵴 11mm	ID>3.1mm 的区域 （1）M1 和 P2 间，距离牙槽嵴 2～8mm 以及 M1 和 M2 之间距离牙槽嵴 2～5mm （2）P1 和 P2 颊腭侧，尖牙和 P1 间，均距离牙槽嵴 5～11mm （3）P2 和 M1 颊侧，距离牙槽嵴 5～8mm 唇腭侧 ID 最大的区域位于 P2 和 M1 周围	9（样本量 25；CBCT）
ID>3：前磨牙间、磨牙间以及第一前磨牙和第一磨牙间，距离 CEJ4 mm	ID>3：前部区域距离 CEJ8mm，在后部位于前磨牙之间和前磨牙和第一磨牙之间，距离 CEJ4mm	16（样本量 30；CT）
ID>3：所有根间距、距离牙槽嵴 11mm 以及牙根间隙距离牙槽嵴 8mm（除 33-34、35-36 以外）	ID>3：P2 和 M1 间，距牙槽嵴 11mm	7（样本量 25；CT）
M1 和 M2 间，距离牙槽嵴至少 5mm 处 ID 值较大	P2 和 M1 区域、距离颈缘 6～8mm 处 ID 值较大	17（样本量 20；CBCT）

　　CBCT. 锥形束 CT；ID. 牙根间距离；CEJ. 釉牙骨质界；M1. 第一磨牙；M2. 第二磨牙；P1. 第一前磨牙；P2. 第二前磨牙

（二）重要解剖结构的距离

植入种植体必须要考虑邻近解剖结构，上颌骨植入时需要注意上颌窦和腭侧神经血管束，下颌植入需要注意的下齿槽神经、颏孔和系带。

对于上颌窦而言，种植体直径＜2mm穿越上颌窦黏膜，发生炎症的概率很小，去除种植体后也会很快愈合。因而上颌腭侧种植体直径一般要求＜2mm。

腭侧血管神经束（包括腭动脉和腭前神经）从腭大孔穿出，位置大小形状变异较大，通常位于上颌第三磨牙腭侧和第三磨牙与第二磨牙之间[20]。血管束向前直达切牙孔，距离牙龈边缘5～15mm之间。因而种植体应位于第二磨牙的近中的神经之间[12]。

下颌骨植入种植体可能会损伤下齿槽神经[12]，尽管可以通过改变种植体植入的角度减少损伤的发生，我们还是需要在术前进行全景片检查[7]。由于下颌舌侧血管束密集和舌的刺激，种植体不应该在下颌的舌侧植入。

下颌双侧颏孔通常位于第一前磨牙与第二前磨牙之间，位置相对较深。此区域黏膜活动度大因而可能会降低种植体的稳定性。

系带同样也是影响种植体机械固位的阻碍，并且容易产生种植体相关的软组织炎症。

六、术前诊断

术前进行影像学检查可以确保良好植入位点的选择。全景片在二维平面上给出了植入区大体的信息，但会因口颌面部结构的差异产生误差。根尖片可以提供更精确的图像，尽管其有利于显示近远中向骨质宽度，但仍然受限于二维图像的局限。CT可以提供良好的三维成像，并具有很高的诊断价值，但是它的辐射量高，并不能频繁拍摄。CBCT在三维图像质量以及辐射剂量上达到了一种平衡。它可以对牙根间距离、近远中或颊舌侧骨质厚度以及皮质骨的厚度进行准确评估[9]。

除了用于术前准备以外，影像诊断技术可以模拟植入过程，且计算机辅助设计/制造软件可以辅助种植支抗的选择[12,22]。

七、致谢

作者对克劳迪娅博士（Drs. Claudia）、瑟琳娜（Serena MonteFrancesco）、安东尼奥（Antonio D'Ercole）以及玛利亚（Maria Larosa）所作出的贡献表示诚挚感谢。

参 考 文 献

[1] Ludwig B, Glasl B, Kinzinger GSM, et al. Anatomical guidelines for miniscrew insertion: Vestibular interradicular sites. J Clin Orthod 2011;45:165-73.

[2] Cha BK, Lee YH, Lee NK, et al. Soft tissue thickness for placement of an orthodontic miniscrew using an ultrasonic device. Angle Orthod 2008;78:403-8.

[3] Costa A, Pasta G, Bergamaschi G. Intraoral hard and soft tissue depths for temporary anchorage devices. Semin Orthod 2005;11:10-15.

[4] Lekholm U, Zarb G. Patient selection and preparation. In: Branemark PI, Zarb GA, Albrektsson T, editors. Tissue integrated prostheses. Berlin: Quintessence;1985. p. 199-210.

[5] Misch CE. Density of bone: effect on treatment plans, surgical approach, healing and progressive bone loading. Int J Oral Implantol 1990;6:23-31.

[6] Farnsworth D, Rossouw PE, Ceen RF, et al. Cortical bone thickness at common miniscrew implant placement sites. Am J Orthod Dentofacial Orthop 2011;139:495-503.

[7] Biavati AS, Tecco S, Migliorati M, et al. Three-dimensional tomographic mapping related to primary stability and structural miniscrew characteristics. Orthod Craniofac Res 2011;14:88-99.

[8] Lombardo L, Graeco A, Zampini F, et al. Optimal palatal configuration for miniscrew applications. Angle Orthod 2010;80:145-52.

[9] Poggio PM, Incorvati C, Velo S, et al. "Safe zones": a guide for miniscrew positioning in the maxillary and mandibular arch. Angle Orthod 2006;76:191-7.

[10] Fayed MM, Pazera P, Katsaros C. Optimal sites for orthodontic mini-implant placement assessed by cone beam computed tomography. Angle Orthod 2010;80:939-51.

[11] Baumgaertel S, Hans MG. Buccal cortical bone

thickness for mini-implant placement. Am J Orthod Dentofacial Orthop 2009;136;230-5.

[12] Kravitz ND,Kusnotob B. Risks and complications of orthodontic miniscrews. Am J Orthod Dentofacial Orthop 2007;131(Suppl.);43-51.

[13] Liou EJ,Chen PH,Wang YC,et al. A computed tomographic image study on the thickness of the infrazygomatic crest of the maxilla and its clinical implications for miniscrew insertion. Am J Orthod Dentofacial Orthop 2007;131;352-6.

[14] Hernandez LC,Montoto G,Puente RM,et al. "Bone map" for a safe placement of miniscrews generated by computed tomography. Clin Oral Implants Res 2008;19;576-81.

[15] Lim JE,Lee SJ,Kim YJ,et al. Comparison of cortical bone thickness and root proximity at maxillary and mandibular interradicular sites for orthodontic mini-implant placement. Orthod Craniofac Res 2009;12;299-304.

[16] Lee KJ,Joo E,Kim KD,et al. Computed tomographic analysis of tooth-bearing alveolar bone for orthodontic miniscrew placement. Am J Orthod Dentofacial Orthop 2009;135;486-94.

[17] Hu KS,Kang MK,Kim TW,et al. Relationships between dental roots and surrounding tissues for orthodontic miniscrew installation. Angle Orthod 2009;79;37-45.

[18] Monnerat C,Restle L,Mucha JN. Tomographic mapping of mandibular interradicular spaces for placement of orthodontic mini-implants. Am J Orthod Dentofacial Orthop 2009;135;428,discussion 428-9.

[19] Chaimanee P,Suzuki B,Suzuki EY. "Safe zones" for miniscrew implant placement in different dentoskeletal patterns. Angle Orthod 2011;81;397-403.

[20] Jaffar AA,Hamadah HJ. An analysis of the position of the greater palatine foramen. J Basic Med Sci 2003;3;24-32.

[21] Ludwig B,Glasl B,Lietz T,et al. Radiological location monitoring in skeletal anchorage; Introduction of a positioning guide. J Orofac Orthop 2008;69;59-65.

[22] Liu H,Liu DX,Wang G,et al. Accuracy of surgical positioning of orthodontic miniscrews with a computer-aided design and manufacturing template. Am J Orthod Dentofacial Orthop 2010;137;728,discussion 728-9.

第 16 章

微螺钉种植体植入部位影像学评估定位指导

Björn Ludwig，Bettina Glasl，Michael Schauseil，
Ben Piller and Gero Kinzinger

一、引言

　　微螺钉种植体植入术前评估常规应用影像学和（或）定位装置的方法，通过对骨量、相邻牙牙根位置、合适的微螺钉种植体尺寸的评估提高了设计和定位的准确性。定位指导旨在为手术过程中，准确高效地提供患者口内植入区域的信息。

二、定位指导

　　早期的装置通常在技工室完成，制作和临床定位都需要一定的时间。一些复杂的附件要么黏附在固定矫治器上要么需要辅以口内放射线夹板架[1]。其他的方法包括根据三维 CT 影像重建，在模型上制作的定位导板[2,3]。

　　测量时需要预先在模型上确定微螺钉种植体植入点和牙表面点，在模型上使用牙周探针测量两者之间的距离，进而转移到口内[4]。

（一）传统定位指导

　　传统的定位装置通过钢丝暂时固定在牙上（使用复合树脂或者硅橡材料固定）并在预订植入位点上方调整[5-7]。基本形状是一根弯曲的钢丝，末端为一圆圈位于目标区域上方（图 16-1A）[5-8]。调整钢丝形状使其与牙槽突和牙弓的形态相适应，通常在技工室制作完成。为确保其在拍摄过程中的稳定，弯曲的弓丝固定于复合树脂夹板中，

树脂覆盖多个邻牙，在影像学评估后（图 16-1B），植入位点用探针在黏膜表面形成出血点进行标记[6-8]。

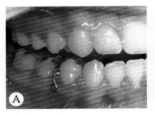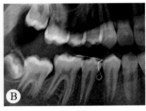

图 16-1　技工室制作的定位装置，钢丝（德国丹特伦）以及一个和微螺钉种植体植入部位相对应的标记孔。A. 装置戴入口内后的照片，丙烯酸树脂延伸覆盖至多个牙面；B. 全景片

（二）新型定位指导

1. X 线辅助定位钉

　　传统定位装置的一个常见问题在于其本身结构或技术的复杂性并不完全适用于常规的正畸操作，X 线辅助定位钉可用以标记合适的微螺钉种植体植入点，而不需要技工室制作或弯制钢丝（图 16-2）。这对于经验不足的医生而言是有利的。

　　X 线辅助定位钉体积小，由不锈钢合金铸成，含有一个球状的头部、逐渐变细的主体和一个用于标记牙龈的尖端（图 16-2A）。使用 Weingart 钳就可以轻易地将钉子置于上下颌邻牙根间牙龈。

　　钉子总长 3.5mm，有助于在牙龈内的固

定[9]。头部直径 1.6mm,与大多数的种植体直径相当(图 16-2A、B),圆锥形的结构方便其便捷地插入牙龈的诸多位置(图 16-2C)。可以准确定位微螺钉种植体。然而此种方法并不能排除影像学失真以及在选择微螺钉种植体植入角度时产生的误差。

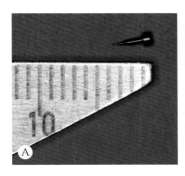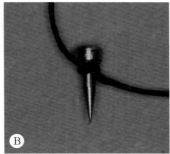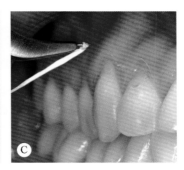

图 16-2　X 线辅助定位钉。A. 包括刺入尖端,圆锥形主干和球状帽(总长 3.5mm,工作长度 2.5mm,最大直径 0.75mm);B. 牙线结扎以免滑脱;C. 口内应用。使用 Weingart 钳将钉子刺入预定植入部位

X 线辅助定位钉是一个微小的侵入性的装置,然而从感染控制的角度而言,辅助定位钉应仅限于一次使用。

2. 个性化压膜导板

有些情况下使用 X 线辅助定位钉定位比较困难。可通过使用真空压膜导板配合阻射管,就构成了另一种评估微螺钉种植体植入位点的方法,可为微螺钉种植体在植入过程中控制置入方向提供精确指导。

三、X 线辅助定位钉的临床应用

使用之前需要将钉子进行消毒和灭菌处理,为安全起见,建议使用牙线在口外与钉子扎在一起(图 16-2B)。

在确定了微螺钉种植体的植入位点之后,植入区域先使用表面麻醉继而使用局部麻醉。图 16-3 为辅助定位钉的置入、X 线片显示口内微螺钉种植体的植入位置。拍摄完 X 线片后,轻轻去除辅助定位钉,在牙龈植入位点处可留下一小的出血点。

如果所选择的区域接近或者与邻牙根接触,那么就需要用同样的方法再确定一个位点。

由于 X 线片可以显示具体部位,微螺钉种植体可以安全地植入根间区域。在种植体植入以后,同样也可以通过放射片显示微螺钉种植体植入部位(图 16-3D)。

腭部使用 X 线辅助定位钉

由于腭部软硬组织的特点,在腭部牙根之间植入微螺钉种植体受到限制(参考第 15 章)。但在腭部需要植入种植体的情况下也可以使用 X 线辅助定位钉定位(图 16-4)。

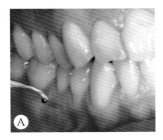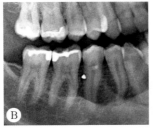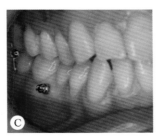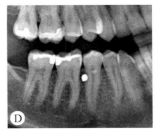

图 16-3　下颌骨牙根间微螺钉种植体植入使用 X 线辅助定位钉。A. 口内照;B. 诊断性全景片显示植入区辅助定位钉的位置和骨量;C. 植入微螺钉种植体;D. 微螺钉种植体植入后全景片

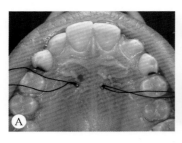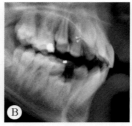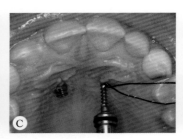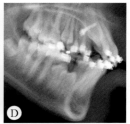

图 16-4 X线辅助定位钉用于腭部植入微螺钉种植体。A. 辅助定位钉的口内照；B. 诊断性侧位片；C. 口内照片显示微螺钉种植体植入紧靠定位钉；D. 植入完成后的侧位片

四、真空压膜导板的临床应用

使用藻酸盐或者硅橡胶取模、灌模。在技工室制作 2mm 厚的真空压膜导板，用直径 2mm 的不锈钢管加热插入导板预计置入种植体的位点中。将此装置戴入病人口腔中拍摄 X 线片（图 16-5A），确定不锈钢管的位置和植入的位置以及与微螺钉种植体之间所呈的角度（图 16-5B）。导板还可用于种植体植入导向（图 16-5C）。微螺钉种植体植入后，拍片确定微螺钉种植体位置和方向（图 16-5D）。

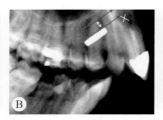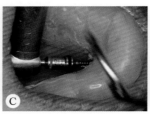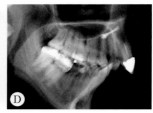

图 16-5 腭部植入种植体时真空压膜导板的使用。A. 口内照，上颌牙弓使用附着种植引导管的压膜导板；B. 戴入压膜导板后的侧位片，阻射区域代表金属管，用以确定种植体植入的位置和方向；C. 口内照片示压膜导板在种植体植入过程中用作植入方向的引导；D. 植入后侧位片

五、小结

定位装置在微螺钉种植体植入过程中很有用。用钢丝组件弯制而成的装置需要病人额外复诊取模灌模，且因弯制的钢丝和固定粘结材料的刺激可能会导致牙龈炎症。此外，使用胶片夹可能在拍摄过程中不经意移动定位装置。总之，应用术前诊断装置辅以放射片导向来准确定位微螺钉种植体植入位点较困难。植入角度偏差 8° 就会导致微螺钉种植体植入轨迹偏离至少 1mm[1]。因而有的临床医生建议保留导向钉为预钻过程做准备[1,2,9]。大多数的传统诊断性定位装置可以精确定位垂直向的高度，但在精准确定植入角度方面存在问题。

X 线辅助定位钉定位可在椅旁操作完成，诊断价值高，临床应用效果好，且经济实用[10]。避免了使用传统装置弯制弓丝及固定的复杂性，并能够精确确定植入部位以及局部骨量和垂直向骨高度。通过 X 线辅助定位钉定位很少需要进行重复影像学诊断。当通过 X 线辅助定位钉定位困难时，可使用真空压膜导板辅助定位。

当然，X 线辅助定位钉定位和真空压膜导板定位都存在某些不足之处，如影像学图像失真、微螺钉种植体植入角度的误差等，因而这两者在辅助微螺钉种植体植入过程中的作用也不容夸大。

参 考 文 献

[1] Estelita Cavalcante Barros S, Janson G, Chiqueto K, et al. A three-dimensional radiographic-surgical guide for mini-implant placement. J Clin Orthod 2006;40:

548-54.

[2] Kim SH,Choi YS,Hwang EH,et al. Surgical positioning of orthodontic mini-implants with guides fabricated on models replicated with cone-beam computed tomography. Am J Orthod Dentofacial Orthop 2007;131;S82-9.

[3] Kitai N,Yasuda S,Takada K. A stent fabricated on a selectively colored stereolithographic model for placement of orthodontic mini-implants. Int J Adult Orthod Orthog-nath Surg 2002;17;264-6.

[4] McGuire MK,Scheyer ET,Gallerano RL. Temporary anchorage devices for tooth movement: a review and case reports. J Periodontol 2006;77;1613-24.

[5] Lietz T. Minischrauben-Aspekte zur Bewertung und Auswahl der verschiedenen Systeme. In: Ludwig B, editor. Mini-Implantate in der Kieferorthopadie: Innovative Verankerungskonzepte. Berlin: Quintessence;2007. p. 11-71.

[6] Bumann A,Wiemer K,Mah J. Tomas-eine praxisgerechte Losung zur temporfiren kieferorthopSdisclien Verankerung. Kieferorthopadie 2006; 20; 223-32.

[7] Morea C,Dominguez GC,Wuo A,et al. Surgical guide for optimal positioning of mini-implants. J Clin Orthod 2005;39;317-21.

[8] Maino BG,Bednar J,Pagin P,et al. The Spider Screw for skeletal anchorage. J Clin Orthod 2003; 37;90-7.

[9] Suzuki EY,Buranastidporn B. An adjustable surgical guide for miniscrew placement. J Clin Orthod 2005; 39;588-90.

[10] Ludwig B,Glasl B,Lietz T,et al. Radiological location monitoring in skeletal anchorage: introduction of a positioning guide. J Orofac Orthop 2008;69;59-65.

第 17 章

上颌第二前磨牙和第一磨牙根间微螺钉种植体精确植入技术(Kim支架)

Tae-Woo Kim and Hyewon Kim

一、引言

上颌第二前磨牙和第一磨牙根间隙较大,尤其是在使用 Roth 托槽整平后[1],因而此区域是微种植体植入的良好位点。然而,尽管此区域牙根间隙较大,但植入微螺钉种植体却未必总是安全的。最常见的问题是微螺钉种植体植入根间区侵犯到牙周膜与牙根接触或太靠近牙槽嵴顶。

现有许多装置用以帮助找到一个安全的植入位点,但每种方法都有其缺陷(参考第 16 章)。本章介绍的 Kim 支架是一种有利于微螺钉种植体在牙根间精确定位的辅助装置,临床制作简单,可通过减少牙根的损伤增加微螺钉种植体植入的成功率。

二、Kim 支架的组成

Kim 支架由一个定位测量尺和方向导引丝组成(图 17-1)。

(一)定位测量尺

定位测量尺结扎在第一磨牙的托槽上,含有垂直臂和水平臂,可以帮助确定微螺钉种植体的近远中位置。垂直臂是测量尺的垂直部分,而水平臂有 5～8 段钢丝作为标尺,每段钢丝之间间隔 1mm(图 17-1A)。

(二)方向导引丝

方向导引丝结扎在第二前磨牙托槽上,表示微螺钉种植体植入的方向(图 17-1B)位于胎面的部分为胎面臂,位于第二前磨牙和第一磨牙的中点处,穿越两牙邻接并大约近中面接触。X 线束水平角度与胎面臂平行,微螺钉种植体植入方向也与之平行。

三、病人准备

建议使用 0.019 英寸×0.025 英寸的镍钛丝(图 17-2)或者不锈钢方丝弓(0.022 英寸的槽沟)排齐后牙。这是先决条件,因为当后牙存在拥挤时,牙根会在随后的矫治过程与微螺钉种植体接触。此外,在整平之后,牙根排列规则,牙根间距离可提供微螺钉种植体植入的间隙,避免其与牙根接触。

四、Kim 支架的制作

(一)材料和工具

需要以下材料和工具(图 17-3～图 17-5)。

- 根尖片:邻牙无重叠影(图 17-3A)。全景片不够精确,牙根间距离难以确定。CT 分辨率不高,辐射剂量大、费用高。
- 研究模型:弓丝取出后取模(图 17-3B)。颊侧口腔前庭需要清晰可见。如果取模前未取下弓丝、口腔前庭不清楚就无法制作 Kim 支架。

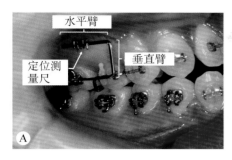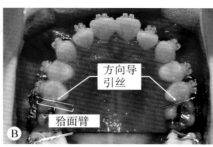

图 17-1　Kim 支架的组成。A. 定位测量尺，结扎在第一磨牙托槽上；B. 方向导引丝，结扎在第二前磨牙托槽上

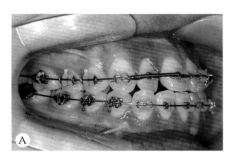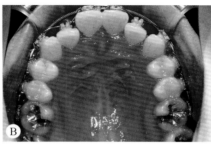

图 17-2　植入前病人上颌后区域准备。在排齐后牙之后，微螺钉种植体植入到第二前磨牙和第一磨牙牙根间。此病人附着龈范围较大，因而 MI 位置可以稍高

- 托槽：0.022 英寸的槽沟。
- 弓丝：0.0125 英寸×0.028 英寸的不锈钢方丝和 0.014 英寸直径的钢丝（易焊接到 0.022 英寸×0.028 英寸不锈钢方丝上）。
- 焊接设备。
- 工具：Tweed 成形钳、切断钳及记号笔。

使用模型和根尖片确定微螺钉种植体的位置和方向。用铅笔在模型上画线（图 17-3C，D）。

（二）制作方向导引丝

方向导引丝从植入点的近中结扎到牙齿托槽上（第二前磨牙，图 17-1B）。图 17-4 显示其制作过程。

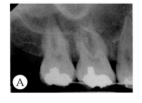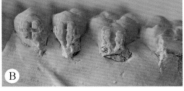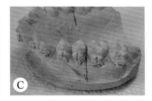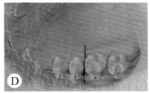

图 17-3　制作 Kim 支架。A. 植入前根尖片，确保上颌第一磨牙和第二前磨牙接触区不重叠；B. 高质量的模型：无弓丝加上口腔前庭清晰可见；C，D. 根据根尖片在研究模型上画线，标记两牙根间中间的位置（C）延伸到腭侧和殆面（D）以便微螺钉种植体植入方向的选择

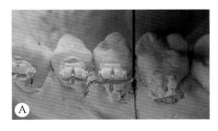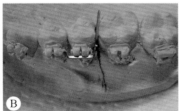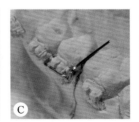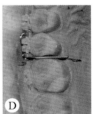

图 17-4　制作方向导引丝。A. 0.022 英寸×0.028 英寸的不锈钢方丝插入第二前磨牙托槽中，在第二前磨牙与第一磨牙间铅笔标记处向殆方弯曲；B. 殆面臂弯曲跨越两邻牙接触点，过长的钢丝部分剪剪避免与舌或 X 线胶片接触；C. 方向导引丝最终形状；D. 殆面臂顺着铅笔所标记的方向弯制，即平行于微种植体植入方向以及 X 线束长轴的方向

（三）制作定位测量尺

长 2～3mm 的 5～8 段合金丝焊接到不锈钢

方丝（0.0215 英寸×0.028 英寸）上，两两之间间隔 1mm，具体步骤见图 17-5。

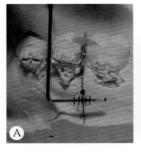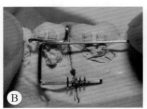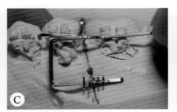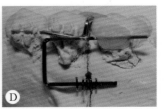

图 17-5　制作定位测量尺。A. 5～8 段合金丝以相邻 1mm 的间距焊接到定位测量尺的水平臂上，中间段的点相对应种植体预订植入位点（红点），佩戴 Kim 支架拍片后可以进行调整。垂直臂在第一前磨牙与第二前磨牙接触点处弯曲；B. 在第一磨牙托槽的高度弯曲 90°；C. 在第一磨牙颊管或者托槽的近中弯制刺刀样阻挡曲，也为第二前磨牙托槽和方向导引丝提供了位置；D. 剪去多余的末端钢丝

五、种植体植入过程

（一）麻醉

对口腔和植入区消毒后，注入局部麻醉药（利多卡因加肾上腺素），确保仅颊侧黏膜麻醉。

（二）固定 Kim 支架

方向导引丝结扎到第二前磨牙上，如果需要可适当调整𬌗面臂。然后固定测量尺，确保测量

尺的水平臂不会干扰微螺钉种植体的植入位点。测量尺位于附着龈边缘上方 2mm（图 17-6），而水平臂应轻触黏膜而不产生压迫。

（三）影像学评估

上颌固定了 Kim 支架后拍摄根尖片，注意方向导引丝的𬌗面臂与 X 线束的水平角度保持平行（图 17-7A）。理想的根尖片应该第二前磨牙和第一磨牙的接触点清晰可见，冠部无重叠（图 17-7B）植入位点应位于两牙牙根间隙的中央。

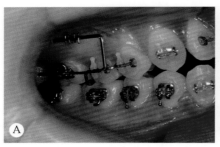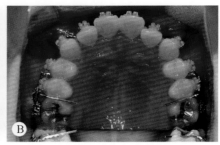

图 17-6　固定 Kim 支架。A. 先将方向导引丝结扎到第二前磨牙托槽上，然后固定定位测量尺；B. 双侧固定 Kim 支架的𬌗面观。方向导引丝位置同模型

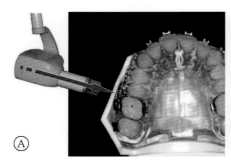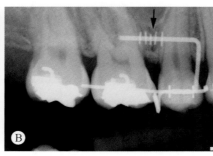

图 17-7　根尖片。A. 方向导引丝的𬌗面臂应与 X 线束平行；B. 对于此病人而言，垂直臂上的第二和第三段钢丝中间（箭头所指）即为微种植体植入位点

(四)微螺钉种植体植入

口腔消毒后,使用探针标记植入位点、检测黏膜厚度及皮质骨的质量(图 17-8)。

使用特制的种植手柄将微螺钉种植体植入附着龈的最高点,并与牙龈表面垂直(图 17-8B,C)。如果需要微螺钉种植体倾斜植入,在微螺钉种植体穿过皮质骨后可改变植入方向,使之与软组织表面呈 15°～30°角。如果需要进一步倾斜,在植入之前就需要预钻孔。从𬌗面看,种植手柄的长轴和方向导引丝的𬌗面臂应当平行,可通过使用口镜从𬌗面辅助确定方向。在微螺钉种植体植入过程中,手柄应保持稳定避免来回晃动。

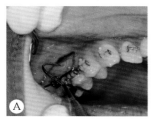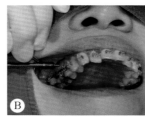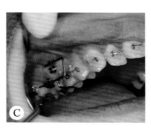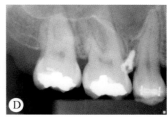

图 17-8　微螺钉种植体植入。A. 用探针标记植入位点、检测黏膜厚度及皮质骨的质量;B. 种植手柄旋转 2～3 圈即可穿透皮质骨,使用口镜检查确定或微调植入的方向,注意种植手柄的方向应当与方向导引丝的𬌗面臂平行;C. 种植体植入上颌第二前磨牙和第一磨牙之间,微螺钉种植体尽可能位于附着龈的高位;D. 根尖片显示种植体植入状况良好

(五)微螺钉种植体植入的评估

植入后即刻拍摄根尖片确定微螺钉种植体位于预设的正确位置(图 17-8),如果置入位置不当,应立刻去除并在新的位置重新植入。

参 考 文 献

[1]　Kim TW,Kim H. Clinical application of orthodontic mini-implant. Seoul, Korea: MyungMun; 2008. p. 44.

第 18 章

微螺钉种植体植入最佳位置的手术导板

Camillo Morea,Gladys C. Dominguez and Moschos A. Papadopoulos

一、引言

正畸微螺钉种植体植入最大的难处在于如何在牙槽嵴颊侧或腭侧的根间区植入而避免损伤邻牙牙根。牙槽中隔充足的骨质是种植体成功植入的重要因素之一,这可以通过早期的整平和排齐牙列(参考第 17 章)来实现。但在一些患者,尤其是临床牙冠较小的患者,即使牙列排齐整平后,其种植体植入的间隙仍然不够,在这样的情况下,可以通过使用开大螺旋弹簧扩大间隙或者另寻植入位点。

存在种植体与牙根接触、根部受损风险的情况下,建议使用手术导板来减少此类风险。

二、常规手术导板

制作常规外科导向装置[1,2]的原理类似于用于种植牙的原理,但由于微螺钉种植体位置必须精确,只能使用非自攻式的微螺钉种植体。外科导向的目的在于从三维方向控制引导钻孔时钻针的方向,确保微螺钉种植体可以准确植入预定区域。可以通过在手术向导主体部分使用金属套管来实现。

首先,根据力学需求在模型上确定理想的植入位点。与其他章节描述的一样,理想的植入位点位于附着龈并尽可能接近膜龈联合处,有时根据需要也可以考虑植入牙槽黏膜处。然而,在后者区域植入时需要在钻孔之前进行微型翻瓣,避免在导向钻孔过程中卷入组织(参考第 14 章)。

有时在预植入区两个邻牙间附着龈上可见垂直向的凹陷,这种凹陷下是牙槽中隔的中部,可以起到导向的作用(图 18-1A)。选择的植入位点确定后,就可以在石膏模型上用铅笔进行标记(图 18-1B)。

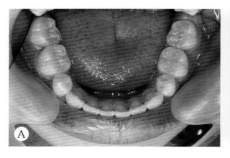 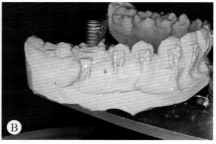

图 18-1 牙齿间隔。A. 齿龈凹陷表示下颌第一和第二磨牙之间的齿间隔的中部;B. 放置于平行仪台上的具有标记植入点的石膏模型。间隔中线需要垂直于地面

使用套管定位器将套管固定在石膏模型上（图 18-2），套管定位器由以下几部分组成：

- 主体部分包括一水平刀片，用于连接平行仪的插销位于主体的上部。
- 根冠方向移动定位器，用于调整冠根方向倾斜角度。
- 套管保持器，插入根冠角度架，通过螺钉来固位。

套管的近远中位置通过均分两个边缘嵴的线来确定，套管的冠根方向可以通过套管定位器确定，并可根据植入区解剖条件而调整。划线从模型边缘嵴的中间开始延伸到两个邻牙的接触点，然后向根尖方向延伸并与牙体长轴平行，那么种植体就始终在两牙牙根之间，不会触及牙根（图 18-2C）。根据这条线就可以确定套管固定的正确位置，即微螺钉种植体植入位点（图 18-2D）。

套管定位器插入平行仪的垂直臂中（图 18-2E）。套管保持器应与刀片平行，并与刀片位于同一垂直平面上，这样垂直移动根冠方向定位器，套管保持器就可以通过预定的微螺钉种植体植入位点。随后将石膏模型放在平行仪的台面上，那么，微螺钉种植体在牙槽中隔的植入位点就与平行仪的垂直臂平行，与地面垂直（图 18-2F）。同时调整套管保持器的倾斜角度精确地显示微螺钉种植体植入的近远中（图 18-2G）和冠根向倾斜角度（图 18-2H）。

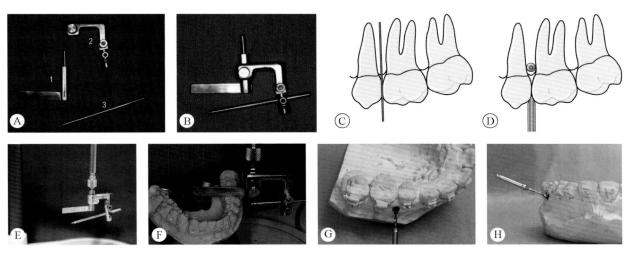

图 18-2　套管定位器。A. 主体部分包括一水平刀片及用于连接平行仪的插销①，冠根向滑动水平标识器②和套管保持器③；B. 组装好的套管定位器准备插入平行仪；C. 从边缘嵴的中间朝向两个相邻齿的接触点绘制平行于牙齿长轴方向的直线来设定固定套管的位置；D. 刀片和套管保持器位于同一垂直线上；E. 套管定位器插入平行仪的垂直臂中；F. 将石膏模型固定在平行仪上并调节套管保持器对应于微螺钉植入的位置；G、H. 插入套管的钻头显示种植钉近远中向（G）及冠根向（H）的植入位置

石膏模型定位后，冠根向指示器向下滑动，直到套管保持器的尖端接触石膏模型上标记的植入点，拧紧可调部位的螺钉。

松开固定螺钉并小心地抽回套筒保持器，将金属套筒插入套筒保持器的顶端。重新将套筒保持器的尖端定位到与植入点接触的石膏模型的表面之后，再次拧紧套筒保持器的固定螺钉。套筒的位置和方向现在对应于微螺钉种植体植入的位置和方向。用蜡在其基部周围将套筒固定到石膏模型上。然后，将石膏模型从定位装置上取下来。

在该区域周围通过用蜡来确定外科导板覆盖的牙齿和软组织面的范围，以确保固位部分不涉及正畸矫治器（如托槽和颊管）（图 18-3）。

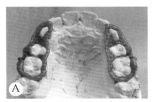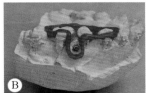

图 18-3　蜡标记外科导板的殆面（A）和侧面（B）区域

确定了导板区域之后,将石膏模型放入水中5分钟,随后在模型上用凡士林隔离。在导板区域制作树脂导板并修整抛光,最后在石膏模型上检查其贴合程度(图18-4A～C)。

如果导板在模型上贴合很好,用超声波清洗,口内使用前,保存在氯己定溶液(1%)中,手术前在患者牙齿上再次检查导板的贴合度及植入点套管的位置和角度(图18-4D)。

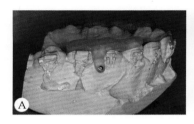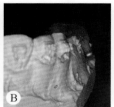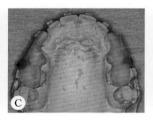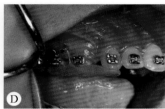

图 18-4　手术导板。A～C. 在石膏模型上检查导板;D. 手术前在口内检查导板

三、立体光固化快速成型手术导板

在上述方法制作种植导板困难的情况下,如牙齿扭转或上颌窦腔室扩大使置入部位有限或者需植入多个种植体时,可以通过锥形束CT制作立体光刻导板[2-4]。

首先,制取上下牙弓的石膏模型,并用蜡记录咬合。在技工室制作5mm厚的丙烯酸树脂殆板。在殆板上打六个直径为2mm的孔,并用牙胶充填(图18-5)。然后,在患者口内仔细检查殆板的贴合程度,以确保适合稳定。

锥形束CT平均获取217个断层。上颌骨和下颌骨的采集方案相同(6cm,40 段,0.25 高分辨率体素)。如果上下牙弓需同时扫描,可略微修改数据采集方案(8cm,40 段,0.25 高分辨率体素)。需要两次扫描,一次是扫描患者的上颌骨和(或)下颌骨,另一次是扫描殆板。第一次扫描时患者需佩戴殆板,殆平面平行于水平面,头部稳定避免在扫描过程中的任何移动,同时患者在扫描完成之前不能做吞咽动作。第二次扫描时单独扫描殆板。为避免任何干扰,殆板可放置于一个小的空纸盒的顶部。

数据结果以DICOM3 格式导出,通过软件分割以生成多个显示状态(矢状向、横向、全景和三维)。然后,应用图像分析和种植手术的特定软件制订治疗计划:模拟微螺钉种植体的植入位置和角度(图 18-6A～C)。通过不同的模拟方式,医生可以在三个维度上检查微螺钉种植体的位置。

在确定了微螺钉种植体的植入点和角度之后,将该文件发送回实验室用于制作相应的手术导板。通过计算机辅助设计软件设计导板,精确再现由医生确定的微螺钉种植体的位置和角度,同时还包括微螺钉种植体类型的选择和手术器械的应用。

使用立体光固化方法用快速成型机制作外科导板,将不锈钢套管插入导板精确匹配获得所预计的导向孔(图 18-6D)。

这种方法可用于常规微螺钉种植体植入时导板的制作[5]。其他涉及多个正畸微螺钉种植体,双组分微螺钉种植体(例如含有螺钉和单独基台的 C 型种植体),可采用文献报道的其他方法[3,4]。

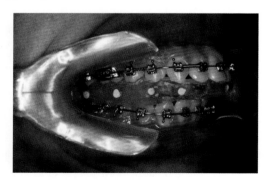

图 18-5　带有 2mm 穿孔的树脂殆板,小孔用牙胶充填,用于显示锥形束 CT 阻射图像

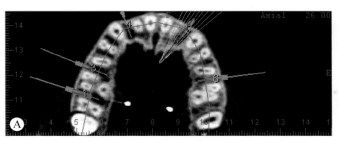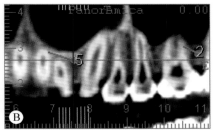
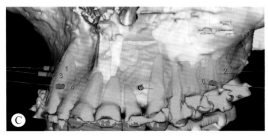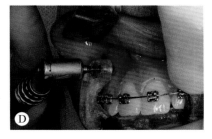

图 18-6 通过光固化快速成型法制订手术计划。A～C. 在横向(A)、全景(B)和三维(C)视图中模拟微种植体植入手术。D. 种植钉植入导向的外科导板

四、小结

每个微螺钉种植体系统在设计、机械阻力和植入所需的相应手术器械方面都是个性化的。在制定治疗计划之前需要考虑每一个参数。使用手术导板在确保微螺钉种植体精确植入、提高成功率方面具有重要价值。

参 考 文 献

[1] Morea C，Dominguez GC，Wuo Ado V，et al. Surgical guide for optimal positioning of mini-implants. J Clin Orthod 2005；39：317-21.

[2] Suzuki EY，Suzuki B. Accuracy of miniscrew implant placement with a 3-dimensional surgical guide. J Oral Maxillofac Surg 2008；66：1245-52.

[3] Kim SH，Choi YS，Hwang EH，et al. Surgical positioning of orthodontic mini-implants with guides fabricated on models replicated with conebeam computed tomography. Am J Orthod Dentofacial Orthop 2007；131：S82-9.

[4] Kim SH，Kang JM，Choi B，el al. Clinical application of a stereolithographic surgical guide for simple positioning of orthodontic mini-implants. World J Orthod 2008；9：371-82.

[5] Morea C，Hayek JE，Oleskovicz C，et al. Chilvarquer I. Precise insertion of orthodontic mini-screws with a stereolithographic surgical guide based on cone beam computed tomography data：a pilot study. Int J Oral Maxillofac Implants 2011；26：860-5.

第五部分

正畸种植体在 Ⅱ 类错𬌗中的应用

第 19 章

Ⅱ 类错殆畸形矫治之正畸种植支抗概述

Gero Kinzinger，Heiner Wehrbein，Friedrich K. Byloff and Moschos A. Papadopoulos

一、引言

上颌获得或者恢复牙列间隙的方式包括磨牙远中移动、牙弓扩展或者拔牙。在制订治疗方案时需要考虑以下因素：

- 上颌根尖基骨的大小。
- 功能性舌间隙。
- 是否存在第三磨牙。
- 是否存在牙齿发育不全。
- 病人的生长模式。
- 病人的软组织侧貌。
- 病人的口腔卫生及龋齿易感性。
- 病人的依从性。
- 病人对美学的认知。

口内非依赖式远移矫治器通过各种主动产生远中力的部件来矫治Ⅱ类错殆畸形（参考第2章）。根据远移力装置所处的位置，可以将矫治器分为唇侧矫治器和腭侧矫治器。

- 唇侧矫治器。
  - 磁力矫治器。
  - 螺旋弹簧类矫治器，如 Wilson 远移牙弓装置、镍钛推簧、Jones Jig 矫治器、Lokar 远移矫治器。
- 腭侧矫治器。
  - 钟摆式矫治器。
  - 螺旋弹簧类矫治器，如 Distal Jet 矫治器、Keles Slider 矫治器、First Class 矫治器。

这些矫治器通常以上颌前牙为支抗，在前磨牙上粘结带环或作殆支托，在前腭部制作改良的树脂 Nance 托。然而，这样的支抗设计并不能够完全抵抗其反作用力，支抗丧失会导致前磨牙和尖牙近中移动，切牙前突。此外，这些装置导致的口腔卫生问题不容忽视。通过在腭部植入种植体可避免以上情况的发生。本章将讨论使用正畸种植体远移上颌磨牙的支抗设计。

二、使用种植体作为正畸支抗

使用正畸种植体植入腭部可以作为绝对支抗或者辅助支抗，提供直接或者间接的支抗力（参考第3章）。

- 直接支抗：指加力部件与种植体直接连接，在牙齿移动过程中对牙齿直接起作用。
- 间接支抗：通过横腭杆与种植体连接，作为骨性支抗，间接地加强牙齿的支抗作用。
- 绝对支抗：只通过正畸种植体作为支抗对抗远中移动牙齿的反作用力。
- 辅助支抗：支抗牙齿数目多，或者与其他支抗（如 Nance 托）一起使用。

（一）正畸种植体的大小

传统牙种植体尺寸大，只适用于拔牙后有间隙的患者。这种情况下种植体不仅可以修复缺牙间隙，同时也可以作为绝对支抗进行磨牙远移（图19-1）。

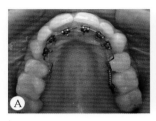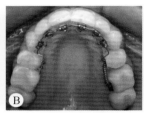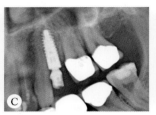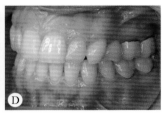

图 19-1　在修复治疗之前，使用牙种植体作为支抗进行磨牙远中移动和非对称性前牙内收。A. 为提供支抗控制，在上颌第二前磨牙处植入种植体、安装临时冠后的口内即刻𬌗面像。使用螺旋推簧和橡皮链同时远中移动磨牙并将中线向种植体侧牵拉。B. 治疗快结束时口内𬌗面像，第二前磨牙的近中间隙已经关闭，远中间隙打开。C. 治疗结束后放射片，左侧尖牙最大限度地内收，几乎贴近种植体。D. 左侧第二前磨牙修复完成后的侧面观，磨牙达到 I 类咬合关系

同时，较短的骨内钛种植体植入腭部可以提供足够稳定的支抗（参考第 7 章）。

（二）植入位点

许多需要磨牙远移的患者中，最佳植入位点就是腭部，有关腭部种植支抗的问题在第 7 章及第 12 章中已经详述。腭中缝会随着年龄的增加而逐渐关闭，但个体之间也存在差异。因此，在青少年患者使用腭部种植支抗时应考虑到这些情况。

三、固定式上颌磨牙远移矫治器和种植体支持式矫治器

钟摆式矫治器和腭部螺旋弹簧式矫治器（如 Distal Jet）是最常用的两种固定式磨牙远移矫治器。两者的生物力学机制不同，钟摆式矫治器通过摆型弓来远移磨牙。为了对抗这种摆式的移动，就需要对矫治器进行一些调整或者对摆型弹簧做一些预激活处理[1-4]。这样会在磨牙上产生压低力及竖直力矩同时在支抗牙上产生反向力矩及升长力。因此，支抗必须能够抵抗这种反向力及力矩。可以通过使用螺钉将腭托固定于腭部种植[5]或骨膜下骨结合钛板上[6]。

相比之下，对于腭部螺旋弹簧式矫治器，由于主动施力部件确定了腭部推簧的施力线经过第一磨牙的阻抗中心，上颌磨牙在上颌牙弓中沿着𬌗平面平行远移，并不会要对支抗部分产生垂直向的力和力矩。

下面介绍这两种最常用的固定式远移磨牙矫治器与种植支抗的联合应用。

（一）Mainz 种植支抗钟摆式矫治器

Mainz 种植支抗钟摆式矫治器是一种骨性支抗 K 字形摆式矫治器（图 19-2），有一个通过腭部骨内种植体紧紧固定的远中螺丝（Orthosystem，Institut Straumann，Waldenburg，Switzerland）[1,3,5,7]。由于支抗稳固，所以不需要𬌗支托或者腭部树脂基托，这些会妨碍到腭部，尤其是种植体周围口腔卫生的部件。远中螺丝的前部通过激光焊接直接连接在种植体上，摆式弹簧与螺丝连接处用树脂包裹。

矫治器佩戴之前，应将摆式弹簧的臂进行调整和弯制，避免发生一些不良的副作用：①弹簧的竖直激活会产生使磨牙牙根直立的力，可抵抗由于施力位点位于磨牙阻抗中心𬌗方引起的磨牙牙冠的远中倾斜。②弹簧内倾弯制可以防止磨牙远中颊向的旋转，因而常规需要对远中螺丝进行调整，使牙齿尽可能发生整体移动[1,2,4,8,9]。种植体支抗来源于骨骼，对前部牙列不会造成影响，不会导致前牙近中移动或者唇向倾斜，此外，因为不需要𬌗支托提供固位，在磨牙远移过程中，前磨牙和尖牙可以远中漂移。因而，错𬌗畸形得到缓解、前牙内收的总时间减少。在远移牙到位后，去除钟摆式矫治器，使用经腭部种植体的横腭杆连接两侧磨牙，为前牙内收提供稳固支抗（图 19-2C）。这样就避免了磨牙支抗的丢失。

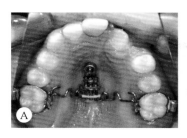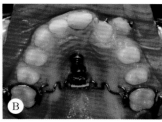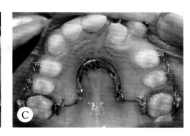

图 19-2　Mainz 种植体式摆型矫治器（MIP）。A. 殆面观，在上颌骨性腭旁中线处植入种植体（Orthosystem），安放 MIP 用作远移磨牙的固定式矫治器；B. 第一磨牙和第二前磨牙远中移动的殆面观；C. 磨牙远移到位后，使用改良式的横腭杆连接磨牙带环和腭部种植体，内收前牙（经 Springer 允许，来自 Kinzinger 等[10]，2005）

（二）Aachen 种植支抗钟摆式矫治器

Aachen 种植支抗摆式矫治器（图 19-3）由固定于腭部骨内种植体（Orthosystem）[5]上的四个摆式弹簧构成。这种种植体支持式矫治器特别适合于牙周状况不良、正畸支抗不足的成年患者。

四个摆式弹簧分别作用于第一和第二磨牙，首先使用相对低的力远移第二磨牙，此时第一磨牙并未纳入支抗部分，因而在越隔纤维的作用下，第一磨牙可发生远中漂移。当第二磨牙远移到位后，相对应的弹簧停止力保持第二磨牙的位置，用于加强了第一磨牙远移的支抗。

四个摆式弹簧是可摘戴的，弹簧长度较长时，有可能会造成磨牙水平向和矢状向旋转中心的改变。因此，在矫治器戴入之前，与上述一样，需要对摆式弹簧进行竖直激活施力以及在弹簧末端弯制内倾弯。

改良式的树脂 Nance 托与支持摆型推簧的套管配合，通过八角形设计的收缩帽紧密连接在种植体颈部以防旋转。尽管树脂托与腭部黏膜接触，但并不会提供额外支抗。因而，树脂托尽可能小而薄以减少患者的不适感。

前磨牙和尖牙处不需要殆支托。磨牙远移完成后，通过横腭杆维持远中磨牙位置可以防止Ⅱ类错殆内收前牙时发生后牙支抗（即磨牙的近中移动）的丢失（图 19-3D）。

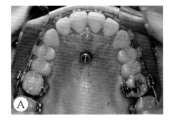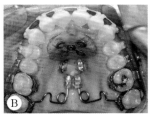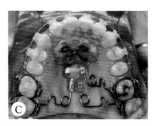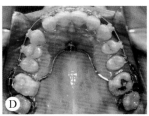

图 19-3　Aachen 种植支抗钟摆式矫治器（AIP）。A. 上颌腭中部植入骨内种植体的殆面观；B. 植入腭部种植体，放置 AIP，先使用两个摆式弹簧远中移动第二磨牙；C. 第二磨牙远中移动后的情况。通过"主动支抗"方式稳定第二磨牙位置，另放置一摆式弹簧远移左侧第一磨牙；D. 去除 AIP 后的殆面观，使用横腭杆连接左右第一磨牙作为支抗内收前牙

一般来讲，Aachen 种植支抗钟摆式矫治器与其他摆型矫治器可以通用。所有的种植体支持式的矫治器都仅有一个螺丝固位，所以在取下加力和超声清洗时很方便。

（三）种植体支持式 Distal Jet 矫治器

尽管有文献报道了 Distal Jet 矫治器联合腭部种植体的一些运用[11]，但使用最多的是 Distal Jet 矫治器联合微螺钉种植体。有关这方面的临床应用详见第 31 章和第 32 章。

（四）种植体支持式 Keles Slider 矫治器

种植体支持式 Keles Slider 矫治器由改良式的 Keles 矫治器（图 2-9）和腭部种植体（直径 4.5mm，长度 8mm，德国曼海姆 Frialit 两段式种植系统）构成。种植体植入部位位于腭中缝处或

者腭中缝旁区域。这样可以避免使用腭部软组织、第一前磨牙或者前牙作为支抗，也就避免了运用传统 Keles Slider 矫治器配合 Nance 托导致的副作用。

种植体支持式 Keles Slider 矫治器的构造包括：上颌第一磨牙粘结带环，第一磨牙腭侧焊接舌管（直径 0.045 英寸）。不锈钢丝（直径 0.040 英寸）连接到腭部种植体上，位于第一磨牙腭侧牙龈缘 5mm 处，穿过舌管并与𬌗平面平行。镍钛开大簧（长 2cm，直径 0.045 英寸）被压缩放在弓丝上的锁扣与舌管之间，对磨牙远中移动施加适当的力。开大簧产生的最大力约每侧 200g。矫治器佩戴后，种植体植入发生骨整合需要 3 个月的愈合期方可加载正畸力。病人常规每月复诊一次，使用附于钢丝上的 Gurin 锁（美国 3M 公司）压缩开大簧，激活矫治器。

该矫治器可以在接近于第一磨牙的阻抗中心处持续加力，产生磨牙近乎整体的远中移动。由于种植体的使用，前牙部分也不会产生支抗丧失。由于不需要使用𬌗支托，前磨牙也会同时发生远中漂移。

当远移过程完成后，去除开大簧夹紧 Gurin锁，结扎固定在磨牙舌管的近中，这样就变成了一个主动支抗矫治器，可以在随后使用固定矫治器内收前牙时增强后牙支抗。

在去除固定矫治器前几个月或者在去除固定矫治器时，使用中空钻头可将腭部种植体轻易去除。种植体区域的伤口通常在 5 天内即可迅速愈合。

种植体支持式 Keles Slider 矫治器有助于安氏Ⅱ类错𬌗畸形的矫治，解除上颌拥挤。上颌磨牙可以近似整体远中移动，不会造成前部牙齿的支抗丧失，且口腔卫生易于维护。

（五）种植体支持式横腭杆和螺旋推簧

磨牙远中移动中，间接种植体支抗设计和制作相对简单不需要技工室制作。牙-种植体联合支抗可以通过横腭杆连接前磨牙和腭部种植体构成。使用 Orthosystem 种植体（长度 4.0mm，直径 3.3mm）横腭杆连接到含槽沟和螺丝的种植体上，也可以通过焊接的方式与种植体帽连接。横腭杆固定于腭部种植体上，并连接于双侧的第一、第二前磨牙的腭侧，将这些牙齿连接成支抗单元。磨牙远移力由唇侧（图 19-4）或腭侧（图 19-5）弓丝上的螺旋开大簧提供。

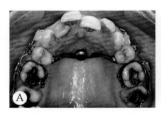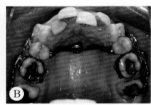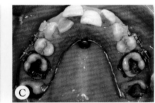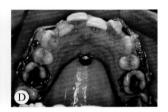

图 19-4　种植体支持式腭杆唇侧力学机制。A. 上颌中线处植入骨内种植体（Orthosystem）的𬌗面观；B. 间接固定支抗使用镍钛螺旋推簧远移第二磨牙；C. 通过腭杆连接种植体和远移到位的第二磨牙，用弹性皮链远移第一磨牙；D. 远中移动第一前磨牙和尖牙（来自 Klnzinger 等，2005[10]，经 Springer 允许使用）

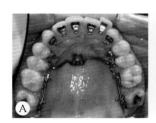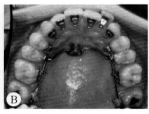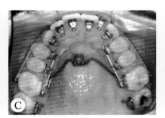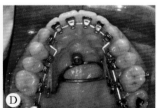

图 19-5　种植体支持式腭杆腭侧力学机制。A. 上颌中线处植入骨内种植体（Orthosystem）的𬌗面观。间接支抗使用镍钛螺旋推簧远移第二磨牙。B. 固定远移到位的第二磨牙，使用开大簧继续远移第一磨牙。C. 通过腭杆连接种植体和第一磨牙，用弹性皮链远移前磨牙。D. 内收前牙（来自 Kinzinger 等，2005，[10]经 Springer 允许使用）

上颌第二磨牙萌出后,建议按顺序移动磨牙,首先,利用支抗牙和腭部种植体形成的支抗单元将第二磨牙远中移动。在第二磨牙远移完成后,去除最初的腭杆,制作新的腭杆连接到种植体和第二磨牙上稳定第二磨牙的位置,在内收前牙的过程中加强后部支抗。第二磨牙远移后的位置也可以通过复合锁扣的方式维持,使用复合锁扣可不需要腭杆替换的问题。最后,第一磨牙和前部的牙齿可以依次通过弹性链圈或者螺旋弹簧发生

远中移动。

四、小结

表 19-1 总结了用于上颌磨牙远移的矫治器。骨内种植体植入硬腭前部提供了足够的支抗,并不会导致使用传统固定矫治器产生的前牙显著近中倾斜。此外,腭部种植体与钟摆式矫治器联合使用含有以下优点:

表 19-1　种植体支抗非依赖式上颌磨牙远移矫治器的设计和特征

矫治器	设计和特征	主要适应证
Mainz 种植体支抗钟摆式矫治器	固定支抗;骨支持式 K 字形钟摆式矫治器 中线/旁中线处植入种植体 不需要殆支托 与多种摆式矫治器兼容 磨牙远移到位后可以用 TPA 代替摆型矫治器	所有年龄段
Aachen 种植支抗钟摆式矫治器	固定支抗;Quad 摆簧加腭部骨内种植体,有腭部树脂基托 中线处植入 不需要殆支托 与多种摆型矫治器兼容 磨牙远移到位后可用 TPA 代替钟摆式矫治器	成人
种植体支持式 Keles Slider 矫治器	固定支抗;改良 Keles Slider 矫治器和腭部骨内种植体 中线/旁中线处植入 在磨牙远移完成后,可以作为主动支抗装置	所有年龄段
种植体支持式横腭杆以及螺旋推簧	间接支抗;骨内种植体与横腭杆相连 中线处植入 腭杆连接到双侧第一或第二前磨牙 与多种加载的推簧系统兼容 磨牙远移完成后可以用新的腭杆代替初始腭杆	成人

1. 治疗结果不依赖于病人的配合程度。

2. 牙齿数目减少时也可以进行治疗(如支持区域牙性支抗力不足)。

3. 前牙并不参与支抗单元的构成,因而并不存在支抗的丢失。

4. 由于前磨牙和尖牙上没有殆支托,因而可以在磨牙远移的初期就可在越隔纤维的作用下发生远移,并维持到随后的阶段。

5. 在磨牙远移后,可以构建后牙"主动支抗"内收前部牙齿,通常是新制作的腭杆连接磨牙与种植体上,在随后的矫治过程加强后牙的支抗。

这一类矫治器不足之处在于腭部种植体的植入和去除过程较复杂、更具侵入性,费用也较高。

总而言之,联合使用种植体和口内固定式磨牙远移矫治器是可行且有效的方法,不仅可以应用于儿童和青少年,也可以运用于成年人。与传统牙齿种植体相比,使用正畸支抗种植体的支抗设计益处多多。

参 考 文 献

[1]　Kinzinger G,Fuhrmann R,Gross U,et al. Modified-pendulum appliance including distal screw and up-righting activation for non-compliance therapy of

Class Ⅱ malocclusion in children and adolescents. J Orofac Orthop 2000;61;175-90.

[2] Kinzinger GSM, Wehrbein H, Diedrich PR. Molar distalization with a modified pendulum appliance: in vitro analysis of the force systems and in vivo study in children and adolescents. Angle Orthod 2005;75: 484-93.

[3] Kinzinger GSM, Diedrich PR. Biomechanics of a modified pendulum appliance: theoretical considerations and in vitro analysis of the force systems. Eur J Orthod 2007,29: 1-7.

[4] Kinzinger G, Syree C, Fritz U, et al. Molar distalization with different pendulum appliances: in vitro registration of orthodontic forces and moments in the initial phase. J Orofac Orthop 2004;65;389-409.

[5] Kinzinger G, Wehrbein H, Diedrich P. Pendulum appliances with different anchorage modalities for non-compliance molar distal movement in adults. Kiefer-orthopadie 2004;18;11-24.

[6] Byloff FK, KSrcher H, Clar E, et al. An implant to eliminate anchorage loss during molar distalization: a case report involving the Graz implant-supported pendulum. Int J Adult Orthod Orthognath Surg 2000;15;129-37.

[7] Brender D, Thole M, Wehrbein H. Skelettale Verankerung in der Kieferorthopadie. Freie Zahnarzt 2004;48;22-8.

[8] Kinzinger GSM, Fritz UB, Sander FG, et al. Efficiency of a pendulum appliance for molar distalization related to second and third molar eruption stage. Am J Orthod Dentofacial Orthop 2004;125;8-23.

[9] Kinzinger GSM, Gross U, Fritz UB, et al. Anchorage quality of deciduous molars versus premolars for molar distalization with a pendulum appliance. Am J Orthod Dentofacial Orthop 2005;127;314-23.

[10] Kinzinger G, Wehrbein H, Byloff FK, et al. Innovative anchorage alternatives for molardistalization: an overview. J Orofac Orthop 2005;66;397-413.

[11] Jung BA, Harzer W, Wehrbein H, et al. Immediate versus conventional loading of palatal implants in humans: a first report of a multicenter RCT. Clin Oral Invest 2011;15;495-502.

第 20 章

应用士卓曼正畸系统腭部种植体矫治 Ⅱ 类错殆畸形

Adriano Crismani and Michael Bertl

一、引言

本章介绍士卓曼正畸系统（Institut Strau-mann，Basel，Switzerland）腭部种植体用于治疗Ⅱ类错殆畸形[1]。

该种植体是一种穿黏膜的骨内钛钉旋杆式种植体。表面经过喷砂、大砂砾打磨，酸蚀等处理（见图 7-2），以增加种植体与骨接触面，弥补种植体长度的不足。种植体包括骨内部分（长度 4.2mm，直径 4.1mm 或 4.8mm），穿黏膜颈部结构（长度 1.8mm，直径 4.8mm），螺纹口内基台（长度 3.5mm 或 5.5mm，直径 4.8mm）。

二、腭部种植体

Mannchen 和 Schatzle[2] 根据腭部种植体的力学机制（皮质）及生物力学的稳定性（骨结合）（见第 7 章），提出腭部种植体的一系列适应证。

骨结合过程受到多种因素的影响，包括种植体的生物相容性、表面设计以及性能；周围骨的体积，结构特性和再生能力；植入床和植入准备的外科技术；功能性加载的时间等。骨结合的过程已在第 4 章进行了详尽的介绍。

腭部种植体的加载常规建议在施加任何的正畸力之前，需要为上颌骨留有 3 个月的愈合时间、下颌骨 6 个月的愈合时间[3]。然而，许多临床医生成功地将早期负荷应用于临床[4-7]，所谓早期负荷是指种植体植入即刻或数天内对其施力。第 4 章节讨论了种植体加载负荷时间对种植体初期和二期稳定性的影响。

同时，目前许多证据支持腭部种植体早期负荷，从而缩短整体治疗时间。轻力或间接负载在第二期以及骨结合之前是可取的。

三、腭部种植体连接

根据临床情况和正畸治疗计划，腭部种植体可直接或间接地受力，以达到最大支抗作用（见第 7 章、第 19 章）。腭部种植体连接过程类似于修复的印模转移，涉及技工室制作转移到口内的过程。

牙齿和腭部种植体连接的标准程序是采用藻酸盐取模后灌制研究模型。技工室制作在种植体部位开窗的定制托盘取模灌制工作模型（图 20-1）。印模帽通过此窗口拧入种植体中取硅橡胶印模（图 20-1B），随后可制作带有种植体替代体的工作模型。横腭杆（TPA）采用直径 1.2mm 不锈钢丝弯制并将其焊接到种植帽上（图 20-1C）。最

后,种植帽与种植体之间通过螺钉相连接,横腭杆与牙齿稳定粘接。尽管这一制作过程程序标准且

建立效果良好,但需要考虑技工室的投入、成本以及材料的强度等。[8,9]

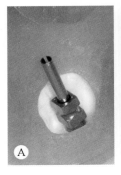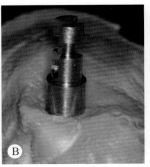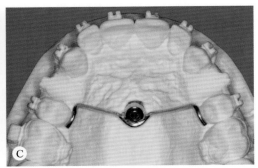

图 20-1　技工室及椅旁与种植体连接过程。A. 𬌗面开窗及附带印模帽的个别托盘;B. 附带种植体替代体的硅橡胶印模;C. 在工作模上将 TPA 焊接到腭部种植体的种植帽上

简单的椅旁程序仅需很少的技工操作,将 TPA 与腭部种植体通过小连接体相连,小连接体的一端焊接在种植体帽上,另一端粘结于 TPA 上。TPA 小连接体从患者口中取出后放在石膏模型上,去除多余的复合树脂并将连接体焊牢。[8]

另一新型的粘接程序可无须将小连接体焊接到 TPA 上。可用简单的粘接技术取代较耗费时间的步骤[9]。首先,用金刚砂车针在磨牙带环上的腭管𬌗面开口(图 20-2A)。然后将 0.9mm 不锈钢丝焊接到种植体愈合帽上。连接体末端的金属丝穿过 TPA 的下方并且从远中向近中绕到

TPA 的上方从而卡抱 TPA(图 20-2B)。连接体绕过 TPA 的区域需进行喷砂处理。用 0.010 英寸的不锈钢结扎丝将 TPA 与磨牙腭侧管结扎然后再用树脂材料固定。用于粘接和固定的金属处理剂、封闭剂以及复合材料应该具有光固化的性能(图 20-2C)。连接部位可抵抗 3323.2cN 的平均破坏力,而最大支抗力仅需要 408.1cN[9],因此连接部件可以为 TPA——腭部种植体提供稳固的支抗连接。由于所有的操作过程均在口内进行,因此要保证操作的高精确度以及病人的舒适度。

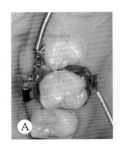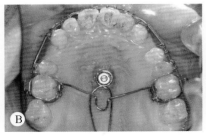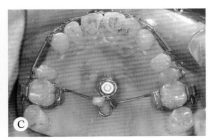

图 20-2　与种植体连接的粘接过程。A. 磨牙带环上的腭管在𬌗面方向开口;B. 小的连接体弯制环绕TPA;C. 连接体与 TPA 的粘接

尽管三种方法在有效性和病人的舒适性这两方面未见显著差异,但在椅旁操作时间和成本方面存在显著差异。3 种操作方法的选择可取决于技工室设施的方便性以及患者的等待时间。

四、Ⅱ类错𬌗畸形的矫治

骨支抗技术有利于非拔牙治疗的选择,尤其

是对于Ⅱ类错𬌗畸形的矫治可促使其达到Ⅰ类尖牙与磨牙关系。通过使用腭部种植体骨支抗可使上颌牙齿向远中移动。

病例 1:单侧远中移动

该患者,上颌右侧的牙齿相对于对侧牙齿更偏向近中位置。由于局部拥挤,右侧尖牙偏向颊

侧。起初,前牙以及包括尖牙在内的上颌左侧牙齿并未进行处理,只是右侧的四颗牙齿粘接了托槽(0.018 英寸槽沟系统),安放了 0.016 英寸×0.022 英寸的不锈钢方丝。在腭侧使用直径 1.1mm 不锈钢丝将第二前磨牙与腭部种植体连接。在第二前磨牙与第一磨牙之间放置开大螺旋弹簧可产生 150cN 的力推上颌右侧第一磨牙、第二磨牙向远中移动(图 20-3A)。

上颌右侧第一磨牙、第二磨牙远中移动后,可在第二前磨牙与第一磨牙之间形成间隙。然后重新调整 TPA 将腭部种植体与右侧第一磨牙以及左侧第二前磨连接,将右侧第一磨牙固定在其远移后的位置,用弹性皮链拉右侧第二前磨牙向远中移动(图 20-3B)。

右侧第二前磨牙远中移动后,右侧第一磨牙以及第二前磨牙连扎,粘接上颌剩余牙齿的托槽。同样的,拉右侧第一前磨牙向远中移动,使右侧尖牙回到正常牙弓内(图 20-3C)。[9]

22 个月后,去除固定矫治器和腭部种植体,此时上颌牙齿排列整齐,右侧尖牙位于牙弓中正确的位置,牙弓对称性得以恢复(图 20-3D)。

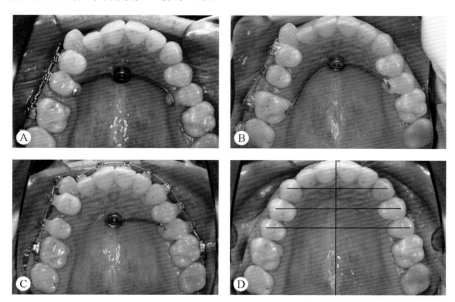

图 20-3　病例 1:单侧远中移动。A. 使用腭部种植体治疗前口内像,种植体作为间接支抗移动右上颌磨牙向远中;B. 第一磨牙远移到位后,更换 TPA 稳定右侧第一磨牙,用皮链远移第二前磨牙;C. 右侧第一前磨牙远移;D. 最终的结果

病例 2:双侧远中移动

该患者双侧磨牙Ⅱ类关系,深覆𬌗,上切牙舌倾,下颌中线左偏约 2mm,上下牙弓轻度拥挤(图 20-4A)。

粘接上颌牙齿托槽(0.018 英寸槽沟系统)排齐整平上牙弓。腭部使用种植体直接支抗,通过悬臂在腭部种植体与第一磨牙之间使用弹性皮链远移第一磨牙以获得Ⅰ类咬合关系[10]。因为力的作用点接近磨牙的阻力中心,因此磨牙发生整体的远中移动(图 20-4B)。

每次的复诊检查中,通过换皮链重新加力(150N 每颗牙齿),使得磨牙稳定地向远中移动。图 20-4C 是矫治过程中的口内像,显示了磨牙悬臂梁与腭部种植体之间增加的距离。

治疗后,患者获得Ⅰ类磨牙关系,覆𬌗减小,拥挤解除,中线恢复正常(图 20-4D)。

五、小结

腭部种植体是矫正Ⅱ类错𬌗畸形有效且可靠的技术手段。连接腭部种植体与牙齿的新型粘接技术简化了骨性支抗装置的处理过程。从生物力学角度出发,可根据不同的临床情况选择采用直接或是间接的加载类型以控制牙齿的移动。

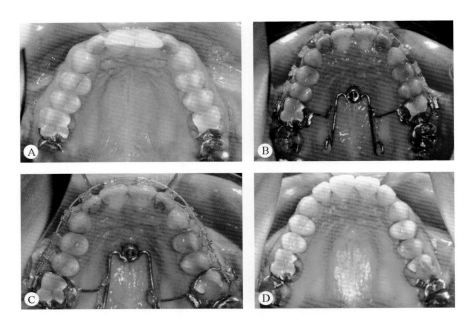

图 20-4　病例 2：双侧磨牙远中移动。A. 治疗前患者上颌𬌗面像，患者为Ⅱ类 2 分类错𬌗，Ⅱ类磨牙关系以及中线偏移；B. 通过腭部种植体和悬臂梁使上颌磨牙向远中移动，力的作用点通过磨牙的阻抗中心；C. 磨牙远中移动后𬌗面像；D. 治疗后上颌𬌗面像

参 考 文 献

［1］ Wehrbein H，Merz BR，Diedrich P，et al. The use of palatal implants for orthodontic anchorage. Design and clinical application of the Orthosystem. Clin Oral Implants Res 1996；7：410-16.

［2］ Mannchen R，Schatzle M. Treatment possibilities of different skeletal anchorage systems in view of failures and risk factors. Inf Orthod Kieferorthop 2011；43：111-22.

［3］ Ganeles J，Wismeijer D. Early and immediately restored and loaded dental implants for single-tooth and partial-arch applications. Int J Oral Maxillofac Implants 2004；19：92-102.

［4］ Crismani AG，Bernhart T，Schwarz K，et al. Ninety percent success in palatal implants loaded 1 week after placement：a clinical evaluation by resonance frequency analysis. Clin Oral Implants Res 2006；17：445-50.

［5］ Borsos G，Rudzki-Janson I，Stockmann P，et al. Immediate loading of palatal implants in still-growing patients：a prospective，comparative，clinical pilot study. J Orofac Orthop 2008；69：297-308.

［6］ Jackson A，Lemke R，Hatch L，et al. A comparison of stability between delayed versus immediately loaded orthodontic palatal implants. J Esthet Restor Dent 2008；20：174-84.

［7］ Gollner P，Jung BA，Kunkel M，et al. Immediate vs. conventional loading of palatal implants in humans. Clin Oral Implants Res 2009；20：833-7.

［8］ Crismani AG，Bernhart T，Baier C，et al. Chair-side procedure for connecting transpalatal arches with palatal implants. Eur J Orthod 2002；24：337-42.

［9］ Crismani AG，Bernhart T，Bantleon HP，et al. An innovative adhesive procedure for connecting transpalatal arches with palatal implants. Eur J Orthod 2005 27′ 226-30.

［10］ Sachdeva RCL，Bantleon HP. Cantilever based orthodontics：biomechanicaland clinical considerations. In：Sachdeva RCL，Bantleon HP，editors. Orthodontics for the next millennium. Glendora，CA：Ormco；1997. p. 269-88.

第六部分

微型板在Ⅱ类错殆中的应用

第 21 章

利用微型板和颧骨支抗矫治 II 类错牙合畸形

Ayça Arman Özçırpıcı，Burçak Kaya and Çağla Şar

一、引言

作为面部骨折修复和骨切开术后固定装置，微型板广泛运用于颌面部手术中。正畸所用的微型板是有连接杆穿过附着龈的改良装置。微型板克服了微螺钉种植体（MI）的劣势比如无法找到合适位点，并可以作为更可靠的骨性支抗单元来提供绝佳的固位。固定螺钉可以安放在上下颌骨的多数区域（上颌骨的颧突和梨状孔，下颌骨的后部皮质骨和正中联合处，见第 13 章）。当然，微型板也有一些不足之处：价格比 MI 昂贵，须在手术室通过颌面部手术植入，植入和去除过程都会使病人产生肿胀和不适感[1]。

微型板已经用作压低或者远移磨牙的骨性支抗，也可以用于牙弓整体远移和颊侧部分远移，对于严重的骨性 III 类错牙合畸形也可以作为正颌手术的替代方案，支抗牙缺失时、微型板可用于 II 类和 III 类病人使用矫形力治疗时的支抗。

前瞻性临床研究对上颌前方牵引患者分别使用微型板、传统面具前牵治疗和不治疗这三组方案进行了对比[2]。使用微型板的治疗组短时间内疗效显著，消除或者减少了传统前牵的副作用。位于梨状孔侧面的微型板可以承受 400～500g 的矫形力，成功率高达 93%。30 个微型板中仅有 2 个进行了二次手术替换。

II 类错牙合畸形源自骨性和牙性两个方面：面部结构，上下颌骨生长模式，以及牙槽骨的发育。

病因包括上颌骨前突，上颌牙性前突，下颌后缩，下颌牙性后缩，或者几者兼有之（见第 1 章）。除了垂直和横向问题以外，前牙和后牙的萌出不足和过萌、上下颌骨旋转、上颌骨横向不足也会加重 II 类错牙合畸形的发生[3]。不同的诊断对基于问题的治疗方案的确定很重要。因为微型板在矫形力作用下具有良好的稳定性和持久性，以及易于在不同解剖结构的颌骨位置上的安放，是 II 类错牙合患者治疗的有效工具。

本章介绍微型板在治疗 II 类错牙合畸形中的应用。

二、治疗方案

II 类错牙合畸形治疗的根本在于内收上颌牙列——要么不拔牙远移后牙区，要么拔除前磨牙后内收前牙。对于上颌前突的患者，治疗模式基于在生长过程中使用口外牵引力抑制上颌骨向前下生长。这些都需要有足够的口内或口外支抗[3]。在第 1 章和第 2 章中我们详细叙述了治疗 II 类错牙合畸形的多种方法，包括口内磨牙远移装置、作用机制及适应证。

使用种植体支持式口内磨牙远移装置是为了避免牙齿作为支抗时的问题，如上颌前磨牙近中移动，上颌切牙前突和覆盖加大等。不管使用何种装置，所有的种植体支持式磨牙远移矫治器的支抗都来自腭部的种植体，从而使得磨牙在远移的过程中前磨牙和前牙支抗不丢失。然而，防止前牙支抗的丢失并不足以矫正Ⅱ类咬合关系。在使用种植体支持式磨牙远移矫治器时,上颌前磨牙和尖牙相对磨牙的远中移动很小,仍需要在后续的矫治中远中移动前磨牙[4-7]。

通过牙槽骨微螺钉种植体结合滑动机制可使硬弓丝上所有后牙同时远中移动。但由于微螺钉种植体植入在上颌后牙颊侧或者舌侧的牙根之间,使用微螺钉种植体远移效果有限。同时,此类型的微螺钉种植体直径较小,与牙槽骨接触的表面积相对较少,相对脆弱,只能承受较低的作用力。一个直径1.2mm长度8mm的微螺钉种植体最大承受力仅为200g[8]。

三、微型板颧骨支抗

颧骨支抗(zygoma anchors)是指放置于颧上颌骨突的微型板,通过两个或者两个以上微螺钉固定于骨骼上。不同的厂家有不同的设计,各有优点。一些颧骨种植板呈Ⅰ型、T型或者Y型以提高其稳定性,其他的则对头部进行了改良设计,可以暴露在口腔中,更好地控制正畸力[9-17]。使用颧骨作为支抗有许多优点,尤其适用于对上颌骨严重前突并伴有垂直向问题(开殆或者深覆殆)的患者。

颧骨种植板距离上颌磨牙根尖较远,因而不会像微螺钉种植体那样限制磨牙的远中移动。

(一)后牙区远中移动

Sugawara等[11]在成年患者中使用颧骨支抗远移上颌后牙,牙冠平均远移3.78mm,牙根平均远移3.20mm,基本上为整体移动。从上颌第一前磨牙托槽至颧骨支抗的牵引钩之间挂弹性牵引,通过局部连续弓丝使用滑动机制远移后牙区。作者发现,采用两阶段的矫治程序时,当首先使用口内远移装置远移第一磨牙后,在第二阶段治疗时,维持上颌第一磨牙的位置就比较困难。因而认为,利用颧骨作为支抗远移磨牙为真性磨牙远移,因为,不存在当上颌前磨牙和前牙远移时的第二阶段矫治可能导致的磨牙的近中移动。

前瞻性临床研究发现,使用不锈钢方丝(0.016英寸×0.022英寸),通过滑动机制远移后牙(图21-1A)[9],前磨牙和磨牙平均远移4.5～5mm(最大为7.5mm)距离(图21-1B)。磨牙远

移的量要比其他种植体支持式远移装置要大[4-8,11],这可能是由于研究中个体的牙性因素造成的,因为我们选择的病例均为完全Ⅱ类关系,远移量相对要大。这也是颧骨种植板支抗的最大优势之一,即其可以远移全部后牙,因而可以用于治疗更为严重的Ⅱ类错殆患者[9]。

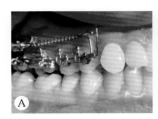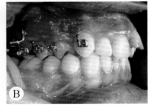

图21-1　使用颧骨支抗远移后牙区。A. 远移过程中;B. 远移结束后

本研究中[9],施加于颧部种植板上的力约为牙槽上微螺钉种植体施力的2倍(分别为450g和200g)[8]。种植板由3个直径2.3mm,长度7mm[9]的微螺钉固定在颧上颌突密质骨上,因而可以使用更大的远移力,与使用头帽[11]一样,是颧骨种植板的重要优势。使得在不拔除前磨牙或不进行正颌手术的情况下,治疗严重上颌骨骨性或者牙性前突成为可能。

(二)拔牙治疗中的尖牙远移

当Ⅱ类患者拔牙矫治需要最大支抗时可使用颧骨支抗。上颌第一磨牙拔除后可双侧或单侧使用[10]。颧骨支抗由一个Ⅰ形的微种植板、三个螺孔,以及圆形杆及其末端圆柱状的固定装置组成。个性化设计的圆柱状固定装置含有垂直向的槽沟,可以放置辅弓(槽沟尺寸最大为0.032英寸×0.032英寸),内置锁扣螺钉以固定弓丝。上颌尖牙托槽垂直槽沟处伸出加力臂,末端的牵引钩位于上尖牙的阻抗中心处。在尖牙托槽加力臂与颧骨支抗板之间用镍钛弹簧通过滑动机制远移上颌磨牙。施加的远移力为50～100g,尖牙每月平均可向远中移动1.14mm[10]。

颧骨支抗已用于第一前磨牙拔除,需要双侧最大支抗的正畸治疗中[18]。不锈钢方丝(0.017英寸×0.025英寸)被动安放于种植板固定装置的垂直槽沟与上颌第一磨牙带环的辅助颊面管间,将上颌磨牙与颧骨联合成支抗整体。远移上颌尖牙使用的是片段不锈钢方丝(0.016英寸×

0.022 英寸)位于尖牙和第二前磨牙间形成 Paul Gjessing(PG)簧(图 21-2A)。PG 簧加力后可产生 100~150g 的远移力,每隔 4 周加力一次。尖牙平均远移 5.5mm,磨牙前移 0.6mm,尖牙每月平均可向远中移动 1.20mm(图 21-2B)[18]。这里所用的颧骨板属于间接支抗,更稳定且失败率低。

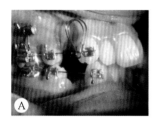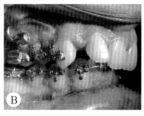

图 21-2　间接颧骨支抗。A. 使用 PG 簧远移尖牙;B. 上颌前磨牙拔除后尖牙远中移动

(三)前牙区或者牙弓整体内收

颧骨支抗同样也可以用于拔牙或者不拔牙 Ⅱ 类患者前牙的内收。内收过程可以分阶段进行,也可以一次性完成。而上颌牙齿整体内收的明显优势是可以显著缩短治疗时间。

拔除上颌第一前磨牙后,使用颧骨支抗内收上颌切牙,减少覆盖,纠正尖牙关系至 Ⅰ 类[19]。尖牙远中移动后,通过口内种植体与前牙间的弹性牵引内收前牙。

颧骨支抗已用于整体内收上前牙,改善深覆盖、降低唇肌张力[12]。拔除上颌第一前磨牙后,放置颧骨种植板并粘结六颗前牙托槽。在尖牙托槽远中的弓丝上弯制带小圈垂直曲。弓丝经过颊侧前庭,插入颧骨支抗的头部。双侧在弓丝小圈曲与颧骨支抗之间使用螺旋弹簧内收前牙,力值约 150g。

对于已经拔除了上颌第一前磨牙的二次矫治的成年患者,也可以通过颧骨支抗来矫正深覆盖和降低唇肌张力,拔除前磨牙并不是内收前牙必要选择[15]。通过第一与第二磨牙间放置螺旋开大簧,远移上颌第二磨牙,随后,应用完整弓丝通过滑动机制力内收所有上颌牙齿。作者认为,颧骨支抗提供的绝对支抗使治疗方案的选择更多,可避免通过拔牙或者使用诸如头帽[15]之类的装置获得间隙。当然,采取正颌手术可以替代颧骨支抗,但患者并不愿意接受。因此,颧骨种植支抗整体内收上颌牙弓是这一类患者的最佳治疗方案[15]。

我们比较了颧骨支抗和颈部头帽在后牙远移中起到的作用,发现颧骨支抗更有利于后牙的远移[9]。上颌前磨牙和磨牙在初期排齐后,使用不锈钢方丝(0.016 英寸×0.022 英寸),在颧骨支抗与第一前磨牙近中的牵引钩之间通过镍钛关闭弹簧远移后牙。在后牙远中移动的过程中,不会对尖牙和切牙施加正畸力。然而,在后牙远移后,原来处于 Ⅱ 类关系或者处于高位的尖牙就会变成 Ⅰ 类关系。除此之外,上颌前牙在根间纤维的作用下,平均内收约 2.7mm,同时覆盖也得到减小[9]。这样在第二阶段治疗中,上颌前牙就不需要回收,仅需排齐就可以了,而已经远移的牙齿可以通过颧骨支抗与上颌第一磨牙间的结扎保持其已远移的位置。

根据文献报道和临床经验,我们认为颧骨种植板支抗是上前牙内收的可靠稳固支抗,通过颧骨支抗整体远移上牙弓可以显著缩短治疗时间。

四、颧骨支抗垂直向力的控制

通过颧骨种植板,我们就可以控制远移或者回收力的垂直向分力。前牙及后牙的垂直向位置可以通过改变施力点的位置和方向得到控制,而内收上颌牙齿的垂直向分力可以通过改变牵引钩位置进行调节(图 21-3)。

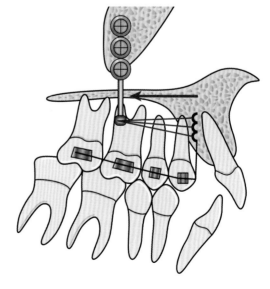

图 21-3　改变牵引钩的位置可以调节内收或者远移力的垂直向分力的大小

颧骨支抗板暴露于口腔中的理想位置位于角化龈或者膜龈联合处,比上颌牙冠和托槽位置明显都要高[20],因此作用于较长牵引钩上的内收力,将经过牙齿阻抗中心的上部,可导致牙齿向近中或者前部倾斜。这对于有露龈笑或者深覆𬌗的患者是有利的,因为这两种情况都要避免将上颌前牙升高或者舌倾。当牵引钩与颧骨支抗处于同一水平时,牵引力经过牙齿阻抗中心,将导致牙齿的近似整体移动,适用于那些上颌骨前部牙齿不需要垂直向移动的患者,颧骨种植板颈部和牵引钩处于同一水平线上[9]。前磨牙没有出现垂直向的运动或者倾斜,磨牙仅出现5°的远中倾斜,没有发生垂直向移动。与其他种植体支持式磨牙远移矫治器[4-7]相比,利用颧骨支抗移动牙齿更为有利。螺旋弹簧产生的逆时针方向的力矩可保持前磨牙直立或者略微近中倾斜[9]。

因为附着龈和颧牙槽嵴的形态厚度存在变异,颧骨板暴露的部分并不可能总是位于理想的位置[20]。在这种情况下可以改变种植板的种植位置,但需要考虑潜在的并发症:颧骨板头部与托槽发生接触、损伤颊脂垫、炎症刺激导致颊部肌肉肥大以及对邻牙的损伤。同时,改变种植板的位置可能会改变力的大小和方向。选择不同长度的颧骨板有助于克服这些问题[20]。

颧骨板的设计旨在有利于正畸力的运用和控制[11]。骨膜下的主体部分是Ⅴ形的微型板,含三个小螺丝孔。穿黏膜臂的部分有三个可选的长度(短的:6.5mm,中等:9.5mm,最长:12.5mm)以弥补个体的变异。头部有三个连续的牵引钩,用于调整正畸力的方向和施力位点。可以根据患者垂直向控制的具体情况,依据种植区域与牙列间的距离,改变颧骨种植板的位置及形态[11]。

颧骨支抗也可以用于控制𬌗平面和下颌平面前后向的旋转(图21-4)[13]。颧骨钛板配合特定的矫治器可以对上颌后牙发挥作用。这个特定的矫治器由双侧的树脂𬌗垫构成,通过腭弓和颊侧弓丝相连。螺旋弹簧连接于颊侧弓丝与颧骨种植钛板,可以产生400g的压低力。由于对上颌磨牙的压低,下颌平面会产生逆时针旋转和覆盖减小[13]。此装置也适用于深覆盖骨性Ⅱ类错𬌗,前牙开𬌗和下面部较高的垂直向生长型患者。头影侧位片显示,上颌第一磨牙压低3.6mm,SNB增加1.8°,ANB和SN-GoGN角分别减少了1.5°和3°,前下面高减少2.9mm[14]。

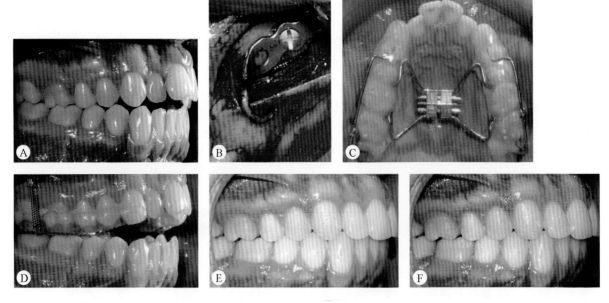

图21-4　患者,22岁,骨性Ⅱ类伴开𬌗。A. 治疗前;B. 微型板手术植入后作为颧骨支抗;C. 颧骨支抗联合树脂𬌗垫矫治器压低后牙;D. 颧骨支抗和𬌗垫矫治器颊侧钢丝间的镍钛弹簧可以产生400g的压低力;E. 治疗结束后16个月侧面像;F. 治疗结束5年后的侧面像(土耳其马尔马拉大学牙科学院正畸科 Nejat Erverdi 教授友情提供)

对于突面型患者而言,通过颧骨种植支抗,辅助骨皮质切开压低上颌骨后部的方法来矫治深覆盖和开𬌗[16]。垂直向的骨切开部位位于第一磨牙近中和第二磨牙远中,水平向的切开部位位于磨牙颊腭侧牙槽骨根尖上方。从颧骨种植体到上颌第一和第二磨牙颊管间的螺旋弹簧可以产生250g 的压低力。在正畸治疗结束时,上颌第一和第二磨牙可以压低 4mm,从而导致 SNB 角增加2°,ANB 角减少 1°,SN-MP 平面角减少 3°,前下面部高减小 3mm。

尽管微螺钉种植体可以用于牙弓整体回收,但是微螺钉种植体失败率和下颌平面角增大[21]之间存在很大的关联,因而对于下颌平面角较大的患者而言微种植板可能更为适合。此外,微螺钉种植体在不同方向力的作用下的稳定性和持久性尚未明确。经比较,对于 II 类高角病人,颧骨种植板可以高效压低上颌磨牙和内收前部牙齿,同时使下颌平面的逆时针旋转。颧骨种植板同样也可以用于伴有矢状和垂直向不调的修复前正畸的病人(图 21-5)。

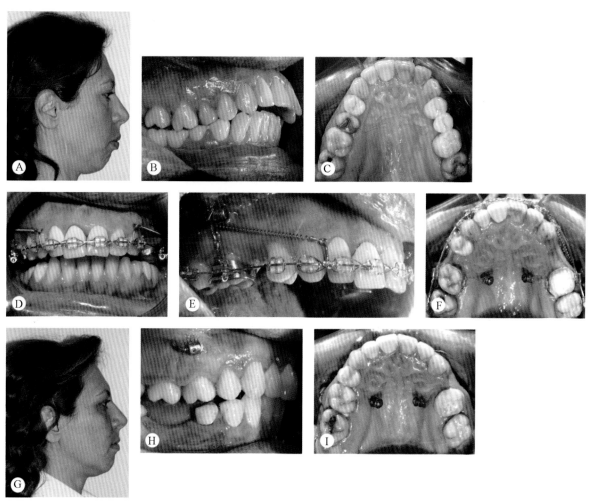

图 21-5　女性患者,II 类高角,主诉为:无法正常闭上嘴唇,嘴唇闭上时颏部出现皱纹。修复之前,压低下后牙无牙区域相对应伸长的上颌磨牙。A~C. 治疗前口外照(A)、口内侧面(B)及𬌗面像(C)。需要指出的是右侧上颌后牙区牙齿伸长导致𬌗平面偏斜以及不对称微笑,右下后牙区不良修复体;D~F. 拔除右侧上颌第二前磨牙和左侧第一前磨牙,排齐牙齿,植入颧骨种植板和腭部微螺钉种植体并挂链状皮圈以压低后牙,使用镍钛关闭弹簧整体内收前牙区;G~I. 固定矫治 23 个月,口外像(G)、口内侧方(H)和𬌗面像(I),上颌磨牙压低4mm,上颌前牙整体内收 7mm,覆盖减少 9mm。压低上颌磨牙产生下颌的旋转,下面部高减少 4mm,ANB 角减少 2°。获得了修复治疗足够的垂直向间隙。随后患者进行了颏部成形术以及修复治疗

微型板压低后牙的垂直向控制机制可以用于上下颌磨牙区域[22],矫治Ⅱ类高角伴有下颌平面角大的患者,使下颌平面逆时针旋转并消除突面型。因而,多方向内收和压低机制的有效应用可以作为严重骨性畸形患者正颌手术的替代选择方案。

五、颧部种植支抗用于矫形和软组织矫正

腭部种植体支持式矫治器用于Ⅱ类错𬌗畸形牙齿的矫正并不会产生骨性或者软组织的改善[4-7]。相比之下,使用颧骨支抗进行上颌后牙远移可发生明显的骨性或者软组织的变化,因为骨和软组织的结构会随着牙槽结构的变化而变化,比如,A点发生0.8mm的远中移动(上颌牙槽骨前部最凹点),SNA角就会减少1.3°,上唇回缩0.86mm[9]。

使用颧骨支抗取得的骨性和软组织改善与使用颈部或者枕部头帽产生的效果相当。

六、颧部种植板用于下颌后缩的功能性治疗

下颌骨后缩是Ⅱ类错𬌗畸形的主要原因,最理想的矫治方案就是改变下颌骨的生长量或者生长方向。要实现这一目标,主要治疗方案就是对生长期患者采用功能性矫治。Ⅱ类功能性矫治的特点在于构建咬合,产生下颌前移,通过拉伸肌肉来刺激髁突和下颌骨的生长[23]。功能性矫治器包括可摘式(肌激动器、生物调节器、双𬌗垫矫治器)和固定式矫治器(Herbst、Jasper Jumper、Forsus),通过在垂直向和矢状向上改变下颌骨位置。尽管功能性矫治器一直被视为下颌后缩的最佳治疗选择,但文献中关于其有效性的证据尚不明确[24,25]。一份系统性回顾报道,Herbst是最有效的功能性矫治器,下颌骨每月增长0.28mm,而双𬌗垫矫治器为0.23mm、生物调节器为0.17mm、肌激动器为0.12mm,Frankle矫治器为0.09mm[26]。大多数功能性矫治器所起到的作用源自牙槽的改变,骨性的改变很少[27,28]。

使用微螺钉种植体骨性支抗可以克服功能性矫治器对于牙槽的不利影响,增加下颌骨骨性改变量,然而功能性固定矫治器产生的力较大可能导致微螺钉种植体松动,而微型板可以用作稳定支抗。

有学者研究了Jasper Jumper矫治器的牙性和骨性作用,选择了7名患者(平均年龄13.75岁)在上颌磨牙颊管与正中联合区植入的微型板之间使用Jasper Jumper矫治器。然后比较了这种治疗方式与传统的Jasper Jumper矫治器治疗方式之间结果的差异[29]。结果显示,微型板在整个治疗过程中非常稳定,治疗效果良好,没有给病人造成不适或者并发症。但是,Jasper Jumper矫治器联合微型板并未产生预期的骨性效应,对下颌骨矢状向的生长亦没有明显作用。因而认为固定功能性矫治器如Herbst矫治器或者Forsus推杆矫治器联合微型板或许骨性效果更明显(图21-6)。

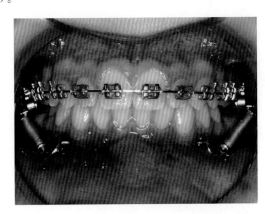

图21-6 Forsus推杆矫治器联合微型板支抗的使用

七、小结

微型板可以有效用于上下颌骨骨性或牙性不调引起的Ⅱ类错𬌗畸形的治疗。通过改变微型板的位置、形状和大小以及施加的力,可以对不同情况的患者进行个性化矫治。由于微型板具有良好的稳定性和持久性,可为严重骨性错𬌗畸形避免正颌手术提供了有效地替代性治疗方法。

八、致谢

作者对 Drs. Zahire Sahinoglu, Ipek Coskun,

Alev Yilmaz,Omur Pola-Ozsoy,Bulem Yuzugul-lu 及 Neslihan Arhun 所做出的贡献表示诚挚的感谢。

参 考 文 献

[1] Comelis MA, Scheffler NR, Nyssen-Behets C, et al. Patients' and orthodontists' perceptions of miniplates used for temporary skeletal anchorage: a prospective study. Am J Orthod Dentofacial Orthop 2008;133:18-24.

[2] Ş C, Arman-Ozciipici A, Uckan S, et al. Comparative evaluation of maxillary protraction with or without skeletal anchorage. Am J Orthod Dentofacial Orthop 2011;139:636-49.

[3] Kulbersh R, Pangrazio-Kulbersh V. Treatment of Class Ⅱ malocclusions. In: English JD, Peltomalu T, Pham-Litschel K, editors. Mosby's orthodontic review. St. Louis, MO: Mosby-Elsevier, 2009. p. 152-77.

[4] Mannchen R. A new supra-construction for palatal orthodontic implants. J Clin Orthod 1999; 33: 373-82.

[5] Byloff FK, Karcher H, Clar E, et al. An implant to eliminate anchorage loss during molar distalization: a case report involving the Graz implant-supported pendulum. Int J Adult Orthod Orthognath Surg 2000;15:129-37.

[6] Karaman AL, Basciftci FA, Polat O. Unilateral distal molar movement with an implant-supported distal jet appliance. Angle Orthod 2002;72:167-74.

[7] Keles A, Erverdi N, Sezen S. Bodily distalization of molars with absolute anchorage Angle Orthod 2003; 73:471-82.

[8] Park H, Lee S, Kwon O. Group distal movement of teeth using microscrew implant anchorage. Angle Orthod 2005;75:510-17.

[9] Kaya B, Arman A, Uckan S, et al. The comparison of zygoma anchorage system with cervical headgear in buccal segment distalization. Eur J Orthod 2009; 31:417-24.

[10] De Clerck H, Geerinckx V, Siciliano S. The zygoma anchorage system. J Clin Orthod 2002;36:455-9.

[11] Sugawara J, Kanzaki R, Takahashi I, et al. Distal movement of maxillary molars in non-growing pa-tients with the skeletal anchorage system. Am J Orthod Elentofacial Orthop 2006;129:723-33.

[12] Erverdi N, Acar A. Zygomatic anchorage for en masse retraction in the treatment of severe Class Ⅱ division Ⅰ. Angle Orthod 2005;75:483-90.

[13] Erverdi N, Usumez S, Solak A. New generation open-bite treatment with zygomatic anchorage. Angle Orthod 2006;76:519-26.

[14] Erverdi N, Usumez S, Solak A, et al. Noncompliance open-bite treatment with zygomatic anchorage. Angle Orthod 2007;77:86-90.

[15] Tanaka E, Nishi-Sasaki A, Hasegawa T, et al. Skeletal anchorage for orthodontic correction of severe maxillary protrusion after previous orthodontic treatment. Angle Orthod 2008;78:181-8.

[16] Tuncer C, Atap MS, Tuncer BB, et al. Osteotomy assisted maxillary posterior impaction with miniplate anchorage. Angle Orthod 2008; 78: 737-44.

[17] Veziroglu F, Uckan S, Ozden UA, et al. Stability of zygomatic plate-screw orthodontic anchorage system: a finite element analysis. Angle Orthod 2008; 78:902-7.

[18] Cetinsahin A, Dincer M, Arman-Ozcirpici A, et al. Effects of zygoma anchorage system on canine retraction. Eur J Orthod 2010;32:505-13.

[19] Bengi AO, Karacay S, Akin E, et al. Use of zygomatic anchors during rapid canine distalization: a preliminary case report. Angle Orthod 2006; 76: 137-47.

[20] Eroglu T, Kaya B, Cetinsahin A, et al. Success of zygomatic plate-screw anchorage system. J Oral Maxillofac Surg 2010;68:602-5.

[21] Miyawaki S, Koyama I, Inoue M, et al. Factors associated with the stability of titanium screws placed in the posterior region for orthodontic anchorage. Am J Orthod Dentofacial Orthop 2003;124:373-8.

[22] Sugawara J, Baik UB, Umemori M, et al. Treatment and posttreatment dentoalveolar changes following intrusion of mandibular molars with application of a skeletal anchorage system (SAS) for openbite correction. Int J Adult Orthod Orthognath Surg 2002; 17:243-53.

[23] Moore RN, Igel KA, Boice PA. Vertical and horizontal components of functional appliance therapy. Am J Orthod Dentofacial Orthop 1989;96:433-43.

［24］ Toth LR，McNamara JA Jr. Treatment effects produced by the twin-block appliance and the Fr-2 appliance of Frankel compared with an untreated Class Ⅱ sample. Am J Orthod Dentofacial Orthop 1999；116：597-609.

［25］ Ruf S，Baltromejus S，Pancherz H. Effective condylar growth and chin position in activator treatment：a cephalometric roentgenographic study. Angle Orthod 2001；71：4-11.

［26］ Cozza P，Baccetti T，Franchi L，et al. Mandibular changes produced by functional appliances in Class Ⅱ malocclusion：a systematic review. Am J Orthod Dentofacial Orthop 2006：129：599.

［27］ Janson GR，Toruno JL，Martins DR，et al. Class Ⅱ treatment effects of the Frankel appliance. Eur J Orthod 2003；25：301-9.

［28］ Konik M，Panherz H，Hansen K. The mechanism of Class Ⅱ correction in late Herbst treatment. Am J Orthod Dentofacial Orthop 1997；112：87-91.

［29］ Gazivekili C. The cephajoinetric evaluation of Jasper Jumper appliance in conjunction with skeletal bone anchorage in skeletal Class Ⅱ cases with mandibular retrognathism. PhD Thesis. Istanbul：Marmara University：1995.

第 22 章

用微型板支抗装置远移上颌牙弓

Hugo De Clerck and Hilde Timmerman

一、引言

Ⅱ类错殆往往反映了上下颌骨关系的不调，如上颌生长过度或者下颌发育不足，从而导致软组织突面型。理想情况下，Ⅱ类错殆的治疗应当是当个体处于生长发育期时，优先使用功能性矫治器改善骨骼的异常[1]。然而通过牙槽代偿减小覆盖和Ⅱ类错殆的严重程度仍是功能性矫治器的主要作用[2,3]。对于成年人，可以通过正颌手术实现上颌骨和下颌骨的重新定位，调整二者相对于颅底的位置关系从而提升面部的整体美观。

部分Ⅱ类错殆可以通过牙槽代偿或者是用本书其他章节中提到的方法单独治疗。而本章主要聚焦于使用微型板支抗的方法[4]。微型板可以植入到靠近颧骨下嵴和上颌第一磨牙根尖的上方。其延伸部分可以将力施加点靠近固定矫正器的位置（图 22-1）。如果延伸部分是骨接合板，则在软组织穿孔部位的口腔卫生维护困难并且有时会发生局部感染，而圆柱形的延伸部分设计有助于口腔卫生的维护。微型板支抗的主要优点包括可以降低手术或正畸相邻牙齿移动时损伤牙根的风险以及实现更好的支抗和生物力学效果。

二、微型板手术

Bollard 微型板有三个孔和在其末端附有固定钩的圆杆状延伸部分（图 22-1A）。通过直径为 2.3mm 的三个皮质骨接合螺钉将微型板固定在颧骨下嵴：最上面的孔使用 7mm 长的螺钉，中间孔和最下孔使用 5mm 长的螺钉。螺钉可使用自攻微型螺钉。

首先，做 L 形切口凸面向前（图 22-2A），翻瓣暴露骨面（图 22-2B）。轻微调整弯曲微型板与皮质骨骨面相适合（图 22-2C）。弯曲应限制在微型板孔之间的区域，且不应超过10°，并且只能

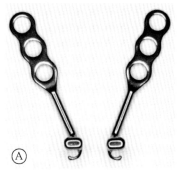
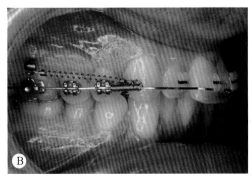

图 22-1　Bollard 微型板。A. 左上和右上微型板；B. 手术后 3 周的口内像

弯曲一次以避免在手术期间或之后的任何断裂风险。不要调整钛板与颈部之间的角度，以确保颈部以下部分和牙槽骨之间的良好接触。延伸圆杆部分也不要弯曲，以防折断。

　　微型板放置的位置应刚好使颈部的圆形连接杆在 L 形切口的拐角处，膜龈边界下方 2mm 的位置穿透软组织，在微型板孔的中心应尽可能接近平行于牙槽骨定向的颧骨下嵴的顶部，钩的开口朝向远端。使用标准硬钢 1.65mm 螺旋钻（图 22-2D）通过微型钛板的中间孔在骨中钻出直径

1.65mm 的导向孔。固定螺钉用标准螺丝刀固定。第一颗螺钉未完全固定以允许微型板一定程度的旋转。上面的孔钻完后钻下孔，然后拧入螺钉，固定螺钉从而获得牢固和稳定的保持（图 22-2E）。

　　用盐溶液冲洗后，用 4-0 可吸收缝线在一个平面中缝合。通过第一缝合线从骨支抗颈部的正前方定位黏膜骨膜瓣。复位附加切口直至愈合（图 22-2F）。

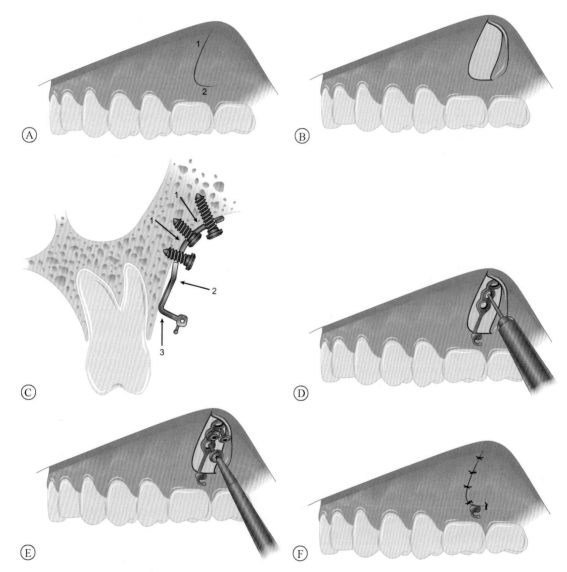

图 22-2　植入 Bollard 微型板。A. L 形切口。①垂直部分距离颧骨下嵴近中 ±1cm，距离膜龈边界下 2mm；②水平切口位于膜龈边界下 2mm 处；B. 后部黏骨膜瓣。C. 弯曲调整微型板以获得与皮质骨的良好接触。①弯曲调整区域；②不要改变微型板与颈部之间的角度；③颈部以下部与牙槽骨接触。D. 通过微型板的中间孔钻出第一个孔。E. 拧入固定螺丝。F. 缝合

三、患者指导

手术后立即用保护蜡覆盖固定单位。患者在刷牙后更换蜡。这保护了由于微型板的口内支撑导致疼痛的面颊特别是在最开始组织水肿的时候。建议手术后 48 小时冷敷该区域，并应避免运动 3 天。患者应每日用氯己定两次冲洗，共 12 天，并且每日用苏打水冲洗数次。此外，必须指导患者不要用他们的舌头或手指重复地触摸微型板的延伸部分，因为这是该支抗早期丧失稳定性的主要原因。应明确警告患者微型板有可能松动的风险，甚至需要进一步手术。对微型板的任何微小移动的连续临床检查可以使任何不利影响降到最低。手术后约 10 天，给予患者关于如何使用常规软牙刷而不是电动牙刷清洁延伸圆杆周围的软组织的具体说明。正畸力应在术后 2～3 周内开始施加，初始负荷不高于 100～150g。负荷可以在前 3 个月内逐渐增加，但不应超过 250g，最佳的牙齿移动不需要用如此高的力。

四、磨牙远移的生物力学

由于颧牙槽嵴的倾斜，固定装置通常位于第二前磨牙的前面。弹性橡皮链或闭合的 Ni-Ti 拉簧可以从钩直接放置到上颌尖牙托槽。力线位于尖牙的阻力中心的下方，因此尖牙的牙冠最初是远中倾斜移动的。结扎在托槽内的弓丝在托槽的近中和远中边缘处的力会直立尖牙的牙根（图 22-3A）。

连续的牙冠倾斜和牙根直立使尖牙托槽沿着弓丝滑动。由于托槽和弓丝之间的结合，产生摩擦，向后拉动弓丝。弓丝后部牵引力通过由弓丝跟前磨牙的托槽的结扎和磨牙颊面管中的结合产生的类似摩擦力而进一步放大。所有这些小的远移力传递到前段并拉动切牙内收（图 22-3B）。

当仅在一侧需要远移时，会使中线产生偏斜。在尖牙牙冠倾斜期间，托槽前面的弓丝被拉下，并且托槽后面的弓丝被向上拉。这导致前牙一定程度的伸长和第一前磨牙的压低（图 22-3C）。

由于覆𬌗的增加，上颌切牙被下颌切牙阻挡，不能与尖牙一起向后移动，因此在尖牙和侧切牙之间将产生间隙。在尖牙远移为Ⅰ型咬合关系后，四个切牙只能用打开咬合的力学机制远移，例如在上颌牙列中的 T 形弓与下颌弓中的 Spee 曲线的整平相结合。在牙弓后段的滑动期间缺乏对前牙的垂直向控制将减慢整个牙弓的远移。这是两阶段法生物力学的结果：磨牙远移后内收切牙首先要消除深覆𬌗。

更好的方法是一步法同时移动前后牙。在治疗开始时，上颌尖牙没有粘接托槽，而第二前磨牙是粘接托槽的。前牙段的拥挤在开始阶段不需矫正，以避免前牙的"往复移动"。维持前牙的重叠或扭转并且不被 Ni-Ti 弓丝矫正。然而在远移开始之前需要确保所有前磨牙和第一和第二磨牙的良好弓形。在对后牙段排齐之后，放置圆形的澳丝（0.016 英寸对应 0.018 英寸×0.025 英寸的托槽，0.020 英寸对应 0.022 英寸×0.028 英寸的托槽）。通过第一前磨牙托槽近中的不锈钢闭合推簧用作刚性滑动弓丝来使磨牙段向后运动，这不会产生像压缩开放推簧那样产生连续的活动力（图 22-3D）。

将拉伸的 Ni-Ti 闭合螺旋弹簧连接到微型板的钩上与放在第一前磨牙托槽近中的固定闭合螺旋弹簧的前端连接，然后开始远移。施加到该托槽近中的力的方向位于前磨牙的阻力中心以下，但平行于弓丝。为了避免远移期间前磨牙的旋转，应该使用 0.010 英寸的不锈钢结扎丝牢固地结扎托槽的远侧翼。这样做能更好地控制牙齿的旋转并且减少摩擦力。圆弓丝比方形丝产生的摩擦力更小。在上颌尖牙的前面使用滑动不锈钢螺旋弹簧的主要优点是力的垂直分量：在靠近侧切牙处产生压低力的力臂（图 22-4A，B）。这个垂直力单独施加到前牙的托槽上，距离它们的阻抗中心一定距离，将导致切牙前倾。然而，在后牙牙段中的托槽-弓丝结合面上将向切牙增加连续远移力。临床上，该水平力足以避免切牙的唇倾，并且保持与对颌牙接触。这是非常重要的，以避免在打开咬合期间下颌切牙的不断过度伸长。

虽然磨牙也可能发生伸长，但是当在治疗开始时如果存在上颌切牙的过度舌倾，这种咬合打开更应该受到限制。前后牙齿的同时移动导致牙弓长度的少量增加，并且因此可能需要弓丝更换。在每月随访时应检查是否仍有足够的弓丝延伸到第二个磨牙颊面管远中。

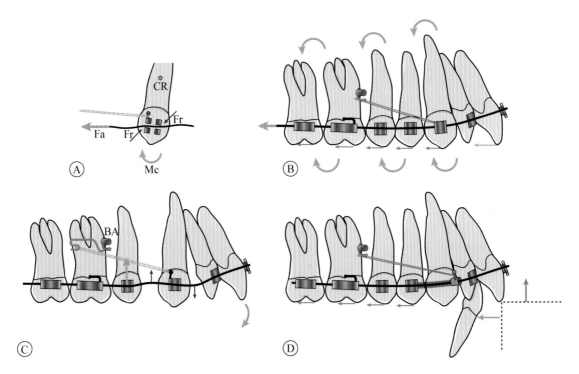

图 22-3 磨牙远移的力。A. 尖牙远移的初始牙冠倾斜移动。施力方向在尖牙的阻抗中心(CR)以下。B. 在后牙段中产生的远移力使前牙内收。C. 尖牙牙冠的倾斜使前牙伸长。D. 将推簧推靠在第一前磨牙托槽的近中,使后牙段滑动远移

当磨牙远移而没有切牙的内收时,总牙弓长度增加,并且远侧第二磨牙颊面管的弓丝可变得太短以至于最后磨牙的滑动运动将受阻。当然,这种运动的停止也将会导致完整的后牙段远移的停止。为了使第二磨牙颊面管中的弓丝足够长而不刺激面颊,建议平行于咬合平面的水平弯曲,弯曲的末端不应太短。刺激也可能由弓丝左右滑动引起。可以在中切牙的托槽近中弯制停止曲来阻止这种情况的发生(图 22-4 C,D)。有时,需要在四个切牙挂皮链来避免出现散隙。

上颌尖牙可跟随第一前磨牙在越隔纤维的拉动下运动,但只发生在没有下颌尖牙和托槽的干扰时。因此,在尖牙基本达到 Ⅰ 类咬合后再粘接下颌托槽。

从𬌗面观,上颌牙弓可以分为三个部分,包括尖牙(中间部分)。后牙段在唇侧和腭侧骨皮质板形成的轨道中被滑动推簧向后推。由牙槽突的骨壁引导,沿着直线的运动,但是具有向唇侧或腭侧冠倾斜的倾向。磨牙后区具有高度的重建潜力,因此在远移之前通常不需要拔除未萌出的第三磨牙牙胚。使用圆丝,前牙段主要是内倾性内收。

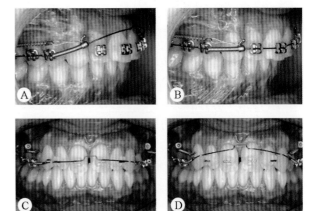

图 22-4 连续的轻微内收力量在后牙段的远移期间导致一定程度的咬合打开。A,B. 弓丝放置之前(A)和之后(B)通过在中切牙的托槽之间弯曲两个台阶曲来避免弓丝向一侧的滑动:无固定(C)和固定(D)开大的螺旋弹簧连接弓丝上的闭合螺旋弹簧

由于摩擦力很小,这种倾斜运动容易发生。后牙段滑动远移所产生的轻微内收的力足够维持与下颌切牙的接触。切牙移动以及覆盖减少的量要由

咬合打开的量来决定。只有在治疗的后期阶段达到Ⅰ类咬合后,才能使用方丝矫正切牙的过度倾斜。

最复杂的运动是在尖牙区域,其位于牙弓的转弯处。在自发漂移期间,尖牙按照阻力最小的轨迹,而不会碰到内外侧皮质骨板,并沿着下颌尖牙的唇面移动。如果将托槽粘接到上颌尖牙,它的移动将由弓丝的形状决定。在每月复诊时,应对尖牙区域的弓丝适当做一些外展。但是如果给予过度的外展,尖牙的漂移将会由于与外部皮质板的接触而受到限制。如果外展不够,尖牙运动将因为与下颌尖牙的咬合干扰而停止。此外,尖牙运动也受到托槽-弓丝之间摩擦力约束。不粘接尖牙托槽的优点不仅是上颌切牙更好的垂直向控制,而且有利于尖牙的远中漂移和防止旋转。

旋转总是在远移力施加到尖牙托槽上的牵引钩时产生,可以通过将托槽的远侧翼用不锈钢结扎丝结扎到弓丝来避免。然而,这将增加摩擦。当第一前磨牙远移并且没有托槽粘接到尖牙时,尖牙将在越隔纤维的牵拉下向远中移动。其中一些纤维组织位于阻抗中心的水平,并且不会产生旋转,但是来自阻抗中心唇侧的纤维与腭侧上的弹性纤维会产生相反的旋转力,从而使远移几乎没有旋转。

从唇侧看,纤维组织的力远远低于尖牙的阻抗中心,因此通常会看到牙冠远中倾斜,并且在达到磨牙区的Ⅰ类咬合后需要直立牙根。为了直立尖牙的牙根,粘接尖牙托槽并使用 Ni-Ti 弓丝,使牙根直立的阻力要大于牙冠近中倾斜的阻力。尖牙向后的结扎至微型板可以限制尖牙牙冠近中倾斜并且有助于保持与下颌尖牙的Ⅰ类咬合关系(图 22-5A)。这个结扎应该是被动的。为了避免在根直立期间尖牙的旋转,托槽的远侧翼应牢固地结扎在弓丝上(图 22-5B,C)。

在固定矫治的初期首先不处理上颌尖牙区的拥挤。这常常会造成切牙的唇倾以及覆盖的增加。当前牙有重叠并且缺乏间隙时,结扎所有的牙齿但弓丝不要全部入槽。在极其拥挤的情况下,比如一些安氏Ⅱ类2分类病例,弓丝可以放在切牙托槽的下方(图 22-6)。

为了获得与每个托槽的接触,不得不在主弓

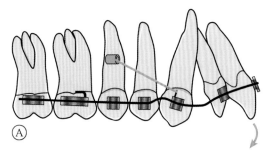

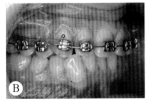
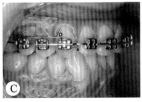

图 22-5　限制尖牙牙冠近中倾斜。A. 从尖牙托槽到微型板向后结扎;B,C. 直立之后的尖牙应被动向后结扎

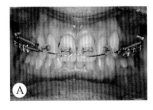
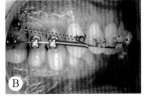

图 22-6　口内正面观(A)以及侧面观(B)显示为了避免初始排齐阶段的过度唇倾,弓丝并未入槽

丝中进行一些第一、第二序列弯曲,使闭合的螺旋弹簧产生的力臂以及后牙段产生的内收的力被传递到四个拥挤的切牙。尖牙的远移导致尖牙间距增大和切牙区拥挤的自然解除。在有足够的空间可用后,应该第一时间启用一根细的 Ni-Ti 丝以最小的唇展排齐前牙。

当使用滑动螺旋弹簧使上颌前磨牙远移而不粘接尖牙托槽时,通常通过切牙的压低和前磨牙一定程度的伸长会产生双咬合平面(图 22-7)。

在上颌尖牙粘接托槽并且放入一根平直弓丝之后,弓丝将通过前磨牙的一些压低而再次变平,但主要是由于切牙伸长形成。在上颌尖牙牙根的直立期间,前牙被施加附加的伸长的力,而且在上颌牙弓整平之前必须根据切牙暴露量以及微笑美学决定切牙是否需要伸长。只要保持与下颌切牙的接触,一旦下颌牙列粘接托槽,咬合的加深将受到限制并且不会影响先前获得的Ⅰ类咬合。此

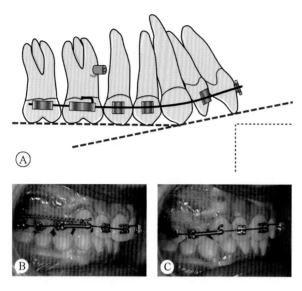

图 22-7　A. 双咬合平面;B,C. 远移牙列之前(B)跟之后(C)的咬合平面

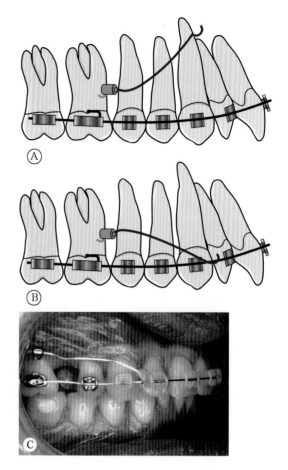

图 22-8　分段压低辅弓。A,B. 施力前(A)和施力后(B)。C. 固定在侧切牙和尖牙之间的压低辅弓

外,同时整平下颌 Spee 曲线会对深覆殆的有效控制有所帮助。在尖牙的直立期间,前牙段中存在垂直覆殆过度时,可通过增加压低辅弓减少前牙的伸长。压低辅弓通常插入附加的磨牙管中。然而,反作用力将使磨牙伸长并使牙冠向远中倾斜。将压低辅弓插入 Bollard 微型板的管中可以避免这种情况的发生。相对于连续弓丝,分段的压低辅弓更容易调整。将不锈钢片段弓(0.018 英寸×0.018 英寸)插入微型板的管中。在切牙和尖牙之间切断弓丝,弯制小圈(图 22-8A,B)。弓丝的前部被拉下并且与切牙远中的弓丝通过不锈钢结扎丝固定(图 22-8C)。通过调整片段弓的曲度来改变力的大小,而且可以在殆平面倾斜时使用左右不同的力。在微型板的管后面延伸的小段弓丝很少刺激患者,但可以被回弯或者用流动复合树脂包裹(图 22-8C)。如果必要的话也很容易拆除。

　　上颌牙弓的宽度会受到滑动机制的影响,前磨牙和磨牙之间的宽度将变大。这可以通过从滑动钩到微型板上的弹性钩的牵引方向来解释(图 22-9)。除了矢状分量之外,还存在力的横向分量,导致前磨牙区的扩弓。

　　在没有托槽和没有来自固定矫正力的情况下,尖牙间宽度会自发地增加。由牙槽突的两侧骨皮质板引导的尖牙远中漂移将它们更靠后地定

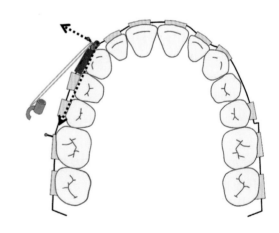

图 22-9　由螺旋弹簧产生的力的横向分量

位在弓中,并且牙槽突的左右中心之间的距离也会增加。这也部分解释了前磨牙和磨牙之间宽度的增加。

五、讨论

本章所述的用于直接支抗的微型板的使用可以完成推上颌全牙列远移所需的所有治疗。除了保持口腔卫生之外,在治疗期间不需要患者依从性。位于上颌磨牙和第二前磨牙之间附带有牵引钩的口内管,可以为压低或伸长辅弓提供更多的独特选择。

滑动力学机制具有的优点是所有前磨牙和磨牙作为一个单元移动,并且尖牙部分地跟随前磨牙移动,从而为前牙创造空间。在磨牙段的远移期间,连续作用在切牙上轻微的压低和内收力导致水平覆盖的减少,而没有增加垂直覆𬌗,并且有时在前牙段中具有轻微打开咬合的作用。

在治疗过程中基本不需要对弓丝进行调整,这减少了患者每月复诊的椅旁时间。跟所有其他正畸治疗方法一样,面部美学、切牙暴露和微笑美学都应当考虑。为了避免上颌牙的过度内收,可以适当唇倾下颌切牙来代偿轻度的骨骼不协调。通常在整平 Spee 曲线和初期排齐前牙时即可达到唇倾下前牙的目的。应避免使用Ⅱ类牵引,以避免前牙过度倾斜。

在第 1 阶段中将后牙段矢状向的调整与前牙段垂直向的控制相结合,使上颌全牙列移动变得非常有效率。在不需要切牙的内收的情况下,将磨牙、前磨牙和尖牙远移以产生额外的空间用于排齐拥挤的切牙,而不使其唇倾。在治疗的第一年内获得切牙正常的矢状向和垂直向覆𬌗以及磨牙的近似Ⅰ类咬合,为完成和咬合调整阶段节约了大量时间,或许会提高最后正畸治疗的效果。然而,需要更多的研究来了解在微型板固定装置治疗完成后切牙暴露可能的变化以及复发的趋势。

参 考 文 献

[1]　O'Brien K, Macfarlane T, Wright J, et al. Early treatment for Class Ⅱ malocclusion and perceived improvements in facial profle. Am J Orthod Dentofacial Orthop 2009;135:580-5.

[2]　AAO. Council on Scientifc Affairs (COSA). Functional appliances and long-term effects on mandibular growth. Am J Orthod Dentofacial Orthop 2005; 128:271-2.

[3]　Martin J, Pancherz H. Mandibular incisor position changes in relation to amount of bite jumping during Herbst/multibracket appliance treatment: a radiographic-cephalometric study. Am J Orthod Dentofacial Orthop 2009;136:44-51.

[4]　De Clerck H, Geerinckx V, Siciliano S. The Zygoma Anchorage System. J Clin Orthod 2002;36:455-9.

第 23 章

Graz种植支抗钟摆式矫治器推上颌磨牙远移

Friedrich K. Byloff and Hans Kärcher

一、引言

Graz 种植支抗钟摆式矫治器(Graz implant-supported pendulum,GISP)是一种钟摆矫治装置,由两个部分组成,用于成人推上颌磨牙远移[1,2]。该装置的一个显著特征是摆动辅助装置不是集成一体式的,而是易于移除以用于加力和控制在空间各个平面中的运动。

二、Graze 种植支抗钟摆式矫治器的设计

GISP 的支抗部分由具有四个微螺钉孔的外科微型板和两个与微型板中心成直角焊接的圆柱体组成,全部由钛制成。支抗部分通过四个 5mm 长的钛制微螺钉种植体直接固定到腭骨上(图 23-1A)。圆柱部分穿过腭黏膜(图 23-1B),可以通过翻瓣暴露骨:或者,通过切开暴露骨,在成年人中,手术期间可以拔除上颌第三磨牙以减少远移的阻力。在这种情况下可以进行全身麻醉,否则局部麻醉就足够了。在没有上颌第三磨牙萌出时,手术需要用钻头在第二磨牙的远中从殆面"削弱"牙槽骨,以便于磨牙远移。支抗附件的去除需要在局部麻醉下进行,通过黏膜中两个纵向切口完成。

装置的可拆卸部分由类似 Nance 托的丙烯酸树脂体组成。丙烯酸树脂体的两个圆柱形槽卡在微型钛板的两个圆柱体上,以避免挤压黏膜(图 23-1C)。手术后,在 2 周的愈合期内肿胀可消

退。然后取带有微型板的上颌牙弓的印模。上颌磨牙的带环也在印模里,所以可以把 TMA 弹簧(0.032 英寸)调整合适,放在舌侧鞘里面。在模型上完成 Nance 托之后,远移弹簧可以产生每侧约 250g 的力。在口内把这个可拆卸的钟摆装置安装在两个圆柱体上(图 23-1C)。为了更好地控制磨牙的三维运动,两个弹簧末端回弯,装配到带环的舌侧鞘中。舌侧鞘有一个内置的 8° 外展,更容易在口腔内插入弹簧。在安装预先加力的装置之前,在第二磨牙上粘接颊面管并且放入一根局部(整平)弓丝。这样,两颗磨牙可以同时发生远移(图 23-1D),这已被证明是最有效的方法。

改进设计

为了避免损伤性手术,新的设计可以直接放置在腭黏膜上并用四个 10mm 长的微型螺钉固定(TriLock;Medartis, Basel, Switzerland)(图 23-2A,B)。微型螺钉的头部拧入钛板预留的空腔中,因此当弹簧加力时,黏膜不被 Nance 托压迫。使用该系统,微型板中的孔以这样的方式容纳微型螺钉头,使得其完全稳定。在局部麻醉下钻腭骨孔,使用手动螺丝刀植入微螺钉。这种改进设计中的圆柱体部分较小:长度为 7.5mm,直径为 3.6mm(图 23-2A)。这些设计能够在手术后当日植入螺钉后即取藻酸盐印模制作 Nance 托并且嵌入弹簧。

在 Nance 托的前部与殆平面约 45°打孔,以允许其被定期移除(图 23-2C,D)。如果需要,可拆

卸的 Nance 托可以尽管小，可改善口腔卫生，并　　给舌头在腭穹顶的活动留更多的空间。

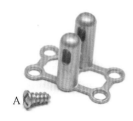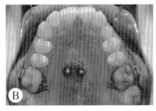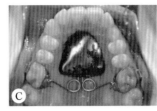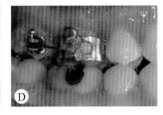

图 23-1　Graze 种植体钟摆式矫治器的原始设计。A. 外科微型板和微螺钉种植体；B. 穿过黏膜的圆柱体；C. 装置的口内𬌗面像：可拆卸的丙烯酸树脂腭托，腭托伸展出套在微钛板上两个圆柱体的推磨牙远移弹簧；D. 第一和第二磨牙同时远移时片段弓的位置

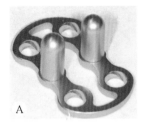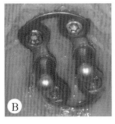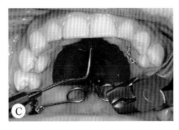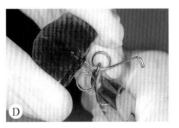

图 23-2　Graze 种植体支持式钟摆矫治器的改进设计。A. 新型微型支抗板；B. 固定在腭黏膜上的微型板；C. 用 Weingart 钳和探针去除 Nance 托。将探针与咬合平面成 45°插入到孔道中，并且用两个器械同时轻轻地拉下；D. 远移弹簧在口外加力

与最初设计的 GISP 一样，在手术前，上颌第一磨牙试带环，然后去除带环，留作取模制作 Nance 托时使用。改良的 Nance 托类似于钟摆式矫治器，但没有与前磨牙相连接。一周的恢复期之后取上颌藻酸盐印模，将上颌带环放在里面。带有圆柱体的微型钛板被印在印模里面，在技工室灌注石膏模型。矫治器制作成功时，弹簧能被动地顺利插入磨牙舌侧鞘内，然后加力到大约每侧 250g 的（图 23-3A）。在磨牙粘接带环之后，把矫治器安装到口中：粘接第二磨牙颊面管，安装整平片段弓（图 23-1D）。弓丝增强了第二磨牙的动度，同时有利于两个磨牙的远移。每 6～8 周复诊一次。如果需要，把 Nance 托拆下将弹簧加力（图 23-2D）。弹簧的末端回弯可以使医生在治疗中进行垂直向、转矩及轴倾度的控制[3]。

三、适应证

需要上颌磨牙明显单侧或双侧远移，是 GISP 的主要适应证。不需要拔除上颌前磨牙或者磨牙即可达到矫治安氏Ⅱ类错𬌗的临床目的。如果掩饰性治疗可行同样可以避免下颌前徙手术。总而言之，接近于自然状态的Ⅰ类咬合是通过 GISP 可以得到的结果。

装置的简化可以使 GISP 的适应证从成人扩大到恒牙列的青少年。青少年及其父母现在能够在传统的摆式矫治装置和种植体支抗的 GISP 之间进行选择。GISP 的优点包括：

■ 抵消了前磨牙的近中移动。
■ 上颌尖牙和前牙不会受影响。
■ 前磨牙的自发远移和磨牙远移同时进行。
■ 治疗时间更短。

在成人中，个人条件将决定治疗计划。如果存在正常形态的第三磨牙并且第一磨牙或第二磨牙进行了根管治疗、深度填充或牙冠修复的情况下，矫治计划或许可以保留第三磨牙而拔除损坏的磨牙。因此，不需要种植支抗支持的远移和常规的支抗是可行的。如果要拔除前磨牙或磨牙，则需要加强磨牙远移的支抗。如果两个上颌磨牙都要进行远移，则需要拔除上颌第三磨牙。特别

是当第三磨牙有问题时可以拔除,因为它们通常被认为是没有价值的。

四、矫治过程

一般需要 3 个多月的第一或者第二磨牙的远移才能在第一磨牙的近中看到间隙。有时前磨牙在越隔纤维的牵拉下的远中移动可能会掩盖出现的间隙,特别是在治疗开始时牙齿拥挤的情况下。使用 GISP 最初,用小尺寸的方形不锈钢弓丝和 Ni-Ti 推簧远移第一和第二磨牙。推簧远移第二磨牙的同时,而第一磨牙上的远移推簧也被激活。当第二磨牙充分远移后,推力减小直至临界状态。最终结果是第一磨牙上的 TMA 推簧成为主导,推第一磨牙朝向第二磨牙移动,最终关闭它们之间的间隙,而推簧将第二磨牙保持在远中位置。这种方法用于治疗一个 12 个月未复诊的患者,发现第一和第二磨牙在最初加力一次后同时远移(见病例 1)。基于此,同时远移第一、第二磨牙,治疗时间相同,而更省力并且节省临床时间。

患者每 6 周复诊一次进行装置检查,如有必要进行弹簧加力;此时拆下 Nance 托进行口腔冲洗。使上颌磨牙充分远移所需的时间取决于要移动的距离和个体生物学反应差异[4]。一般来说,

将尖对尖关系矫正为Ⅰ类关系需要 8～12 个月。在此期间,患者不使用其他固定的装置。磨牙远移到位后,粘结固定矫治器,理想的情况是呈略微过矫正Ⅰ类咬合关系。在用固定矫治器的排齐整平阶段,GISP 仍然在位,并且弹簧轻微加力以避免磨牙向近中移动。在前磨牙和尖牙远移期间,加力略微增加,以抵消任何向近中的反作用力("主动支抗")[1]。我们认为这是该装置优于仅具有被动支抗(即刚性地将磨牙保持在其远端位置)的其他系统的优点。

远移结束时,磨牙应该没有远中倾斜。如果第一磨牙必须直立,则在远移近结束时去除第一和第二磨牙之间的片段丝。如果在固定矫治开始时有一个磨牙不够直立,但近中牙尖处于良好的Ⅰ类咬合关系,则应切断弹簧弯曲端的一部分(图 23-3B)。这样,在舌侧鞘中将具有足够的间隙,使整平弓丝可以直立牙根,而不会发生牙冠的近中倾斜(图 23-3C)。一旦前磨牙和尖牙达到Ⅰ类关系,去除 Nance 树脂托以内收上颌前牙,在局部麻醉下去除内部微型板。如果必要的话使用上颌尖牙到下颌第二磨牙的Ⅱ类牵引作为支抗。患者有时可能会推迟去除微型板手术几个月,但不会带来严重的不适。

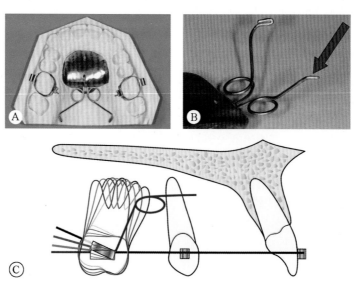

图 23-3 A. 在技工室制作有着预先加力远移弹簧的种植体支持式钟摆矫治器;B. 远移弹簧的末端进行了特殊的处理,在弓丝作用下允许磨牙远中根倾斜移动;C. 弹簧末端处理后平直弓丝使牙根直立的示意图

五、病例展示

病例 1：青少年 Ⅱ 类错𬌗

一个 16 岁的男孩寻求治疗纠正他明显的Ⅱ类错𬌗，牙齿深覆𬌗和散隙（图 23-4A，B）。决定将上颌磨牙远移为Ⅰ类关系并关闭所有牙间隙。第三磨牙在植入 GISP 期间被拔除。充分远移后，磨牙处于过矫正的Ⅰ类关系（图 23-4C）。第一和第二磨牙作为一个单位远移。在使用弹性皮链内收前磨牙和尖牙期间，GISP 提供了进一步的"主动支抗"（图 23-4D，E）。可见上颌磨牙明显的远移。

治疗结束时，将咬合关系矫正至Ⅰ类，治疗后 3 年仍保持稳定（图 23-4F，G）。在治疗前和治疗后头影侧位片叠加比较，可以看到上颌磨牙 5mm 的远移（图 23-4H）。由于 Bolton 指数不调，用复合树脂修复上颌侧切牙的牙冠。

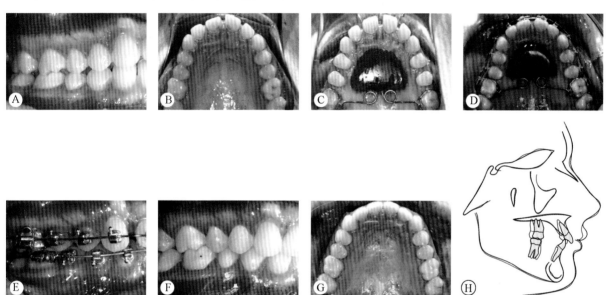

图 23-4　病例 1：一例青少年 Ⅱ 类错𬌗。A，B. 治疗前；C. 使用 Graze 种植支持式钟摆式矫治器（GISP）使磨牙远移后的口腔内照片；D，E. 仍轻微加力的 GISP 在前磨牙和尖牙的内收期间提供"主动支抗"；F，G. 治疗后 3 年；H. 治疗前和治疗后头影侧位片的重叠比较

病例 2：成人 Ⅱ 类错𬌗

一名 25 岁的男性寻求矫正治疗他的明显Ⅱ类错𬌗和前突的上颌前牙（图 23-5A～C）。由于他拒绝联合手术/正畸治疗，决定尝试 GISP 远移上颌牙弓进行掩饰性治疗。之前下颌左第一磨牙已经拔除了很长时间（图 23-5B）。

治疗期间上颌牙齿尤其是左侧上颌牙的大量远移（图 23-5D～F）。在治疗前后的头影侧位片上可以看到实现了磨牙远移和上颌切牙直立的治疗目标（图 22-25G）。最终的侧貌满足了患者的期望，在美学上也是可接受的。

六、讨论

当使用腭部支抗时，在固定矫正之前，上颌磨牙远移就已经开始，可明显缩短患者佩戴固定矫正器的时间。

利用坚固的腭部支抗，第一和第二前磨牙可以随着磨牙在越隔纤维的牵拉下自发地远移。如果腭杆由骨内的微种植体支持，在磨牙远移期间，前磨牙会有一定程度的反应性近中运动[5-7]。已有报道使用腭种植体作为支抗同时使前磨牙远移和磨牙移动。[8]由于腭种植体的放置不同于微型钛板，取决于是否有足够的骨厚度，因此在种植体放置之前需要进行放射检查。此外，腭种植体需要至少 3 个月的愈合和骨结合。相比之下，GISP

可以在手术植入后立即使用,而黏膜愈合仅需1周。GISP的微型板所在的腭骨区域已被证明是安全的[9,10],不需要术前进行放射检查。此外,小于2mm的鼻底穿孔倾向于自发地愈合。[11]GISP没有连接到前磨牙的弓丝,因此允许前磨牙在磨牙远移期间向远中移动(图23-4C)。

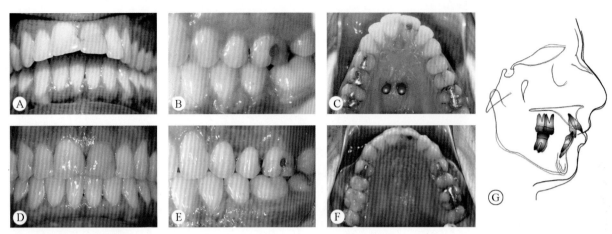

图23-5 病例2:一例成人Ⅱ类错𬌗。A~C.治疗前;D~F.治疗后5年情况;G.治疗前和治疗后头影侧位片重叠比较

最新改进的GISP仅需要小的手术,因为微型板直接放置在黏膜上并用四个微螺钉种植体固定,能够提供绝对的稳定性,不会发生松动和脱落。相比之下,其他螺钉支抗系统的失败率高达10%～30%。[12-15]手术方案、临床医生的经验、螺钉的类型和位置在上述失败率中起重要作用。与本装置的支抗系统相比,其他系统的高失败率是明显的缺点。

最近已经有报道使用螺钉固定到腭黏膜的金属板的其他设计。[16-18]这些系统,与GISP相似,有一个坚固的固定微型板,不容易松动。GISP还具有另外的优点,即可以调节弹簧来产生在各个方向上的运动(即,不仅可以远移,还可以压低,旋转或扩展),装有远移弹簧的Nance托可以轻易地摘除,所以弹簧的加力可以在口外进行而不像其他系统那样需要在口内调节。[19]

GISP可以使临床医生对磨牙远移实现良好的垂直向控制,这是与Distal Jet装置及其改良型(包括Beneslider)相比的优点。[20]在Beneslider上使用的远中向弹簧不允许除了加力以外的任何调整。[6-8]由于GISP的丙烯酸树脂托的体积,患者需要约1周的时间适应。

七、小结

GISP是一个绝对稳定的腭支抗系统,不需等待骨结合即可加力。可拆卸部分易于去除和重新安装,简化了加力过程。在内收阶段,弹簧提供进一步的"主动支抗",即具有刚性支抗系统不能提供的功能。最后,可以对磨牙在各个方向进行移动。

参 考 文 献

[1] Byloff FK,Kärcher H,Clar E,et al. An implant to eliminate anchorage loss during molar distalization:a case report involving the Graz implant-supported pendulum. Int J Adult Orthod Orthognath Surg 2000;15:129-37.

[2] Kärcher H,Byloff FK,Clar E. The Graz implant supported pendulum:a technical note. J Craniomaxillofac Surg 2002;30:87-90.

[3] Byloff FK,Darendeliler MA,Clar E,et al. Distal molar movement using the pendulum appliance. Part 2:the effects of maxillary molar root uprighting bends. Angle Orthod 1997;67:261-70.

[4] Iwasaki L,Haack J,Nickel J,et al. Human tooth movement in response to continuous stress of low magnitude. Am J Orthod Dentofacial Orthop 2000;117:175-83.

[5] Gelgor I,Buyukyilmaz T,Karaman A,et al. Intraosseous mini-screw-supported upper molar distalization. Angle Orthod 2004;74:838-50.

［6］ Kinzinger G，Gülden N，Yildizhan F，et al. Effciency of a skeletonized distal jet appliance supported by mini-screw anchorage for noncompliance maxillary molar distalization. Am J Orthod Dentofacial Orthop 2009；136；578-86.

［7］ Kinzinger G，Gülden N，Yildizhan F，et al. Anchorage effcacy of palatally-inserted mini-screws in molar distalization with a periodontally/mini-screw-anchored Distal Jet. J Orofac Orthop 2008；69；110-20.

［8］ Keles A，Erverdi N，Sezen S. Bodily distalization of molars with absolute anchorage. Angle Orthod 2003；73；471-82.

［9］ Schlegel K，Kinner F，Schlegel K. The anatomic basis for palatal implants in orthodontics. Int J Adult Orthod Orthognath Surg 2002；17；133-9.

［10］ Gracco A，Luca L，Siciliani G. Molar distalisation with skeletal anchorage. Aust Orthod J 2007；23；147-52.

［11］ Ardekian L，Oved-Peleg E，Mactei E，et al. The clinical signifcance of sinus membrane perforation during augmentation of the maxillary sinus. J Oral Maxillofac Surg 2006；64；77-82.

［12］ Miyawaki S，Koyama I，Inoue M，et al. Factors associated with the stability of titanium mini-screws placed in the posterior region for orthodontic anchorage. Am J Orthod Dentofacial Orthop 2003；124；373-8.

［13］ Cheng S，Tseng I，Lee J，et al. A prospective study of the risk factors associated with failure of mini-implants used for orthodontic anchorage. Int J Oral Maxillofac Implants 2004；19；100-6.

［14］ Fritz U，Ehmer A，Diedrich P. Clinical suitability of titanium microscrews for orthodontic anchorage：preliminary experiences. J Orofac Orthop 2004；65；410-18.

［15］ Berens A，Wiechmann D，Dempf R. Mini-and micro-mini-screws for temporary skeletal anchorage in orthodontic therapy. J Orofac Orthop 2006；67；450-8.

［16］ Cozzani M，Zallio F，Lombardo L，et al. Effciency of the distal mini-screw in the distal movement of maxillary molars. World J Orthod 2010；11；341-5.

［17］ Itsuki Y，Imamura E. A new palatal implant with inter-changeable upper units. J Clin Orthod 2009；43；318-23.

［18］ Wilmes B，Drescher D，Nienkemper M. A miniplate system for improved stability of skeletal anchorage. J Clin Orthod 2009；43；494-501.

［19］ Giancotti A，Muzzi F，Greco M，et al. Palatal implant-supported distalizing devices：clinical application of the Straumann Orthosystem. World J Orthod 2002；3；135-9.

［20］ Wilmes B，Drescher D. Application and effectiveness of the Beneslider：a device to move molars distally. World J Orthod 2010；11；331-40.

第 24 章

下颌骨联合区骨支抗与固定功能性矫治器矫治 II 类错殆

Nejat Erverdi,Melih Motro and Nazan Kucukkeles

一、引言

功能性矫治器的学术定义为通过各种装置传导力量到牙列以及基骨,改变下颌骨位置和功能。这种矢状向和垂直向的新的肌肉位通常会产生正畸以及矫形的改变。尽管设计上有差异,但是所有功能性矫正装置都需要保持下颌骨向前的位置。固定功能性矫正装置的作用方式相同,临床结果相似。

使用固定功能性矫正装置完成 II 类错殆的矫治大约 30% 可以归因于骨骼的反应,70% 归因于牙槽反应。[1]牙槽反应往往是不受控制的且不希望的下颌切牙的倾斜。[2]骨性错殆畸形的矫治需要形态生长型的改变。因此,髁状突的适应性改建和下颌骨的骨性增长必须是功能性矫治的主要目标,一些学者认为下颌切牙唇侧倾斜发生在应用功能性矫正装置 6 个月之内,因此限制了更多骨骼反应的时间。可以设想直接地通过下颌骨的前导力装置可以避免下颌切牙的唇倾,因此可以观察到功能性矫治的纯粹骨反应。

本章讲述了下颌骨联合区骨支抗与固定功能矫治器的应用并且讨论了三种不同设计的临床效果。

二、上颌牙列的准备

植入下颌骨联合区骨支抗装置之前,先用固定矫正器排齐整平上颌牙齿。整平之后应用 0.0017 英寸×0.025 英寸方丝附加腭根向转矩并且使用 0.9mm 的不锈钢丝制作的腭杠。

三、固定在颏部的微型板

使用 3D 模型软件(Tasarimmed,Istanbul,Turkey)(见图 13-1C)设计研发出了固定于颏部的特殊钛合金(钛合金证书 121002157100002001)微型板。

设计制作适合左右两侧的微型板。这种记忆性板上有 3 个小孔(直径 2.3mm)适合所有外科微螺钉。其上设计制作有抗旋转的边缘以平衡旋转力。延伸部分设计有一个轻微近中弯曲的圆杆用以将矫形力装置的点传递至尖牙牙冠水平。圆杆可以弯曲以便球部达到所需位置,末端球形里面有平行于牙弓的圆管可以用来固定功能性矫治装置。

(一)球形末端的定位

为了确定球端位置,开始绘制一个假想的线,从该尖牙的牙尖并沿着根轴方向,这条线代表 Y 轴;绘制另一条线连接尖牙牙冠近远中代表 X 轴,轴的交点是中央点。球端放置在中心点颊向 4~5mm 以达到保持口腔卫生的目的。具有球形末端的圆杆必须通过附着龈暴露于口腔中,如果通过游离龈很可能发展为种植体周围炎。

(二)微型板植入手术

局麻下在前磨牙之间做通过膜龈联合的切

口,沿着切口将黏膜骨膜瓣翻至骨性颏部凸起水平。调整微型钛板形状适应正中联合的外形以确保球端突出在附着龈切口线上的正确位置上,金属板用 3 个 7mm 钛钉固定(直径 2mm),3-0 可吸收缝线无张力状态下缝合龈瓣(图 24-1)。阿莫西林/克拉维酸术后 5 天,每日两次,每次 1000mg 口服,7 天拆线。

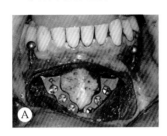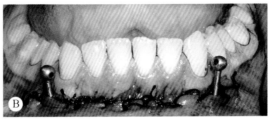

图 24-1　外科手术植入。A. 微螺钉种植体固定在下颏部;B. 微型板的球形末端通过膜龈联合延伸出来

四、固定功能性矫治装置的应用

(一)Jasper Jumper 矫治器

7～10 天后软组织愈合,拍摄取标准化头颅侧位 X 线摄片,把 Jasper Jumper 矫治器安装到球形末端与上颌磨牙颊面管之间。Jasper 的正确长度应为磨牙颊面管近中至球形末端远中的距离加上 12mm。加力方案与常规方法相同(见第 2 章),如果矫治器长度不足,可以在磨牙颊面管的近中(而不是远端)和球端之间加力。

如果需要更多的力量,可以在颊面管的近中和 Jasper Jumper 的远中端之间放置阻止球(图 24-2)。如果还需要加力,可以将 Jasper Jumper 安装在球形末端的远中而非近中。在这个阶段,下颌牙列并没有粘接托槽。

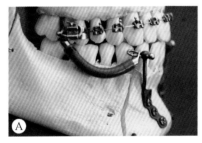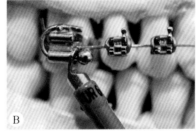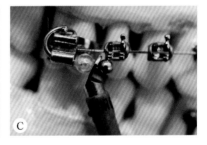

图 24-2　Jasper Jumper 与微型板的连接。A. 模型上的常规放置方式;B. 将远中部分放置在颊面管近中的方式;C. 放置球形阻挡以便于额外加力

(二)Forsus 装置

使用与 Jasper Jumper 相同的手术过程和钛板。

为了确定 Forsus 装置的大小,厂商提供的套装里有一种特殊的尺子,这个尺子的远中端放置在上颌磨牙头帽管的远端,近端位于微型板球的远中端。按照厂商说明将矫治器安装在头帽管中,唯一的不同是前导棒通过球销的方式而不是原本用附着的方式安装在定制微型板上。

(三)Herbst 矫治器

由于不允许下颌做侧方运动,传统的 Herbst

装置的技工室制作是十分精准的。当使用这种方案时(Herbst 矫治器与微型板相连接),平行度以及 Herbst 矫治器的精确放置对治疗至关重要。

应用于 Herbst 装置联合微型板的体部有一个三角形的边缘,能够增强对抗扭力的稳定性。然而,这种设计用环形头取代了球状末端用以支撑 Herbst 装置的前部(见图 13-1D)。Herbst 矫治器的螺丝和杆能够很容易地适应这一部分。

为了减少手术时间和定位更加精准,可以使用三维模型来模拟微型板放置的位置。或者,为了避免不必要的辐射,微型板也可以在手术过程中进行调整。

使用 Herbst 装置的手术过程和上述过程有所不同,在局部麻醉下,通过左右第一前磨牙之间的水平前庭沟的切口翻起黏骨膜瓣,暴露这一区域的骨。微型板定位在下颌骨凸起。在剥离黏骨膜后,在微型板的游离端拧紧 Herbst 矫治器,在第一颗螺钉放在板上孔洞的中央但没有完全拧紧时手动调整微型板的外形。这就可以检查颌部的运动并且确定微型板的最佳位置。做这些的时候,要当心防止下颌骨的任何侧向移动,当达到一个相对稳定的位置时,在生理盐水冲洗下钻另两个孔(直径 1.5mm),通过 3 个孔来固定微型板,用前面同样的方法关闭组织瓣。抗菌药物的预防同上,7 天后拆线,安装 Herbst 矫治器。调整矫治器,检查开闭口功能。

五、临床展示

病例 1:Jasper Jumper 矫治器

患者 14 岁,男孩,安氏Ⅱ类 1 分类,水平(逆时针方向)生长型,凸面型,下颌后缩。

依照正确的诊断和矫正计划,先用扇形扩弓器快速扩弓(图 24-3A,B),在上颌扩弓完成

之后,粘接上颌托槽排齐上颌牙列。6 个月之后,上颌放置不锈钢弓丝并且在第一磨牙颊面管后端回弯(图 24-3C)。扩弓器为了保持的目的而留在口腔中。植入微型板并拆线后,Jasper Jumper 放置在上颌磨牙头帽管和微型板球端之间(图 24-3D)。再过 6 个月之后,两侧牙齿成功矫正为Ⅰ类尖牙与磨牙关系,安氏Ⅱ类关系得到纠正之后,粘接下颌托槽以排齐轻度拥挤的下颌牙弓,并且每天晚上使用Ⅱ类牵引控制复发的风险。

两侧牙齿纠正到Ⅰ类关系,牙齿的覆殆和覆盖都矫正到正常水平。侧貌有了明显的改善。殆平面呈现顺时针旋转,齿龈暴露有轻微增加。随着覆盖的矫正,颏肌紧张度降低,同时也改进了患者的侧貌。

病例 2:Forsus 装置

患者 15 岁男孩,安氏Ⅱ类 2 分类错殆,开始治疗前为水平(逆时针)生长型(图 24-4A,C)。

这个患者的治疗与病例 1 相似,但使用了 Forsus 装置,排齐后,放置不锈钢弓丝并且回弯。上颌无需扩弓,因此使用腭杆来控制上颌后部支抗。将正确长度的 Forsus 组件连接到上颌磨牙

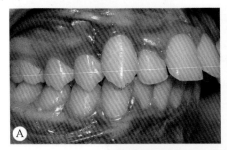
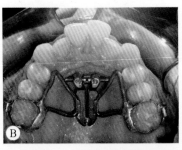
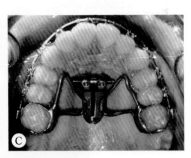
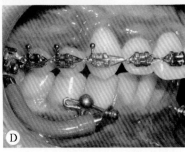
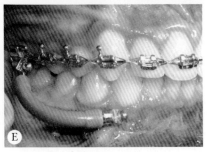

图 24-3 病例 1:Jasper Jumper 矫治器。A. 矫治前咬合关系像;B. 治疗前上颌牙弓像;C. 矫治 6 个月后上颌牙弓殆面像。不锈钢弓丝以及起保持作用的扩弓装置;D. Jasper Jumper 放置在第一磨牙头帽管和颏部微型板末端球之间;E. 放置 Jasper Jumper 矫治器和微型板 6 个月后

头帽管以及微型板的球形末端之间（图 24-4D）。杆的长度可用于调整 Forsus 装置连接到微型板上。

安氏 II 关系在 8 个多月时间没有很大的改善

（图 24-4E），但可以看到侧面凸度有所改善。为了完成治疗，粘接下颌托槽并排齐下颌牙弓。治疗继续使用 Forsus 装置，直到磨牙和尖牙达到 I 类咬合关系。

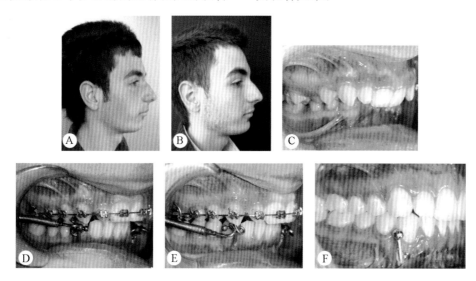

图 24-4　病例 2：Forsus 装置。A. 矫治前侧貌；B. 矫治后侧貌；C. 矫治前咬合关系侧面像；D. Forsus 和微型板放置位置；E. 矫治 8 个月后；F. 矫治后咬合关系侧面像

病例 3：Herbst 矫治器的应用

患者 14 岁女孩，安氏 II 类 1 分类错𬌗，II 类矢状骨性关系，由下颌后缩造成的凸面型，水平（逆时针）生长型（图 24-5A，C）

Herbst 矫治器是用来刺激下颌增长，为达到

将上颌第一、第二前磨牙以及第一磨牙容纳在内的目的而铸造钴铬合金的牙齿夹板，并且制作离开腭部黏膜 1mm 连接两边的金属杆。Herbst 矫治器的框轴焊接在铸造夹板上。如前所述方法，矫治器被精确地准备并且连接在颏部的微型板上（图 24-5D）。

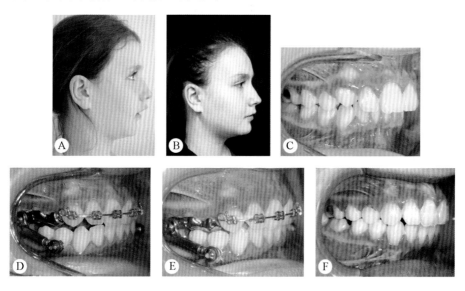

图 24-5　病例 3：Herbst 矫治器。A. 矫治前侧面像；B. 矫治后侧面像；C. 矫治前咬合关系侧面观；D. Herbst 装置和微型板放置；E. 矫治 6 个月后；F. 矫治后咬合关系侧面观

该装置在口中放置 6 个月，在这段时间，磨牙和尖牙达到Ⅰ类咬合关系并且侧貌有显著改善。装置去除后，粘接上下颌托槽纠正轻度牙齿不齐。去除托槽后，最终得到侧貌的显著提升，也得到比较好的功能咬合。

六、讨论

目前虽然还不清楚到底有多少骨效应是通过功能性矫治装置完成的，但是牙槽的效应是很明显的。使用固定功能性矫正器矫正Ⅱ类产生的变化大约 30% 归因于骨骼反应，70% 为牙槽反应，[1]固定功能矫治装置可以产生 1~3mm 髁突的生长或关节窝重构的变化。[3,4]固定功能矫治装置的发展使其能直接将前导力量传递至下颌骨，而不是通过牙弓，这是为了最大限度提高骨效应和改善软组织侧貌。

虽然在下颌骨颏部正中联合安装微型板是比较容易的，但是微型板和功能矫治装置附件需要非常准确地定位，特别是 Herbst，因为不允许下颌骨的轻微侧向运动。

在使用上述三种装置的患者群体中，使用头颅侧位片对骨骼和牙齿的变化进行评估。样本最大的一组患者(11 名)使用 Jasper Jumper 进行治疗，只有少数患者使用其他两种方法，虽然这使 Forsus 或者 Herbst 统计评估不足，但也提供了许多有用的能取得疗效以及治疗期间需求的见解。

Jasper Jumper 矫治器治疗的 11 位病人每 4 周来检查口腔卫生和与矫正装置有关的问题，病人发现装置的舒适性还可以接受，在治疗期间，50% 的 Jasper Jumper 矫治器损坏被替换。此外，这个装置每 2 个月更新一次是因为覆盖的乙烯树脂有难闻的气味。一位病人由于口腔卫生不良发展为种植体周围炎，拆除了微型板。另一个中止治疗是因为个人原因。剩余的 9 名患者持续治疗并且在治疗 6 个月后进行了评估。

在 Jasper Jumper 矫治器组的头影测量和数据评估反馈中揭示出只有腭平面角的变化是显著的(表 24-1)，对其他两组的评估都给出了相似的结果。

表 24-1　Jasper Jumper 矫治器治疗患者的头影测量结果

测量项目	矫治前(SD)	矫治后(SD)	差值(SD)	P
SNA	82.29 (2.56)	81.57 (4.69)	0.71 (2.87)	0.492
SNBb	75.86 (3.44)	76.00 (3.37)	−0.14 (1.22)	0.739
ANBb	6.43 (3.31)	5.71 (3.25)	0.71 (2.43)	0.288
SN−Pog	78.14 (4.1)	77.57 (4.12)	0.57 (1.72)	0.458
SN-MP	35.29 (5.47)	35.57 (6.40)	−0.29 (2.14)	0.863
SN-PP	7.71 (2.06)	9.29 (2.06)	−1.57 (1.51)	0.042*
OP-SN	17.00 (5.03)	22.71 (5.77)	−5.71 (4.15)	0.028*
OP-MP	17.71 (3.3)	12.71 (2.75)	5 (3.51)	0.018*
PP-OP	9.86 (3.48)	13.43 (4.76)	−3.57 (2.76)	0.027*

* $P < 0.05$.

然而，在所有组中都显示出来了明显的牙齿变化，主要通过改变咬合平面。更具体来说，OP-SN 和 OP-PP 都明显地增加了，然后 OP-MP 角显著减少，相比骨性支抗来说，使用传统方法的固定功能矫治装置也出现了相似的改变。[5]

这些改变都将导致下颌骨向后旋转和上颌切牙的舌倾、伸长以及上颌磨牙的压低和远中移位。相应的，咬合关系和覆盖都被纠正。

安装在下颌颏部的微型板似乎很适合固定功能矫治装置的应用，除了 Herbst 矫治器。接受

Jasper Jumper 和 Forsus 治疗的患者在矫形力的作用下,并没有微型钛板的脱落,但是在第一个为期 6 个月的佩戴中,Herbst 组的将近 50% 的钛板都脱落了。最终,只有 2 个 Herbst 组的患者完成了治疗,证明了这个过程是有挑战的并且并不适用于刚性的功能性矫治装置例如 Herbst 矫治器。

在所有组别中,覆盖和Ⅱ类关系都有显著的改善,然而,在所有患者中都没有发现下颌骨骼明显生长。有两个可能的原因,首先,对于下颌骨骼生长来说,6 个月的时间并不充分,在短时间内发生的上颌牙列的改变可以快速纠正牙列不调,却没有给下颌骨骼的矫正留下空间。第二,不论使用哪种支抗,使用固定功能性矫治器并不能使下颌骨骼生长和髁突改建得到预期的改变。

本章描述的使用下颌骨正中联合微型板的方法能够成功地应用于固定功能矫治装置中,然而,仍需要更多大量样本的临床研究来证明其临床效果。

七、致谢

我们要感谢 Drs. Gühan Dergin 和 Imad M. Salih 进行手术,以及 Dr. Cem Gazivekili 对患者进行 Jasper Jumper 矫治器的治疗。

参 考 文 献

[1] Creekmore TD,Radney LJ. Frankel appliance therapy: orthopedic or orthodontic? Am J Orthod 1983; 83:89-108.

[2] Kucukkeles N,Ilhan I,Orgun A. Treatment effciency in skeletal Class Ⅱ patients treated with the Jasper Jumper. Angle Orthod 2007;77:449-56.

[3] Marsico E,Gatto E,Burrascano M. Effectiveness of orthodontic treatment with functional appliances on mandibular growth in the short term. Am J Orthod Dentofacial Orthop 2011;139:24-36.

[4] Cozza P,Baccetti T,Franchi L,et al. Mandibular changes produced by functional appliances in Class Ⅱ malocclusion: a systematic review. Am J Orthod Dentofacial Orthop 2006;129:599.

[5] Weiland FJ,Ingervall B,Bantleon HP,et al. Initial effects of Class Ⅱ malocclusion with the Herren activator,activator-headgear combination and Jasper Jumper. Am J Orthod Dentofacial Orthop 1997; 112:19-27.

第七部分

微螺钉种植体在 II 类错𬌗中的应用

第 25 章

微螺钉种植体治疗 II 类错𬌗概述

Moschos A. Papadopoulos and Vasileios F. Zymperdikas

一、引言

安氏 II 类错𬌗的矫正包括上颌牙列后移,下颌牙列前移或两者的结合;还包括恒牙列的选择性拔牙,拔除两个上颌前磨牙或拔除两个上颌前磨牙加两个下颌前磨牙(见第 1 章)。

与牙种植体或正畸种植体相比,微螺钉种植体(MI)不是骨结合,而仅仅是机械地保留在骨中,更容易植入,可用于支抗而不用等待骨结合,并在结束时去除。运用微螺钉种植体可以实现许多种类的牙齿移动,[1] 例如压低或者直立牙齿,开𬌗以及深覆𬌗的矫正,上颌磨牙远移和前牙的内收等。

本章简要概述了使用微螺钉种植体作为临时性支抗装置综合治疗安氏 II 类错𬌗。本部分的其他章节将更详细地介绍这些系统。

二、使用微螺钉种植体的非依从性磨牙远移系统

当微螺钉种植体用于 II 类错𬌗的治疗,通常联合常规固定矫正器或颌内非依从性的远移系统来支持上颌牙列的远移。还可以与颌间非依从装置联合以支持下颌前移。

当微种植体作为一种加强支抗的形式时,提供的支抗可以是混合式的(同时是骨-骨关系和牙-骨的关系)或者纯粹骨性的(骨-骨的关系)支抗。

上颌远移中使用的混合支抗的实例包括:

- Distal Jet 矫治器(见第 2 章)和使用微螺钉种植体作为支抗的改良型(例如简化的 Distal Jet 矫治器和植入式 Distal Jet 矫治器)。
- 钟摆矫治器(见第 2 章)及其改良型,微螺钉种植体支持改良摆式矫治器。

上颌远移中使用的单纯骨支抗系统的例子包括:

- Distal Jet 矫治器以及 Bowman 的改良型(见第 31 章)。
- Distal Screw 矫治器(见第 32 章)。
- B 型钟摆矫治器(见第 33 章)。
- 骨性 K 形钟摆矫治器(见第 35 章)。
- 骨支持钟摆矫治器(见第 36 章)。
- 骨支持式钟摆矫治器:与骨支抗系统相似但是在 Nance 托的前部放了一个金属支架,而且 TMA 弹簧的双曲改良来控制磨牙旋转[2]。
- 微螺钉种植体与钟摆弹簧的结合装置。
- 微螺钉种植体支撑的远移系统(见第 29 章)。
- 升级的磨牙远移装置(见第 30 章)。
- Beneslider 装置(见第 33 章)。
- TopJet 远移器(见第 34 章)。
- 可更换的腭支抗微种植系统:两颗腭部微螺钉种植体支持的安装有 3 个可拆分远移单元的微型板(见第 23 章)。

■ 双力远移装置:两个微螺钉种植钉固定树脂托,树脂托伸出两个臂,臂上连接有远移弹簧。

■ 杠杆臂和微螺钉种植体系统。

■ 腭杆(TPAS):

◆ MGBM 系统(见第 28 章)。

◆ 近中延伸腭杆和微螺钉种植体。

◆ 骨内螺钉和腭杆。

矫形所需的力显著高于牙齿移动所需要的力量,在矫形力下微螺钉种植体可能会松动脱落。因此,微型板而不是微螺钉种植体已被用于支持下颌前导的支抗(见第 24 章)。但是,MIS 可用于 Forsus 装置导下颌向前(见第 46 章)。

在此对上述列表中其他章节没有涉及的非依从性远移装置作简要的描述。

(一)腭部微螺钉种植体支持的钟摆弹簧

原始钟摆装置的改进型使用单个微螺钉种植体(直径 3.8mm,长度 9mm),从前腭区植入到腭中缝旁,在腭中缝两侧与推磨牙远移的钟摆弹簧相结合,从而避免了 Nance 树脂托(图 25-1)。[3] 微螺钉种植体上安装铸造冠,冠的两侧焊接有钟摆管;用于连接 TMA 远移弹簧(0.032 英寸)。弹簧连接在上颌第一磨牙的舌侧鞘上,可以向两侧各施加 300g 的远移力。当远移完成,弹簧被替换为 1.2mm 不锈钢圆丝,将其焊接在种植体冠部和上颌磨牙之间,在接下来远移前磨牙和尖牙以及前牙内收的时候,使第一磨牙保持在已移动的位置上。

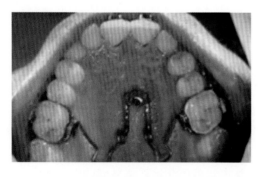

图 25-1　腭部微螺钉种植体支持的钟摆式弹簧
(经许可引用自 Oncag 等,2007[3])

(二)双力远移器

双力远移器包括一个树脂托,树脂托上有四

个延伸臂和两个孔,用两个微螺钉种植体固定在前腭部的腭中缝处(图 25-2)。[4] 不锈钢丝(0.028 英寸)的两个臂在两侧上颌弓向两侧延伸,一个从前磨牙的近中向颊侧,另一个向腭侧。四个臂都需弯制阻挡曲并放置 Ni-Ti 弹簧,放入焊接在第一磨牙的颊侧和腭侧 0.045 英寸的带环管鞘上。第一个阻挡曲位于管鞘的近中,压缩螺旋弹簧以便产生 250~300g 力,这是远移所必需的力。而第二阻止点位于管鞘的远中以对上颌第一磨牙的远移做限制。

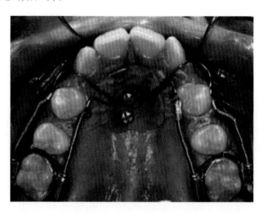

图 25-2　上颌磨牙远移期间的双力远移器(经许可引用自 Oberti 等,2009[4])

患者每月复诊,在臂的近中弯制停止曲后弹簧需要加力。上颌第一磨牙持续远移直到略超过Ⅰ类咬合。去除颊侧的管鞘后将矫治器留在原来的位置,粘接上颌固定矫治器,远移前磨牙及尖牙使其也达到Ⅰ类咬合,然后内收前牙。

(三)近中延伸腭杆结合微螺钉种植体

一个近中延伸的横腭杆(ME-TPA)和两个微螺钉种植体,在第三个磨牙拔除后,为同时远移上颌第一和第二磨牙提供绝对支抗(图 25-3A)。[5] 微螺钉种植体放置在腭中缝的中间区域。将定制的微螺钉种植体支持式的 S 鞘用复合树脂粘接在微螺钉种植体的头部,把两侧带有牵引钩的可拆卸的牵引钩放入鞘内。把带有两个牵引钩并且延伸至上腭前部的横腭杆插入磨牙带环的舌侧鞘内。用橡皮链连接横腭杆的牵引钩和 S 鞘的相应牵引钩,产生一个持续的远移力。在Ⅰ类咬合关系达到之后用一个顶在 S 鞘上的改良型腭杆来替代近中延伸型腭杆,以便保持上颌磨牙在远移的位置上,同时支持接下来的前牙内收(图 25-3B)。

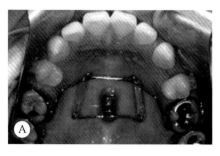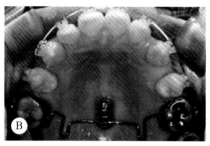

图 25-3　微螺钉种植体连接的近中延伸横腭杆。A. 加力治疗期间；B. 治疗开始 7 个月后用改良式横腭杆取代之前的装置（经 Kyung 等，2009[5]许可）

（四）与腭弓连接的腭中缝骨内钉

使用连接骨内微螺钉种植体的改良式横腭杆来支持上颌磨牙的远移（图 25-4A）。[6,7]微螺钉种植体植入在切牙管后面的腭中缝区。改良型的横腭杆由一个 U 形曲构成（U 形曲跟微螺钉种植体的远中颈部相接触）并且焊接在上颌第一或第二前磨牙带环上。横腭杆固定于微螺钉种植体的颈部，在两侧第一或者第二前磨牙和与之相邻的第一磨牙的托槽之间安装片段弓和 0.036 英寸镍钛螺旋弹簧，产生约 250g 的推第一磨牙远移的力量。患者每 4 周复查一次，如果有必要可通过弹簧加力。在上颌磨牙远移到超 I 类咬合关系后，把改良式横腭杆换成两侧具有加力功能曲的横腭杆以防支抗丢失，并且在横腭杆与微种植体颈部接触的部位再次弯制 U 形曲（图 25-4B）。本装置在 25 例患者中应用，使 88％磨牙远移，12％使上颌中切牙交互支抗丧失。上颌磨牙牙冠向远中倾斜 8.78°，第一前磨牙向近中倾斜 2.88°，上颌切牙前倾 1°并且向前移动 0.5mm。[6]这些变化是由于在磨牙远移过程中第一前磨牙的近中倾斜，横腭杆的弹性以及横腭杆与微螺钉种植体的不充分接触造成的，因为它们之间只有点接触。

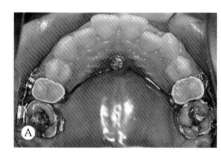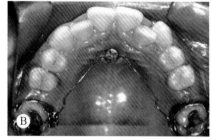

图 25-4　用来支持上颌磨牙远移的具有骨内螺钉的改良式横腭杆。A. 安装在上颌之后；B. 在磨牙远移完成后安装改良式 Nance 保持弓体（经 Gelgor 等，2007[7]许可）

（五）力臂和微螺钉种植体系统

用于远移上颌磨牙的力臂和微螺钉种植体支持系统由两部分组成。[8]舌侧部分包括安装在两侧上颌第一磨牙舌侧鞘和植入在腭中缝后部微螺钉种植体上的传统横腭杆（0.032 英寸×0.032 英寸不锈钢弓丝）。颊侧部分由安装在磨牙带环托槽槽沟（0.032 英寸×0.032 英寸）和两侧植入在第一前磨牙和第一磨牙根间微小间隙的微螺钉种植体上的不锈钢弓丝（0.019 英寸×0.025 英寸）的两条力臂构成。通过弹性皮链在微螺钉种植体和相应的杠杆臂之间牵引，在两颊侧施加 150g 的远移力，而在微螺钉种植体和腭侧横腭杆间则产生 300g 的远移力。当获得超 I 类咬合关系时，去除颊侧微螺钉种植体，用固定矫治器排齐整平上颌牙齿，与此同时横腭杆和微螺钉种植体保持原位以防复发。

三、微螺钉种植体与固定矫治器相结合远移上颌

微螺钉种植体系统可以以各种形式与传统的固定矫治器相结合，用于：

■ 单独磨牙远移。

■ 远移上颌牙列，序列性远移（首先远移磨牙然后前牙内收）或者一次性整体远移。

■ 单独内收前牙（通常是经过拔除上颌第一前磨牙）。

拔除第一前磨牙以提供内收前牙的间隙，然后利用微螺钉种植体支抗系统内收前牙。

大多数临床医生使用的是微螺钉种植体与固定矫治器的结合，以使整个上颌弓的远移，无论是序列的移动还是整体的移动。

（一）上颌磨牙远移

微种植钉放置在不同的位置，推上颌磨牙移动（图25-5）。

用在硬腭前部腭中缝植入的微螺钉种植体支持Nance托（图25-5A）。[9] 种植体嵌入Nance托，咬合面弓丝从Nance托延伸粘接到双侧上颌第一前磨牙上。上颌第一磨牙和第一前磨牙粘接托槽和带环之后，把片段弓和螺旋弹簧放置在第一前磨牙和第一磨牙之间，两侧各产生约250g的远移推力。在磨牙远移结束后，用磨头去除最初的Nance托以暴露微螺钉种植体，并制作新的Nance

托再次覆盖微螺钉种植体，用作前牙内收时加强磨牙的支抗。[9]

另外，上颌第二前磨牙与第一磨牙之间植入微螺钉种植体，通过滑动装置推磨牙远移。每个微螺钉种植体通过连接镍钛螺旋弹簧产生推上颌第一磨牙远移的力（图25-5B）。

此外，在第二前磨牙和第一磨牙的根间植入微螺钉种植体与滑动牵引钩相结合以支持磨牙远移。[1] 每个微螺钉种植体通过镍钛弹簧与上颌弓丝上的牵引钩相连接，施加上颌第一磨牙远移的力（图25-5B）。

另外在第二前磨牙及第一磨牙根间放置微螺钉种植体也被用来提供远移第一或者第二磨牙的间接支抗。[10] 种植体与尖牙、第一或者第二前磨牙的托槽或者主弓丝上的牵引钩结扎（图25-5C）。力学机制取决于第二磨牙的萌出状态。如果第二磨牙萌出，螺旋弹簧可以放置在第一和第二磨牙之间。另一种方法是，使用弹性曲推第二磨牙远移。与此相反，如果第二磨牙未萌出，螺旋弹簧可放置在第二前磨牙和第一磨牙之间，或用类似于推第二磨牙远移的弹性曲来推第一磨牙远移。

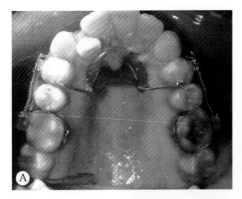
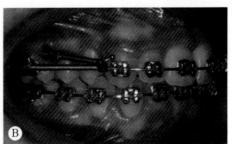
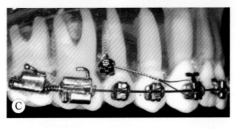

图25-5 微螺钉种植体支抗装置用于上颌磨牙远移。A. 在硬腭的腭中缝前部区域的微螺钉种植体；B. 在第二前磨牙、第一磨牙颊侧根尖之间的微螺钉种植体以及滑动装置；C. 第二前磨牙和第一磨牙牙根之间的微螺钉种植体［经 Polat-Oszoy,2008[9]（A），Young 等,2007[1]（B）以及 Mizrahi,2007[10]（C）许可］

(二)上颌牙弓的序列远移

顺序推上颌弓远移,通常在两侧第二前磨牙和第一磨牙牙根之间使用两个微种植体。

带有螺旋弹簧的双组分 MI(C-植体,CIM-PLANT,首尔,韩国)用于上颌后牙的远移,上颌前牙的内收,以及协调上下牙弓至理想咬合关系。[11]开始,微螺钉种植体与 Ⅲ 类弹性牵引和固定矫正器联合使用,以直立下颌磨牙(图 25-6A)。然后,将固定矫正器粘接到上颌牙弓上,微螺钉种植体通过 Ni-Ti 螺旋弹簧和滑动牵引钩作用到上颌第一磨牙,使第一磨牙和第二磨牙远移达到 Ⅰ 类咬合关系(图 25-6B)。在上颌第一磨牙和第二前磨牙之间产生间隙,用以内收前牙。在磨牙远移后,去除第二前磨牙和第一磨牙根部之间的微螺钉种植体,并重新植入在第一磨牙和第二磨牙牙根之间。微螺钉种植体植入后,使用约150g的颌内牵引力连接微螺钉种植体和焊接在上颌弓丝并位于尖牙近中的牵引钩上,内收上前牙。

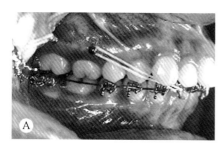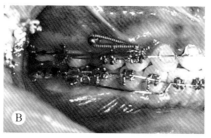

图 25-6　上颌牙弓的顺序远移。A. 微螺钉种植体置于上颌双侧第二前磨牙与第一磨牙之间以及在微螺钉种植体和尖牙近中的焊接钩上之间挂 Ⅲ 类牵引。B. 连接两侧微螺钉种植体与滑动牵引钩的拉簧,用于上颌第一和第二磨牙的远移,以达到 Ⅰ 类关系(经 Chung 等,2010 允许[11])

类似的两步程序使用两个微螺钉种植体,植入在双侧上颌第二前磨牙和第一磨牙根部之间的牙槽骨上(图 25-7)。[12]放置方形 β-钛合金弓丝后,每个微螺钉种植体通过一个 Ni-Ti 弹簧或弹性橡皮链连接到相应的尖牙上,以使后牙远移,在每个象限中产生大约 200g 的远移力。后牙的远移在尖牙的近中产生微小间隙。排齐整平后,6颗前牙结扎一起,通过微螺钉种植体的牵引力施加到尖牙牵引钩或尖牙和侧切牙之间弓丝的牵引钩上。

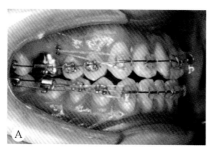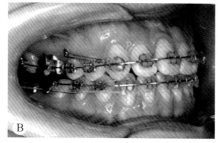

图 25-7　上颌牙弓的顺序远移。A. 初期整平获得用于前牙排齐的空间。远移力从微螺钉种植体通过弹性牵引施加到尖牙。B. 前牙整体内收。内收力通过螺旋弹簧从微螺钉种植体施加到尖牙(经 Oh 等,2011[12])

另一种两步法使用两个微螺钉种植体分别植入在两侧第二前磨牙和第一磨牙牙根之间(图 25-8)。[13]上颌第一、第二前磨牙和第一磨牙粘接托槽,并用放置片段弓及推簧。螺旋弹簧放置在第一前磨牙和第一磨牙之间,同时,结扎丝穿过微螺钉种植体的颈部和第二前磨牙的托槽结扎,压缩的螺旋弹簧在每侧产生 240g 的持续推磨牙远移力。结果,微螺钉种植体为磨牙远移提供了间接支抗。当建立Ⅰ类关系后,去除微螺钉种植体,在第一磨牙的近中以约 30°的角度植入第二对种植钉。植入的位置不仅允许前磨牙内收而且防止磨牙向近中移动。然后粘接切牙及前磨牙托槽并初步排齐。随后,使用连接到微螺钉种植体上的弹性橡皮链内收前磨牙。最后,上颌尖牙也粘接托槽,使用 Ni-Ti 弓丝(0.016 英寸)排齐整平后,予以内收。

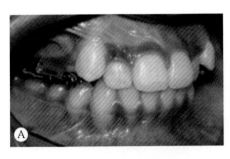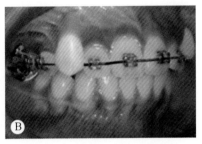

图 25-8　整个上颌牙弓的顺序远移。A. 口内侧面观显示放置在上颌的远移系统;B. 阶段侧面观显示磨牙远移后前磨牙的内收和重新植入新的微螺钉种植体(经 Doshi 等,2011[13]允许)

(三)整体上颌牙弓远移

整体上颌牙弓远移使用双侧微螺钉种植体支抗的方法。微螺钉种植体植入双侧第二前磨牙和第一磨牙的牙根之间,通过 Ni-Ti 拉簧或橡皮链加力。[14]上颌粘接托槽并且放置不锈钢弓丝(0.016 英寸×0.022 英寸)之后,用 Ni-Ti 拉簧或橡皮链连接微螺钉种植体颈部和两侧尖牙远中弓丝上的牵引钩,两侧各应用约 200g 牵引力(图 25-9)。力的方向朝向后上并且尽可能平行于𬌗平面。磨牙在前牙未唇倾的情况下得到远移,但由于出现了磨牙远中倾斜,这种远移不是整体移动。

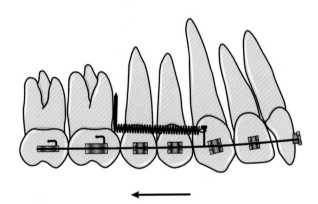

图 25-9　用微螺钉种植体实现的上颌弓的整体远移

类似的治疗方法也是将微螺钉种植体植入在上颌骨两侧的牙槽骨上,位于通过第一和第二磨牙接触点的垂直线的远中 1mm。[15]使用不锈钢弓丝(0.016 英寸×0.022 英寸),牵引钩焊接在两侧尖牙和第一前磨牙之间,为避免上颌后牙的伸长需将牵引钩做得短小。在弓丝放置前,需在前牙区加冠唇向转矩。然后,通过弹力皮链连接微螺钉种植体和两侧牵引钩,每侧产生约 200g 的远移力。

还有一种方法,是将微螺钉种植体植入在上颌两侧磨牙上方的颧牙槽嵴上,所获得的效果与传统的颈部头帽推磨牙远移的方法相类似。[16]上下颌都放置不锈钢弓丝后(0.016 英寸×0.022 英寸),在两侧尖牙和侧切牙之间放置两个方向向下的滑动牵引钩。用皮链连接种植体与牵引钩内收前牙。

另一种Ⅱ类重度深覆𬌗的治疗方法,包括微螺钉种植体与固定矫正器联合推上颌弓远移以及通过咬合导板来增加垂直高度。[17]粘接固定矫治器和初步排齐上下牙列后,在两侧第二前磨牙和第一磨牙的根尖隙间之间植入微螺钉种植体。2个月后,上颌中切牙的舌侧放置咬合导板,随后放置带有两个问号牵引钩(长 10mm,位于两侧侧切牙和尖牙之间)的不锈钢丝(0.016 英寸×0.022英寸)。牵引力由 Ni-Ti 拉簧从微螺钉种植体传递到牵引钩(图 25-10)。5 个月后,上颌后牙远移,但上颌第二磨牙伸长并向远中倾斜,这需要在最后矫治过程中直立。

Ⅱ型错𬌗患者的骨性露龈笑的治疗在第 38章中讨论。

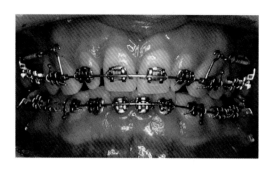

图 25-10 正面观显示了带有牵引钩和转矩弯曲的 β-钛合金弓丝,微螺钉种植体通过 Ni-Ti 拉簧整体内收上牙弓

四、小结

当微螺钉种植体作为临时支抗在推上颌磨牙或使整个上颌牙列远移中得到有效利用时,其治疗的效果很大程度上取决于磨牙远移的生物力学机制。当远移装置施加力的方向通过或非常接近磨牙的阻抗中心时,便会使牙齿整体或接近于整体移动。一般来说,微螺钉种植体植入在腭部时最容易实现牙齿的整体移动,这是因为施加的力的方向可以平行于𬌗面并靠近磨牙的阻抗中心。当微螺钉种植体植入在颊侧时,施加的牵引力远离𬌗面和磨牙的阻抗中心,从而导致磨牙远中倾斜。

参 考 文 献

[1] Young KA, Melrose CA, Harrison JE. Skeletal anchorage systems in orthodontics: absolute anchorage. A dream or reality? J Orthod 2007;34:101-10.

[2] Escobar SA, Tellez PA, Moncada CA, et al. Distalization of maxillary molars with the bone-supported pendulum: a clinical study. Am J Orthod Dentofacial Orthop 2007;131:545-9.

[3] Oncag G, Akyalcin S, Arikan F. The effectiveness of a single osteointegrated implantcombined with pendulum springs for molar distalization. Am J Orthod Dentofacial Orthop 2007;131:277-84.

[4] Oberti G, Villegas C, Ealo M, et al. Maxillary molar distalization with the dual-force distalizer supported by mini-implants: a clinical study. Am J Orthod Dentofacial Orthop 2009;135:282. e1-5.

[5] Kyung SH, Lee JY, Shin JW, et al. Distalization of the entire maxillary arch in an adult. Am J Orthod Dentofacial Orthop 2009;135:S123-32.

[6] Gelgor IE, Buyukyilmaz T, Karaman AI, Dolanmaz D, Kalayci A. Intraosseous screwsupported upper molar distalization. Angle Orthod 2004;74:838-50.

[7] Gelgor IE, Karaman AI, Buyukyilmaz T. Comparison of 2 distalization systemssupported by intraosseous screws. Am J Orthod Dentofacial Orthop 2007;131:161. e1-8.

[8] Lim SM, Hong RK. Distal movement of maxillary molars using a lever-arm and miniimplant system. Angle Orthod 2008;78:167-75.

[9] Polat-Ozsoy O. The use of intraosseous screw for upper molar distalization: a case report. Eur J Dent 2008;2:115-21.

[10] Mizrahi E, Mizrahi B. Mini-screw implants (temporary anchorage devices): orthodontic and pre-prosthetic applications. J Orthod 2007;34:80-94.

[11] Chung KR, Choo HR, Kim SH, Ngan P. Timely relocation of mini-implants for uninterrupted full-arch distalization. Am J Orthod Dentofacial Orthop 2010;138:839-49.

[12] Oh YH, Park HS, Kwon TG. Treatment effects of microimplant-aided sliding mechanics on distal retraction of posterior teeth. Am J Orthod Dentofacial Orthop 2011;139:470-81.

[13] Doshi UH, Jamwal RS, Bhad WA. Distalization of molars using two stage miniimplants: a case report. J Orthod 2011;38:55-63.

[14] Yamada K, Kuroda S, Deguchi T, Takano-Yamamoto T, Yamashiro T. Distal movement of maxillary molars using miniscrew anchorage in the buccal interradicular region. Angle Orthod 2009;79:78-84.

[15] Jeon JM, Yu HS, Baik HS, Lee JS. En-masse distalization with miniscrew anchorage in Class Ⅱ nonextraction treatment. J Clin Orthod 2006;40:472-6.

[16] Munoz A, Maino G, Lemler J, Kornbluth D. Skeletal anchorage for Class Ⅱ correction in a growing patient. J Clin Orthod 2009;43:325-31.

[17] Park HS, Kim JY, Kwon TG. Treatment of a Class Ⅱ deepbite with microimplant anchorage. Am J Orthod Dentofacial Orthop 2011;139:397-406.

第 26 章

微螺钉种植体支抗治疗Ⅱ类错𬌗的力学机制

Madhur Upadhyay, Sumit Yadav and Ravindra Nanda

一、引言

Ⅱ类 1 分类错𬌗表现为上颌切牙唇倾，深覆盖深覆𬌗，也可表现为开𬌗。而Ⅱ类 2 分类则表现为上颌切牙过度舌倾，浅覆盖深覆𬌗。矫治方法包括：通过外科或整形手术的方法改变异常的骨骼，或通过牙齿移动代偿性掩饰潜在的骨骼异常。

本章主要讨论使用微螺钉种植体支抗的代偿机制，本书前面的章节已经讨论了微螺钉种植体支抗的一般原则和生物力学的相关理论，一般而言，典型的牙齿移动包括以下几个方面：

- 上颌牙齿的远中移动，先移动磨牙后移动其余的牙齿或者整体移动。
- 上颌前牙内收关闭拔除前磨牙提供的间隙，保持磨牙Ⅱ类关系。
- 上颌牙齿的内收和下颌牙齿的近移相结合。

根据患者的个体情况，图 26-1 概述了可能的步骤，在本章将进行讨论：

- 上颌前牙内收时保持磨牙Ⅱ类关系。
- 后牙远中移动。
- 磨牙前伸/近中移动。

二、上颌前牙内收

治疗非发育期Ⅱ类错𬌗通常选择拔除恒牙，

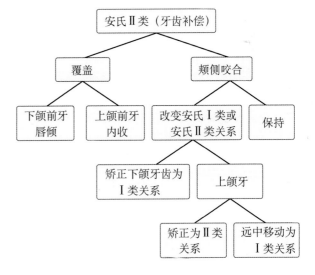

图 26-1　Ⅱ类错𬌗牙齿代偿治疗目标

通过牙齿掩饰骨骼的发育异常，为面部提供一个良好平衡。可以拔除两个上颌前磨牙或者上、下颌各拔除两个前磨牙。当下颌牙齿无拥挤或 X 线头影测量无明显异常时，常常只需要拔除两个上颌前磨牙来内收前牙。对于完全远中的Ⅱ类错𬌗在内收前牙时，支抗的控制就变得至关重要。磨牙支抗的丧失不仅对前后方向不调的矫正有影响同时也影响面部整体的垂直距离[1]。

微螺钉种植体一般植入第二前磨牙与第一磨牙牙根之间的膜龈结合部，上颌前牙内收时使用不锈钢弓丝（0.017 英寸 × 0.025 英寸）、力值 150～200g[2,3]。微螺钉种植体辅助支抗在内收前牙关闭拔牙间隙时所涉及的所有的生物力学机制如图 26-2 所示。第二阶段关闭拔牙间隙后,弹簧仍有一定的持续力可以使牙弓整体远中移动。

这主要是因为托槽与弓丝之间的摩擦力增加。因此,弓丝越粗,牙弓的远中移动效果越好。

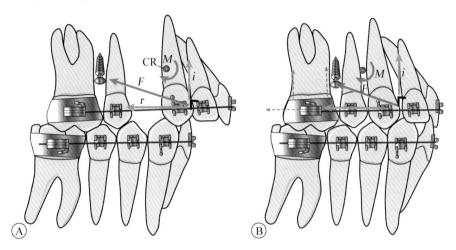

图 26-2　微螺钉种植体支抗整体内收前牙的生物力学分析。拉簧施加的力(F)分为两个不同方向的力,一个较大的主要的内收力(r)和一个较小的压低力(i)。前牙施加的力通过阻抗中心(CR)的下方而产生的顺时针力矩(M)。A. 关闭拔牙间隙的初始阶段,力矩 M 导致前牙的倾斜移动;B. 关闭拔牙间隙后,尖牙与第二前磨牙接触后,弹簧的拉力接近牙弓的阻抗中心(CR),力矩减小。注意总体的拉力方向与𬌗平面的角度增大

三、远移后牙

不拔牙远中移动牙列是非常困难和耗时的。在远中移动牙列期间不希望移动的牙齿发生了移动需要在随后的治疗阶段处理(参见第 2 章),而使用微螺钉种植体骨种植支抗就可以避免这些问题。

基于微螺钉种植体的骨种植支抗可以植入在腭舌侧、颊侧牙槽骨(两牙根之间)或者颧突处。

(一)磨牙远移

图 26-3 显示的是一个简单的远移磨牙的方法。治疗计划是通过磨牙远移开辟间隙,之后排齐和整平牙列。弓丝为不锈钢弓丝(0.016 英寸×0.022 英寸),将推簧置于微螺钉种植体和磨牙带环的辅助管之间,使推簧压缩产生推力,磨牙的扶正需要旋转中心接近根尖,目的是使牙冠需要更大的后倾而根的移动较小,生物力学的分析见图 26-3C～E。

(二)整体远中移动

使用牙根间微螺钉种植体支抗来远中移动上颌牙弓的距离不能超过 2～3mm。在颧骨颊侧膜

龈结合部的上方植入微螺钉种植或者微小钛板是一个可行的选择,但存在手术(尤其是小型钛板)和口腔卫生问题。在腭部植入微螺钉种植体或者微型板也是一种选择(参考第 7 章)。尤其是腭中缝区是最佳的植入位置[4-8]。有的医生喜欢在切牙孔后区,而有的医生喜欢在腭中缝区域,因为此处有更多的骨支持。应用腭部种植体的主要优点是力接近后牙的阻力中心(CR),从而有利于牙齿的整体移动。同时,可以防止前牙唇倾和在内收前牙时磨牙不会近中移动。

使用微螺钉种植体支抗,可以防止磨牙的伸长,从而有效控制垂直方向保持下颌平面角(图26-4)。因为下颌平面顺时针旋转可使Ⅱ类错𬌗变得更严重,复发的可能性也更大。

垂直向的分力可以增加弓丝与托槽或颊面管的摩擦力,从而防止滑动导致力传递到整个牙弓引起牙弓更多的远中移动和压低。后牙在垂直方向上小的改变可以引起前牙区很大的变化:后牙压低 1mm,可使颏点向上、向前移动 3mm、颏部的变化更大[9]。这样的移动对Ⅱ类错𬌗的矫治是有利的,特别是在高角病例中。微螺钉种植体植入的高度(𬌗龈距离),或者是否使用动力臂或者

牵引钩,都是影响垂直向分力的重要因素。微螺钉种植体在前庭植入的位置越高,垂直向的分力越大。

中重度面部垂直向生长面型患者并不总是表现为前牙开殆,因为前牙经常过度伸长,以补偿后部垂直向生长过度。因此,正畸治疗时,除了要防止上颌和下颌后牙的伸长,同时,在内收前牙时要压低前牙。这样有利于下颌骨最大限度地向上旋转。如果没有压低和控制上颌前牙的轴向倾斜度,患者可能有一个较长的面型和一个更向下和向后旋转的下颌骨,恶化Ⅱ类错殆畸形患者的面型。

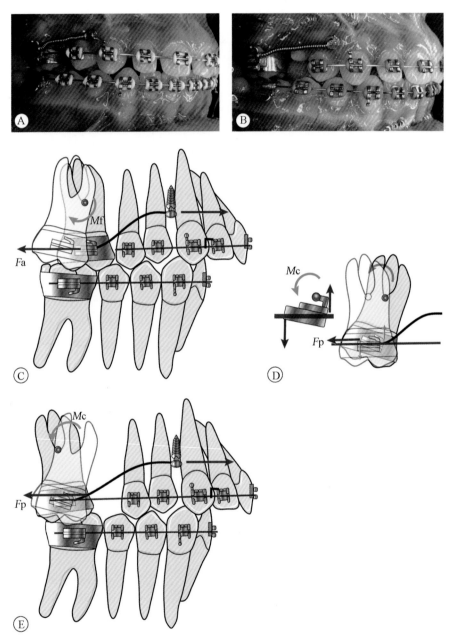

图 26-3　远移近中倾斜的右侧上颌第一磨牙,为埋伏阻生的上颌第二前磨牙提供间隙。A. 支抗钉植入后立即通过弹簧施力。B. 磨牙向后移动。C. 因为 Fa 没有通过阻抗中心(CR),这样通过微螺钉种植体和磨牙带环辅管之间的推簧推磨牙远中移动的力产生一个力矩(Mf),引起磨牙牙冠围绕 CR 旋转(近似的)。D. 一旦磨牙远移到位和获得Ⅰ类关系,通过连续弓丝将磨牙纳入整个牙弓,这样在磨牙颊面管上产生力偶(Mc)。E. 力偶在 CR 附近产生力矩。因此,虽然有一个牙根向远中移动的力矩,同时也有一个牙冠向近中移动的力矩,这就使得必须有一个被动的力(Fp)通过磨牙,以确保只有牙根移动

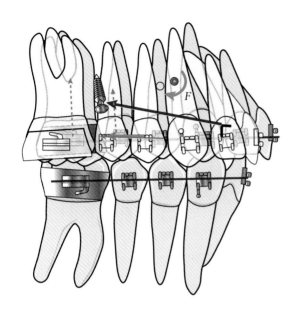

图 26-4　微螺钉种植体植入在颊侧牙槽骨,远中整体移动牙弓。力施加于前牙段与种植支抗之间(红色表示)。水平和垂直向的分力(绿色表示)可导致牙齿的远中和压低移动。相比于软的弓丝,硬的不锈钢弓丝远移效果更好且副作用小。但是微螺钉种植体的植入位置限制了牙齿的远中移动

(三)远中移动的限制

上颌结节区的空间不足是限制磨牙远中移动的一个因素,而拔除上颌第三磨牙可为牙齿在牙槽骨内的移动提供空间。

邻近牙根的干扰也是一个影响远移的因素。为了防止这种后果,微螺钉种植体应该在较高位呈一定角度植入,使得从冠状面看,微螺钉种植体与根尖之间是有间隙的,抑或是在微螺钉种植体植入之前将牙根做倾斜移动,以创造足够的空间。

四、磨牙前移和近中移动

前移下颌磨牙来矫正Ⅱ类磨牙关系从生物力学的角度讲是极具挑战的。下颌磨牙近中移动非常困难,因为下颌骨有较厚的骨皮质、较粗的骨小梁并且磨牙牙根颊舌径较宽[10]。传统的矫治技术不仅可能引起磨牙近中倾斜也容易造成前牙舌倾,从而增大覆盖、加重Ⅱ类侧面型(图 26-5A)。磨牙牙根面积大,使磨牙的移动不确定,同时还可能导致不该发生的牙齿移动,如切牙的舌侧倾斜。

而种植支抗在磨牙区植入后属于绝对支抗,可以使下颌第一磨牙缺失后的间隙完全关闭[11,12]。种植支抗的使用足以承受反作用力,实现下颌磨牙的近中移动的同时还避免了切牙的舌倾。[13,14]

磨牙的近中移动一般都是指整体前移,如果力的作用方向不通过磨牙的阻抗中心,磨牙就会有近中倾斜的趋势,力量会通过弓丝传导至前磨牙区,致使磨牙近移停止,邻牙发生副作用(图 26-5B),使用微螺钉种植体的几种方法可以避免磨牙近移的副作用:

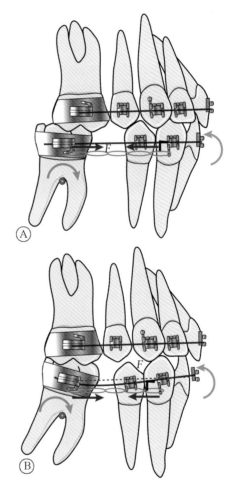

图 26-5　磨牙近移的常见方法。A. 虽然前部牙支抗大于磨牙支抗,但在磨牙与前牙区之间使用橡皮链会产生力矩,会使前牙倾斜。B. 如果持续下去,弓丝将弯曲变形,导致牙齿移动受阻,前牙和磨牙的位置都控制欠佳,咬合加深

■ 将粗的不锈钢弓丝完全入槽(尽量减小余隙):减小弓丝在磨牙圆管里的移动(图 26-6A,D)。

■ 在磨牙使用高硬度的不锈钢弓丝动力臂或杠杆臂：微螺钉种植体的力作用线通过磨牙阻抗中心（图 26-6B）。

■ 利用常规的滑动技术，在种植体和磨牙之间直接使用橡皮链加力：近移磨牙之后必须使用直立簧直立磨牙（例如：近移牙根），

而且在这个过程中必须将磨牙与微螺钉种植体结扎，防止牙冠又被远移（图 26-6C，D）。

■ 使用腭侧微螺钉种植体（图 30-2），力通过磨牙的阻抗中心，确保磨牙整体移动而副作用最小。

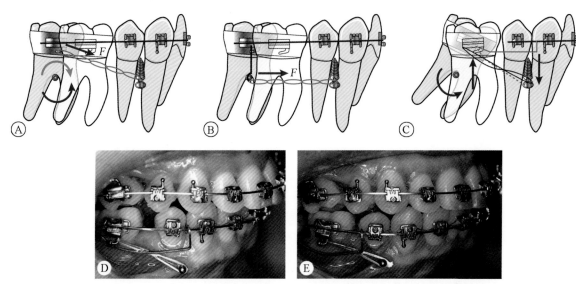

图 26-6　磨牙近移过程中没有产生因弓丝变形引起的副作用。A. 在磨牙近移时，足够硬度的弓丝避免了不该有的弓丝变形，产生了一个有效的抵抗力矩（红色），防止磨牙近中倾斜的副作用（蓝色）；B. 从磨牙上的适当位置牵引作动力臂，施力通过磨牙的阻力中心，能保证磨牙整体移动；C. 磨牙近移分为不同的阶段，首先，磨牙近移并近中倾斜，随后，通过竖直簧的作用直立磨牙，为了防止磨牙牙冠向后倾斜，可以将微螺钉种植体和牙冠结扎固定

参 考 文 献

[1] Upadhyay M，Yadav S，Nanda R. Vertical dimension control during en masse retraction with mini-implant anchorage. Am J Orthod Dentofacial Orthop 2010；138；96-108.

[2] Upadhyay M，Yadav S，Nagaraj K，et al. Treatment effects of mini-implants for en-masse retraction of anterior teeth in bialveolar dental protrusion patients；a randomized controlled trial. Am J Orthod Dentofacial Orthop 2008；134；18-29.

[3] Upadhyay M，Yadav S，Nagaraj K，et al. Dentoskeletal and soft tissue effects of mini-implants in Class Ⅱ，division 1 patients. Angle Orthod 2009；79；240-7.

[4] Kim HJ，Yun HS，Park HD，et al. Soft-tissue and cortical-bone thickness at orthodontic implant sites.

Am J Orthod Dentofacial Orthop 2006；130；177-82.

[5] Bernhart T，Vollgruber A，Gahleitner A，et al. Alternative to the median region of the palate for placement of an orthodontic implant. Clin Oral Implants Res 2000；11；595-601.

[6] Miyawaki S，Koyama I，Inoue M，et al. Factors associated with the stability of titanium screws placed in the posterior region for orthodontic anchorage. Am J Orthod Dentofacial Orthop 2003；124；373-8.

[7] Gracco A，Luca L，Cozzani M，et al. Assessment of palatal bone thickness in adults with cone beam computerised tomography. Aust Orthod J 2007；23；109-13.

[8] King KS，Lam EW，Faulkner MG，et al. Vertical bone volume in the paramedian palate of adolescents；a computed tomography study. Am J Orthod Dentofacial Orthop 2007；132；783-8.

[9] Kuhn RJ. Control of anterior vertical dimension and

proper selection of extraoral anchorage. Angle Orthod 1968;38;340-9.

[10] Roberts WE. Bone physiology, metabolism, andbiomechanics in orthodontic practice. In: Graber TM, Vanarsdall RL Jr, editors. Orthodontics: current principles and techniques. St. Louis, MO: Mosby; 1994. p. 193-257.

[11] Nagaraj K, Upadhyay M, Yadav S. Titanium screw anchorage for protraction of mandibular second molars into first molar extraction sites. Am J Orthod Dentofacial Orthop 2008;134:583-91.

[12] Upadhyay M, Yadav S. Mini-implants for retraction, intrusion and protraction in a Class II, division 1 patient. J Orthod 2007;34;158-67.

[13] Roberts WE, Marshall KJ, Mozsary PG. Rigid endosseous implant utilized as anchorage to protract molars and close an atrophic extraction site. Angle Orthod 1990;60;135-52.

[14] Roberts WE, Nelson CL, Goodacre CJ. Rigid implant anchorage to close a mandibular firstmolar extraction site. J Clin Orthod 1994;28;693-704.

第 27 章

Aarhus支抗系统

Birte Melsen and Cesare Luzi

一、引言

本章阐述如何使用 Aarhus 支抗系统微螺钉种植体(MIs)治疗不同类型Ⅱ类错殆。根据治疗计划和患者的解剖结构,微螺钉种植体可做直接支抗或者间接支抗[1,2]。只要有可能,微螺钉种植体都应通过附着龈植入,以减少局部刺激。如果患者条件不允许,则应使微螺钉种植体被弓丝覆盖或者穿透黏膜用结扎丝结扎。如果必须使用间接支抗,推荐使用微螺钉种植体头部设计成托槽样的。微螺钉种植体与牙齿之间的加载非常重要,如果刚性不足,微螺钉种植体则可能发生支抗丧失。

二、治疗计划

通过头影测量描记结合牙颌图像构成的三维可视治疗目标,或者在虚拟模型上模拟理想的牙齿移动,医生来制订治疗方案,这是临床医生决定治疗目标的阶段,是在能做到什么和想做到什么之间取得平衡。

关于患者牙颌治疗目标,正畸医生需要考量:
- 确定患者的中线。
- 确定前牙的理想位置。
- 确定前磨牙区和磨牙区的垂直高度。
- 确定前牙的牙弓形态。

正畸医生需致力于:
- 在各个维度模拟牙齿运动:当结合 X 线头影测量描记时,可看到切牙在三维方向的移动;当使用虚拟模型而不是传统的石膏研究模型时,可以实现所有所需的牙齿三维方向的移动。
- 确定主动及被动牙列单元。
- 评估所需支抗。

为每个患者设计治疗方案时,确定单个牙齿以及牙列整体的目标位置是必要的,只有知道了牙齿该在何时向何处移动,才能选择正确的移动路线。治疗计划从某种角度讲其实是一门艺术,而牙齿的移动路线则建立在科学的基础上,判断和计算牙齿或牙列的抗力中心是以生物学为基础的。

三、采用临时性支抗装置矫治Ⅱ类 错殆的临床实例

下列病例分别展示了使用临时支抗装置远移磨牙,内收前牙,拔牙矫治前牙拥挤,使用颌间的力量前移下颌(如 Herbst 矫治器)。

(一)推磨牙向远中

推上颌磨牙远移的适应证是牙性的安氏Ⅱ类或骨性Ⅰ类(或正在生长发育期的非常轻微的骨性Ⅱ类错殆),无下颌后缩,伴有上颌牙列拥挤。

病例 1

女,14 岁,面型良好,主诉上颌尖牙的位置不佳以及因此影响了微笑美观。上牙列中线左偏

3mm,安氏Ⅱ类错𬌗伴重度的上颌拥挤、上颌尖牙唇向低位(图27-1A,B)。X线片显示下颌第三磨牙未发育完成,上颌第二磨牙部分阻生。拔除未萌出的第二磨牙是为了方便第一磨牙远移并利于第三磨牙萌出。两个微螺钉种植体(螺纹长度6mm,直径 1.5mm,Aarhus Mini-Implants,American Orthodontics,Sheboygan,WI,USA)分别植入在两侧第二前磨牙和第一磨牙颊侧牙根之间,并且使用0.12mm 的不锈钢结扎丝与第一前磨牙托槽紧结扎作间接支抗。戴入钟摆矫治器,后部钛合金弹簧加力,使第一磨牙向远中移动并防止其近中扭转(图27-1C,D)。4 个月后,粘结

上颌切牙托槽,绕过尖牙置入连续弓丝,在两侧第一前磨牙与第一磨牙之间放置螺旋弹簧,以防止钟摆弹簧在腭侧施力造成磨牙近中旋转(图27-1E,F)。8 个月后,没有发生支抗丧失,磨牙达到标准的Ⅰ类关系。拆除微螺钉种植体,Nance 托取代了钟摆矫治器。采取连续弓丝系统完成后续全部治疗:螺旋弹簧为上颌左侧尖牙开辟空间,同时纠正上中线左偏。在完成阶段使用颌间牵引,达到良好的尖窝关系。治疗后 X 线片显示,第三磨牙顺利萌出。结果令人满意(图27-1G,H),但如果治疗方案选择拔除两个上颌前磨牙进行矫治,那就无须使用微螺钉种植体了。

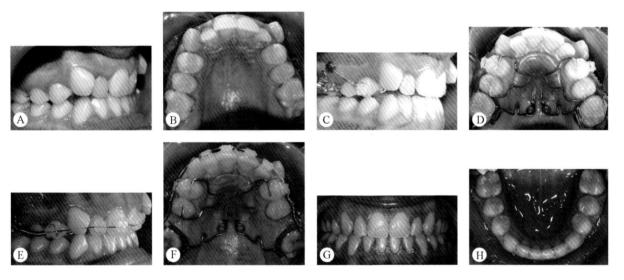

图 27-1　病例 1 双侧Ⅱ类错𬌗伴尖牙唇向低位的磨牙远移。A,B. 治疗前;C,D. 植入微种植钉和戴钟摆矫治器;E,F. 上牙列固定矫治,第二前磨牙和第一磨牙之间放置螺旋推簧;G,H. 治疗后

(二)内收增龄性的唇倾前牙

患者多表现为前牙自行漂移引起的覆𬌗覆盖增大,可能伴随邻近牙齿缺失,咬合加深,上颌切牙唇倾,伸长,唇部压力导致的下牙列拥挤。这些患者常表现为安氏Ⅱ类错𬌗,使用骨性支抗能避免对邻牙的副作用。

病例 2

女,49 岁,深覆盖逐渐加重,上颌中切牙唇倾并且有间隙,咬合深,下颌切牙舌倾(图27-2A,B)。上颌第二前磨牙和第一磨牙早先已拔除。第二磨牙扭转和轻微的近中倾斜,下颌切牙舌倾、中度拥挤,有轻度的牙槽骨吸收,探诊未出血、牙

周袋探诊深度不超过 4mm。

治疗的第一阶段,采取不锈钢丝(0.03 英寸)弯成的"十"字支架强支抗,将前磨牙和磨牙带环焊接连成一体,并且用不锈钢丝(0.02 英寸)连扎。为了增加咬合刺激,加强支抗,将树脂置入无牙区,在下牙列粘接高嵌体抬高咬合。然后,整平和内收上颌切牙,并弯制功能曲压低上前牙。在下颌牙弓,压低下切牙,调正改善下颌牙弓(图27-2C,D)。关闭了切牙之间的间隙,深咬合得到一定改善之后,原有的支抗设计有点松动,使用了骨支抗内收上颌切牙。在第二磨牙近中根尖区植入两个 Aarhus 微螺钉种植体,在微螺钉种植体和前牙之间采用 50cN 旋弹簧进行内收的压低,去除腭部的支架装置,用连续的弓丝整平牙弓中

段,绕开前牙段(图 27-2E)。平直弓丝排齐下颌牙弓(图 27-2E)。

在矫正结束时(图 27-2G),患者缺牙部分采取固定桥修复(图 27-2H)。下颌 4 到 4 固定粘接

保持,固定桥修复后病人在夜间使用 2mm 厚度的平衡𬌗垫。向患者仔细进行关于牙周病的控制的医嘱指导。

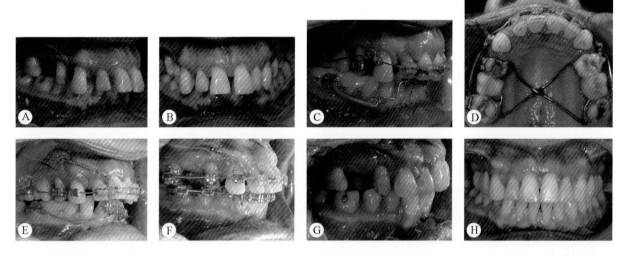

图 27-2 病例 2 内收前牙。A,B. 治疗前;C,D. 三段式结构内收和压低上颌切牙,在下颌牙弓,三段式结构用于唇展、压低下前牙,纠正下中线;E. 在上颌前牙内收和压低过程中使用两个微种植体支抗(上颌左右两侧各一个);F. 以平直弓丝结束治疗;G. 正畸治疗后;H. 修复重建后

(三)拔牙矫正前牙拥挤

对于上颌牙弓拥挤而下颌无明显后缩的一种治疗方法是拔除两个上颌前磨牙[3]。这类病例必须要防止上颌磨牙和第二磨牙在内收上前牙的过程中近中移动。微螺钉种植体系统提供的直接支抗无须再在上颌后牙段加载任何多余设计,后牙段也不会发生不想要的移动。

病例 3

女,52 岁,不满意自己的微笑面型,不接受正颌手术。安氏Ⅱ类错𬌗,上颌牙列重度拥挤,下颌牙列轻度拥挤(图 27-3A,B)。X 线片显示下颌第三磨牙缺失,右下第二前磨牙近中严重骨缺损。治疗计划是拔除两个上颌前磨牙并保持磨牙Ⅱ类关系。拉尖牙远移和内收上前牙矫正覆盖时必须使用强支抗,上颌使用片段弓,拔除上颌第二前磨牙(修复科认为比拔除第一前磨牙更好),分别在两侧的第一和第二磨牙颊侧牙根之间植入两个微螺钉种植体(微螺钉种植体的长度 6mm,直径 1.3mm)(图 27-

3C,D)。超弹拉簧 50cN 的力进行双侧尖牙和第一前磨牙的远移;考虑到力的作用线的问题,因此使用了动力臂。腭弓用来防止第二磨牙的旋转,后来在第一磨牙也有相同的设计。尖牙远移到位后,粘接上颌切牙和下颌托槽,排齐整平,然后使用超弹性拉簧 50cN 力在全尺寸不锈钢弓丝上滑动内收前牙,改善覆盖(图 27-3E,F)。内收尖牙和切牙的反作用力都作用在微螺钉种植体上,从而避免了支抗丧失,确保最终良好的牙齿位置和咬合关系(图 27-3G,H)。治疗后,采取舌侧粘接式保持器永久保持,评估牙周状况,右上颌前磨牙颊侧区的牙龈萎缩进行了软组织移植。这个区域初始的颊侧皮质状况使得软组织无法伴随正畸排齐牙齿做出完美的改建。

全景片显示右下前磨牙区的骨吸收依然存在,医嘱患者注意维护口腔卫生。

(四)颌间牵引前移下颌骨

促进下颌向前生长的非依从性矫治器,既作用在上颌,也作用于下颌(例 Herbst 矫治器)(见第 2 章)[4,5]。所有的固定跳咬合装置对骨骼和牙

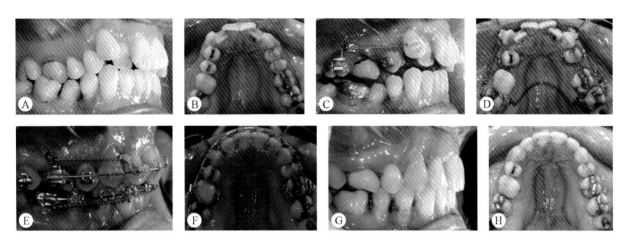

图 27-3　病例 3 拔牙解决前牙拥挤。A,B. 治疗前;C,D. 使用横腭杆及微螺钉种植体支抗;E,F. 完成阶段;G,H. 治疗完成

齿都有影响,易造成下颌切牙过度唇倾(见第 2 章 15 节)[6,7]。为了避免这个副作用,虽然已进行了许多努力(如铸造式下颌矫治器、弓丝转矩、选择适当转矩的托槽),但仍然无法实现绝对的支抗控制,况且有的时候,我们也希望有一定的牙和牙槽骨的代偿[8]。

微螺钉种植体临时支抗可以与跳咬合矫治器结合起来,最大限度实现骨骼效应,减少切牙唇倾的副作用。这个病例展示了结合微螺钉种植体与改良 Herbst 矫治器的应用。

病例 4

女,14 岁,安氏 Ⅱ 类 1 分类错𬌗,颏部后缩,覆盖大(图 27-4A,B)。上颌牙弓不对称,左侧上颌尖牙颊侧位,轻度拥挤,下牙列不拥挤。头颅侧位片显示下颌后缩,垂直向发育正常。下颌切牙与下颌平面的交角(11/GoMe)为 107°。治疗方案是使用改良 Herbst 矫治器前移下颌。在铸造式 Herbst 的下颌左右两侧近中颊侧部分设计了两个钩。戴入 Herbst 矫治器,在下颌左右两侧第一前磨牙与第二前磨牙颊侧牙根之间植入两个 Aarhus 微种植钉(螺纹长度 6mm,直径 1.5mm)(图 27-4C,D)用 0.12mm 的不锈钢结扎丝将 Herbst 矫治器与种植体紧密连扎在一起,微螺钉种植体作为间接支抗,减小或避免下颌切牙唇倾。在咬合跳跃阶段粘接托槽,排齐牙齿(图 27-4E)。开始治疗后 9 个月,牙列全部排齐,去除 Herbst 矫治器,颌间牵引维持颌间咬合关系。微螺钉种植体仍然保留,用作颌间牵引(图 27-4E)来防止复发,将下颌保持在一个正确的靠前的位置,牙齿也在适宜的咬合关系位置。治疗开始 20 个月后,去除微种植体和固定矫治装置。病人夜间戴上颌导板保持,下颌使用粘接固定式保持器。头影测量显示,与治疗开始相比,矢状骨关系改善,下颌切牙的倾斜增加了 1°(11/GoMe:108°)。

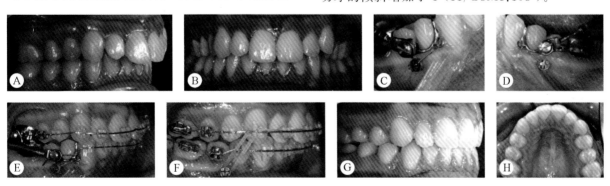

图 27-4　病例 4 种植体临时支抗结合 Herbst 矫治器。A,B. 治疗前;C,D. 戴入铸造式 Herbst,植入两个颊侧微螺钉种植体;E. 固定矫治器整平排齐牙列;F. 去除 Herbst 矫治器,完成阶段;G,H. 治疗后(本病例由 Luzi 治疗)

将 Herbst 矫治器和微螺钉种植体临时支抗联合应用,可作为矫治Ⅱ类错殆的治疗策略。该方法减少了对下颌牙槽的副作用,使骨性矫形效果更好,侧面型改善明显,牙齿咬合关系理想。而且,由于牙齿尖窝咬合关系紧密,还能在很大程度上避免复发。

四、小结

除了拓宽正畸临床治疗范围,微螺钉种植体这种骨性支抗还使矫治更为简便,疗程更短,副作用更小。上述病例展示了微螺钉种植体作为直接和间接支抗在矫正Ⅱ类错殆中的应用。

参 考 文 献

[1] Melsen B. Mini-Implants: where are we? J Clin Orthod 2005;39:539-47.

[2] Bae SM, Park HS, Kyung HM, et al. Ultimate anchorage control. Texas Dent J 2002;119:580-91.

[3] Bryk C, White LW. The geometry of Class Ⅱ correction with extractions. J Clin Orthod 2001;35:570-9.

[4] Flores-Mir C, Ayeh A, Goswani A, et al. Skeletal and dental changes in Class Ⅱ division 1 malocclusions treated with splint-type Herbst appliances: a systematic review. Angle Orthod 2007;77:376-81.

[5] Jasper JJ, McNamara JA Jr. The correction of inter-arch malocclusions using a fixed force module. Am J Orthod Dentofacial Orthop 1995;108:641-50.

[6] Barnett GA, Higgins DW, Major PW, et al. Immediate skeletal and dentoalveolar effects of the crown- or banded type Herbst appliance on Class Ⅱ division 1 malocclusion. Angle Orthod 2008;78:361-9.

[7] Martin J, Pancherz H. Mandibular incisor position changes in relation to amount of bite jumping during Herbst/multibracket appliance treatment: a radiographic-cephalometric study. Am J Orthod Dentofacial Orthop 2009;136:44-51.

[8] Pancherz H, Ruf S, Erbe C, et al. The mechanism of Class Ⅱ correction in surgical orthodontic treatment of adult Class Ⅱ, division 1 malocclusions. Angle Orthod 2004;74:800-9.

第 28 章

Spider Screw支抗系统

B. Giuliano Maino and Paolo Pagin

一、引言

本章讨论将基于双模式设计的滑动技术与作为唯一支抗来源的微螺钉种植体（MIs）相结合，采取拔牙或非拔牙矫治Ⅱ类错𬌗的治疗方法。双模式设计通过不同尺寸的托槽更好地提供转矩（0.018 英寸×0.025 英寸的切牙槽沟和 0.022 英寸×0.028 英寸的后牙段槽沟）。使用同一根弓丝（0.018 英寸×0.025 英寸）既能对前牙转矩实现更好的控制，而在后牙段弓丝也可以更顺利地水平滑动（表 28-1）[1]。

表 28-1　双模式设计托槽的特点

	Dimension（inch）	倾斜（°）	转矩（°）	轴倾（°）
上颌				
中切牙	0.018×0.025	5	12	0
侧切牙	0.018×0.025	9	8	0
尖牙	0.022×0.028	7	0	0
前磨牙	0.022×0.028	0	0	0
磨牙	0.022×0.028	0	0	14
下颌				
切牙	0.018×0.025	0	0	0
尖牙	0.022×0.028	5	0	0
前磨牙	0.022×0.028	0	0	0
磨牙	0.022×0.028	0	0	0

二、MGBM 系统

MGBM 系统可以用于不同发育类型的生长发育期患者及成人，使用方便，花费较低，疗程较短。

本章介绍拔牙和非拔牙矫治远移上颌磨牙及垂直向设计方面的应用。

三、非拔牙矫治远移上颌磨牙

MGBM 系统包括支抗单位和加力单位，支抗单位由两部分组成，一部分是粘接到第一前磨牙𬌗面的腭杆，另一部分是两个植入腭侧的长颈 Spider Screw K1 型微螺钉种植体（直径 1.5mm，长度 10mm，HDC，Sarcedo，意大利）。加力部分由不锈钢丝片段弓（0.016 英寸×0.022 英寸）和 200g 力的镍钛螺簧构成；如果有第二磨牙，片段弓则采用超弹 Ni-Ti 丝（0.018 英寸×0.025 英寸）。

MIs 是自攻的，可以直接使用，头部设计了三个槽和穿黏膜两种不同高度的颈部（在不同薄厚的黏膜组织中使用）（图 28-1）[2]。

治疗分为 3 个阶段，将下牙列作为判断上颌牙移动的参照。

■ 阶段 1：推上颌磨牙达到完全的Ⅰ类关系。
■ 阶段 2：远移前磨牙和尖牙。
■ 阶段 3：内收切牙。

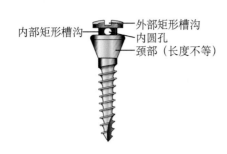

图 28-1 Spider Screw K1 型种植钉

内部矩形槽沟
外部矩形槽沟
内圆孔
颈部（长度不等）

（一）阶段 1：磨牙远移

如果上颌第二磨牙还没有萌出，则在第一前磨牙与第一磨牙之间放置不锈钢丝片段弓以及镍钛螺旋弹簧来远移磨牙。螺旋弹簧的长度比第一前磨牙托槽远中到磨牙带环近中之间的距离长出10mm，当螺簧被压缩在第一前磨牙与第一磨牙之间时，即可加力。第二前磨牙不粘接矫治器，以便推簧的使用（图 28-2A）。

两个微螺钉种植体植入在腭侧的第二前磨牙与第一磨牙根之间，如果相邻间隙足够大，还可植入在第一和第二前磨牙之间（图 28-2A）。后者的优势是，由于越隔纤维的牵拉，第二前磨牙可以自行远移，植入方向与腭穹隆呈 30°～40°角。

将腭杆（0.036 英寸）粘接在第一前磨牙的拾面，用结扎丝（0.012 英寸）紧密结扎到微种植钉上（图 28-2B），腭杆的设计可以加强支抗，避免前磨牙的倾斜、旋转。为了加强支抗，在腭部前侧，

还可增加丙烯酸树脂 Nance 托（图 28-2B）。

如果第二磨牙已经萌出，可以将 MGBM 系统与联合式上颌磨牙远移系统（SUMODIS）相结合[3]，它有两条路径，一条是第一磨牙远移，另一条是第二磨牙远移（图 28-2C～F）。远移第一磨牙的组件包括不锈钢丝以及第一前磨牙和第一磨牙之间的推簧。在将不锈钢丝结扎固定到第一前磨牙托槽之前，先在邻近第一前磨牙托槽处将螺簧套在弓丝的前磨牙托槽和第一磨牙之间，压缩加力；另一个远移组件是一段较长的镍钛记忆丝（0.018 英寸×0.025 英寸），近远端有阻挡停止设计（图 28-2C）。需要强调的是，第二磨牙的颊面管需粘接在远中偏龈向的位置，因为使用镍钛丝推磨牙时，硬度不够，容易发生第二磨牙牙冠的远中倾斜。在这段镍钛丝的近远中需分别放置两个阻挡装置，这两个阻挡装置之间的距离要比从第一前磨牙托槽远中至第二磨牙圆管近中的这段弓丝长度长出大约 9mm（图 28-2C）。当镍钛丝插入到第二磨牙颊面管时，即可加力大约 9mm（图 28-2D）。

利用该装置，第一磨牙和第二磨牙逐渐远移（图 28-2E）。在初始阶段，加力较小，有利于微种植体稳定。镍钛记忆丝为 160g 力，超弹镍钛螺簧为 200g 的力。在第一阶段结束时，取得磨牙完全I类关系是非常重要的，为微种植钉第 2 阶段的位置提供空间，不至于在内收第二前磨牙时产生干扰（如果微种植钉发生稍许近中移动，也不会带来太多问题）。

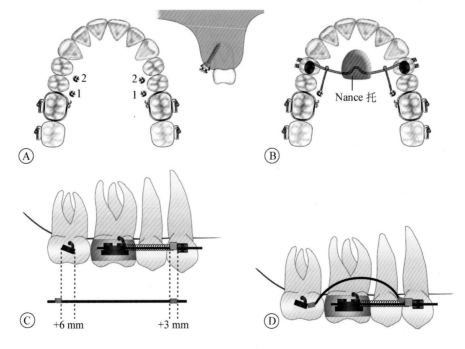

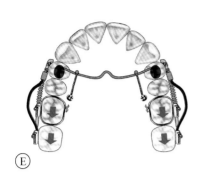 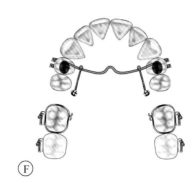

图 28-2 非拔牙矫治Ⅱ类错𬌗。A,B. 第 1 阶段将上颌磨牙远移至完全Ⅰ类关系,A. 微螺钉种植体的位置(植入角度如图示)。B. 完整的 MGBM 系统。C~F. 第 1 阶段:若存在第二磨牙,则用 SUMODIS 系统改良 MGBM 方案。C. SUMODIS 系统包括一对滑动管和有阻挡设计的片段 Ni-Ti 弓丝(注意:第二磨牙颊面管粘接时偏远中龈向)。D. 加力后的 SUMODIS 系统。E. MGBM 系统和 SUMODIS 系统远移上颌第一和第二磨牙。F. 第 1 阶段结束后,磨牙达到Ⅰ类关系(改编自 Maino et al,2007)

(二)阶段 2:内收前磨牙和尖牙

去除了横腭杆和腭侧微螺钉种植体后,将两个直径 1.5mm(K1,8/10mm)的微螺钉种植体植入在第一磨牙近中颊侧,垂直或倾斜于皮质骨方向植入(图 28-3A)。颊侧植入的高度由生物力学因素决定,取决于在第二和第三阶段的矫治中是否需要磨牙和前牙压低。如果内收的时候不需要压低,微螺钉种植体可以植入得低一点,在附着龈处,如果需要压低,微螺钉种植体可以植入在略高于膜龈联合处,粘接上牙列托槽,超弹性镍钛丝(0.016英寸×0.022英寸)排齐,在第一磨牙近中和尖牙近中放置停止阻挡装置。如果磨牙远移已经达到完全Ⅰ类甚至偏近中关系,停止阻挡位置可以稍离开第一恒磨牙颊面管近中,这样就允许第一磨牙有一定量的近中移动,排齐会更快(图 28-3B),将微螺钉种植体与夹在弓丝上的小钩紧密结扎(0.012 英寸结扎丝)可以防止排齐阶段第一恒磨牙向近中移动,破坏了Ⅰ类关系(图 28-3B)。

在排齐阶段,前磨牙和尖牙可以使用 50g 的轻力远移(图 28-3C)。由于排齐阶段弓丝刚性不大,可以通过加力在垂直于托槽的动力臂上来使抗力中心更接近于牙根,更好地控制牙根倾斜。动力臂不需要过长(6~8mm 即可),以免引起患者不适,并且降低了牙齿移动效率(图 28-3D)。

牙列排齐后,应用不锈钢弓丝(0.016 英寸×0.022 英寸),在第一恒磨牙近中弯制停止曲,在尖牙的近中放置拉钩,将微螺钉种植体与磨牙和尖牙钩都用 0.012 英寸结扎丝紧密结扎,稳定磨牙位置。排齐 8 周后,再次检查了微螺钉种植体的牢固性,然后螺簧可加力至 150~200g,种植体作为直接支抗内收第一前磨牙和尖牙(图 28-3E,F)。第二前磨牙经常会自行移动至Ⅰ类位置。

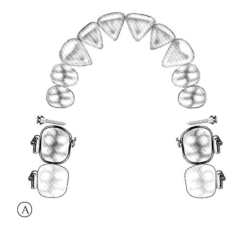 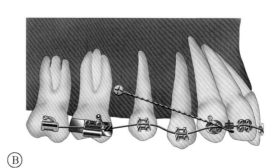

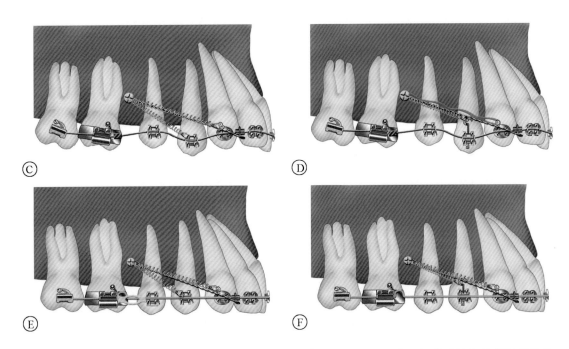

图 28-3　非拔牙治疗安氏Ⅱ类错𬌗的第 2 阶段：内收前磨牙和尖牙。A. 磨牙远移后植入微螺钉种植体
(MIs)；B. Ni-Ti 丝排齐牙列，在第一磨牙放置停止装置，尖牙近中放置拉钩，将拉钩与微螺钉种植
体之间用结扎丝紧密结扎；C. 排齐阶段同时内收第一前磨牙和尖牙；D. 使用动力臂同时内收前
磨牙和尖牙；E. 使用直接支抗同时内收第一前磨牙和尖牙，必要的话，第二前磨牙也可以通过间
接支抗远移；F. 用动力臂同时内收第一前磨牙和尖牙，减小压入力

　　如果必须远移第二前磨牙，则由第一磨牙弹性牵引第二前磨牙，必要时也可以在腭侧加力（图 28-3E）。因为弓丝和停止曲结扎，微螺钉种植体和尖牙上的钩用螺旋弹簧紧密结扎，这个反作用力传递到微螺钉种植体，所以第一磨牙仍保持在它的位置（图 28-3F）。为了更好地控制前磨牙的垂直高度，有时会使用动力臂。然而使用动力臂也有缺点，如引起患者不适，不便维护口腔卫生，有时还会对牙齿移动速度有影响。

　　（三）阶段 3：使用滑动方法内收切牙

　　阶段 3 使用滑动方法内收切牙，主弓丝为不锈钢弓丝（0.018 英寸×0.025 英寸）侧切牙远中放置牵引钩，第二前磨牙和第一磨牙之间放置维持推簧，以防止第一磨牙的近中根与微螺钉种植体接触（图 28-4A）。从微螺钉种植体到尖牙紧密结扎。镍钛拉簧以 300g 的力值从两侧的微螺钉种植体分别挂在弓丝的牵引钩上，整体内收前牙（图 28-4B）。

　　由于弓丝与托槽（0.018 英寸×0.025 英寸）之间非常密合，在内收前牙时可以很好地实现转矩，控制前牙牙根移动（以期达到整体移动）。而且，由于后牙使用了较大尺寸的槽沟（0.022 英寸×0.028 英寸），所以在关闭间隙时可以更好地实现滑动。对于成人患者或牙根长度大于平均水平，需增加前牙转矩，可使用更大尺寸的弓丝（例 0.018 英寸×0.025 英寸）。

　　许多Ⅱ类错𬌗的非拔牙患者在内收前牙时，还需要同时打开咬合。打开咬合可以通过压低上颌或下颌切牙，伸长磨牙，或者两者同时使用。

　　压低切牙，可在上下颌使用摇椅弓，为防止压低磨牙以及由此带来的𬌗平面旋转，可以在磨牙之间使用垂直牵引（图 28-4C）。

　　还有一种避免𬌗平面发生旋转的方法是使用带有动力臂的牵引钩，这将使微螺钉种植体到动力臂的作用方向更接近切牙阻抗中心，促进前牙整体内收（图 28-4D）。但动力臂也不必太长，因为这将增大摩擦力而有碍滑动。

　　图 28-5 展示了 MGBM 系统非拔牙治疗细节。

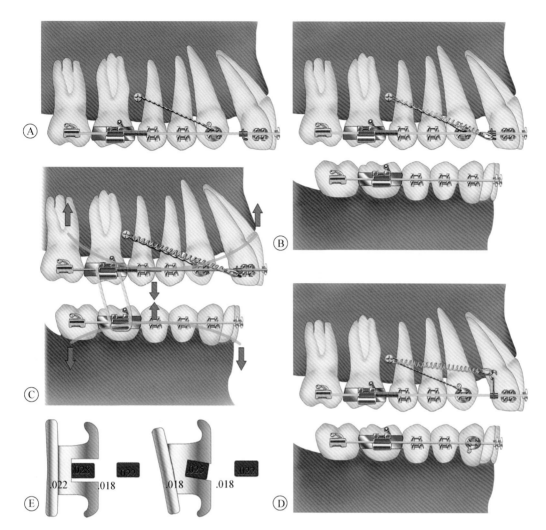

图 28-4　非拔牙矫治安氏 Ⅱ 类错殆,第 3 阶段内收前牙。A. 将螺旋推簧放在第二前磨牙和第一磨牙之间,防止这两个牙之间的间隙闭合;B. 尖牙与微螺钉种植体紧密结扎,微螺钉种植体与牵引钩之间用拉簧加力内收前牙;C. 为了抵消摇椅弓产生的压低磨牙的作用,磨牙间垂直牵引;D. 使用带动力臂的牵引钩防止殆平面旋转;E. 为了实现更好的转矩控制,采取两种槽沟尺寸设计的双模式技术

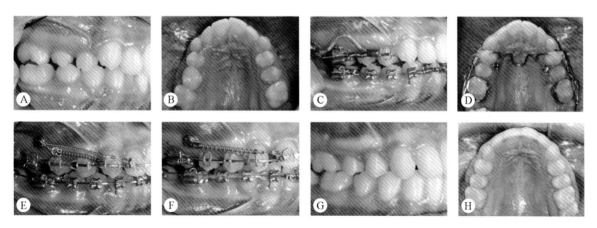

图 28-5　一个使用 MGBM 系统非拔牙方法的女性患者。A,B. 治疗前;C,D. 颊面观显示 SUMODIS 系统,殆面观显示横腭杆与 MIs 结扎;E. 第 2 阶段使用颊侧微螺钉种植体同时内收尖牙和前磨牙;F. 第 3 阶段同时内收前牙;G,H. 治疗后

四、拔牙矫治安氏Ⅱ类错殆

(一)阶段 1

第一阶段包括拔牙和微螺钉种植体的植入。拔除两个上颌第一前磨牙的适应证是,上颌过度前突和(或)磨牙Ⅱ类关系,上颌后牙需要最大支抗。可以先粘接上下颌矫治器再拔牙,以更好地控制拔牙间隙。

磨牙矫正应在微螺钉种植体植入前进行,防止微螺钉种植体影响磨牙近中移动。确定好磨牙间关系,就可以植入微种植钉,内收上颌切牙。

在前庭区直接植入两个微螺钉种植体,通常在第二前磨牙和第一磨牙之间。从解剖学角度讲,一般来说这里空间较大,此外,微螺钉种植体还可以植入在上颌第一磨牙和第二磨牙之间。这个位置内收时可能效率更高,因为距离更长。但距离长可能会导致弹性橡皮链或者弹簧对软组织的创伤和溃疡。

微螺钉种植体通常以垂直方向植入膜龈联合处,使微螺钉种植体的头部与矫治器之间有足够的距离。这既有利于生物力学机制,也能有效地保持口腔卫生。垂直植入增加了微螺钉种植体的头部与殆平面之间的距离,这样可以根据患者的具体情况,便于压低或伸长磨牙,内收前牙时还便于压低前牙。若需要压低磨牙,微螺钉种植体最好在膜龈线以上 1～2mm 植入,使磨牙压低的空间更充足。如前所述,在排齐牙列后,应在不锈钢弓丝的磨牙颊面管近中弯停止曲,并将微螺钉种植体与弓丝紧结扎,以防止磨牙位置变化。

(二)阶段 2

从微螺钉种植体到尖牙直接牵引加力进行尖牙的远中移动(图 28-6A)。内收前牙时可使用摇椅弓配合磨牙垂直牵引,可以压低前牙打开咬合,适用于矫治伴深覆殆的Ⅱ类错殆(图 28-4C)。

如果无须压低前牙,则可选取两种生物力学机制:

■ 间接支抗:从第一磨牙的颊侧(图 28-6B)和腭侧(图 28-6C)直接牵引尖牙。
■ 直接支抗:将动力臂连接在尖牙托槽上,可最大限度地减少对前牙的压低作用(图 28-6D)。

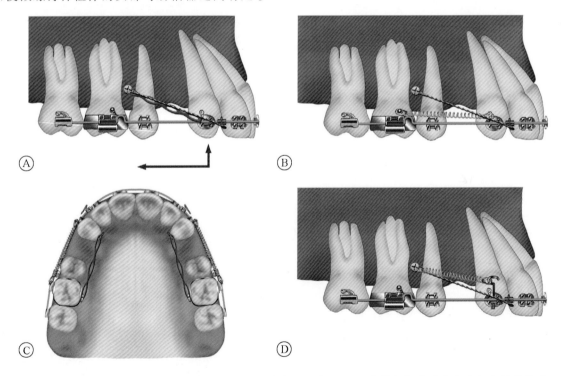

图 28-6　拔牙矫治安氏Ⅱ类错殆。第二阶段:远移前磨牙和尖牙。A. 在微螺钉种植体和尖牙之间用橡皮链加力远移。B,C. 第一磨牙牵引尖牙,微螺钉种植体作为间接支抗(B)或者在腭侧(C)。D. 从微螺钉种植体到尖牙托槽的动力臂附件加力,用作直接支抗

（三）阶段 3

尖牙达到 I 类关系时，开始内收上颌切牙，将尖牙结扎（0.012 英寸）到微螺钉种植体，防止尖牙近中移动，采用滑动法整体内收前牙，微螺钉种植体两侧分别使用螺旋拉簧大约 300g 的力，直接作用到牵引钩上（图 28-7A）。

对于深覆𬌗患者，接下来进入上述的压低前牙过程（图 28-7B～D）。在这个过程中，上颌骨的阻抗中心高于或是就在微螺钉种植体的高度[4]，如此从微螺钉种植体到牵引钩的牵引力可能引起𬌗平面旋转，切牙伸长，腭平面倾斜，磨牙压低伴远中倾斜（图 28-7E）[5]。一般都需要压低前牙以对抗内收引起的𬌗平面旋转，因此在前牙槽沟（0.018 英寸×0.025 英寸）使用全尺寸不锈钢弓丝（0.018 英寸×0.025 英寸）可以尽量防止前牙在内收过程中过度舌倾，更好地进行前牙控根。

另一种方法是，微种植钉用作间接支抗，磨牙牵引加力在弓丝的牵引钩上（图 28-7F）。通过微螺钉种植体与尖牙的结扎（0.012 英寸）保护支抗。也可以使用闭隙曲内收前牙（图 28-7G）。

为了缩短治疗时间，可以同时内收尖牙和切牙，在这种病例中，我们倾向于尖牙比切牙先移动几毫米，使之达到 I 类关系，这样有利于协调 Bolton 比（图 28-7H）。对于有一定生长潜力的患者，特别是下颌骨的发育基本可判断的患者，关闭间隙阶段有时会发现支抗太强，若在尖牙已经达到 I 类关系，就可以去除微螺钉种植体。

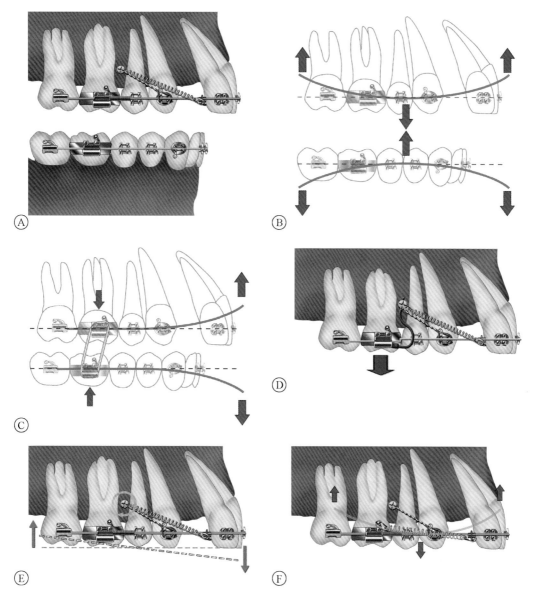

Ⓐ　Ⓑ

Ⓒ　Ⓓ

Ⓔ　Ⓕ

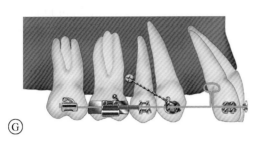
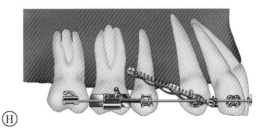

图 28-7 拔牙矫治安氏Ⅱ类错殆,第三阶段内收上颌切牙。A. 内收上颌切牙;B,C. 上下颌摇椅弓,未使用
(B)或使用(C)磨牙垂直牵引;D. 对于深覆殆患者,使用直接支抗滑动内收;E. 在内收前牙过程
中,殆平面围绕种植钉支抗旋转;F,G. 用滑动法和间接支抗内收切牙(F)使用前牙关闭曲(G);H.
同时内收尖牙和切牙

五、控制垂直距离

治疗计划需要考虑到患者骨骼类型和咬合类型,再者,患者对治疗的反应是存在个体差异的,所以正畸方案还需适时调整,因此 MGBM 系统微螺钉种植体经常在腭侧推磨牙远移,在颊侧内收切牙(图 28-2E 和 28-3A)。

在治疗的第 2 和第 3 阶段,微螺钉种植体可作为直接支抗植入在前部和后部,从而避免种植体不稳定的问题。

(一)开殆

垂直向过大的特征是明显的开殆或开殆趋势,而控制开殆最有效的方法是压低磨牙,微螺钉种植体能实现有效的后牙压低,控制垂直距离。

各种用于压低磨牙的方法,微螺钉种植体植入在不同位置的口腔前庭部位,难度逐渐递增:

- 当第二磨牙尚未萌出时,植入在第一磨牙和第二前磨牙之间。
- 第二磨牙尚未萌出,但两颗磨牙之间空间不足,植入在第一磨牙和第二前磨牙之间。
- 植入在第一和第二磨牙之间,压低后牙位置更靠远中,对上颌前牙的作用尤为明显。

一般来说,微螺钉种植体的距离殆平面越远,压低效能越大,因此,最好将微螺钉种植体植入在较高的位置。

因为压低力在磨牙阻抗中心的前庭侧,所以如果使用微螺钉种植体压低磨牙,则必须控制磨牙牙冠颊向倾斜的副作用(图 28-8)。方法如下:

- 第一或第二磨牙之间横腭杆(图 28-8A):

使用简便,腭杆必须足够坚固,避免压迫上腭软组织。

- 弓丝弯制磨牙冠腭向转矩:效果欠佳,很少单独使用。
- 在第一磨牙和第二磨牙的颊、腭侧均植入微螺钉种植体(图 28-2B):用于严重开殆或颊腭两侧的压低需求有所不同。
- 微螺钉种植体植于颊侧,腭部使用或不使用微型板(图 28-8C,D)。

另外还有两种方法用于治疗开殆。第一种方法,在上颌,自锁式微螺钉可以通过弓丝连接微型板(HDC,Ssrced,Italy),从而为微螺钉种植体通过微型板作为支抗来定位最佳位置(图 28-9)。第二种方法,对于需要逆时针旋转下颌骨来关闭开殆改善面型的患者,压低下颌磨牙可以采用植入前庭部位的微螺钉种植体和一个坚固的舌弓,MIs 植入在第一和第二磨牙之间的间隙,需控制磨牙牙冠倾斜,该系统包括焊接到第一磨牙带环的舌弓(0.032 英寸),舌弓与软组织间保有足够距离,以避免压迫软组织。

(二)深覆殆

许多Ⅱ类错殆伴深覆殆,解决方案如下。

- 远移上颌磨牙到Ⅰ类关系是最常用的方法。
- 整平 Spee 曲线,尤其是下牙弓。
- 压低上颌切牙,压低程度取决于患者讲话和微笑时切牙显露的程度。
- 升高磨牙。

只有露龈笑和上切牙过度暴露时(>5mm)选择压低上颌切牙,否则应该选择压低下颌切牙,

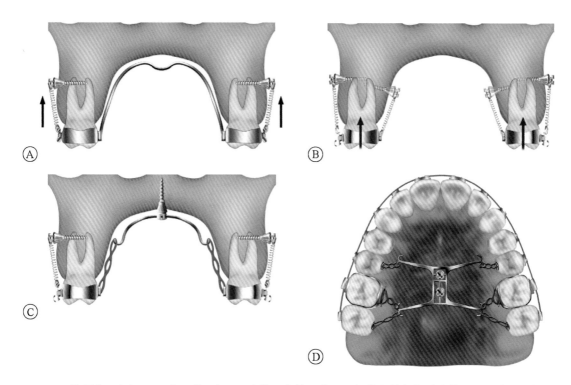

图 28-8　控制磨牙颊倾。A. 使用横腭杆；B. 在第一和第二磨牙之间植入微螺钉种植体；C，D. 应用微螺钉种植体和微型板压低磨牙(C)和第二前磨牙(D)

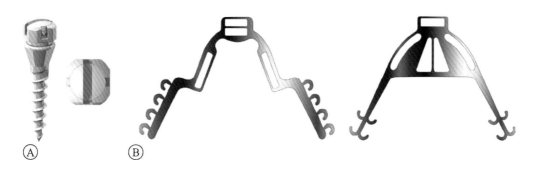

图 28-9　自锁式螺钉(A)和两种类型的连接板(B)(HDC，Sarcedo，Italy)

压低前牙一般不能完全解决深覆𬌗的问题，对于生长发育期的低角和均角型的患者可伸长磨牙。随之带来的下颌骨旋转会被后续的髁突生长所补偿，因此既不会过度压低前牙，也不会影响其面型[6,7]。

前庭部位植入微螺钉种植体的 MGBM 系统还可利用辅助装置伸长磨牙，在第一磨牙和第二前磨牙之间弯制不锈钢丝伸长曲来伸长磨牙。在 Spider Screw 的纵向槽(0.018 英寸)插入超弹性 Ni-Ti 丝(0.016 英寸×0.022 英寸；150g)，可以通过将其末端打磨变细变圆来使矩形钢丝插入垂

直槽(图 28-7D)。在插入到磨牙圆管之前，弓丝末端需带有停止曲，磨牙伸长量由伸长曲的高度决定。

参 考 文 献

[1]　Gianelly AA. Bidimensional technique：Theory and practice. New York：GAC International；2000.

[2]　Maino BG，Bednar J，Pagin P，et al. The spider screw for skeletal anchorage. J Clin Orthod 2003；37：90-7.

[3]　Maino BG，Gianelly AA，Bednar J，et al. MGBM sys-

tem: new protocol for Class II non extraction treatment without cooperation. Prog Orthod 2007; 8: 130-43.

[4] Park YC, Lee KJ. Biomechanical principles in miniscrew-driven orthodontics. In: Nanda R, Uribe FA, editors. Temporary anchorage devices in orthodontics. St Louis, MO: Mosby-Elsevier;2009.

[5] Jung M, Kim T. Biomechanical considerations in treatment with miniscrew anchorage. Part I: The sagittal plane. J Clin Orthod 2008;42;79-83.

[6] Bishara SE, Jakobson JR. Longitudinal changes in three normal facial types. Am J Orthod 1985;88: 466-502.

[7] Sleichter CG. Effects of maxillary bite plane therapy in orthodontics. Am J Orthod 1954;40;450-70.

第 29 章

微螺钉种植体支持式磨牙远移系统

Moschos A. Papadopoulos

一、引言

除了骨结合正畸种植体可以提供稳定的支抗外，作为正畸牙齿移动的临时支抗，微螺钉种植体（MIs）已广泛用于正畸临床。微螺钉种植体支持式磨牙远移系统（MISDS）用于Ⅱ类错𬌗畸形的非拔牙矫治是一种有效的方法，相对隐性及非依赖性的上颌磨牙远移装置[1]。

二、微螺钉种植体支持式磨牙远移系统

MISDS 系统包括加力单元和支抗单元两部分，加力单元由钢丝、镍钛开大螺簧和制动螺丝组成（图 29-1F）。支抗单元是位于上腭正中区域的微螺钉种植体，作为磨牙远移时的支抗（抵抗第一阶段在推磨牙远移螺旋弹簧产生的反作用力）和第二阶段治疗内收前牙时的后牙支抗。与传统的非依赖性装置相比（如 Distal Jet 矫治器 或 Keles Slider 矫治器），可在所有后牙间开辟间隙而不仅在上颌第一磨牙和第二前磨牙之间。这是因为在治疗的第一阶段前磨牙和尖牙在越隔纤维的作用下可以向远中漂移。

由于通过螺旋弹簧施加的力几乎通过或非常接近上颌磨牙的阻力中心，从而可以使磨牙整体向远中移动，而不会发生磨牙牙冠的倾斜。同时，由于磨牙沿着位于腭部平行于上颌𬌗平面的引导钢丝向远中滑动，因此，在远中移动过程中不会发生牙齿的扭转。

（一）加力单元

第一次复诊时上颌磨牙上放置带环，然后用藻酸盐取印模将带环转移到石膏模型上（图 29-1A），在带环的腭侧焊接舌侧管（内径 0.04 英寸）。焊接前，将舌侧管延伸部分的边缘修整，以便与带环的舌侧面更贴合。为了使磨牙加力后可以平行移动，用两根平直的钢丝（直径 0.04 英寸）固定在石膏模型上与𬌗平面平行，距离腭黏膜 2～3mm 处固定舌侧管以确保管的延伸部分与带环适当接触（图 29-1B）。然后通过银焊将舌侧管焊接在磨牙带环上（图 29-1C，D）。用钢丝（0.04 英寸）弯制马蹄形腭弓，在前部弯制两个对称的圆环，两环中心距离 6～8mm。圆环的位置相当于微螺钉种植体植入的位置。在模型上检查腭弓的宽度和长度是否合适（图 29-1E）。

两个管状（内径 0.04 英寸）的制动螺丝从远中插入腭弓。两段打开的弹簧（内径 0.04 英寸，长度约 15mm）随制动螺丝之后从远中插入腭弓。附带两个制动螺丝及两根弹簧的腭弓从近中插入带环的舌侧管中。另外的两个制动螺丝安装在舌侧管的远中，腭弓远中延伸 6～8mm，以利于磨牙远移，切断远中多余的腭弓钢丝。为了控制磨牙的最大远移量，在腭弓的末端弯制一个小圆圈（图 29-1F），以防止磨牙从钢丝滑脱。

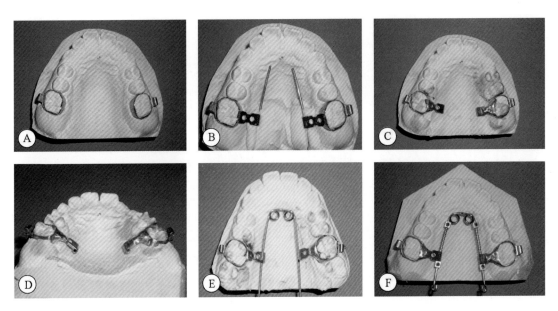

图 29-1 矫治器的制作。A. 上颌模型第一磨牙上安装带环；B. 两根直的钢丝通过腭管定位；C,D. 将腭侧管焊接在磨牙带环上；E. 在模型上就位马蹄形腭弓；F. 最终调整合适后的种植体支持式磨牙远移系统（引自 Papadopoulos,2008.[1]）

（二）支抗单元

两个自攻式微螺钉种植体（直径 2mm，长 8～10mm）植入前腭中部，切牙孔后 3～9mm，距离腭中缝 1～6mm 处。由于在两个治疗阶段中均需要由微螺钉种植体提供支抗，因此，需要确认其位置在前牙内收过程中不会与前牙牙根接触。建议最初植入种植体应与前牙牙根保持 7～10mm 的距离，这样可以避免在前牙内收时与前牙牙根接触。

三、临床步骤

MISDS 的安装和微螺钉种植体的植入可在一次复诊时完成。在口内标记微螺钉种植体植入位置，按常规方法植入微螺钉种植体。将 MISDS 装置通过带环粘接在上颌磨牙，然后再与微螺钉种植体用结扎丝（0.012 英寸）结扎固定。为了防止菌斑堆积，用少量的树脂粘接覆盖腭弓两侧的圈曲及结扎丝的末端。MISDS 可即刻轻力加载。远中的制动螺丝在舌侧管远中大约 5mm 处拧紧以防止磨牙远中移动时滑出腭弓。每 4 周复诊一次进行调整和加力。上颌第一磨牙一般需要 4～8 个月可达到 Ⅰ 类咬合关系。磨牙远移到位后，简单调整 MISDS 作为后牙支抗（也就是保持上颌

磨牙位置）用于 Ⅱ 类错拾第二阶段牙列的排齐，整平前牙的内收。调整可在口内完成，取出螺旋弹簧，将制动螺丝在舌侧管的近远中紧靠舌侧管拧紧固定（图 29-2H）。因为不存在支抗丧失的问题，因此第 1 阶段磨牙远移到 Ⅰ 类关系即可，而不需要过矫正。矫治完成后，拆除 MISDS 时，先去除覆盖在腭弓小圈上的树脂然后剪断结扎钢丝。拧松微螺钉种植体并取出，如果微螺钉种植体头部有软组织覆盖，则需要行局部麻醉。

病例

女，11 岁，主诉牙齿前突，面部左右对称，凸面型，颏唇沟较深，下颌后缩。安氏 Ⅱ 类 1 分类错拾畸形，Ⅱ 类磨牙及尖牙关系，深覆盖（10mm），深覆拾（4mm）和前牙区轻度拥挤。上牙列中线与面部中线一致，下中线左偏 2mm。恒牙列，无牙齿缺失和龋坏，口腔卫生良好（图 29-2A，B）。下颌运动无障碍，颞下颌关节功能正常。

牙槽骨和牙根基本正常。头影测量分析显示骨性 Ⅱ 类关系，上颌前突下颌轻度后缩（表 29-1）。平均生长型，下颌轻度逆时针旋转趋势，腭平面向上倾斜。相对于前颅底平面及下颌平面，前牙唇倾。软组织显示鼻唇角正常。

表 29-1　矫治过程中的头影测量分析

测量项目	正常值	T0	T1	T2
矢状关系				
SNA（°）	81.3	83.6	84.1	83.6
SNB（°）	78.8	77.5	77.4	77.5
Facial angle（°）	83.9	88.3	89.7	88.5
ANB（°）	2.5	6.1	6.8	6.1
Wits appraisal（FOP）(mm)	0	3.9	4.2	4.6
NA-APg（°）	3.1	10.4	12.7	10.5
H angle（°）	12.3	21.0	16.9	21.3
垂直关系				
SN-SGn（°）	66.0	67.4	68.6	68.3
SN-NL（°）	7.1	5.0	5.4	3.9
SN-OcP（FOP）（°）	16.2	15.7	16.6	15.0
SN-ML（°）	32.3	30.7	31.5	31.3
Ar-Go-Me（°）	126.8	119.5	117.2	116.7
SGo:NMe（%）	65.5	66.9	66.7	66.9
牙齿关系				
1s-NL（°）	112	114.4	113.7	106.7
1i-ML（°）	92.5	104.8	103.5	107.3
1s-SN（°）	102	109.5	108.3	102.7
Lower incisor to A-Pg（mm）	1.4	2.4	1.4	2.5
Interincisal angle（°）	131.9	115.0	116.7	118.7
软组织关系				
Nasolabial angle（°）	110.7	111.6	108.9	102.2

T0. 矫治前；T1. 上颌磨牙远移后；T2. 正畸治疗完成后

患者不愿佩戴任何口外装置，希望通过不拔牙内收上前牙。

矫治的目标包括第 1 阶段通过使用 MISDS 远移双侧上颌磨牙，然后第 2 阶段配合常规固定矫治器压低和内收前牙。从而达到增大中切牙间角，获得稳定的、功能良好的牙尖交错的Ⅰ类磨牙和尖牙关系，以及提高唇颊肌功能，改善面部平衡美观。

治疗

如上所述，植入两个微螺钉种植体以及安装 MISDS 矫治器，安装完毕后可即刻加力。嘱咐患者注意保持良好的口腔卫生。X 线片显示，微螺钉种植体距离邻近牙齿牙根 7～10mm 的距离。

患者每 4 周复诊 1 次。6 个月后上颌磨牙远移达到Ⅰ类咬合关系（图 29-2C，D），后牙之间出现间隙。再过 3 个月，尖牙与前磨牙向远中漂移程度到最大（图 29-2E，F）。

X 线片显示，微螺钉种植体位置稳定，支抗充分，无牙根损伤。头影测量分析显示变化不大（表 29-1）。

第 2 阶段粘结预成直丝弓矫治器（Roth 系统），托槽槽沟为 0.018 英寸使用超弹镍钛丝（0.012 英寸）初步排齐牙列。如上所述方法，将 MISDS 转变为马蹄形腭弓骨性支抗与常规固定矫治器配合内收压低前牙（图 29-2G，H）。在第二阶段内收前牙矫治过程中，微螺钉种植体提供间接支抗。

2个月后,使用镍钛合金丝(0.016英寸×0.016英寸)进一步排齐牙列(图29-2I,J),再过1个月后,换不锈钢丝(0.016英寸×0.022英寸)远移尖牙到Ⅰ类关系。再过2个月(开始矫治14个月),牙列完全排齐后,上颌使用带闭隙曲的不锈钢丝整体内收和压低前牙2个多月时间(图29-2K,C)。完成阶段上下颌使用新的不锈钢丝最终排齐牙列,调整咬合。

经过18个月的矫治,后牙尖窝相对,咬合稳定,功能良好(图29-2M,N)。去除MISDS装置和微螺钉种植体后,下颌尖牙到尖牙舌侧保持。上颌使用树脂活动保持器保持。要求一天佩戴24小时,2个月后,可只在晚上佩戴。

主动治疗2年零5个月后,患者咬合关系及面部外形仍保持稳定,无明显的复发迹象(图29-2O,P)。

讨论

治疗结果达到了最初的矫治目标,患者及其家长对治疗完成后的面形和牙齿情况都很满意(图29-2M,N)。因为没有拔牙,患者避免了佩戴口外装置或是颌间牵引。

双侧磨牙及尖牙达到了Ⅰ类关系,牙齿排列整齐,咬合关系良好稳定,覆𬌗覆盖正常。轻度拥挤,中线偏斜,牙间间隙都得到了矫正(图29-2M~P)。

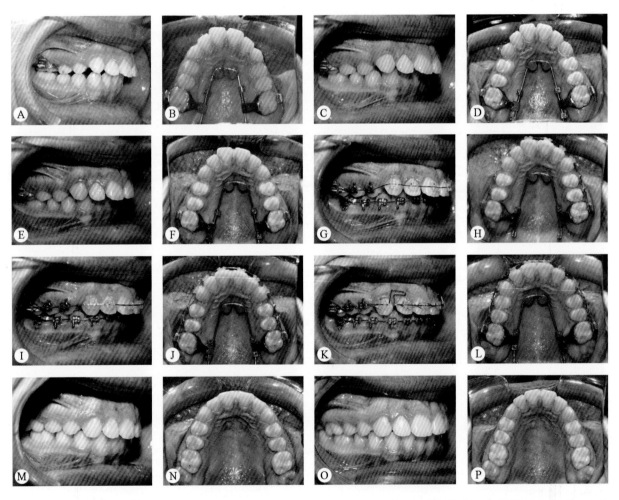

图29-2　女11岁,安氏Ⅱ类错𬌗。A,B. MISDS矫治器安装后口内像;C,D. 磨牙远移到位后口内像,注意前磨牙和尖牙的远移;E,F. 前磨牙和尖牙远移完成;G,H. MISDS转换成马蹄形腭弓骨性支抗粘结常规固定矫治器;I,J. 整平和排齐初步完成;K,L. 使用不锈钢弓丝内收前牙;M,N. 矫治完成后口内像;O,P. 保持后口内像(引自Papadopoulos,2008.[1])

去除矫治器后,全口曲面断层片显示牙根平行。头影测量分析显示上下颌矢状向关系仍为骨性Ⅱ类(表 29-1)。生长型几乎无变化,腭平面向上倾斜。上切牙内收明显而下切牙轻微唇倾。中切牙间角略有增加。软组织分析显示鼻唇角减小。

X 线头影测量描记重叠图显示了治疗中发生的变化(图 29-3)。总体而言,下颌骨轻度向前下方向生长(图 29-3A)。磨牙远移到位后显示,上颌第一磨牙整体向远中移动,伴轻微的升高但没有发生牙冠的远中倾斜。克服了传统的非依赖性远移装置的副作用(比如,前牙的近中移动和唇向倾斜以及磨牙牙冠的远中倾斜)(图 29-3B)。上颌前牙也发生轻度的远中移动和伸长,反映了上颌牙槽骨的正常生长和改建。此外,正畸治疗结束后,内收上颌前牙时后牙基本没有支抗丧失(上颌磨牙的近中移动)(图 29-3B)。

最近的一项临床研究,通过头影测量分析比较了 MISDS 装置与骨支抗钟摆式矫治器(BA-PA)磨牙远移后骨骼、牙齿和软组织的变化,结果显示[2],虽然两种装置均可以成功远移上颌第一磨牙,但两组相比,只有使用 MISDS 装置组牙齿是整体的远中移动,而使用 BAPA 组,磨牙发生明显的远中倾斜。此外,上下颌骨的矢状向位置以及上切牙的位置在两组中都没发生明显的变化。

四、小结

本章介绍的病例表明,MISDS 装置可有效用于治疗Ⅱ类错𬌗伴深覆𬌗深覆盖畸形。MISDS 装置既可用于第 1 阶段远中移动磨牙时加强前牙的支抗,也可以在第 2 阶段内收和压低前牙时加强后牙的支抗。

X 线头影测量分析证明,与传统的非依赖性磨牙远移装置相比,使用 MISDS 装置不会发生前牙的近中移动或唇倾,磨牙不会发生远中倾斜或扭转等副作用。

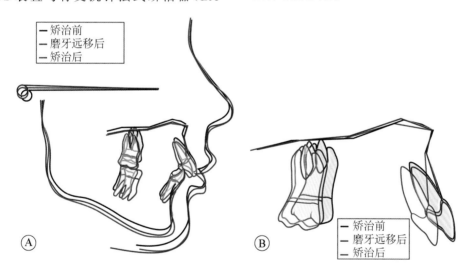

图 29-3　前颅底平面(A)和上颌平面(B)头影测量描记重叠图。开始治疗前(黑),磨牙远移后(红)和矫治完成并去除所有矫治装置时(蓝)的描记图(引自 Papadopoulos,2008.[1])

治疗时间大约 18 个月,在前 6 个月磨牙远中移动过程中。其他近中的牙齿可向远中漂移。整个治疗期间,尽管持续加力,微螺钉种植体保持稳定。

微螺钉种植体植入位置要远离邻牙牙根,在治疗的第二阶段内收前牙时,防止与前牙牙根接触。

MISDS 装置有以下优点:

■ 不依赖患者的配合。

■ 最初的 4～6 个月远移磨牙时是隐性的。

■ 可以单侧使用。

■ 根据患者的具体情况调整简单。

■ 微螺钉种植体作为临时支抗既可用于磨牙远移又可用于内收前牙。

■ 磨牙远中移动时不会发生远中倾斜或扭转,前牙不会发生近中移动和唇倾。

■ 操作可在椅旁完成。

参 考 文 献

[1] Papadopoulos MA. Orthodontic treatment of Class Ⅱ malocclusion with miniscrew implants. Am J Orthod Dentofacial Orthop 2008;134:604, discussion 604-5.

[2] Șar C, Kaya B, Ozsoy O, et al. Comparison of two implant-supported molar distalization systems. Angle Orthod 2013;83:460-7.

第 30 章

改良磨牙远移装置

Moschos A. Papadopoulos

一、引言

微螺钉种植体（MIs）作为临时支抗已被广泛应用于临床正畸治疗中，第 29 章讲述了微螺钉种植体支持式的远移系统（MISDS），虽然本系统有许多优点，但是其缺点是制作时需要实验室工作配合，以及随之而来的治疗成本的增加和治疗开始时间的延长。

本章介绍一种新型的 MI-支持式装置，改良磨牙远移装置（AMDA）。它具有微螺钉种植体支持式的远移系统（MISDS）所有优点，同时消除了实验室制作所需要的流程，AMDA 效果明显、隐形、不依赖于患者配合，可双侧或单侧远移上颌磨牙（图 30-1），以及与固定矫治器配合进行后续的整体内收前牙[1]。

二、改良推磨牙远移装置

ADMA 是一种将 MIs（图 30-1A）[2] 植入在腭侧作为支抗的装置，包括：

- 管道系统内置入压缩的镍钛弹簧（Ni-Ti）提供必需的远中移动力，常规用在牙弓两侧，如果需要可以单侧激活。
- 常规上颌第一磨牙上粘结带环，带环附舌侧鞘。
- 马蹄形腭弓。
- 腭部支抗。

这种设计利用腭侧种植体提供临时性稳定支抗，可以避免在正畸治疗过程中使用常规非依赖性矫治器出现的副作用（详见第 2 章），如磨牙旋转、牙冠倾斜、前牙的唇倾等。与传统非依赖性矫治器相比，所有后牙之间都开辟间隙，而不仅仅是在上颌第一磨牙和第二前磨牙之间出现间隙，这是因为在越隔纤维的牵拉下，前磨牙和尖牙能够向远中移动，从而可以缩短了治疗的时间。

（一）管道装置

管道装置套在马蹄形弓丝上（图 30-1），包括两个管，其中一根管可以滑行到另一根管中，外管（长 10～12mm，直径 3mm）和内管（长 8～10mm，直径 2.3mm）。Ni-Ti 压缩螺旋弹簧嵌入每根管中，完全激活时，可以提供 300～350g 力，两个制动螺钉，一个位于内管的近端，另一个位于外管的远端，通过拧紧或松开制动螺钉进行加力或停止加力。此外，在外管的外表面附有一根不锈钢弓丝（直径 0.9mm，高 10mm）呈 S 形便于高度的调整，其末端类似于横腭杆的末端，便于插入上颌第一磨牙带环舌侧鞘中。

用于单侧上颌磨牙远移的管道系统（图 30-1C），腭侧弓丝基本平直，其前端的圈曲与种植体相连，此外，在前部圈曲远中 2mm 处焊接一根不锈钢弓丝（0.9mm），并且粘结在第一前磨牙的𬌗面作为牙性支抗，避免在单侧磨牙远中移动时发生旋转。

当然，使用常规的骨性支抗 AMDA 在单侧磨牙远移时，双侧 ADMA 管系统可以只激活一侧（图 30-1B）。

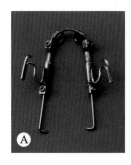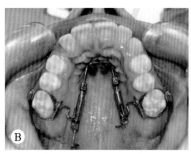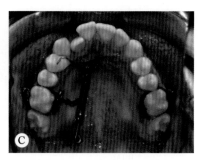

图 30-1　改良磨牙远移装置（AMDA）。A. 马蹄形弓与管道系统的双侧使用；B. 常规的 AMDA，通过骨性支抗，如果单侧使用只需要一侧被激活；C. 单侧管系统使用牙齿和骨骼作为支抗（引自 Papadopoulos，2010[1]，获得 Bentham Science 许可）

（二）马蹄形弓

马蹄形弓丝（直径 0.9mm）位于腭部，距离腭黏膜 1～2mm，插入管道系统的内管中（图 30-1），弓丝距离上颌磨牙𬌗面约 10mm 通过或接近阻力中心可以使磨牙整体移动，平行于𬌗平面放置施力装置引导磨牙远中移动可防止磨牙倾斜、旋转。两个对称的圈状曲（也可是两个活动的金属环）用于连接到微螺钉种植体，固定在微螺钉种植体上。

（三）支抗单元

两个自攻型微螺钉种植体（建议直径 2mm，长 8～10mm）用于固定 AMDA 和抵抗在磨牙远移和内收前牙时的反作用力。根据个体的腭黏膜厚度，选择不同微螺钉种植体颈部的长度。微螺钉种植体植入在腭中缝和切牙孔后缘 3～6mm处，在距离切牙孔后部 3～6mm 处植入两个微螺钉种植体可使微螺钉种植体距离前牙根有 7～10mm 的安全距离（根据前牙牙根的倾斜程度），以避免磨牙远移时，尤其是内收前牙期间，微螺钉种植体和这些牙的牙根接触。

三、临床程序

（一）第一阶段：磨牙远移

ADMA 和微螺钉种植体的安装和植入可由正畸医生单独完成，类似于拔牙一样严格控制感染，包括微螺钉种植体工具盒的消毒。

附有舌侧鞘的正畸带环常规粘结在上颌第一磨牙上，ADMA 预先制作好，根据个体需要，可直接在患者的口内或间接在上颌模型上作少量调

整。腭侧延伸弓丝插入磨牙带环的舌侧鞘内。矫治器的宽度和高度确定后，将矫治器平行就位。近中的制动螺丝向远中移动完全压缩管内的弹簧，远中的制动螺丝拧紧稳定在弓丝上。

腭侧弓丝远中伸出远端制动螺丝 8～10mm并作标记，在标记处将弓丝弯曲或打曲防止磨牙远移时超过这个标记点，并避免软组织刺激，或者，在弓丝末端添加少量的光固化树脂，以防止磨牙远移时滑出弓丝。

矫治器就位后，要确保矫治器平行于𬌗平面，并且两侧对称的圈曲位于切牙孔后 3～6mm，焊接于远中管上的延伸钢丝插入磨牙带环舌侧鞘内并用结扎丝结扎固定。

将适当颈部长度的微螺钉种植体通过矫治器的圈曲植入腭部，微螺钉种植体的头部直径应大于圈曲的直径，以保持矫治器的稳定性。然而，在一些情况下，使用不锈钢结扎丝（直径 0.012 英寸）与微螺钉种植体结扎固定是必要的，特别是在种植体头部较小的情况下。如果选择的种植体头部较小，一般使用较细的不锈钢结扎丝结扎（用 0.012 英寸代替 0.040 英寸）。可使用光固化复合树脂覆盖种植钉的头部顶端、结扎丝末端及腭侧弓丝圈曲部分以避免牙菌斑的堆积。

通过拧松远中制动螺丝，远中管可沿着弓丝自由向远中滑动产生轻力，AMDA 可实现即刻加载，上颌磨牙便可以远移。近中制动螺钉保持不动（已经远中移动并固定），所以压缩的螺旋弹簧可以产生向远中的推力，通过在下颌使用丙烯酸树脂𬌗板或水门汀𬌗垫打开咬合有利于上颌磨牙

的远中移动。

矫治装置戴上后,第一阶段治疗结束及完成治疗后,拍摄 X 线头颅侧位定位片进行检查。

应明确告知患者如何保持口腔卫生,为了保持微螺钉种植体的稳定性以及矫治器的进一步调整和加力,应每 4 周复查一次。重新加力时,拧松近中的制动螺丝,将管的前部分向远中移动,从而压缩弹簧,然后在新位置重新固定制动螺丝,通过调整焊接在远中管上的钢丝曲可以防止上颌磨牙的旋转。

通常需要 4～8 个月的治疗时间可以将上颌第一磨牙远移到 I 类关系。

(二)第二阶段:前牙内收

在第二阶段使用固定矫治器排齐、整平牙列,内收前牙时,ADMA 马蹄形腭弓可转变为被动间接骨性支抗。此时,将远中的制动螺丝拧紧,防止磨牙的远中移动,近中的制动螺钉向远中移动,完全将螺簧压缩在管道系统中然后拧紧固定,这样保持第一恒磨牙稳定在新的位置,作为支抗内收前牙。

在某种情况下,例如正畸治疗前上颌第一恒磨牙已经旋转,并且第二磨牙已经萌出,磨牙远移过程中,通过调整焊接在远中管上的钢丝曲不能完全纠正旋转的磨牙时,可在前牙内收后去除 AMDA 和微螺钉种植体。因为此时没有更多的支抗需求,可使用 TPA 纠正旋转的磨牙。

(三)矫治器的拆除

通过拧松微螺钉种植体的头部取出微螺钉种植体,如果有软组织覆盖则需要局部麻醉。通过

剪断 ADMA 与磨牙带环舌侧鞘的固定结扎丝将 ADMA 取出,然后按常规方法去除固定正畸矫治器(带环及托槽)并清洁牙面。

四、临床应用

ADMA 可以有效地用于 II 类错𬌗的综合治疗,下面两个病例介绍了双侧及单侧远移磨牙的临床应用。

病例 1:双侧上颌磨牙远移

12 岁女性患者,主诉上前牙前突。面部左右对称,侧面型前突,唇部前突,下颌后缩,覆𬌗(5mm)、覆盖(6mm),恒牙列,第二恒磨牙萌出,无龋齿,口腔卫生较好。双侧上颌第一磨牙,特别是左侧磨牙近中扭转,II 类 1 分类错𬌗,双侧磨牙 II 类关系。上前牙有间隙,前牙唇倾,下颌前牙轻度拥挤。上中线与面中线一致,下中线左偏2mm。

功能分析显示下颌运动无障碍,颞下颌关节功能正常。

全口曲面断层片显示,第三磨牙存在、无缺失牙,牙槽骨和牙根基本正常。头影测量分析显示上颌与下颌为骨性 II 类关系(表30-1)。垂直向分析显示轻度的垂直向生长型及下颌骨的顺时针旋转与腭平面的向上倾斜。牙齿关系显示切牙前突,以及相对于前颅底平面和下颌平面的上下切牙唇倾。软组织分析表明低鼻唇角减小。

表 30-1　治疗过程中头影测量分析

测量项目	正常值	T0	T1	T2	T3
矢状关系					
SNA(°)	82.1	84.5	85.8	87.9	84.2
SNB(°)	80.2	80.3	78.9	79.7	79.7
Facial angle(°)	85.6	94.7	94.5	91.5	93.4
ANB(°)	1.9	4.2	6.9	8.2	4.5
Individual ANB(°)		5.1	6.1	6.9	5.3
NA-APog(°)	0.4	10.2	14.2	16.9	8.6
H angle(°)	11.3	17.4	10.9	21.7	20.2

（续　表）

测量项目	正常值	T0	T1	T2	T3
垂直关系					
SN-SGn（°）	65.3	64.1	66.2	65.4	65.1
SN-NL（°）	6.8	4.8	5.7	5.5	4.1
SN-ML（°）	29.8	32.2	34.8	34.7	33.9
Ar-Go-Me（°）	124.4	135.8	132.3	137	136.2
SGo：NMe×100（%）	68.2	64.5	62.9	63.5	63.7
牙齿关系					
1s-NL（°）	112	122.4	115.6	106.9	110.8
1i-ML（°）	92.7	94.5	92.2	95.1	98.7
1s-SN（°）	104	117.6	109.9	101.3	106.7
Lower incisor to A-Pg（mm）	1.2	4.1	2.6	3.8	5.3
Interincisal angle（°）	132.3	117.6	123.1	128.9	120.7
软组织关系					
Nasolabial angle（°）	112	93.2	105.3	99.8	99.7

T0. 治疗前；T1. 上颌磨牙远移后；T2. 前牙内收完成后；T3. 正畸治疗完成后

患者不愿戴口外矫治装置，其父母不愿让患者拔牙。

治疗目标是远移两侧上颌第一磨牙，通过内收和压低前牙解决前牙覆𬌗覆盖关系，增大上下切牙间角度，纠正中线偏移，获得稳定的功能𬌗以及改善唇和面部的平衡美观。

治疗过程

两个微螺钉种植体植入在上颌腭中缝区域与AMDA配合安装，如上所述进行位置确定和加力（图30-2A，B）由于上颌第一和第二磨牙需要同时远移，为便于磨牙的移动，可以使用一个活动的丙烯酸树脂𬌗板打开后牙咬合，要求病人每天戴24小时，包括饮食时，仅清洁时取下。

4个月后，上颌磨牙的牙尖与下颌磨牙的牙尖不再有咬合干扰时可去除𬌗板。

7个月后，双侧第一和第二磨牙均远移，第一磨牙建立了Ⅰ类关系（图30-2C，D），上颌前磨牙及尖牙也几乎移动到Ⅰ类关系。进一步的影像学检查确定微螺钉种植体稳定且不会干扰前牙内收。

第二阶段开始粘结 Roth 直丝弓矫治器，槽沟为 0.018 英寸，使用镍钛丝（0.012 英寸）初步

排齐牙齿（图30-2E），此时，AMDA 转换成为一个马蹄形的 TPA（如上所述）（图30-2F）。

1个月后，换镍钛丝（0.016 英寸）继续排齐上下颌牙齿，2个月后，使用镍钛合金丝（0.016 英寸×0.106 英寸）和弹性橡皮链开始整体内收上颌前牙，再过1个月后，换不锈钢丝（0.016 英寸×0.016 英寸）进一步排齐并继续内收前牙，再过1个月后（即治疗开始12个月后），前牙内收完成（图30-2G，H）。

此时，尽管在治疗过程中调整了 ADMA 的腭侧伸展钢丝，但上颌第一磨牙近中旋转仍略有增加，因此，决定去除 ADMA 和微螺钉种植体，换成 TPA 纠正旋转。

3个月后，磨牙扭转得到纠正，使用带反 Spee 曲度的不锈钢弓丝（0.016 英寸×0.016 英寸）进一步纠正深覆𬌗并通过非对称牵引纠正中线不齐（图30-2I，J），4个月后，换新的不锈钢丝进行牙齿的最终的定位和精细调整咬合。

5个月后（即治疗开始24个月后）去除固定矫治器，建立了一个良好的后牙牙尖交错咬合，功能良好，咬合稳定（图30-2K，L）。

去除矫治器后，下颌尖牙到尖牙间使用舌侧固定保持器，上颌用常规活动保持器，并医嘱患者

前 2 个月内 24 小时戴用保持器,之后只需晚上戴用。

治疗结果

治疗结果实现了最初制定的矫治目标,没有使用口外装置及颌间弹性牵引,患者没有拔牙,患者及其父母都对最终的面部及牙齿矫治结果满意(图 30-2K,L)。经过 24 个月的治疗,取得了双侧磨牙及尖牙 I 类关系、上下牙列整齐、咬合关系良好、覆𬌗覆盖正常、间隙关闭、中线对齐(图 30-2K,L)。X 线片显示牙根平行。

磨牙远移后 X 线头影测量分析

上颌第一磨牙几乎是整体远移,没有发生牙冠的远中倾斜,前牙没有唇倾,甚至轻微后退。此外,在随后前牙内收过程中,上颌磨牙作为支抗几乎完全稳定。患者仍然表现为骨性 II 类关系(表30-1),垂直生长略有增加,上颌切牙明显内收,而下颌切牙有轻微的舌倾,上下中切牙间角明显增大,鼻唇角增大。

磨牙远移前后,前颅底平面 X 线头影测量描记重叠图显示继发性前牙被动漂移(图 30-2M),由于上颌磨牙远移到更远中的位置,下颌有轻微

的向下旋转,可出现前牙开𬌗倾向。相应的上颌平面描记叠加图显示(图 30-2N)上颌第一磨牙远中整体移动,轻微升长并未出现远中倾斜。前牙轻度内收和升高。

前牙内收后 X 线头影测量分析

前牙内收后与磨牙远移结束时的比较显示,维持骨性 II 类关系,但上下颌骨都轻微向前移位(表 30-1)。垂直生长型基本保持稳定,上颌切牙进一步内收,而下颌切牙有轻微唇倾,切牙间角明显增加。软组织分析显示鼻唇角轻度减小,描记图显示第一磨牙的位置保持稳定,而前牙内收并轻微升长(图 30-2O)。

治疗结束时的 X 线头影测量分析

治疗前与治疗后最终结果比较,上下颌骨的矢状向位置关系仍保持骨性 II 类关系(表 30-1),垂直向生长型略有增加,上颌切牙内收明显,下颌切牙稍有唇倾,上下中切牙间角增加,鼻唇角增大。

切牙内收后以及矫治结束后,在上颌平面重叠的 X 线头影描记分析显示,第一磨牙的位置保持不变,而上颌前牙进一步内收和轻度压低(图30-2P)。

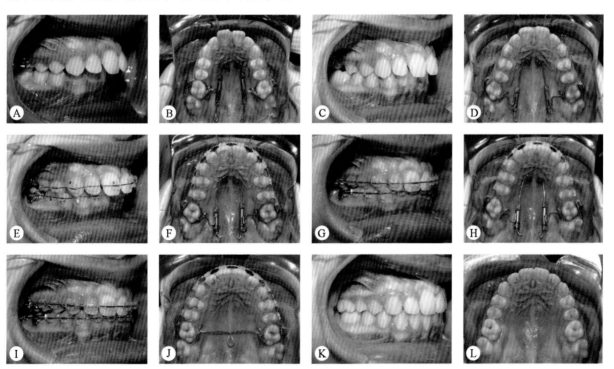

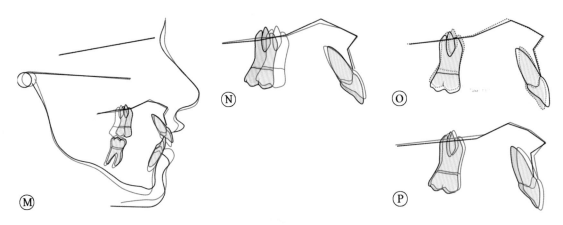

图 30-2　病例 1:双侧磨牙远移。A,B. AMDA 装置刚安装好时的口内像,C,D. 磨牙远移完成时口内像,注意前磨牙和尖牙的移动;E,F. 安装常规的固定矫治器,AMDA 装置作为马蹄形腭弓骨性支抗;G,H. 上颌前牙内收;I,J. 纠正扭转的磨牙。K,L. 矫治结束后去除固定矫治器;M,N. 治疗前 X 线头影描记图(黑线)与磨牙远移后(蓝线)在前颅底(M)平面和上颌平面(N)上的重叠图;O,P. 在上颌平面头影测量描记重叠图显示磨牙远移(黑线)和上颌前牙内收(红线)后的变化(O)以及上颌前牙内收(蓝线)与治疗完成去除矫治器(黑线)的变化(P)(因 A～G 引自 Papadopoulos,2010,[1]得到 Bentham Science 许可)

表 30-2　矫治过程中的头影测量分析

测量项目	正常值	T0	T1	T2
矢状关系				
SNA (°)	82.1	84.3	83.2	83
SNB (°)	80.2	80.6	79.7	81.8
Facial angle (°)	85.6	96	95.4	99.2
ANB(°)	1.9	3.7	3.5	1.2
Individual ANB(°)		4.8	4.4	4.1
NA-APog (°)	0.4	5.5	4.1	−0.5
H angle (°)	11.3	17.9	17.4	15.9
垂直关系				
SN-SGn (°)	65.3	65.2	65.7	64.2
SN-NL (°)	6.8	9.4	6.7	4.8
SN-ML (°)	29.8	31.1	31.4	30.1
Ar-Go-Me (°)	124.4	116.6	122.8	123.5
SGo : NMe×100 (%)	68.2	65.4	66.7	67.8
牙齿关系				
1s-NL (°)	112	110.3	111.6	116
1i-ML (°)	92.7	96	96.7	102.5
1s-SN (°)	104	100.9	104.8	111.3
Lower incisor to A-Pg(mm)	1.2	0.3	0.4	1.8
Interincisal angle (°)	132.3	132	127.2	116.1
软组织关系				
Nasolabial angle (°)	112	101.6	100.5	101.8

T0. 矫治前;T1. 上颌磨牙远移后;T2. 矫治完成后

病例 2：单侧上颌磨牙远移

男 14 岁,右侧切牙反殆,面部左右对称,面型前突,第二磨牙已经萌出,牙列完整,口腔卫生良好,无龋坏,模型分析显示:左侧磨牙Ⅰ类关系,右侧磨牙Ⅱ类关系,覆盖 6mm,覆殆 3mm,上下颌右侧侧切牙反殆,上颌中线左偏 1mm,上颌前牙拥挤 3mm,下颌前牙轻度拥挤。功能检查:下颌运动正常,无颞下颌关节功能紊乱。

曲面断层片显示第三磨牙存在。X 线头影测量分析为骨性Ⅰ类关系,上颌略微前突,下颌正常(图 30-2)。轻度垂直生长型、下颌度顺时针旋转和腭平面向前下倾斜,相对于前颅底平面和上切牙唇倾,相对于下颌平面下切牙前倾。切牙间角正常,鼻唇角减小。

患者及其父母不愿拔牙也不愿使用口外装置。

治疗目标是将右上颌第一磨牙调整为Ⅰ类关系,保持左侧第一磨牙Ⅰ类关系,纠正切牙反殆,解除拥挤,调整中线,建立一个良好的牙尖交错咬合关系及磨牙尖牙Ⅰ类关系。

治疗

治疗开始时,在右侧腭部使用 AMDA 单管系统(图 30-1C),植入微螺钉种植体提供骨性支抗,将伸展钢丝粘接固定在上颌右侧第一前磨牙的殆面提供牙性支抗(图 30-3A,B)。AMDA 矫治器的加力及安放位置的确认如上所述。光固化树脂覆盖微螺钉种植体的头部,避免局部菌斑堆积。

使用可摘殆板抬高咬合,有利于第一和第二磨牙的远中移动,同时便于右上颌侧切牙反殆的纠正,要求患者 24 小时戴用,包括进食时,仅在清洁殆板时取下(图 30-3C)。

3 个月后,剪断粘接在右上颌第一前磨牙殆面的钢丝,便于第一前磨牙和尖牙的远中漂移(图 30-3D)。在接下来的复诊中,右侧前磨牙和尖牙自动远中漂移开辟右上中切牙与尖牙间隙,右上侧切牙自动唇侧移动,反殆得到自动纠正。

治疗 7 个月后,右上颌侧切牙的反殆继续纠正,后牙牙尖干扰消除,此时去除殆板。

再过 1 个月,右上第一、二磨牙向远中移动到位,双侧上颌第一磨牙为Ⅰ类关系(图 30-3E,F),上颌前磨牙和尖牙继续远中漂移,右侧切牙的间隙进一步扩大,唇向移动进一步改善。

进一步的影像学检查显示微螺钉种植体稳定且不会干扰前牙内收。

8 个月后,磨牙为Ⅰ类关系,上颌粘接 Roth 直丝弓矫治器,槽沟为 0.018 英寸系统使用镍钛弓丝(0.012 英寸)初步排齐牙列(图 30-3G,H)。如上所述,此时 AMDA 转化为骨性支抗装置。

1 个月后,上颌换为 0.016 英寸镍钛弓丝,再过 1 个月(即治疗开始 10 个月后)拆除 ADMA 和微螺钉种植体,并使用 0.016 英寸×0.016 英寸镍钛弓丝进一步排齐上颌牙列。

治疗 11 个月后,下颌粘接固定矫治器使用 0.012 英寸镍钛弓丝初步排齐下颌牙列,上颌使用 0.016 英寸×0.016 英寸不锈钢弓丝,此时,右上颌第一磨牙的近中扭转得到纠正(图 30-3I,J)。

2 个月后,下颌换 0.016 英寸×0.016 英寸镍钛弓丝,再过 1 个月后换 0.016 英寸×0.016 英寸不锈钢弓丝进一步排齐下颌牙列。

开始矫治 15 个月后使用带反向 Spee 曲线的 0.016 英寸×0.016 英寸不锈钢弓丝整平上下颌牙弓和精细调整咬合。

5.5 个月后拆除固定矫治器(即开始治疗 25 个月后),前牙反殆得到纠正,建立了稳定的牙尖交错关系和良好的功能殆(图 30-3K,L)。

固定矫治器拆除后,下颌使用舌侧固定保持,上颌使用常规活动保持器,前 2 个月嘱咐患者 24 小时戴用,以后只需晚上戴用,18 个月后复查,咬合关系及面部美观稳定无复发迹象(图 30-3M,N)。

治疗结果

治疗结果达到了最初的治疗目标,患者本人和患者父母对治疗结果都很满意(图 30-3K,L),尤其是没有使用口外矫治器和拔牙矫治。

经过 20.5 个月的矫治,达到Ⅰ类磨牙及尖牙关系,对另一侧咬合关系没有造成影响,上下颌右侧切牙反殆得到纠正,上下中线对齐,前牙拥挤得到解除,覆殆覆盖关系正常(图 30-3K,L),患者的微笑和面部美学得到了很大的改善。X线片显示牙根平行。

磨牙远移后X线头影测量分析

右上第一磨牙整体远移，牙冠没有远中倾斜，前牙没有发生近中移动甚至有轻度的远中移动，在后续的右上颌尖牙和前磨牙远中移动阶段，磨牙及前牙几乎完全保持稳定。

矢状向仍保持骨性Ⅰ类关系，垂直向有轻度减小，上颌切牙的倾斜略有增加，而下颌切牙唇向倾斜几乎没有受到影响，中切牙间角略有下降，鼻唇角有减小（表30-2）。

治疗前及磨牙远移到位后，在前颅底平面头影测量描记重叠图显示：由于磨牙远移导致下颌骨轻度下后旋转（图30-3O）。在上颌平面的重叠描记图显示：右上第一磨牙整体远移，未出现牙冠倾斜，上前牙内收和轻度伸长（图30-3P）。

矫治结束后头影测量分析

矫治前和矫治后的头影描记重叠图显示，维持了骨性Ⅰ类关系，下颌骨有轻度的向前移位（表30-2）。垂直向生长型相对于均值有一定的下降，上颌和下颌切牙唇倾略有增加，而切牙间角减小，鼻唇角保持不变。

磨牙远移到位后与矫治完成时的X线头影测量描记重叠图显示，第一磨牙和前磨牙的位置无变化（图30-3Q）。

五、小结

基于非依赖性远移装置与种植支抗相结合的AMDA矫治器的安装和应用要考虑的问题包括：

- 使用自攻式微螺钉种植体使植入患者口内更简单，可以由正畸医生独立完成。
- 直径2mm，长8～10mm的MI便可提供理想稳定性。
- 根据患者腭黏膜厚度选择不同颈部长度的微螺钉种植体。
- 两个微螺钉种植体可提供有效的骨性支抗。
- 腭中线旁区域（腭中缝和切牙孔后缘3～6mm处）为微螺钉种植体植入最安全区域。
- 腭侧力系统，矫治力作用线尽可能经过上颌磨牙阻抗中心。
- 压缩在管中的Ni-Ti弹簧，可以减少牙菌斑聚集和对舌体的刺激。

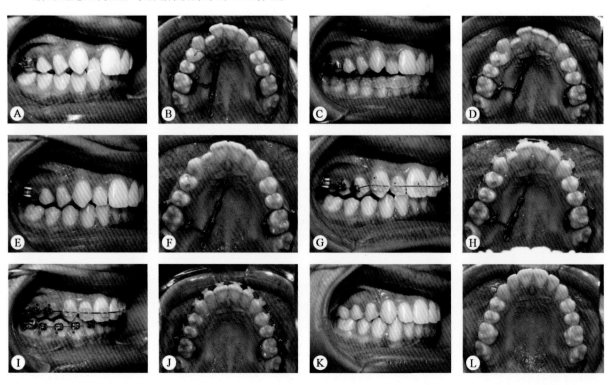

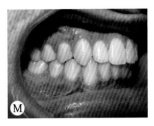
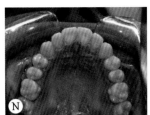
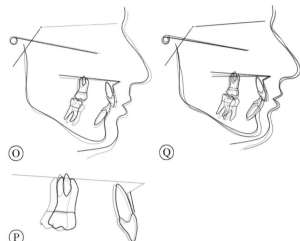

图 30-3 病例 2，单侧上颌磨牙远移。A，B. 单侧 AMDA 矫治器安装后口内像；C，D. 伸展钢丝粘接到上颌第一前磨牙𬌗面时的口内像；E，F. 单侧磨牙远移完成时口内像，注意前磨牙和尖牙的远中漂移和侧切牙的唇侧移动；G，H. 上颌粘接固定矫治器，将 AMDA 转变为被动的骨性支抗装置；I，J. 下颌粘接常规固定矫治器；K，L. 固定矫治器拆除后；M，N. 去除固定矫治器 1 年后；O，P. 矫治前（黑线）与磨牙远移后（蓝线）在前颅底平面（O）和上颌平面（P）的头影侧位描记重叠图分析；Q. 治疗前（黑线），磨牙远移后（蓝线）和治疗完成后（红线）在上颌平面头影测量描记重叠图

在不拔牙情况下，使用 AMDA 可以进行上颌单侧或双侧的磨牙远中移动，如上述所介绍的两个病例。

X 线头影测量评估证实，AMDA 可到达到理想的磨牙远中移动而不会发生其他远中移动系统的副作用，例如，支抗丧失和磨牙倾斜。在单侧磨牙远中移动时，也不会对对侧磨牙造成影响。

AMDA 的另一个独特优点是：可以很容易地在椅旁将矫治器转变为 U 形腭弓骨性支抗用于后续的常规固定矫治器治疗。

其优点包括：
- 用于非依赖性 Ⅱ 类错𬌗的矫治，先将上颌磨牙远中移动，然后内收前牙。
- 提前制作和设计不需要复杂的技工程序。
- 安装简单，正畸医生可独立完成。
- 安装后可即刻加力使用。
- 上颌磨牙远中移动时，矫治器是隐性的。
- 磨牙远中移动时无倾斜。
- 磨牙远移时前牙无支抗丧失。
- 磨牙远移时，前牙可远中漂移，缩短矫治时间。
- AMDA 转变为马蹄形腭弓口内操作简单。
- 前牙内收时后牙无支抗丧失。

- 可用于单侧或双侧磨牙远移。
- 患者失约时可防止磨牙的过分远中移动。
- ADMA 可满足上颌牙弓最大支抗的需求

其缺点包括：
- 吞咽和讲话时可能引起不适。
- 维持最佳口腔卫生有一定困难。
- 对舌体和腭部软组织产生刺激。
- 上颌磨牙的远中移动可能会导致下颌骨向下旋转，加重 Ⅱ 类关系，因此，对于高角和开𬌗的患者应注意。

AMDA 是一种有效的、隐性的、非依赖性的远移磨牙装置。可用于双侧或单侧上颌磨牙远移及与常规固定矫治器结合使用内收前牙，即 Ⅱ 类错𬌗的综合治疗。

参 考 文 献

[1] Papadopoulos MA. The "Advanced Molar Distalization Appliance": a novel approach to correct Class Ⅱ malocclusion. Recent Pat Biomed Eng 2010；3：6-15.

[2] Papadopoulos MA. German patent 10 2006 033 774；US patent 7，785，102.

第 31 章

马蹄形磨牙远移矫治器的改进

S. Jay Bowman

一、引言

Distal Jet 矫治器被用于提供双侧牙齿远移的矫治力,该力量接近磨牙的阻抗中心从而减少了其他矫治器中出现的磨牙倾斜移动的副作用(见第 2 章)[1]。应用 Distal Jet 矫治器远移磨牙主要考虑以下两点:不受患者依从性的影响以及不需要在远移到位之后再应用改良 Nance 弓保持磨牙位置不变。与其他矫治器相比,Distal Jet 矫治器产生副作用很小,磨牙倾斜及上颌牙齿伸长的量很少,下颌平面角的变化几乎可以忽略不计,在预先设计的情况下,还可以增大下前面高并使下颌平面产生旋转[2,3]。然而与其他矫治器相同,Distal Jet 矫治器仍然存在支抗丧失的问题。最先远移的磨牙一旦到位,必须使其保持在新的位置,否则磨牙将会向近中移动。在这一阶段,理想中的矫治器应当具有简单、舒适、美观、卫生、容易操作、成本低、通用性强、副作用少等优点,具有高效且可预测的效果。

Bowman 改良型矫治器,以及马蹄形磨牙远移矫治器(Sybron AOA Laboratory,Racine,WI,USA)(图 31-1)都是将装置简化用于牙弓保持,去除了丝圈弹簧并将原来的管状和活塞结构替换为坚硬的刚性轨迹。

二、马蹄形磨牙远移矫治器的发展

最初将微螺钉种植体支抗(MI)与 Distal Jet 矫治器联合应用的尝试包括,在前腭部的基托树脂中打孔并植入微螺钉种植体,以及将微螺钉种植体植入于前磨牙区的腭黏膜处,与矫治器的支撑臂扎紧以提供支抗[4]。

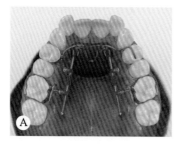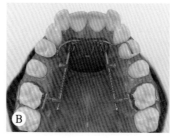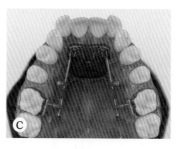

图 31-1 改良式 Distal Jet 矫治器。A. Bowman 改良型矫治器是试验阶段的矫治器,用简单的钢丝轨迹替代了管和活塞的结构,从而获得更好的形态及刚度。带环、𬌗托及 Nance 弓上的树脂基托提供了支抗。近中锁扣向后滑动压缩弹簧线圈产生矫治力量。矫治器每 4～6 周加力一次,维持 6～9 个月。远中停止螺丝旋松 1/4 圈开始加力过程。B. 远移完成后,远中停止螺丝拧紧停止加力。注:由于越隔纤维的拉伸作用,前磨牙会跟随磨牙向后移动。C. 去除树脂垫上前磨牙的支撑臂,就可简单转化为改良式 Nance 弓

Distal Jet 矫治器去除树脂基托后精简为"马蹄"形状(图 31-2A)[5]。最初,种植体植入在 U 型结构前部,采用光固化树脂固定,或者植入在 U 型结构后部,采用不锈钢丝结扎固定。然而,微螺钉种植体会受力倾斜从而出现支抗丧失的问题尚没有引起足够的重视。

为了防止支抗的丧失,骨性支抗需要从牙性支抗中分离出来。因此,矫治器进一步精简去除了前磨牙上的支撑臂,仅留下了马蹄状的钢丝(图 31-2B,C)[7-9],这样远移磨牙的反作用力就不会作用在前牙区域。当使用纯粹的骨性支抗远移磨牙时,其余的上颌牙齿都不会受到影响,而微螺钉种植体的倾斜(图 31-2C)也使其不能成为头影测量重叠的标志。

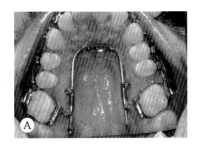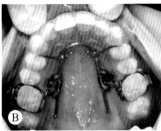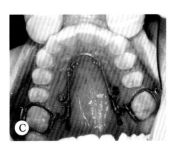

图 31-2　马蹄形磨牙远移矫治器。A. 最初的设计只有骨性支抗。在腭前区靠近钢丝的位置植入两个微螺钉种植体。B,C. 简化的马蹄形矫治器和微螺钉种植体(注:不使用前磨牙支撑臂)(B);随着磨牙远移,前磨牙也跟随远移,种植体出现近中倾斜(C)

理论上,微螺钉种植体在使用时,应当易于检查其牢固程度,松动时易于去除并在新的位置重新植入。马蹄形矫治器的最终设计[9,10]可支持几乎所有型号的微螺钉种植体,可以植入不同位置(上腭前部或后部)通过粘接或结扎丝连接在马蹄形钢丝上。矫治器还可以随时调整,通过拧松螺钉将钢丝前后向移动从而防止压迫腭前部黏膜以及增加远移磨牙的工作长度。

三、临床过程

第一磨牙试带环,翻制印模。采用直丝弓固定矫治技术(Butterfly,System,American Drthodontics Sheboygan,WI,USA)对下牙列进行排齐整平。附有带环的上颌石膏模型送至实验室制作马蹄形矫治器,矫治器的制作确保与模型进行贴合。

各种尖端的自攻型微种植体都可以在此使用(直径 1.5~2.0mm,长度 6~8mm)。微螺钉种植体的植入遵从标准程序:局部浸润麻醉下,通过微出血点指引种植体的植入位置。由于第二前磨牙的牙根偏颊侧,微螺钉种植体的理想定位点选择在第二前磨牙与第一磨牙之间距离牙龈边缘5~8mm 处的腭侧黏膜上,这样前磨牙远中移动时将不会与微螺钉种植体发生接触。

粘接马蹄形矫治器,用双股不锈钢丝将种植体与矫治器前部的挂钩结扎固定以增加支抗强度(图 31-3)。远中螺丝转松 1/4 圈即可解锁,允许磨牙沿弓丝轨迹远中移动。解锁近中螺钉并向后移动,使超弹弹簧沿钢丝方向压缩后拧紧固位(图 31-3)。病人的总疗程为 5~10 个月,间隔 4 周复诊加力(压缩弹簧)。如果矫治器压迫前腭部,转松近中螺丝将钢丝向后移动与上腭保持空隙,重新结扎矫治器并加力。

随着磨牙远移,前磨牙在越隔纤维的作用下也会出现移动(图 31-2C)。由于微螺钉种植体以一定角度植入腭侧黏膜,同时第二前磨牙的牙根偏颊侧,因此两者不会产生干扰。磨牙远移过程中,微螺钉种植体可能产生近中倾斜[6],第二前磨牙会出现远中移动与种植体靠近。在大多数情况下,微螺钉种植体会在磨牙远移到位后在第一前磨牙与第二前磨牙之间移位(如图 31-2C)。

一旦磨牙远中移动完成,拧紧远中螺丝防止牙齿的复发(图 31-3C)。此时马蹄形矫治器转变成了微螺钉种植钉支持下的间接支抗,用于其余牙齿的内收(其功能类似于种植体支持的横腭杆)。

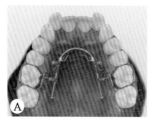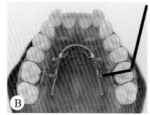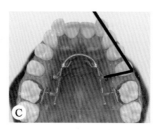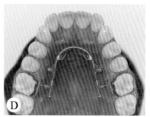

图 31-3　改良式马蹄形磨牙远移矫治器。A. 将微螺钉种植体植入第二前磨牙与第一磨牙之间,与矫治器前部的挂钩结扎固定。将近中螺丝向后移动压缩弹簧并固定。B. 将远中螺丝拧松 1/4 圈从而开始远移。C. 远移结束后压缩弹簧防止食物嵌塞,将近远中螺丝锁死后,矫治器与微种植体的结扎即可形成稳定的固位。D. 马蹄形磨牙远移矫治器作为间接骨支抗,采用直丝弓矫治器内收上颌其余牙齿

病例展示

　　通过三个病例展示马蹄形矫治器的临床应用。第一个病例,矫治器适用于安氏Ⅱ类 2 分类错𬌗畸形(图 31-4)。第二个病例,矫治器用于安氏Ⅱ类 1 分类错𬌗畸形(图 31-5)。第三个病例,矫治器用于安氏Ⅱ类 2 分类错𬌗畸形(图 31-6)。

四、小结

　　马蹄形磨牙远移矫治器的发展解决了磨牙远移治疗中出现的很多问题。为了避免远移磨牙的反作用力产生不必要的支抗丧失,唯一解决的途径是采用骨性支抗。随着马蹄形矫治器的不断简化与改良,安氏Ⅱ类错𬌗治疗中推磨牙远移的可预见性也逐渐增加。

　　马蹄形磨牙远移矫治器的优点有:
- 一物两用:推磨牙远移和后续牙齿内收。
- 可以简单转变为种植支持的腭弓。
- 双螺钉系统避免支抗丧失。
- 弹簧可以提供保持效果。
- 双侧加力,施力点接近阻抗中心。
- 矢状向可调节。
- 单纯的骨性支抗。
- 无前牙支抗。
- 没有树脂基托,所以更卫生,对软组织影响较小。
- 几乎适用于所有类型的微螺钉种植体。
- 微种植体植入可有多种位置选择。
- 微种植体无须取出后再换位植入。

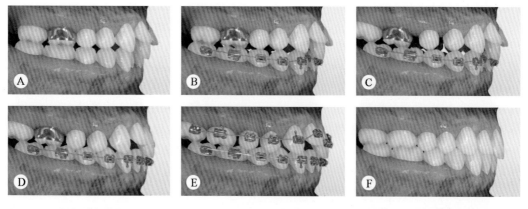

图 31-4　治疗安氏Ⅱ类 2 分类错𬌗畸形。A. 上颌应用马蹄形矫治器配合植入两颗微螺钉种植体;B. 下颌采用直丝弓矫治;C. 采用骨性支抗远移磨牙,防止前牙的支抗丧失;D. 磨牙达到超Ⅰ类咬合关系,前磨牙在越隔纤维的作用下向远中漂移;E. 上颌采用直丝弓矫治,将马蹄形矫治器固定并作为间接骨性支抗用来内收上颌其余牙齿;F. 最终效果

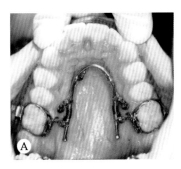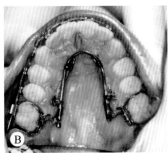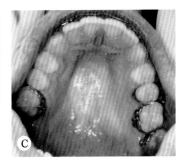

图 31-5　11 岁女性,安氏Ⅱ类 1 分类错殆畸形(上切牙唇倾)。A. 上颌应用马蹄形磨牙远移矫治器配合植入两颗微螺钉种植体;B. 磨牙远移完成后,用间接骨性支抗来支持上颌滑动内收;C. 通过转矩簧改善切牙位置。治疗历时 23 个月

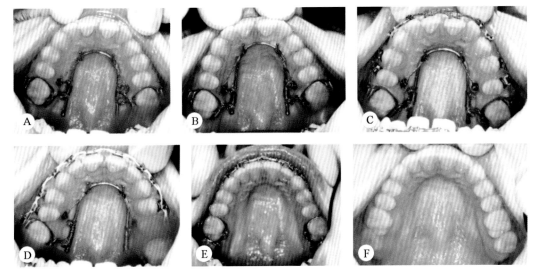

图 31-6　11 岁女性,安氏Ⅱ类 2 分类错殆畸形(上切牙舌倾)。A. 上颌应用马蹄形矫治器,上颌第二前磨牙与第一磨牙之间植入两颗微螺钉种植体;B. 将微种植体与矫治器前端的挂钩用钢丝结扎为磨牙远移提供支抗;C. 磨牙远移完成后粘接上颌托槽;D. 微螺钉种植体通过马蹄形矫治器间接提供支抗力量滑动间隙;E. 间隙完全关闭,去除马蹄形矫治器;F. 25 个月完成治疗

■ 微螺钉种植体植入于两牙根之间的最大距离处。

■ 微螺钉种植体不与牙根发生干扰。

■ 没有切牙乳头干扰。

■ 微螺钉种植体无食物嵌塞,舌的异物感较小。

■ 植入种植体时无须反角机头。

■ 可直接植入。

■ 对腭中缝无影响。

■ 无须为微螺钉种植体制作螺帽。

■ 矫治器不需要与微螺钉种植体固定死。

■ 上腭组织中微螺钉种植体植入失败率较低。

■ 可以选择单侧或双侧压缩弹簧加力。

■ 自限性矫治器。

参 考 文 献

[1] Carano A,Testa M. The Distal Jet for upper molar distalization. J Clin Orthod 1996;30:374-80.

[2] Bolla E,Muratore F,Carano A,et al. Evaluation of maxillary molar distalization with the Distal Jet. Angle Orthod 2002;72:481-94.

［3］　Ferguson DJ,Carano A,Bowman SJ,et al. A comparison of two maxillary molar distalizing appliances with the Distal Jet. World J Orthod 2005;6:382-90.

［4］　Velo S,Rotunno E,Cozzani M. The implant Distal Jet. J Clin Orthod 2007;41: 88-93.

［5］　Kinzinger GSM,Diedrich PR,Bowman SJ. Upper molar distalization with a miniscrew-supported Distal Jet. J Clin Orthod 2006;40:672-8.

［6］　Liou EJ,Pai BC,Lin JC. Do miniscrews remain stationary under orthodontic forces? Am J Orthod Dentofacial Orthop 2004;126:42-7.

［7］　Bowman SJ. Thinking outside the box with miniscrews. In: McNamara JA Jr,Ribbens KA,editors.

Microimplants as temporary anchorage in orthodontics［Craniofacial Growth Series］. Ann Arbor,MI: University of Michigan;2008. p. 327-90.

［8］　Ludwig B,Baumgartel S,Bowman SJ,editors. Mini-implants in orthodontics: innovative anchorage concepts. Berlin: Quintessence;2008.

［9］　Bowman SJ. Distal Jets refined: Bowman modification and Horseshoe Jet. AOAppliances 2008;11:1-5.

［10］　Bowman SJ. Class II combination therapy: molar distalization and fixed functionals. In: Nanda R,Kapila S,editors. Current therapy in orthodontics. St. Louis,MO: Elsevier-Mosby;2009. p. 115-36.

第 32 章

Distal Screw 矫治器：改良式Distal Jet矫治器

Mauro Cozzani，Mattia Fontana，Anna Menini，Marco Pasini，Robert Ritucci and Francesco Zallio

一、引言

关于传统 Distal Jet 矫治器的支抗丧失问题，可以通过 Distal Screw 矫治器（改良型 Distal Jet 矫治器）将牙性支抗替换为骨性支抗来避免。使用微种植体获得的支抗为临时性支抗，通常不会产生骨性结合，并不能保证绝对支抗，所以 Distal Screw 矫治器保留了传统支抗装置中腭托的使用。

二、Distal Screw 矫治器

Distal Screw 矫治器与传统的 Distal Jet 矫治器的主要区别在于在 Nance 托上增加了一块含有 2～5 个孔的钢板（图 32-1）。孔隙要足够大，不仅便于选择最佳的种植体植入位置，更要便于临床医生在种植体松动的情况下更换位置重新植入。由于骨性支抗的应用，传统 Distal Jet 矫治器中的前磨牙支撑臂不需要再使用[1]。

弯曲的力臂通过压缩弹簧将远移力量施加给牙齿，其施力点更接近牙齿的阻抗中心，伸缩臂的移动方向与第一磨牙舌面管平行，这使得上颌第一磨牙沿自然牙弓形态向远中移动[2]，避免磨牙宽度额外增加。

与 Distal Jet 矫治器相比，Distal Screw 矫治器体积更小，而且同样可以允许前磨牙在越隔纤维的作用下向远中移动[2]，缩短临床治疗时间。

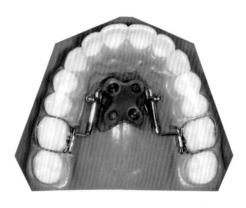

图 32-1 Distal Screw 矫治器在塑料模型上定位。使用骨性支抗装置，去除传统的前磨牙支抗臂

在磨牙远中移动结束阶段，矫治器可作为前磨牙和尖牙的远移的支抗（图 32-2）以及咬合的打开，但不能用于内收上颌前牙，因为树脂基托会阻止前牙向后移动，因此内收上颌前牙时必须去除 Distal Screw 矫治器。

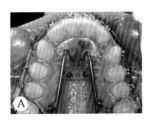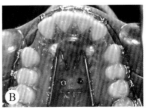

图 32-2 在磨牙远移结束阶段，Distal Screw 矫治器可作为前磨牙和尖牙远移的支抗。A. 磨牙远移前；B. 磨牙远移后

矫治器的制作

上颌第一磨牙试带环,藻酸盐制取印模。石膏模型翻带环,然后送至加工中心制作矫治器。带环已经预先固定在石膏模型上。将钢板塑形适应上腭形态,用蜡封住钢板孔。

在距离磨牙带环舌面管 8mm 处将预成形的伸缩臂末端弯制 90°角(图 32-3A),并调整使其不压迫口腔软组织。伸缩臂必须延伸到钢板近中几毫米处,并使其与后牙窝的连线成 5°角(图 32-3B)。

将套管剪裁合适并套在伸缩臂上,确保在未结扎时可以轻松移动,弯曲管的前端确保在 Nance 托上固位稳定。将两侧的套管塑形、定位,并用蜡固定(图 32-3C)。用丙烯酸树脂充胶时,注意避开钢板上的预留孔隙。

矫治器的力学基础是弹簧加力装置,弹簧管内放置有 240g 力值的镍钛丝圈弹簧,并配有调节弹簧的旋钮螺钉。

将弹簧管插在套管上,在石膏模型上检查并确定位置。在病人口内粘接时,为了防止矫治器移位,可以用金属结扎丝暂时结扎(图 32-3D)。

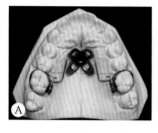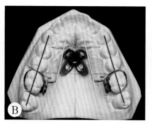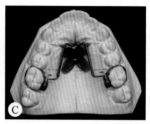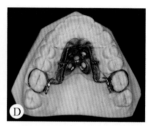

图 32-3　矫治器的制作。A. 在距离磨牙带环舌面管 8mm 处将伸缩臂弯曲 90°,避免接触口腔内软组织;B. 伸缩臂(黄线)与后牙窝的连线(红线)形成 5°角;C. 将两个加力臂塑形、定位,并用蜡固定;D. 在模型上确定位置,在患者口内粘固时采用金属结扎丝将两者固位(图片来源:Mr Andrea Bertelli)

三、临床应用

上颌磨牙粘接带环,将矫治器戴入患者口中,在粘接固定之前检查其是否贴合稳定。

在植入种植体时,常规选择左右侧各一个种植体孔位制备引导钉道,微螺钉种植体植入时可手动拧紧也可用使用慢速手机。种植体植入后,去除金属结扎丝开始加力。

一旦上颌第一磨牙远移到位,该矫治器也可为前磨牙与尖牙的内收提供支抗。将弹簧剪断去除,弹簧管移动至加力臂远端旋紧固定,将套管用钳子钳紧固定。

病例展示

12 岁女性,恒牙列,安氏Ⅱ类错殆畸形,上切牙唇倾,深覆殆,低角生长型(图 32-4A,B;表 32-1)。

表 32-1　矫治过程中的头影测量分析

测量项目	正常值(±SD)	T1	T2
矢状骨关系			
Maxillary position, SNA (°)	82±3.5	76	76
Mandibular position, SNPg (°)	82±3.5	74	74
Sagittal jaw relationship, ANPg (°)	2±2.5	2	2
垂直骨关系			
Maxillary inclination, SN/ANS-PNS (°)	8±3.0	11	11.5
Mandibular inclination, SN/Go-Gn (°)	33±2.5	29	27.5
Vertical jaw relation, ANS-PNS/Go-Gn (°)	25±6.0	18	16
基骨关系			
Maxillary incisor inclination, +1-ANS-PNS (°)	110±6.0	110	107

（续　表）

测量项目	正常值(±SD)	T1	T2
Mandibular incisor inclination，－1-Go-Gn（°）	94±7.0	100	100
Mandibular incison compensation，－1-A-Pg（mm）	2±2.0	3	1
牙齿关系			
Overjet（mm）	3.5±2.5	5.5	4.0
Overbite（mm）	2±2.5	5.0	4.0
Interincisal angle（°）	132±6.0	133	136

T1:Distal Screw 矫治器使用前;T2:所有矫治器拆除后

非拔牙矫治计划,采用 Distal Screw 矫治器远移磨牙,配合常规固定矫治。粘接 Distal Screw 矫治器并保持固定,同时粘接下颌固定矫治器,为Ⅱ类牵引提供支抗。远移磨牙达到Ⅰ类关系耗时 12 个月。此时,上颌后牙区出现散在间隙,上颌尖牙出现一定程度的远中移动(图 32-4C,D)。

Distal Screw 矫治器处于保持状态,上颌牙弓戴入固定矫治器排齐并内收前牙(图 32-4E,F)。

治疗完成时,上下颌牙列排齐良好,双侧尖牙磨牙达到Ⅰ类关系,总疗程大约为 30 个月(图 32-4G,H;表 32-1)。

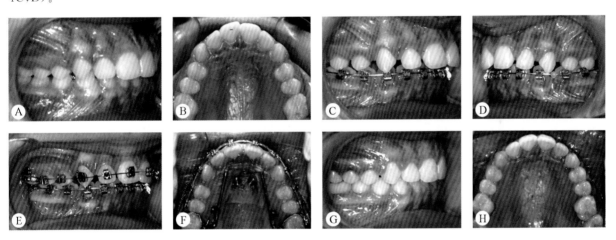

图 32-4　采用 Distal Screw 矫治器治疗双侧安氏Ⅱ类错𫚉畸形。A,B. 治疗前;C,D. 上颌磨牙远移到位后;E,F. 固定矫治器戴入后;G,H. 治疗结束,去除所有矫治器

四、小结

上颌第二磨牙萌出前,远移磨牙的效果会更好,如果在下颌第二磨牙萌出之前完成远移,可以充分利用牙弓的剩余间隙。尽管临床中并不推荐使用磨牙远移,因为其可能会带来面高的增加和骨性的开𫚉,然而 Distal Screw 矫治器依然可以使用,因为其可以使牙齿近乎于整体移动,不会产生明显的垂直向改变。

Distal Screw 矫治器有以下优点:

■ 不依赖于患者的依从性,由于矫治器在说话和微笑时不会被看到,所以患者的接受度较高。

■ 体积小,比传统的推磨牙远移矫治器疗程更短。

■ 使用的是骨性支抗,微种植体在腭中部区域,易于操作,不易损伤神经、血管和牙根,便于保持口腔卫生。

■ 微种植体植入时不需要 X 线评估或者外

科指导,改良的 Nance 托可作为植入导板。

■ 缩短了治疗时间,因为上颌前牙不会出现支抗丧失,上颌第一和第二前磨牙可以自动向远中移动。

■ 上颌磨牙接近整体移动,可以最低限度减小牙冠倾斜。

■ 垂直向高度不会发生明显变化。

■ 可使用骨性的 Nance 托作为支抗内收前磨牙及尖牙,压低上前牙。

参 考 文 献

[1] Carano A,Testa A,Bowan J. The distal jet simplified and updated. J Clin Orthod 2002;36;586-90.

[2] Cozzani M,Zallio F,Lombardo L,et al. Efficiency of the distal screw in the distal movement of maxillary molars. World J Orthod 2010;11;341-5.

第 33 章

Beneslider和钟摆B型矫治器

Benedict Wilmes

一、引言

Beneslider 和钟摆 B 型矫治器,是设计用来发挥直接支抗的优点远移上颌磨牙的装置,其利用微种植体作为临时支抗装置[1-3]。两种矫治器都是通过可替换的基台固定在微螺钉种植体的顶部,这些基台都是 Benefit 系统的一部分(PSM,Tuttlingen,Germany)(图 33-1)。Beneslider 矫治器更擅长整体远中移动上颌磨牙,而钟摆 B 型矫治器更适用于上颌磨牙在远移的同时需要直立和(或)不发生旋转。

二、临床应用

将一或两个 Benefit 微螺钉种植体使用标准技术植入前腭部的中央区域,靠近第三腭褶皱。建议先制备引导钻孔,微螺钉种植体可使用常规的反角手机进行植入,建议选择直径较大的种植体来获得更好的稳定性。将两个微螺钉种植体在矢状方向上连接加力可以最大限度地减小种植体的倾斜与脱落。如果只植入一个种植体,推荐尺寸为 2.3mm×11mm,如果植入两个种植体,位于前方的一个推荐使用 2.0mm×11mm,后一个用 2.0mm×9mm。

Beneslider 矫治器有两个激活锁,两个推簧和两个套管,在上颌磨牙带环舌侧焊接舌面管,将矫治器套管插入舌面管。将固定有 1.1mm 不锈

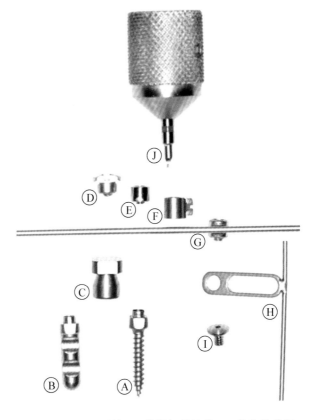

图 33-1　Benefit 系统:A. 微螺钉种植体;B. 体外模拟钉;C. 愈合帽;D. 连接基台;E. 标准基台;F. 支架基台;G. 钢丝固定型基台(1.1mm 或 0.8mm);H. 钢丝固定型基板(0.8mm 或 1.1mm);I. 基板固定螺钉;J. 基台/基板专用螺丝刀

钢丝的基板安装在微螺钉种植体上,钢丝预弯适应上腭的形态,并将微螺钉种植体与磨牙连接在

一起。根据微螺钉种植体的植入位置及角度,基板形态同样需要预弯。基板的延伸钢丝需要与𬌗平面平行,以确保磨牙在水平方向上远中移动。通过改变钢丝的角度,可使磨牙在远移过程中升高或压低(图33-3)。

使用扳手或者反角手机安装固定螺丝从而将基板固定在两个微螺钉种植体上。如果采用单种植体支抗,则直接换用带钢丝固定的基台(图33-2C)。最后安装双侧推簧及加力旋钮完成Beneslider矫治器的制作。推磨牙远移的力来自于加力旋钮对弹簧的压力。在青少年时期,可以使用240g弹簧力,如果第二磨牙完全萌出,建议弹簧力达到500g。

Beneslider矫治器和钟摆B型矫治器都可以直接对照病人口腔进行弯制成型。但为了缩短椅旁时间,可以制取印模,在石膏模型上成型矫治器(图33-4)。

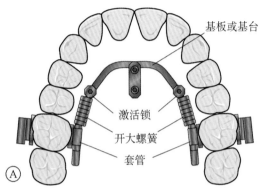
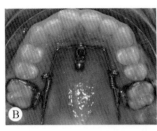
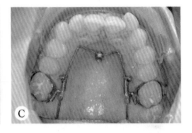

基板或基台

激活锁

开大螺簧

套管

图33-2 A. Beneslider矫治器由两个激活锁、两个推簧和两个套管组成;B. 双种植体基板;C. 单种植体基台。两者的支架都使用1.1mm的不锈钢丝

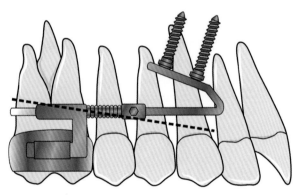

图33-3 1.1mm不锈钢丝的延伸方向接近牙齿的阻抗中心,从而引导磨牙的移动。如果需要磨牙水平向远中移动,钢丝应该平行于咬合平面。通过改变钢丝角度,磨牙在远中移动过程可能会出现压低或者升高(例如图中虚线方向会使磨牙压低)

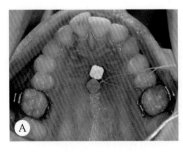
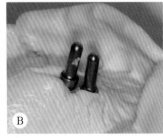
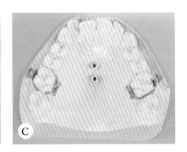

图33-4 在加工中心制作矫治器。A. 在微螺钉种植体上放置愈合帽;B. 用硅橡胶取模,灌模前安装体外模拟钉;C. 石膏模型翻有模拟钉及带环(需要口外弯制Beneslider矫治器时制作)

病例展示

Beneslider 矫治器

男,16 岁,安氏 Ⅱ 类错𬌗畸形,上颌前牙拥挤,最初采用头帽口外弓治疗但是病人并未有效配合。为了避免拔除上颌前磨牙,使用了 Beneslider 矫治器推磨牙远移的方案(图 33-5 展示了矫治步骤)。"隐形"磨牙远移 10 个月,固定矫治 15 个月。

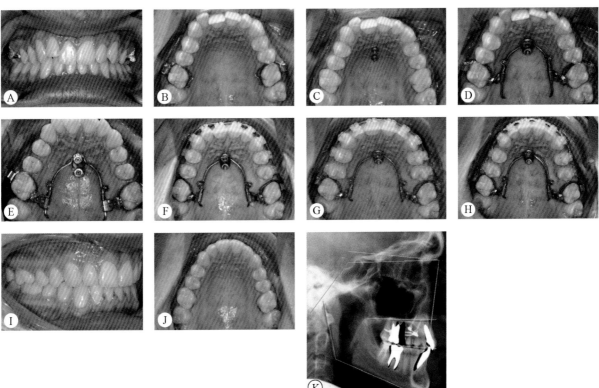

图 33-5　采用 Beneslider 矫治器治疗安氏Ⅱ类错𬌗畸形,上前牙拥挤和深覆𬌗。A,B. 治疗前;C. 植入两个 Benefit 种植体;D. 由于当时没有矫治器套管,改为在磨牙舌侧焊接了口外弓管与 Beneslider 矫治器连接固位;E. 治疗 10 个月后。F. 粘接托槽后,通过在上颌中切牙舌面粘接树脂平导板打开咬合;G. 平导粘接 1 个月后,下颌前牙压低,覆盖改善;H. 粘接后 4 个月,牙列整平,在 0.016 英寸×0.022 英寸不锈钢丝上用橡皮链内收前牙。Beneslider 矫治器通过磨牙增加支抗;I,J. 治疗结束;K. 磨牙远移前后的头颅侧位片重叠,显示上颌磨牙远中移动大约 7mm

钟摆 B 型矫治器

当远移过程中追求零摩擦力和(或)在磨牙远移同时进行直立或使其不发生旋转的时候,可以使用钟摆 B 型矫治器。

男,39 岁,安氏 Ⅱ 类错𬌗畸形,上下颌前牙拥挤。患者自诉在青少年时期已拔除四颗前磨牙(图 33-6),钟摆 B 型矫治器治疗 6 个月后,患者的磨牙远移效果很好(远中移动约 5mm)(图 33-6D,E)。采用固定矫治器排齐整平牙列,橡皮链内收前牙(图 33-6F)。前牙内收后拍摄侧位片,可以看出磨牙远移为整体移动。治疗时间 14 个月(磨牙远移 6 个月,排齐整平和内收前牙约为 8 个月)(图 33-6G,H)。

三、讨论

Beneslider 和钟摆 B 型矫治器都可以有效远移上颌磨牙且没有前牙支抗丧失的副作用。与其他矫治器相比,使用 Beneslider 矫治器推磨牙远移的效果(约 5mm)还是比较可靠的[1]。第一磨牙几乎没有发生倾斜,这要归功于矫治器的施力线靠近牙齿的阻抗中心,同时传导远移力量的不锈钢丝起到了很好的导向作用[1]。

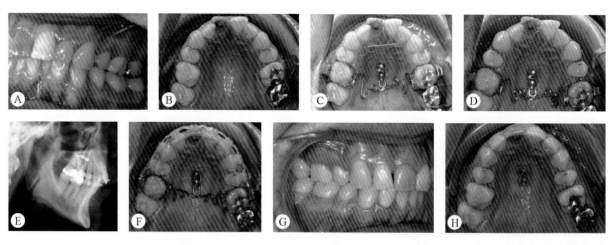

图 33-6　应用钟摆 B 型矫治器治疗安氏 Ⅱ 类错𬌗畸形，上下前牙拥挤。A,B. 治疗前；C. 为了在远中移动过程中避免牙齿倾斜和扭转，钟摆 B 型矫治器进行预弯备抗；D. 推磨牙远移 6 个月后的效果，后牙区可看到散在间隙；E. 侧位片可以看到磨牙远移效果（约 5mm）；F. 整平排齐牙列后，使用橡皮链内收前牙，钟摆 B 型矫治器适当加力增加磨牙支抗；G,H. 矫治器拆除后

Benefit 微螺钉种植体植入在患者口腔腭前部的腭中缝区域，青少年患者也同样如此。采用这样的方法植入微螺钉种植体可以获得足够的稳定性，并且对上颌骨的发育不会产生不利影响。在 178 例患者中使用微螺钉种植体为支抗推磨牙远移，只有 7 例患者的种植体发生了倾斜（失败率为 3.9%）。直径 2.0mm 或 2.3mm 的微螺钉种植体植入时的最大扭力为 8～25Ncm，可认为其达到了足够的初期稳定性。

Asscherickx 等学者将正畸种植体植入比格犬，研究了种植体植入是否会影响上颌骨横向生长发育的问题[4]。在实验中，他们发现了上颌骨横向发育的抑制作用，尽管只有一项指标提示如此。然而，实验中使用的微螺钉种植体直径更大，同时表面更加粗糙从而刺激了更好的骨结合效果。在临床中，并没有观察到上颌骨横向生长发育受限的倾向。如果需要，微螺钉种植体可以植入腭中缝旁区。即使后方的种植体穿入鼻腔，也没有出现明显的临床问题。

上颌磨牙远移需要大约 3 个月后才可以明显观察到，这可能是因为在越隔纤维作用下前磨牙也会同时向远中移动。而采用间接支抗（前磨牙支抗）会导致支抗丧失，产生前磨牙向近中移动的反效果，第一磨牙远移时间隙会集中在第一磨牙与第二前磨牙之间。

四、小结

可替换基台的微螺钉种植体系统，可以提供多种不同的加力方式。例如 Beneslider 及钟摆 B 型矫治器都可以用来远移上颌磨牙。如果需要上颌磨牙整体远移，Beneslider 矫治器提供了简单而有效的力量。若上颌磨牙向远中移动的同时需要直立或不产生旋转，则建议使用钟摆 B 型矫治器。

参 考 文 献

[1] Wilmes B，Drescher D. Application and effectiveness of the BENEslider：a device to move molars distally. World J Orthod 2010；11；331-40.

[2] Wilmes B，Drescher D，Nienkemper M. A miniplate system for improved stability of skeletal anchorage. J Clin Orthod 2009；43；494-501.

[3] Wilmes B，Drescher D. A miniscrew system with interchangeable abutments. J Clin Orthod 2008；42；574-80.

[4] Asscherickx K，Hanssens JL，Wehrbein H，et al. Orthodontic anchorage implants inserted in the median palatal suture and normal transverse maxillary growth in growing dogs：a biometric and radiographic study. Angle Orthod 2005；75；826-31.

第 34 章

TopJet磨牙远移装置

Heinz Winsauer

一、引言

目前,通过微螺钉种植体(MIs)实现完全骨结合支抗的磨牙远移矫治器主要使用以下三种:Benenslider 矫治器,借鉴了 Distal Jet 和 Keles Slider 矫治器的原理(见第 33 章);微螺钉种植钉远移磨牙系统(见第 29 章)及其衍生品,新型磨牙远移矫治器(见第 30 章);TopJet 磨牙远移装置,其连接到腭弓,从而提供了一个无摩擦远中移动的力[1,2]。TopJet 磨牙远移装置是第一个可"随时可用的"推磨牙远移矫治器。

二、TopJet 磨牙远移装置

TopJet 磨牙远移装置由一个推簧远移加力模块,一个在双筒套管内双向封装的调节模块以及 7 种不同型号的预成横腭杆(TPA)组成(图 34-1)。

(一)加力模块

加力模块是一个圆柱形套管,通过镍钛推簧推动活塞加力。通过活塞前端的 C 型卡与腭前区的微螺钉种植体相连。在加力模块的后部,通过一个阻挡金色小球,形成伞状的保险丝使推簧保持压缩状态(图 34-1A)。启动远移时,将保险丝剪断并连同小球一同去除。

(二)调节模块

调节模块由一个四槽管构成,管内有一个可调节的活塞。其长度可以进行个性化调节,活塞可以向横腭杆方向延长从而适应上腭的不同大小。活塞远端 T 形接口的加载翼可以与横腭杆形成稳定的连接。这个连接处在横腭杆长轴方向有一个转折弯,可以产生防止磨牙在垂直方向上倾斜的力量。在矫治器激活后以及在后续的远移中,四根橡皮圈会逐步嵌入到矫治器的四个卡槽内。TopJet 矫治器推磨牙远移的机制在图 34-2 中做了介绍。需要将加力模块再次激活时,将套管推向种植体方向压缩推簧即可。

(三)横腭杆

有七种不同型号的横腭杆可供选择,可根据患者的两侧上颌磨牙中央窝的宽度选择合适的腭弓。这可以在石膏模型上或者在患者口中直接测

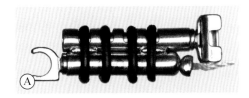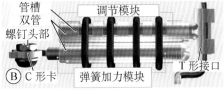

图 34-1　TopJet 磨牙远移装置。A. 激活前,金色小球和保险丝将推簧保持在压缩状态;B. 激活后,C 形卡连接在微种植体顶端,保险丝及小球被去除,T 形接口连接在横腭杆上

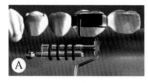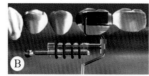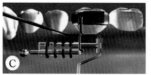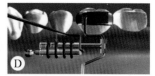

图 34-2　TopJet 装置远移磨牙的力学机制。A. 矫治器就位,去除保险丝,推簧处于压缩状态。B. 推簧压力释放;双筒套管,调节模块,横腭杆以及磨牙都发生了远中移动。C,D. 重新加力时,用叉状探针或钩状探针将双筒套管推向种植钉方向(C),直到下一个橡皮圈进入槽沟(D)。将调节模块的活塞保持在新的延长的位置。这个步骤重新压缩了推簧从而继续开始远移

量。横腭杆上的 U 形区域可增加种植钉与横腭杆 D 区(图 34-3)的间距,为矫治器的放置提供最少 14mm 的距离。如果这个距离较长,可以按之前描述的调节方法将矫治器伸长。矫治器的 T 形接口嵌入到横腭杆的 D 区从而保持稳定避免滑动。即使单纯的推磨牙远移首选双侧有 U 形弯曲的 TPA,因为横腭杆 E 区(图 34-3)更有利于横腭杆高度的调节。传统 Goshgarian 型的横腭杆末端采用双股回弯以便于调整磨牙的转矩。当磨牙不需要调整转矩时,横腭杆的 A 区可采用带固位槽的单股钢丝,通过光固化树脂固定在磨牙带环的舌侧鞘上,这足以抵抗磨牙在远移过程中的扭转和倾斜。

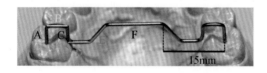

图 34-3　预制横腭杆(TPA)的 A~F 分区(放置在上腭前)。A 区插入舌侧鞘;B 区将矫治器定位在靠近磨牙阻抗中心的位置;C 区延长了种植钉顶端与横腭杆之间的距离;D 区与矫治器的 T 形接口连接;E 区可以调整横腭杆的高度;F 区的长度根据上腭的解剖形态选择。个性化横腭杆的长度等同于双侧磨牙中央窝的距离

矫治器推磨牙远移的力是通过横腭杆传导至连接的磨牙上。由于加力位置接近牙齿的阻抗中心,同时横腭杆可以防止磨牙扭转,磨牙无摩擦地整体移动是可以预期的。如果推磨牙远移的力作用在双侧磨牙之间的中点,双侧磨牙会同步进行远移。单纯远移一侧磨牙的力量需要通过磨牙的阻抗中心。由于远移装置的 T 形接口与横腭杆连接,部分推磨牙远移的力量会作用在对侧磨牙上,当需要对侧磨牙少量远移时,这一点就成为了 TopJet 矫治器的优

势。在这种情况下,磨牙远移结束后双侧需要同时保持以防止复发。否则,伸长后的装置只能保持远移侧磨牙的位置,而对侧磨牙将会复发。与其他磨牙远移装置不同,采用 TopJet 矫治器单侧远移磨牙时仅需要一颗种植体(图 34-7)。此外,如果对侧磨牙不需要远中移动,可以在对侧植入第二个微螺钉种植体,并与横腭杆结扎保持磨牙位置。在微螺钉种植体和横腭杆之间使用弹性牵引可以近移磨牙,当单侧磨牙远中移动的同时,可以在对侧根据需要使用此牵引(推拉装置)。

(四)TopJet 磨牙远移装置的类型

TopJet 磨牙远移装置长 14mm,直径 2.4mm,是一种预成型的简便的推磨牙远移装置。有三种类型:TopJet 250 型和 TopJet 360 型,分别产生 250cN 和 360cN 的力,还有 TopJet plus8 型矫治器加长了 8mm。

TopJet 360 型矫治器用于将前磨牙和第二磨牙整体向远中移动时。微螺钉种植体植入后,连接 TopJet 360 型或 TopJet 250 型,分别使用 360cN 或 250cN 的力量进行完全激活。当远移开始或重新加力时,会将调节模块中的橡皮圈嵌入到卡槽之内,如果需要较小的力,可以将橡皮圈重新抬起从而减少远移的力量。每一次加力只变动一个皮圈,当推簧扩张后就将套管向远中滑动(图 34-2)。使用 TopJet 250 型或 TopJet 360 型磨牙远移装置在治疗过程中如果需要较小的力时同样可以采用类似的操作步骤。加长型的磨牙远移装置(+8mm)用于上颌骨较大或者远移上颌第二磨牙的病例。

三、临床应用

(一)安装过程

第一步:植入微螺钉种植体

TopJet 磨牙远移装置的支抗来自于自攻型微种植体（Dual-TopJet Screw；JeilMedical，South Korea）。种植体的螺纹长度需要 7mm，光滑的颈部有 3～7mm，根据牙龈的厚度选择颈部长度。微种植体植入在第一前磨牙腭尖连线被腭中缝分割后的单侧 1/2 处，也就是图中的 M4 位置（图 34-4）。为了穿透腭黏膜，微螺钉种植体植入时尽量与骨面垂直，稍微偏向最终所需要的位置，转入 4～5 圈。然后边拧边将种植钉直立，最后以完全垂直的方向（垂直于𬌗平面）拧入骨组织，拧入的过程中每秒不超过 3 圈，直到到达预期的位置。

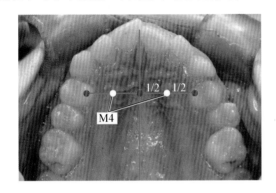

图 34-4　双侧 M4 的位置是第一前磨牙腭尖连线被腭中缝分割后的单侧 1/2 处

第二步：插入预制横腭杆

传统的磨牙带环在上颌第一磨牙舌面焊一个开孔的舌面管。预制横腭杆的 A 区插入到舌面管，确保横腭杆距离腭黏膜有足够的空隙。为了达到在磨牙远移过程中预期的扩弓效果，横腭杆在最后插入之前单侧横向扩张加力 2～4mm。开孔的舌面管有利于使用光固化树脂对横腭杆进行粘结固位。

第三步：TopJet 磨牙远移装置的安装

将装置的保险丝展开，保险丝可以防止患者意外吞咽矫治器，同时起到压缩推簧，确保推簧在插入过程中处于被动状态。用自锁钳将矫治器夹稳后，将 C 形卡环对准至微螺钉种植体顶端的凹槽处，用 Weingart 钳夹紧固定（图 34-5A～C）。使用叉状探针将调整模块中的活塞向横腭杆方向伸长，直到活塞远端的 T 形接口与横腭杆的 D 区形成连接（图 34-6A）。在这个伸长的过程中，调整模块的一到两个橡皮圈会卡入套管上的卡槽内（图 34-2D），从而防止活塞退回去。如果活塞过度伸长，可以将橡皮圈抬起从而很简单地将活塞退回。用钳子（TopJet 钳和改良式 Tweed 钳）将 T 形接口的上下固定片捏紧，与横腭杆紧密相连（图 34-6B）。用光固化树脂充填 T 形接口的空余部分和 C 形卡环的中间部分。这可以使 C 形卡环的连接稳定从而对抗旋转和倾斜，T 形接口形成一个类似铰链轴的关节，可以促进磨牙的整体移动。种植体的顶部和 C 形卡环也都用光固化树脂固定保护，避免树脂与口腔黏膜接触。这可以形成一个稳定同时可逆的连接，从而对抗矫治器的旋转和倾斜。微螺钉种植体的植入和矫治器的安装时间，通常小于 20 分钟。

当矫治器及横腭杆安装完成，将保险丝轻轻拉开，在金色小球与加力模块之间剪断（图 34-6C）。镍钛推簧得以释放，这时患者应该感受到上颌磨牙受到了轻微的推力。

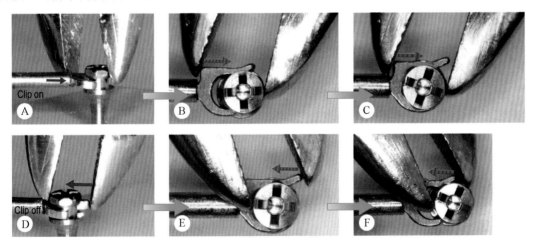

图 34-5　简单、快捷、安全地将 C 形卡环打开（A～C）和关闭（D～F）

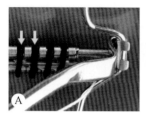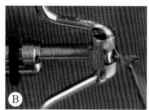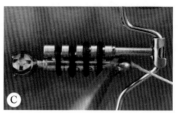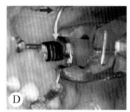

图 34-6 将 TopJet 磨牙远移装置与横腭杆连接。A. 采用叉状探针将调节模块中的活塞伸长。当 T 形接口抵达横腭杆 D 区时,一或两个橡皮圈进入卡槽,从而防止活塞退回。B. 使用钳子将 T 形接口的上下固定片捏紧与横腭杆固位,用光固化树脂充填 T 形接口的空隙。这样就可以形成一个稳定的铰链轴结构从而整体移动磨牙。C. 为了激活加力装置,在加力模块和金色小球之间切断保险丝。D. 如果这些装置刺激到了软组织,可以将横腭杆 E 区向下弯曲

(二)临床注意事项

在重新激活之前,矫治器可以远移磨牙 5.6mm。超过这个距离,推簧的力量会小于 50cN。为了有效地推磨牙远移,矫治器需要定期再激活,压缩推簧 2mm 即可(两个橡皮圈的距离)。用叉状或钩状探针将双管拉向种植支抗方向,将加力模块中的推簧压缩,重新激活推磨牙远移的力,橡皮圈嵌入卡槽,调节模块中的活塞被锁定在新的位置(图 34-2C,D)。如果橡皮圈丢失的话,可以将活塞前方的两个卡槽之间轻微地挤压变形从而制造阻挡(不可逆阻挡)。总的来说,如果四个橡皮圈都用做矫治器再激活,可使磨牙远移量达到 14mm。

磨牙的整体移动以及每侧 3 颗以上牙齿的直立远移需要 2~3 个月的治疗时间。在这段时间,第二和第一前磨牙在越隔纤维的牵拉下向远中移动,第一磨牙近中出现间隙。磨牙远移 3~5 个月后,前磨牙和尖牙通常会出现间隙。因为上腭的后部变窄并且倾斜度增加,磨牙远移会伴随着横腭杆刺激腭部软组织。这种情况下,将横腭杆的 C 区轻微的向内弯曲,E 区向上弯曲从而减少压迫(图 34-6D)。磨牙充分远移之后,将橡皮圈(阻挡皮圈)抬起从而将推簧释放,双管向前移动。剩余的 50cN 的力以防止复发。

在磨牙远移时,前磨牙会自然向远中移动,可以用片段弓内收前磨牙,加快治疗速度。如果需要进一步内收前牙,内收需要的支抗可以通远移装置加力提供(磨牙远移装置再激活),或者将套管前端的活塞夹紧从而提供固定支抗。

(三)TopJet 磨牙远移装置的拆除

去除种植体顶端的树脂,将 Weingart 钳放在种植体顶端和 C 形卡环的近中处,在不给种植钉施力的情况下将卡环打开(图 34-5D~F)。将磨牙远移装置前端抬起,松弛后端的 T 形接口,最终拆除装置。

拆除远移装置之后,再去除横腭杆。横腭杆的 A 区通常延长出舌面管 2mm。用 Weingart 钳去除覆盖的树脂,并推横腭杆近移。如果不能实现,可用持针器固定横腭杆,用高速涡轮手机金刚砂车针切断钢丝,A 区以外的部分都可以去除。

四、临床病例

病例 1:单侧推磨牙远移

男,11 岁,低角生长型,上下颌前牙及牙槽前突,矢状向关系正常(ANB:2°;Wits 值:0mm)。一侧为 II 类咬合关系,错位距离为前磨牙宽度的一半,上中线左偏 2mm,以及上前牙轻度拥挤(图 34-7A,B)。治疗计划是右侧上颌牙齿远中移动,开辟间隙,纠正中线,内收上颌前牙。在右侧使用 TopJet 250 型推磨牙远移装置,植入一个微螺钉种植体(长 12mm,直径 2mm)作为支抗(图 34-7C)。10 周后,在右侧上颌磨牙与第二、第一前磨牙和尖牙之间一共出现 3mm 间隙(图 34-7D)。在上颌右侧尖牙和前磨牙上贴托槽,然后用弹性橡皮链牵拉向远中移动(图 34-7E,F)。9.5 个月之后,去除种植体与磨牙远移装置,右侧上颌磨牙达到过 I 类咬合关系(1/3 前磨牙宽度),上颌中

线自然纠正。右侧上颌磨牙远中移动过程中没有发生倾斜和扭转。排齐上下颌其余牙齿总疗程为

22 个月（图 34-7G，H）。右侧上颌第三磨牙的萌出没有延长治疗时间。

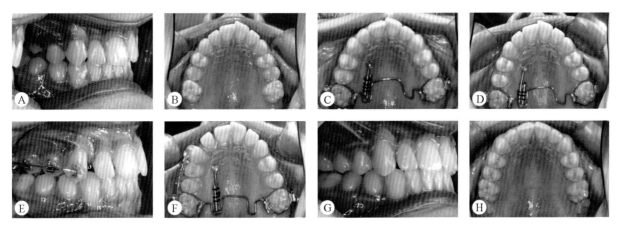

图 34-7 病例 1：单侧远中移动磨牙。A，B. 治疗前；C. 安装 TopJet 磨牙远移装置后；D. 磨牙远移 2.5 个月后出现间隙；E，F. 推磨牙远移 7 个月结束；G，H. 绝对的单侧磨牙远移并排齐上下牙列完成正畸治疗后

病例 2：双侧磨牙远中移动

女，11.5 岁，双侧Ⅱ类错𬌗畸形，错位距离为前磨牙宽度的 1/2，牙槽前突，垂直生长型：这是拔除前磨牙的重要指标（图 34-8A，B）。建议拔除四颗前磨牙，但患者的父母反对拔牙，同意尝试在不依赖患者依从性的情况下进行双侧上颌磨牙远移。植入两个微螺钉种植体和两个 TopJet 250 型磨牙远移装置，没有使用其他矫治器（托槽）（图 34-8C）。7 个月后，第一磨牙达到

Ⅰ类咬合关系。为了过矫正，将磨牙远移装置继续保持 5 个月，同时使用Ⅲ类弹性牵引远移下颌后牙（图 34-8D～F）。最后，拆除磨牙远移装置和微种植体，采用固定矫治完成治疗。为了保持垂直向上的咬合关系，在上切牙舌面粘接咬合导板。在治疗结束后，咬合达到完美的Ⅰ类关系，切牙内收到正常覆𬌗覆盖（图 34-8G，H）。虽然上颌第三磨牙萌出，但并不影响上颌第一磨牙整体远中移动。

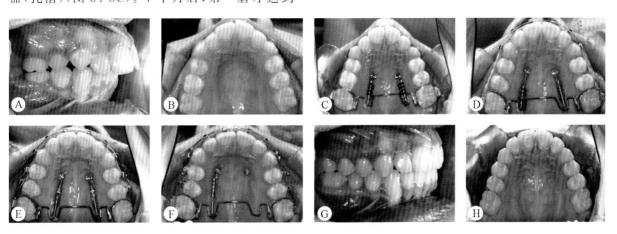

图 34-8 病例 2：双侧远中移动磨牙。A，B. 治疗前；C. 安装 TopJet 磨牙远移装置；D. 前磨牙区出现间隙，用橡皮链整体内收上前牙；E. 粘接固定矫治器，TopJet 装置进一步推磨牙远移；F. 右侧需要进一步推磨牙远移，左侧远移完成；G，H. 治疗结束

五、讨论

除 TopJet 磨牙远移装置以外,还有几款预成的磨牙远移装置可供选择(Beneslider 版本,微种植体支持的磨牙远移系统,以及改良型磨牙远移矫治器)。这些不同的版本都只是对钢丝结构进行了细微的调整,有些是在石膏模型上,有些是直接在患者口内调整,从而有利于磨牙远移。它们有以下优点:

- 部分或全部都已预成型。
- 使用传统的带有舌面管的带环。
- 一次复诊就可在椅旁完成。
- 可逐步激活加力。
- 提供了前磨牙和尖牙自动向远中移动(漂移)的可能性。
- 可以用来内收前牙。

TopJet 磨牙远移装置还有额外的优点:

- 独特的开/关设计能够与种植钉形成简便、安全、快捷、可靠的可逆性连接。
- 伸缩式的调节模块可以根据个人腭弓长度自行调节。
- 拆除和安装简便。
- 在前腭部双侧(或单侧)植入微螺钉种植体,可以形成最佳的骨高度。
- 无摩擦整体远中移动磨牙。
- 横腭杆保证磨牙不会在远移时发生扭转。

相比较而言,新型 Beneslider 矫治器要求支抗在腭中缝处,而改良型磨牙远移装置需要更加复杂的调整塑型。两种装置在磨牙远移过程中都需要克服摩擦力,也可能会出现轻微的扭转,而这种扭转可以通过在套管系统的延伸钢丝上弯制调整曲来抵消。

通常情况下,使用 TopJet 磨牙远移装置的副作用非常少,但是会出现刺激腭部软组织的情况。尤其在移动的后期阶段比较明显,这可以通过调整横腭杆的 C 区和 E 区缓解。临床观察的微螺钉种植体的失败率低于 2%。[3]

六、TopJet 磨牙远移装置的新版本

已经有学者指出,弹性橡皮圈容易造成菌斑的堆积。考虑到卫生原因,在新型的磨牙远移装置中这些弹性橡皮圈已经被具有防止倒退的棘齿结构取代(图 34-9A),其中伸缩活塞增加了防倒退的槽沟。这种改进可以使远移装置在临床操作中简便地进行激活和松解(图 34-9B)。

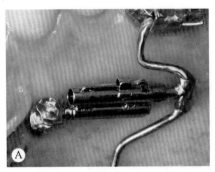
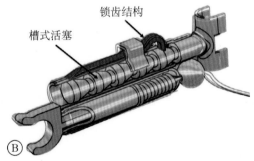

锁齿结构

槽式活塞

图 34-9 新型 TopJet 远移装置

七、小结

TopJet 磨牙远移装置是一个预成固定的不依赖于患者依从性的磨牙远中移动装置,其独特简便的开/关卡环以及精巧的套管调节结构可以适应上腭的各种形态。种植体植入简单,安全,快速,只需一次 20～30 分钟的复诊即可完成。远移装置与横腭杆的连接可靠且稳定,同时也易于拆除。植入及安装过程可由正畸医生独立完成。远移装置的激活加力方式简单且安全快速。TopJet 360 型(360 cN)矫治器甚至可以整体远中移动前磨牙和磨牙而不产生明显的副作用。这些优点使 TopJet 磨牙远移装置成为了一种省时及随时可

用的临床操作选择。

参 考 文 献

［1］　Winsauer H，Muchitsch P，Winsauer C，et al. The TopJet：a convenient appliance for routine bodily molar distalization. J Clin Orthod 2013；in press.

［2］　Winsauer H，Vlachojannis J，Winsauer C，et al. Körperliche Distalisation der Molarenmitdem TopJet-Konzept. Inf Orthod Kieferorthop2011；43：197-204.

［3］　Winsauer H，Vlachojannis J. Letter to the editor. Inf Orthod Kieferorthop 2010；42：211.

第 35 章

骨性钟摆式K型矫治器

Björn Ludwig，Bettina Glasl，Michael Schauseil，Ben Piller and Gero Kinzinger

一、引言

传统钟摆式 K 型矫治器需要牙齿作为支抗，它的副作用主要是前牙的唇倾（见第 2 章）[1-3]。骨性钟摆式 K 型矫治器使用微种植体为支抗，从而避免了这些问题。组装矫治器时，主要根据矫治设计和便于临床操作性的原则来选择配件[4]。这些组件在厂家都有预成品[5]。

二、骨性钟摆式 K 型矫治器

骨性钟摆式 K 型矫治器的预成组件，商业上称为骨性蛙式矫治装置[Skeletal Frog Appliance（Forestandent，Pforzheim，Germany）]，在加工中心订做完成。这些组件包括远中移动螺旋杆、由不锈钢丝或 TMA（β 钛丝）预成的横腭杆（0.32 英寸）和一个可以在口内对螺旋杆进行矢状方向加力的六角形调节钥匙（图 35-1）。横腭杆可以与螺旋杆装置分离从而单独使用。将调节钥匙插入螺旋杆前端的六角形螺孔即可对矫治器进行加力，治疗过程中在口内加力也非常简单。

三、临床应用

（一）植入微螺钉种植体

骨性钟摆式 K 型矫治器的支抗来源于腭前部的两颗微螺钉种植体，在上颌第一前磨牙连线略偏近中处，若患者的尖牙缺失或前磨牙近移，就定位在腭皱襞后部。为了确保足够的骨厚度，种植体植入位置距离腭中缝应不超过 3mm[6-8]。

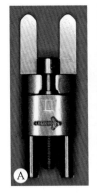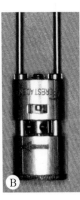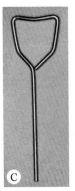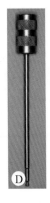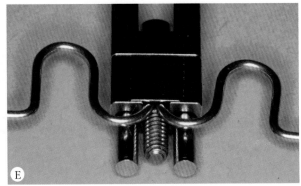

图 35-1　骨性钟摆式 K 型矫治器的组件。A,B. 远移螺旋杆的两种类型；C,D. 前部和后部加力的两种调节钥匙；E. 预制横腭杆插入螺旋杆的对应槽位

(二)选择基台

最初,骨性钟摆式 K 型矫治器通过树脂 Nance 托与微螺钉种植体连接。然而这会导致口腔卫生难以维护,因此适应性基台应运而生,它来自于 Ortho-Easy 系统(Forestadent,Pforzheim,Germany)。可以将微螺钉种植体与矫治器直接连接在一起(图 35-2)。另外,骨性钟摆式 K 型矫治器也可以与 Benefit 系统相连(PSM Medical-Solutions,Tuttlingen,Germany)(图 33-6)或与其他带基台的种植系统连接。

(三)制取藻酸盐模型

检查口腔中放置的基台,尽可能调整并改善其连接。在基台上涂抹凡士林提高其贴合性。磨牙试带环并将基台放置在微螺钉种植体的顶端(图 35-2B)。在调制藻酸盐的过程中,可以让患者扶住基台防止其掉落。在取膜前,建议先在基台上涂抹藻酸盐以增加包裹性。

(四)加工中心制作流程

磨牙带环和基台都翻制在藻酸盐印模上,且位置准确。将转移种植体安装在每个基台上,并用超硬石膏灌注模型。确保两个转移微种植体顶端的位置与口内的实际情况相同(图 35-2C)。将基台从模型上取下,确保其与微螺钉种植体匹配并将其作为连接部分整合在矫治器中。然后通过工作模型,将基台焊接在远移螺旋杆的配套装置上,定制腭弓并将其插入磨牙带环的舌面管中(图 35-2D)。

(五)腭弓的预激活

骨性钟摆式 K 型矫治器采用带有 K 型钟摆的 TMA 丝代替了预成的不锈钢丝。基于 Kinzingzer 的理念,在每端钢丝上弯制一个双曲弹簧(图 35-2D)。最后的部分在初始安装时带有三个不同的弯曲:

(A)远移加力弯曲(约 2N)(图 35-2E)。

(B)末端内倾弯曲,产生防止磨牙扭转的力量(图 35-2F 和图 35-3)。

(C)直立倾角,抵消磨牙远中倾斜的力量(图 35-2G)。

因此,骨性钟摆式 K 型矫治器与传统的牙性 K 型钟摆矫治器具有相同的生物力学机制。矫治器远中移动力大约有 200g,可以用测力计进行测量。

(六)口内安装矫治器

将基台采用离子水门汀粘接或使用结扎丝固定在 Ortho-Easy 系统的种植体上,将弯制好的矫治器与磨牙连接。若使用 Benefit 系统,将基台旋拧在种植体上。矫治器安装好之后,基台应当完全覆盖种植体顶端。由于矫治器只有金属组件,它具有刚性和稳定性,去除起连接作用的 Nance 托更有利于口腔卫生的维护。

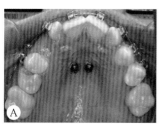
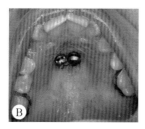
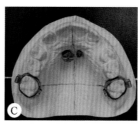
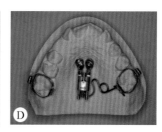
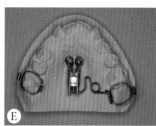
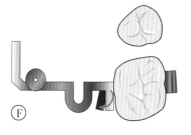
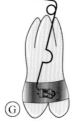

图 35-2　A. 微螺钉种植体植入指定区域;B. 将基台和带环放置就位并制取模型;C. 超硬石膏灌模,带环与基台翻印在模型上;D. 在加工中心将腭弓安装在磨牙带环上;E. 腭弓远移加力;F. 末端 5°～10°的内倾弯抵抗磨牙旋转;G. 增加 15°～20°的前倾角以防止磨牙远中倾斜

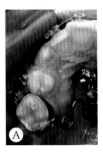
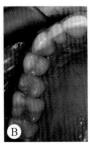
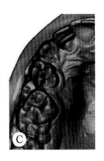

图 35-3　A. 需要增加内倾弯防止磨牙远移过程中旋转；
　　　　B. 治疗结束后患者口内情况；C. 治疗前后模型
　　　　的三维重叠

（七）临床注意事项

Walde 指出[1,4]，螺旋杆每 4～5 周旋转加力一次（螺旋杆拧转 3～5 下），可以达到每月推磨牙远移 1～2mm 的效果。将螺旋杆完全旋转 360°，矫治器纵向打开 0.4mm。此外，矫治器也可由病人或其家属加力，每三天旋转 1/4 圈。

图 35-4，示例骨性钟摆式 K 型矫治器的加力方式与临床应用。

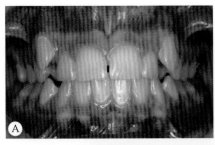
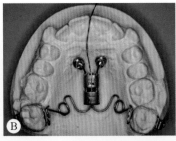
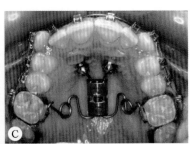
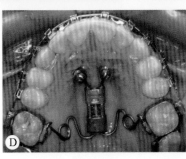
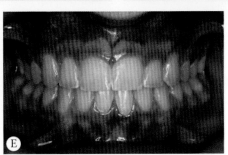

图 35-4　骨性钟摆式 K 型矫治器用于治疗安氏Ⅱ类错𬌗畸形与尖牙异位萌出的病人。A. 治疗前；B. 在模型上弯制钟
　　　　摆曲：内倾弯、前倾弯及远移加力弯曲；C. 矫治器与种植体固定并安装就位后的𬌗面像；D. 治疗 4 个月的𬌗
　　　　面像；E. 治疗结束后的正面像

四、小结

已有证据表明，骨性钟摆式 K 型矫治器是可以有效地远中移动上颌磨牙的装置，而且具有显著的临床效果。矫治器舍弃了以牙齿作为支抗的设计，从而可以在有效远移磨牙的同时排齐整平上颌牙列，而不用担心磨牙远移的反作用力产生的副作用。

参 考 文 献

[1]　Kinzinger G，Fuhrmann R，Gross U，et al. Modified-pendulum appliance including distal screw and up-righting activation for non-compliance therapy of Class-Ⅱ malocclusion in children and adolescents. J Orofac Orthop 2000；61：175.

[2]　Kinzinger GS，Wehrbein H，Diedrich PR. Molar distalization with a modified pendulum appliance-in vitro analysis of the force systems and in vivo study in children and adolescents. Angle Orthod 2005；75：558.

[3]　Kinzinger G，Syree C，Fritz U，et al. Molar distalization with different pendulum appliances：in vitro registration of orthodontic forces and moments in the initial phase. J Orofac Orthop 2004；65：389.

[4]　Walde KC. The simplified molar distalizer. J Clin

Orthod 2003;37:616.

[5] Ludwig B, Glasl B, Kinzinger GS, et al. The skeletal frog appliance for maxillary molar distalization. J Clin Orthod 2011;45:77.

[6] Lombardo L, Gracco A, Zampini F, et al. Optimal palatal configuration for miniscrew applications. Angle Orthod 2010;80:145.

[7] Ludwig B, Glasl B, Bowman SJ, et al. Anatomical guidelines for miniscrew insertion: palatal sites. J Clin Orthod 2011;45:433.

[8] Gracco A, Lombardo L, Cozzani M, et al. Quantitative evaluation with CBCT of palatal bone thickness in growing patients. Prog Orthod 2006;7:164.

第 36 章

骨支抗钟摆式矫治器

Beyza Hancıoglu Kircelli and Zafer Ozgur Pektas

一、引言

传统的钟摆式矫治器主要有两个部分：TMA 加力弹簧，给上颌提供轻而持久的远中力，一个大的腭侧丙烯酸树脂 Nance 托提供支抗（见图 2-8）。该装置对上颌磨牙形成了一个向远中并且压低的力，同时也会对支抗前磨牙形成一个向近中升高的力。TMA 弹簧产生了从腭中缝到磨牙钟摆型力。

对于钟摆式矫治器主要关注的是，前牙向前移动，造成的支抗丧失（见第 2 章）。当磨牙受到向远中的力量后，在作为支抗的前磨牙和腭穹窿黏膜上也会受到一个反作用力，因此，作为支抗的前牙会受到一个反作用力，导致前磨牙近中倾斜和移动，进而使切牙唇倾增加覆盖。一般来讲，这个影响与治疗安氏 Ⅱ 类错殆畸形的目标是矛盾的，尤其是对深覆盖或上颌牙弓拥挤的患者要慎用。[1] 为了解决前牙支抗丧失的问题，2006 年，Kircelli 等，在 Nance 托下使用微小种植钉来改良传统钟摆式矫治器，从而产生了骨性支抗的钟摆式矫治器（BAPA），进一步的改良合并了腭侧骨结合种植体和钟摆弹簧。[2]

二、临床应用

BAPA 是改良的钟摆式矫治器，通过在腭侧骨内植入微螺钉种植体提供支抗。两个种植体，分别位于 Nance 托下。TMA 弹簧（0.032 英寸）

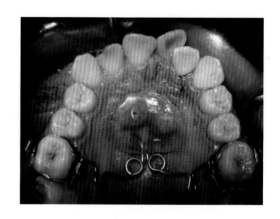

图 36-1　骨支抗钟摆式矫治器

与传统的钟摆式矫治器的制作和使用的方式相同。

两个微螺钉种植体（直径 2mm；长度 8mm，IMF intermaxillary，Stryker，Leibinger，Germany）植入在腭中缝的前部区域，切牙孔后 7～8mm，位于中线的两侧 3～4mm（图 36-2B 以下）。

当软组织愈合后，可取印模，在模型上用蜡将微螺钉种植体的头部遮住。该装置的制作根据 Hilgers 的描述，[3] 但不包括牙支抗辅助弓丝在口腔内检查，弹簧的加力应平行于腭中缝，丙烯酸树脂托连接到微螺钉的头部，采用冷固化甲基丙烯酸甲酯丙烯酸树脂（Ufi Gel hard，voco，Cuxhaven，Germany）。最后，将 TMA 弹簧（Ormco Corp，Glendora，CA，VSA）插入第一磨牙带环的舌侧鞘内（图 36-1）。

应告知患者注意口腔卫生和定期使用漱口水,在每次预约复诊时要仔细检查软组织情况,必要时也可以调整弹簧。

拆除矫治器

对于正畸医生而言,拆除 BAPA 时,唯一有困难的是如何拆除微螺钉种植体头部的树脂。应在大量清水冲洗下使用硬质合金钻头来帮助分离树脂。建议微螺钉种植体头部的树脂厚度不要超过 2mm,以及微螺钉种植体顶部的槽沟处应充满一层薄薄的蜡。或者在制作 Nance 托时不用丙烯酸树脂覆盖在微螺钉种植体上。[4]

病例展示

女,12 岁,牙齿拥挤(图 36-2),骨性Ⅰ类错𬌗,(ANB 角 2.1°)磨牙和尖窝关系为Ⅱ类。平均生长型,下𬌗平面角 27°,蝶鞍中心点与鼻根点的连线与下颌平面角的交角为 34°,上牙弓拥挤度为 7mm,下牙弓轻度拥挤,上尖牙颊向位,上中线右偏 2mm,覆𬌗 2.3mm 覆盖 3.7mm,上下颌切牙倾斜度在正常范围内。侧貌较尚可(下唇距 E 面高为 0.9mm)。

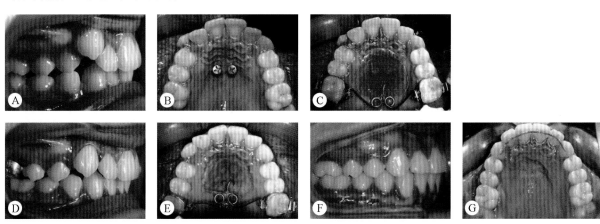

图 36-2 女,12 岁,骨性Ⅰ类关系,磨牙和尖牙关系为Ⅱ类。A,B. 治疗前;C. 骨性支抗钟摆式矫治器;D,E. 上颌磨牙远中移动后,随着第一磨牙向远中移动,前磨牙也会向远中移动,可以将尖牙自然排齐;F,G. 治疗后

治疗方案,首先,将上颌磨牙向远中移动,调整磨牙和尖牙关系为Ⅰ类,开辟的间隙排齐上颌拥挤牙列,使中线对齐。在下颌牙弓中,片切下颌切牙可以获得适当的间隙来排齐下颌牙列(轻度拥挤)。由于上下切牙的倾斜度正常以及侧貌较好,可以用骨性支抗的钟摆式矫治器来实现磨牙远中移动。

上颌磨牙向远中移动 7 个月后,实现了两侧Ⅰ类关系,另外,第一和第二前磨牙也移动到Ⅰ类咬合关系。因磨牙向远中移动,上颌拥挤的牙齿部分排齐,甚至也可以将中线对齐(图 36-2D,E)。

固定矫治器来完成第二阶段的治疗,骨性支抗钟摆式矫治器对治疗过程中发生远中倾斜的磨牙和前磨牙有支持作用,即,增加向远中移动的磨牙支抗。整个过程大概持续 22 个月,当矫治结束后,上下颌尖牙到尖牙每颗牙齿用麻花丝固定,起到保持作用。除此之外,去除固定矫治器的 6 个月之内建议晚上戴用压膜保持器保持。

三、讨论

骨性支抗钟摆式矫治器可以成功地将上颌磨牙向远中移动。Kircelli 等研究表明[1],上颌第一磨牙向远中移动 6.4mm 大约需要 7 个月。第一前磨牙平均向远中移动 3.8mm 第二前磨牙平均向远中移动 5.4mm。前牙的拥挤会有所改善,至少有一部分会随着磨牙远中移动而自然排齐。推磨牙远移后,整个上颌牙弓和前牙部分会平均开辟出 13.9mm 和 6.2mm 间隙[1]。除了支抗的应用,骨性支抗钟摆式矫治器与传统的钟摆式矫治器基本是相同的,上颌磨牙会发生倾斜并有研究表明微螺钉种植体支持的钟摆式矫治器可使磨牙发生从 9.1° 到 14.4° 不同程度的倾斜[1,2,4,5]。一项系统评估,评价了骨性支抗远中移动装置和牙源性支抗远中移动装置对于磨牙远中移动的影响,有暂时骨性支抗的装置会使磨牙远中倾斜角度更大[6]。相关学者认为,可能是这种方法对磨牙可以施加更大的力,牙齿的倾斜度增加是与实现牙齿更大距离的远中移动是相关联的。

相关的研究也发现远中倾斜增大磨牙的远中移动也越大[6,7],对于这两者的关联,可以从两方面考虑,第一,临床医生可能更喜欢对需要较大的磨牙远中移动的患者使用可以提供暂时的骨性支抗装置。第二,支抗丧失,通过分开第一磨牙和第二前磨牙来开辟间隙,以牙齿为支抗的系统中会

更早的发生。所以,推磨牙向远中移动的过程可能会结束的比较早,因此限制了磨牙倾斜的程度。以 39 人为一组来比较传统的钟摆式矫治器和骨性支抗的钟摆式矫治器。结果表明,在 BAPA 治疗中,6.8 个月可以实现磨牙远中移动 4.8mm 和磨牙远中倾斜 9.1°,在以牙齿为支抗的矫治中,在 5.1 个月的时候磨牙远中移动 2.7mm 和磨牙远中倾斜 5.3°(表 36-1)证明,当上颌磨牙发生了比较大的远中移动时会使磨牙牙冠向远中的倾斜度增加。

表 36-1　骨支抗钟摆矫治器与传统钟摆矫治器治疗变化的比较

项目	骨支抗(mean±SD)	传统(mean±SD)	P
病例数	22	17	
年龄(岁)	13.6±2.1	13.6±2.0	
远移时间(月)	6.8±1.7	5.1±0.9	0.010
第一磨牙(mm)	4.8±1.8 distal mv.	2.7±1.7 distal mv.	0.025
第一磨牙(°)	9.1±4.6 distal tip.	5.3±3.8 distal tip.	0.008
第二前磨牙(mm)	4.1±2.1 distal mv.	2.3±2.1 mesial mv.	0.000
第二前磨牙(°)	9.9±5.2 distal tip.	3.8±2.7 mesial tip.	0.000
切牙(mm)	1.2±1.7 retrusion	0.1±1.7 protrusion	0.035
切牙(°)	1.7±2.9 retroclination	0.9±2.4 proclination	0.034

引自:Polat-Ozsoy et al. 2008

牙齿在向远中移动时发生倾斜是有意义的,当固定矫治开始后,磨牙在扶正过程中会有一部分的间隙丧失。然而 BAPA 可以在磨牙发生远中移动后保持在原位。当使用弓丝扶正磨牙时,BAPA 可以保持磨牙位置不变。因此,在排齐和内收第一磨牙和尖牙时,磨牙位置也可以保持不变。这个主动支抗的概念有助于应对上颌磨牙远中移动时发生的支抗问题[8],必要时可以过矫正磨牙关系,在固定矫治的时候可以用来支持磨牙支抗尤其是当磨牙远中倾斜存在时。BAPA 可以移动上颌磨牙达到超Ⅰ类关系,以及克服在排齐内收牙齿阶段所产生的支抗丧失。

在矫治过程中,可以发现使用 BAPA 时的骨性和软组织的影响,腭平面不会发生变化,但下颌平面在磨牙远中移动后顺时针旋转 0.98°[1]。

下颌平面的顺时针旋转是由于上颌磨牙在远中移动时产生楔形效应。A 点(上齿槽座点)向前移动 0.6mm。这可能是因为反作用力作用在前牙,从而使 A 点处发生骨沉积。可以通过进一步研究来验证这个假设。通过 BAPA 使磨牙远中移动后,上下唇的位置与 E 线的位置关系并未发生明显的变化。[1]

综合治疗效果

通过 X 线头影测量评估使用 BAPA 远移上颌磨牙的治疗效果[9]。远中移动第一阶段,上颌第一磨牙向远中移动 4.6mm,第一前磨牙向远中移动 2.2mm,第二前磨牙向远中移动 2.9mm。在综合治疗的后期,第一磨牙近中移动 2.8mm,第二前磨牙近中移动 1.7mm。在第一阶段虽然上颌第一磨牙远中倾斜 13°,但到第二阶段可有效竖直,第一阶段开辟的远中移动距离会有 61% 在第二阶段丧失,但是,磨牙Ⅰ类关系是稳定的。在

综合治疗的后期磨牙会发生近中移动,对于这种现象不能完全认为是磨牙远中移动的复发,当上颌磨牙逐渐萌出时,方向是向前向下的,这种生长方向可促使磨牙近中移动。[9]

对于大部分有生长潜力的患者来说,下颌生长超过上颌生长。下颌生长会导致下颌第一磨牙向近中移动。总之,尽管上颌磨牙发生了近中移动,但在固定矫治器的治疗后期,磨牙关系依然会保持中性,这可能是因为牙槽骨和下颌骨的持续生长引起的。

四、小结

BAPA 提供了一个高效、便捷、性价比高的方法来改良钟摆式矫治器,是水平或平均生长型Ⅱ类错𬌗畸形患者非依从矫治合理的选择,尤其适用于是否需要拔除上颌前磨牙的临界病例。缺点是,在磨牙远中移动时磨牙牙冠会发生明显的倾斜,同时,在使用 BAPA 时下颌会发生少量的后旋。

当制订治疗方案时,必须要考虑到可能会有超过一半的磨牙远中移动的间隙会丧失。因此,下颌生长对于保持Ⅰ类关系非常重要。如果患者是垂直生长型,那么使用 BAPA 矫治器来实现磨牙的远中移动并不是最好的选择。

参 考 文 献

[1] Kircelli BH, Pektaş ZO, Kircelli C. Maxillary molar distalization with a bone-anchored pendulum appliance. Angle Orthod 2006;76:650-9.

[2] Oncag G, Seckin O, Dincer B, et al. Osseointegrated implants with pendulum springs for maxillary molar distalization: a cephalometric study. Am J Orthod Dentofacial Orthop 2007;131:16-26.

[3] Hilgers JJ. The pendulum appliance for Class Ⅱ non-compliance therapy. J Clin Orthod 1992;26:706-14.

[4] Escobar SA, Tellez PA, Moncada CA, et al. Distalization of maxillary molars with the bone-supported pendulum: a clinical study. Am J Orthod Dentofacial Orthop 2007;131:545-9.

[5] Polat-Ozsoy O, Kircelli BH, Arman-Ozcirpici A, et al. Pendulum appliances with 2 anchorage designs: conventional anchorage vs bone anchorage. Am J Orthod Dentofacial Orthop 2008;133:339.

[6] Fudalej P, Antoszewska J. Are orthodontic distalizers reinforced with the temporary skeletal anchorage devices effective? Am J Orthod Dentofacial Orthop 2011;139:722-9.

[7] Antonarakis GS, Kiliaridis S. Maxillary molar distalization with noncompliance intramaxillary appliances in Class Ⅱ malocclusion. Angle Orthod 2008;78:1133-40.

[8] Byloff FK, Kärcher H, Clar E, et al. An implant to eliminate anchorage loss during molar distalization: a case report involving the Graz implant-supported pendulum. Int J Adult Orthodon Orthognath Surg 2000;15:129-37.

[9] Kircelli BH, Pektas ZO, Karan S, et al. Evaluation of the changes associated with bone-anchored pendulum appliance after the completion of comprehensive orthodontic treatment. Turkish J Orthod 2008;21:13-24.

第37章

微螺钉种植体支抗非拔牙矫治Ⅱ类错殆畸形

George Anka and Moschos A. Papadopoulos

一、引言

非拔牙矫治Ⅱ类错殆可以通过植入微螺钉种植体临时支抗装置远移上颌磨牙和(或)使用非依从性颌间牵引装置导下颌向前。当使用非拔牙矫治来治疗安氏Ⅱ类错殆时,首先要考虑患者上颌磨牙可以远移多少。对于成年人来说,只要患者没有牙周问题,植入微螺钉种植体就不是问题。然而,如果要导下颌向前,则磨牙的远中移动就会受到限制。[1]

本章讨论了两种使用微螺钉种植体和导下颌向前装置的非拔牙、非依从性治疗Ⅱ类错殆畸形的方法。

二、上颌磨牙远中移动

当一个或者一组牙齿需要移动时,最好的移动是牙体本身不发生倾斜的整体移动。需要考虑两个方面因素:一个牙或者是一组牙齿的抗力中心以及微螺钉种植体在哪里植入更好。随着上颌移动的牙齿数目增加,抗力中心会向上向颅底移动(图37-1)。对微螺钉种植体的位置和施力方向这两个问题的平衡,使临床医生倾向于使用间接力,通过辅助钩在微螺钉种植体上加力。

还应考虑磨牙远中移动的类型,是依次移动还是整体移动:

■ 依次移动:最开始是第一磨牙和第二磨牙

远中移动,然后是前磨牙、前牙。

■ 整体移动:整个上颌牙弓作为一个整体向远中移动。

选择哪种方法与一颗或者几颗牙齿向远中移动的抗力中心有关,整体远移的力通常会在上颌牙齿抗力中心的下方,咬合平面会发生向下的顺时针旋转倾斜(图37-1)。相比之下,依次远移可以避免或减少这种倾斜,但这样的话治疗时间会增加。

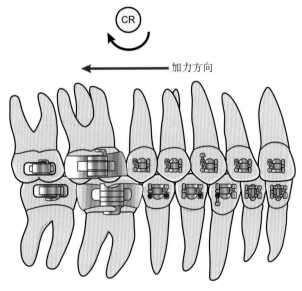

图 37-1　上牙列整体远移生物力学机制

治疗时应考虑到磨牙最后的位置和殆平面的倾斜。基于治疗前的位置,确定最适合的殆平面目标,还应考虑以下因素,与殆平面有关的髁突运动轨迹,两侧髁突的形态和健康,后牙牙尖的形态和高度,尖牙和前牙引导殆。第三磨牙无论是已经萌出还是牙胚,都会限制上颌磨牙的远中移动,但是否通过拔除第三磨牙来促进第一磨牙的远中移动,目前是存在争议的。当第二磨牙没有完全萌出时,推第一磨牙的远移的持续力(使用橡皮链和微螺钉种植体)也可以同时推第二磨牙逐渐远移,然而,这样的移动是无法控制的,所以最后的位置无法确定。常规全口曲面断层片是非常必要的,以此判断远移第一磨牙是否可以控制第二磨牙和第三磨牙的直立与萌出位置,将来也不会产生显著问题。

此外,还有几个问题,假设没有第三磨牙,理论上上颌第一磨牙和第二磨牙可以远移 8～9mm,在不拔牙的情况下前牙可能内收 3～4mm,然而,当上前牙内收时,牙根可能会碰到腭侧面的骨板,导致前牙牙根吸收。如果中切牙的牙根非常靠近切牙孔,那么中切牙的牙根就容易发生吸收。当采取非拔牙方法解决牙量骨量不调时,需考虑前突程度,治疗的具体目标,是否需扩弓。磨牙远移可获得 16～18mm 间隙,扩弓可扩开 10mm,为牙弓长度贡献一侧 6mm,共 12mm 间隙,在不拔牙的情况下,一共可开辟出大约 30mm 的间隙。[2] 每个具体的治疗方案应该基于患者的特点及上述解剖因素。

焊钩的横腭弓装置

横腭弓(TPA 装置)焊钩(TPA-TH 装置)通过橡皮链加力是一种简单的力学系统(图 37-2)。该装置的设计取决于最终的咬合平面目标。带钩的横腭弓(PTA)由不锈钢丝(直径为 1mm)焊接在上颌第一磨牙带环上(图 37-2A)。第一磨牙在该装置作为支抗,对于控制牙弓在三维空间中的移动非常重要(图 37-2B)。

弯制了闭隙曲的全尺寸或者接近全尺寸的主弓丝入槽沟(例如 0.017 英寸×0.025 英寸主弓丝放在 0.018 英寸的槽沟里)(图 37-2C)。主弓丝的两侧末端需要增加小圈,防止在远中移动时第二磨牙发生倾斜。另外,欧米伽曲的位置应该在上颌第一磨牙的近中,通过与磨牙带环附件结扎来控制依次或者是整体的远中移动。

制订治疗计划时,应设计好 TPA-PH 和微螺钉种植体的植入位置。

1. 可选的设计

TPA-PH 装置有三种方案,(图 37-2D～F)。A 方案比较简单,患者易接受(图 37-2A,D)。从微螺钉种植体到这个装置,有一个小钩便于放置弹性链。根据加力的需要可以调整小钩的长度例如,整体远移,开殆的远移和压低后牙(图 37-2G)或者深覆殆的远移和伸长后牙(图 37-2H)。

B 方案和 A 方案唯一不同点是微螺钉种植体的数量和位置,B 方案是在腭中缝上使用一个微螺钉种植体(图 37-2D,J),而 A 方案是在腭两侧使用两个微螺钉种植体(图 37-2E)。

对于 B 方案来说,力的方向不能调整,所以对于殆平面的控制是有限的。如果需要不对称的远移左右两侧磨牙,推荐 C 方案(图 37-2F,I)。这个方案将微钛板与两个微螺钉种植体相结合,微钛板远中末端焊接了一个直径为 1.1mm 的延长弓丝。在这根弓丝的两个末端处有两个弯曲小钩,根据患者所需调整位置。[3]

2. 微螺钉种植体的植入位置

上颌第一磨牙和第二前磨牙牙根之间的牙槽骨区域是首选的微螺钉种植体植入位置,因为这个位置的牙根间的空间比较宽。微螺钉种植体植入一般来说距龈缘 5～7mm,尽管很多患者都需要 11mm 的距离,但这要根据牙槽骨量和上颌窦的位置来做适当的调整。有时上颌窦太低,无法植入微种植钉。如果植入微螺钉的牙槽骨量不足,在前部的腭中线区域植入(图 36-2I,J)。对于年轻成人来说,腭中缝可能尚未完全钙化,理想的植入位置大概在腭中缝旁 3～6mm。

三、采用非依从性矫治器导下颌向前

对于下颌发育不足的安氏Ⅱ类错殆畸形,导下颌向前可以改善骨骼异常,改善 E 线、面型,可使用非依从性颌间矫治器。

Forsus 是一种弹簧咬合跳跃导下颌装置(图 37-4D,下方)。类似的这些非依从性导下颌装置,以较为温和的方式逐渐导下颌向前,这样的方式对颞下颌关节更好,不像有些刚性装置,戴上后会立即产生下颌向前。[4]

使用非依从性颌间牵引装置,除了导下颌向前,上颌磨牙也有可能发生远中移动。还可能产

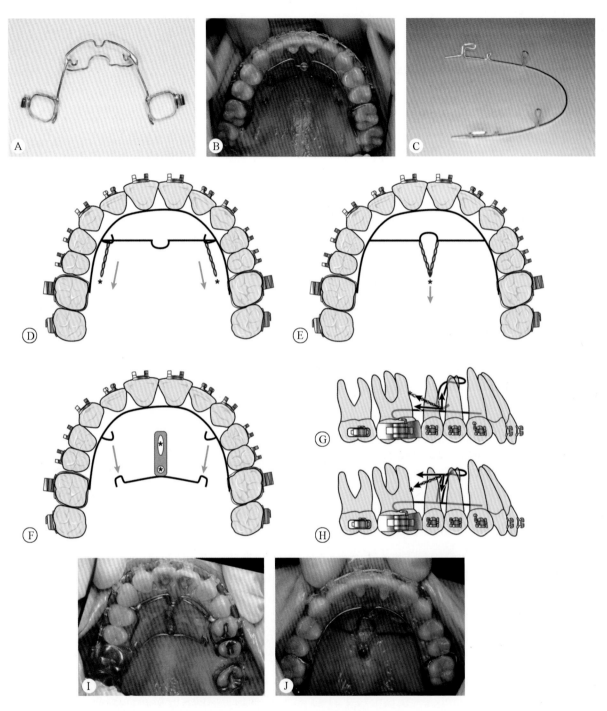

图 37-2　横腭弓加钩装置。A,B. 标准装置。C. 上颌闭隙曲弓丝远移磨牙。D,F. 三种设计,A 设计(D)、B 设计(E)、C
设计(F)。G,H. 横腭弓加钩的装置用来压低上颌磨牙(G)伸长上颌磨牙(H)。I,J.C 设计有两个微螺钉种植
体(I)B 设计是在腭中缝上植入一个微螺钉种植体(J)

生我们不希望的下颌切牙唇向倾斜。为了抵消这
个影响,可以在下颌前牙处使用冠舌向转矩的弓
丝。微螺钉种植体植入在下颌靠后的区域,可控
制下颌前牙唇倾。

四、下颌磨牙远中移动

对于很多安氏Ⅱ类错𬌗畸形的患者,牙弓长

度常常不足,可以将上下颌牙齿都远移,和(或)扩宽牙弓。

舌侧弓加钩装置

使用改良的加钩舌弓结合微螺钉种植体(作为间接支抗),下颌磨牙发生远中移动,所以叫作

舌弓加钩装置(LA-PH)(图 37-3)。下颌第一磨牙带环的颊侧焊了两个钩,延伸至第一前磨牙,与微螺钉种植体之间加力推磨牙远移。根据不同需要,此装置还可以控制磨牙垂直高度,在远移磨牙的同时,压低(图 37-3C)或升高磨牙(图 37-3D)。

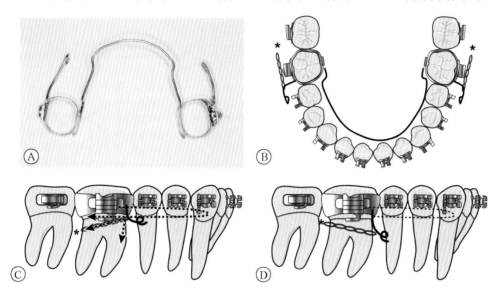

图 37-3　舌弓加钩装置。A. 装置的结构;B. 放置在口内的示意图;C. 下颌磨牙远中移动和压低的力学分析;D. 下颌磨牙远中移动和升高的力学分析

微螺钉种植体植入在第一磨牙和第二磨牙牙根之间的颊侧牙槽骨,靠近膜龈联合,一般在龈缘下方 8mm 处。如果没有足够的间隙,可以通过排齐整平下颌牙弓从而开辟间隙,应选择足够的空间植入微螺钉种植体,有时还可选用微型板来获得支抗。有些女性下颌平面角较高,这会增加植入微种植钉的难度。

该方法需要先排齐下颌第一磨牙,使左右两侧第一磨牙相互平行,因此,要先利用传统固定矫治器排齐和整平下颌牙列,使牙根相互平行,左右第一磨牙根彼此平行,以获得足够的空间来植入微种植钉。LA-PH 装置结合舌弓作为磨牙坚强固定,以实现整体远移。在弓丝放钩可以更早磨牙远移,但应尽量避免磨牙倾斜的副作用。

像上颌一样,下颌磨牙远移也存在限制,主要限制包括下颌升支及前面的软组织。

第二磨牙远中面与下颌升支的软组织的距离随着年龄的增加而增加,因此,年轻成人下磨牙远移的效果欠佳。可以利用激光技术切除第二磨牙远中的软组织,尤其是对于较年轻的患者,这可以

为植入微螺钉种植体提供更充足的间隙,但操作时应非常谨慎,避免形成盲袋,否则容易形成食物嵌塞引起牙周炎。

五、临床病例

两个病例,一个是安氏 II 类 1 分类错殆畸形伴上颌前突;另一个是安氏 II 类亚类错殆畸形。

病例 1:安氏 II 类 1 分类伴上颌前突

男,14 岁,主诉上颌前突,开唇露齿。面部左右对称,突面型,颏唇沟深,下颌后缩。患者只能在口周肌绷紧的情况下闭上嘴。两侧磨牙都是 II 类咬合关系(图 37-4A,B),覆殆 7mm、覆盖 10mm。上颌牙弓拥挤度为 7mm 下颌拥挤度为 11mm。男孩口腔卫生不佳,需尽量缩短疗时间。

在治疗开始之前,应该让患者拍摄三维 CT,主要判断从安氏 II 类错殆到 I 类磨牙关系所需移动的距离。结果表明,每侧的上颌磨牙应向远中移动 6mm,

共需要移动 12mm。再加上 7mm 的上颌牙弓拥挤度,这意味着为了矫正安氏Ⅱ类错殆,我们大约需要开辟出 19mm 间隙,每侧磨牙远移 9.5mm,这是很难实现的。尽管患者已经错过了他的生长发育高峰期,剩余的生长潜力可以用非依从性装置导下颌向前。通过使用 FFRD-DPR 导下颌向前,最多前移 4mm。这可以降低我们对上颌磨牙远移的需求,现在需要 11mm(19mm−4mm×2),一侧磨牙远中移动 6.5mm,是在磨牙正常移动的范围内。

为了充分开辟间隙,还应考虑扩大上颌牙弓,从而进一步减小上颌磨牙远移的需求。患者需打开咬合,内收上颌前牙,升高上颌磨牙。

1. 治疗过程

粘接固定矫治器,戴入 Hyrax 矫治器,用来扩大上颌牙弓(图 37-4C)。FFRD-DPR 装置每侧 180g 的力,使用 1 年(图 37-4D)。同时使用改良 TPA-PH 装置,弹性链加力,磨牙远移的同时升高磨牙(图 37-4E)。两个微螺钉种植体植入在第二前磨牙和第一磨牙牙根之间的腭侧牙槽骨上,弹性链通过 TPA 前部的欧米伽曲加力,会产生 300g 的力。在 TPA 的前部,有一个腭珠,用以进行舌肌训练,使患者的舌体远离前牙,戒除舌体顶着前牙的不良习惯。医生还要求患者进行舌肌训练,但其配合不佳。

TPA-PH 装置、微螺钉种植体和固定矫治器在 2 年后拆除,结束时后牙的尖窝关系良好,建立了完善和稳定的功能咬合关系(图 37-4F,G)。

对治疗前后的 X 线头影测量重叠图分析表明,因为殆平面和下颌平面的旋转,咬合打开(图 37-4H)。下颌顺时针旋转会加剧下颌后缩,但 FFRD-DPR 装置会抵消该效应,所以在治疗后,下颌会处于一个向前的位置。

上颌左侧磨牙远中移动 2.4mm,右侧向远中移动 4.6mm。这个远中移动的距离加上使用 FFRD-DPR 导下颌向前共同矫正安氏Ⅱ类错殆畸形(图 37-4D)(表 37-1)。为了避免在较大的咀嚼压力下深覆殆会复发,在上颌中切牙舌侧粘接咬合导板(图 37-4E),咬合导板的尺寸尽量小,只是需要起到防止深覆殆复发的作用,并不需要继续压低前牙。

2. 治疗结果

治疗过程中虽然患者配合不佳,但口内外(图 37-4G,H)的治疗效果都非常显著。患者及其父

母对于治疗结果非常满意。

表 37-1　头影测量分析

测量项目	治疗前	治疗后
Facial angle (°)	84.8	86.7
Convexity (°)	0.8	0.9
A-B plane (°)	−5.1	1.0
Y-axis (°)	62.9	62.9
FH to SN (°)	7.4	6.8
SNA (°)	77.7	80.3
SNB (°)	75.7	80.5
ANB (°)	2.0	−0.2
N-Pg to SN (°)	77.4	79.9
Nasal floor to SN (°)	7.9	6.2
Nasal floor to FH (°)	0.4	−0.6
ML to SN (°)	29.0	30.2
ML to FH (°)	21.6	23.4
Ramus plane to SN (°)	94.3	94.8
Ramus plane to FH (°)	86.8	88.1
Gonial angle (°)	114.7	115.3
U1 to SN (°)	119.6	105.1
U1 to FH (°)	127.1	111.9
L1 to ML (°)	95.7	97.6
Interincisal angle (°)	115.7	127.1
OP-SN (°)	12.8	14.1
OP-FH (°)	5.4	7.4

治疗结束后,患者下颌采取舌侧固定保持器,上颌做可摘透明塑料保持器,以此来达到保持治疗效果的目的。尽管跟患者说明保持期间也要定期复诊,但很多患者都不会遵从医嘱。

病例 2:安氏Ⅱ类亚类(左侧Ⅱ类)

女,26 岁,主诉前牙拥挤及由此带来的不自信。即使她很可爱,但她不爱笑,因为她不愿意暴露她的牙齿。

患者为安氏Ⅱ类亚类(右侧为Ⅰ类关系,左侧为Ⅱ类关系),上颌牙列中度到重度拥挤,下颌牙列中度拥挤,下中线左偏(图 37-5A～C)。

患者希望得到正畸治疗,而并非改变面型。与患者沟通了导下颌向前、舌侧矫治器等治疗方案,患者最终选择非拔牙正畸治疗。

1. 治疗过程

粘接固定矫治器,将改良的 TPA-PH 装置放

置在上颌,推上颌磨牙远中移动(图 37-5D)。

想要解决拥挤度问题就需要扩大上颌牙弓。因为腭中缝已闭合,需使用 Hyrax 矫治器(图 37-5E)以四个微螺钉种植体为支抗(腭中缝的两侧各两个)(图 37-5D)而不是以牙齿为支抗。上颌窦位置紧邻上颌牙根的上方,易引发慢性上颌窦炎,植入微螺钉种植体有难度。因为没有足够的骨支持,

可使用骨性支抗的 Hyrax 装置,通过在它末端加钩,从而在扩大牙弓的过程中,产生远移磨牙的力量。这样就构成了一个可以同时扩弓和远移的装置(图 37-5D,E)。在腭两侧使用橡皮链,连接在 Hyrax 矫治器上的牵引钩和 TPA-PH 装置前部的牵引钩,每侧大概会产生 250g 向远中移动的力量。在第一磨牙处会取得 8mm 间隙。

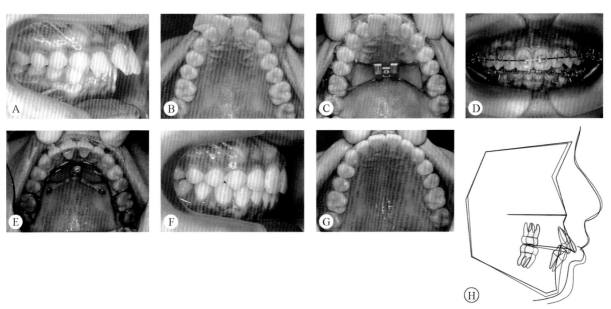

图 37-4　病例 1:安氏 II 类 1 分类错𬌗畸形,上颌前突。A,B. 治疗前;C. 上颌𬌗面观固定矫治器和扩弓装置;D. 有方向杆的 Forsus 弹性装置;E. 横腭杠加牵引钩装置用于推磨牙远移和升高磨牙;F,G. 治疗完成;H. 治疗前(黑)后(红)X 线头影测量重叠图,以 S-N 平面重叠

粘接下颌固定矫治器排齐牙列,然后粘接标准的 LA-PH 装置,在第一磨牙和第二前磨牙牙根之间植入微螺钉种植体,通过下颌磨牙的远中移动来解决前牙拥挤的问题(图 37-5F)。微螺钉种植体和 LA-PH 上的牵引钩之间挂橡皮链,每侧 200g 力。下颌磨牙远中移动时使用全尺寸弓丝,谨防下切牙的唇倾导致前牙反𬌗,并对面型产生不利影响。因为患者有轻微的开𬌗趋势,在磨牙远移时应同时压低,并让患者做肌功能训练。

在正畸治疗过程中,我们发现当患者微笑时,𬌗平面有些倾斜,可能是因为上下牙弓位置不对称引起的。右边嘴角笑肌肌肉可能也会影响到她微笑的不对称。另外,还有不对称的露龈笑,右侧嘴角露龈笑更明显。为了改善这个问题,应进行肌肉按摩和功能训练,同时进一步压低上颌切牙。

压低前牙可以在上颌的侧切牙和尖牙牙根之间的牙槽骨的上方区域打两个微螺钉种植体支抗(图 37-5G),用来纠正露龈笑和𬌗平面倾斜。

2. 治疗结果

治疗 1 年 8 个月后,上下颌牙齿获得了完美的 I 类磨牙关系和尖窝咬合关系,覆𬌗覆盖正常。上下牙列拥挤和中线偏斜都得以矫正(图 37-5H~J)。

治疗后的口外照片可以显示患者的侧貌没有明显的改变,就像她最初希望的一样。治疗的结果达到了我们最初的治疗目标,患者对于她的牙齿和面型都非常满意,尤其是没有拔牙且基本维持软组织侧貌。

治疗结束后,患者非常自信,可以毫无顾忌尽情微笑了。

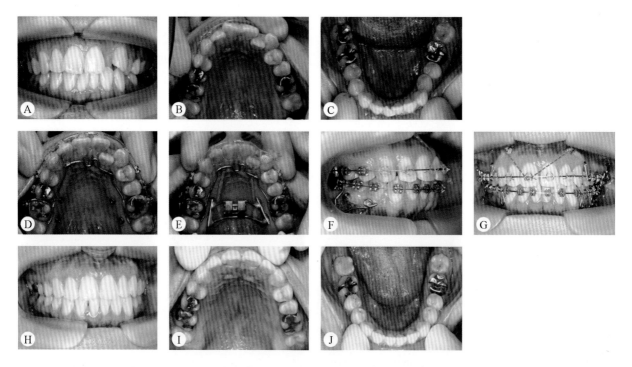

图 37-5　病例 2：安氏Ⅱ类亚类。A～C. 治疗前；D. 上颌植入 4 个微螺钉种植体和改良横腭杆加钩装置；E. 上颌 Hyrax 扩弓装置与微螺钉种植体配合使用，橡皮链远移上颌磨牙；F. 舌弓加钩装置配合微螺钉种植体，橡皮链远移下颌磨牙；G. 压低前牙用的种植体；H～J. 治疗完成

六、小结

　　非拔牙Ⅱ类错𬌗畸形可以通过非依从性颌间牵引装置和微螺钉种植体进行矫治，即便是对于成人患者。扩弓结合微螺钉种植体至少在理论上可以提供足够的间隙来解决牙弓长度不足的问题。对于一些以前必须做正颌手术的患者，微螺钉种植体支抗技术可提供正畸掩饰性治疗，但我们应该知道，该技术改变的是牙齿和部分牙槽骨，以及患者的自我满意度，但对骨骼结构来说是没有变化的。因此，临床医生要明确这项技术的局限性，以及牙齿移动的生物力学限制。

　　患者对于治疗结果和治疗时间的期许也应该纳入考虑。微螺钉种植体支抗装置非拔牙矫治可以解决比较复杂的错𬌗畸形，但相应的疗程也会更长，但这往往超出患者的预期。

　　不是所有的安氏Ⅱ类错𬌗畸形的患者都可以通过不拔牙方法来治疗。对于很多病例来说，例如比较严重的Ⅱ类错𬌗畸形，或者是拥挤度更大的病例，拔牙依然是首选治疗方法，治疗效果确切且稳定。

参 考 文 献

[1]　Papadopoulos MA，editor. Orthodontic treatment for the Class Ⅱ non-compliant patient：current principles and techniques. Edinburgh：Elsevier-Mosby：2006.

[2]　Anka G，Aonuma M. TAD（temporary anchorage device）use in distalizing molars. Tokyo Orthod J 2009；19：169-78.

[3]　Wilmes B，Drescher D，Nienkemper M. A miniplate system for improved stability of skeletal anchorage. J Clin Orthod 2009；43：495-501.

[4]　Anka G. Management of non-compliant Class Ⅱ，division 1 extraction cases with jumping appliance Forsus DPR：a suggestion of the use of Gurin lock and anterior fixed bite plate. Ortodontia 2004；9：122-33.

第 38 章

微螺钉种植体支抗治疗骨性露龈笑

James Cheng-Yi Lin，Leslie Yen-Peng Chen，Eric Jein-Wein Liou and S. Jay Bowman

一、引言

正畸的治疗目的之一是改善笑线。在微笑时暴露过多的牙龈组织，称为露龈笑，经常是患者的主诉[1]。牙龈暴露过多原因各异，所以正确的诊断对于治疗方案至关重要（表 38-1）[2-4]。正颌手术可以解决很多骨性问题，但患者相对来说不易接受，这就使得其他治疗方法应运而生。

表 38-1 露龈笑的病因学和治疗策略

起源	病因学	治疗策略
牙性	菌斑或是药物引起牙龈增生	牙龈切除术/牙龈修整术
	牙齿延迟或被动萌出	膜龈手术结合牙槽骨修整术（重建理想的生物学宽度）
	上颌切牙过度内倾	转矩的控制
骨性	上颌牙槽骨前部垂直距离过度	正颌外科结合正畸治疗
肌肉	提上唇肌肉动度过大	唇手术
	上唇过短	软骨衬垫/硅树脂植入；V-Y 唇成形术；A 型肉毒毒素注射
		肉毒毒素注射；提上唇肌肉切开术
混合	混合病因	综合治疗

微螺钉种植体支抗支持的牙齿移动适用范围越来越广，且易被接受。本章主要讨论采取非正颌手术的微螺钉种植体支抗来解决成人骨性露龈笑，有些患者还配合了牙槽骨修整术（牙周修整手术）。

二、诊断

治疗骨源性露龈笑时，需要考虑很多因素。[5]

■ 骨性Ⅱ类错殆、垂直生长型，及骨性Ⅲ类错殆、水平生长型，伴露龈笑，是具代表性的面型。

■ 下颌后缩，上颌前牙过长，上颌切牙和上唇唇倾，深覆殆深覆盖，这样的患者容易发生露龈笑。腭平面的倾斜并不是主要致病因素，上唇的实际长度与正常相比也是相同或者是稍长，但上唇长度与上颌前部牙槽骨高度相比是不足的。

■ 以下因素均需考虑：大笑时牙龈的暴露量（从龈缘到上唇下缘），上颌前牙临床牙冠的长度和牙周袋深度，提上唇肌的活动度，人中长度，年龄，性别，以及个人面部特点。

Wu 等学者推荐以下四个诊断测量方法[5]。在这些因素中，患者的年龄、性别和个人喜好都是因人而异。

■ 上唇在自然放松状态时上颌切牙的显露量，理想应该是 2mm，亦可作为压低上颌前牙的参考。

■ 上颌中切牙临床牙冠的长度和牙周袋深

度。上颌中切牙的长度9.5～11.2mm比较符合审美[6,7]。健康切牙牙周袋的深度不会超过3mm。以下评估非常重要：①是否存在牙齿萌出不足或者牙龈炎症增生；②估计上颌前牙需要压低多少距离；③以上颌中切牙为参考，确定其他上颌前牙最佳临床牙冠长度和相对龈缘高度。

- 大笑时上颌前牙的龈缘与上唇之间的距离。大笑时牙龈暴露超过2mm以上视为过度。当患者临床牙冠长度及牙周袋的深度都正常的情况下，还要判断露龈笑是否是肌肉源性的。
- 腭平面和上颌切牙边缘之间的距离。上颌切牙-腭平面的X线头影测量平均值（U1-PP）的为31.0±2.34mm。

一般来说，骨性露龈笑的患者以后两种因素居多，前两个因素是用来判断露龈笑是否有其他病因。

三、临床应用

（一）微种植钉

LOMAS正畸MI系统（Lin/Liou Orthodontic Mini Anchor System，Mondeal Medical Systems，Tuttlingen，Germany）包括自攻钛合金系列微螺钉（直径1.5mm、2.0mm和2.3mm，长度7.0mm、9.0mm、11.0mm和13.0mm）[8-10]。各种各样的尺寸和设计使得植入部位及应用灵活多样。有两种微种植钉的头部设计可供选择：带钩微螺钉种植体和Quattro微螺钉种植体。

带钩微螺钉种植体的特点是在微种植钉的顶部有一个简单的牵引钩，类似于磨牙颊面管的牵引钩，用于加力（例如橡皮链或螺旋弹簧）。Quattro微螺钉种植体的头部有矩形槽沟和方丝管（0.018英寸×0.025英寸或0.022英寸×0.028英寸）可放入方丝片段弓，微螺钉种植体既可以用橡皮链或螺簧直接加力，也可用作间接支抗。

（二）治疗方式

笔者描述了四种使用微螺钉种植体治疗骨性露龈笑的方法（表38-2）：

- 类型1：直接微螺钉种植体支抗配合牙槽骨修整术（例如病例1）。
- 类型2：间接微螺钉种植体支抗配合牙槽骨修整术（例如病例2）。
- 类型3：直接微螺钉种植体支抗（无牙槽骨修整术）（例如病例3）。
- 类型4：间接微螺钉种植体支抗（无牙槽骨修整术）（例如病例4）。

当面对具体临床病例时应如何选择治疗策略，我们可以从四个方面来考虑：

表38-2　四种类型微螺钉种植体支抗治疗骨性露龈笑的方法

生物力学	前部微螺钉种植体位置和尺寸	后部微螺钉种植体位置和尺寸	加力方式
类型1直接微螺钉种植体支抗配合牙槽骨修整术（病例1）	上颌1、2根间（带钩微螺钉长度9.0mm，直径1.5mm）；上颌2、3根间（带钩微螺钉长度9.0mm，直径1.5mm）	上颌5、6根间（Quattro螺钉长度9.0mm，直径2.0mm）颧下嵴（Quattro螺钉长度9.0～11mm，直径2.0mm）无牙牙槽嵴（带钩/Quattro微螺钉9.0～11mm，直径1.5～2.0mm）	压低、内收力：螺簧/橡皮链
类型2间接微螺钉种植体支抗配合牙槽骨修整术（病例2）	同上（类型1）		压低力：片段弓（0.017×0.025TMA丝）内收力：螺簧/橡皮链
类型3直接微螺钉种植体支抗（无牙槽骨修整术）（病例3）	同上（类型1）		同上（类型1）
类型4间接微螺钉种植体支抗（无牙槽骨修整术）（病例4）	上颌2、3根间（微螺钉长度6.0mm，直径1.6mm）	上颌6、7根间（微螺钉长度8.0mm，直径1.6mm）	压低力：橡皮链

■ 两个牙齿的牙根之间是否有足够的空间安全植入微螺钉种植体？当微螺钉种植体植入前牙牙槽骨，作为直接支抗压低前牙时，这一点也很重要[11]。

■ 微螺钉种植体是否会对唇和口腔前庭黏膜产生刺激？

■ 牙齿的临床牙冠被压低时，是否会表现出良好的高宽比？

■ 应注意上颌前牙是否有多余的或者不规则的骨突起，从而明确正畸治疗结束后是否需要进行牙槽骨修整术？

病例展示

以下病例展示了四种类型微螺钉种植体支抗使用方法。

病例1：直接微螺钉种植体支抗配合牙槽骨修整术治疗露龈笑

女，26岁，主诉在微笑时会暴露过多的牙龈（图38-1A），微笑时，会有超过7mm的牙龈暴露，突面型，鼻唇角很锐，颏部后缩，上唇短，闭唇困难。尖牙磨牙关系均为安氏Ⅱ类，覆𬌗4mm覆盖11mm，多个牙齿缺失（图38-1D，E）。上颌中切牙和其他前牙临床牙冠的长度均明显短于正常值。上颌前部所有牙齿的龈缘几乎都保持在同一水平上。上颌前牙牙周袋的深度在1.0～3.0之间，没有明显的牙龈炎症。X线头影测量分析表明为骨性Ⅱ类错𬌗关系，U1-PP的距离（39.0mm）大于标准长度。所以她的露龈笑有骨源性和牙源性两方面因素。有没有其他肌肉方面的因素还不太确定。

作为知情同意的一部分，与病人沟通了两种治疗方案。第一种治疗方案是正畸治疗联合Le Fort Ⅰ截骨术以缩短上颌的高度，减小微笑时牙龈的暴露。第二种治疗方案是不做正颌外科手术，使用微螺钉种植体作为直接支抗压低上颌牙列，减小微笑时的牙龈暴露量。对比这两种治疗方案的风险获益比后，患者选择更为保守且侵袭性较小的治疗方法。

先行全口固定直丝弓矫治器排齐整平牙列。5个月后，两个Quattro微螺钉种植体（直径2mm，长度7mm）植入双侧牙槽嵴上，两个带钩微

螺钉种植体（直径1.5mm，长度9mm）植入上颌侧切牙和尖牙牙根之间的牙槽骨上。

后部微螺钉种植体植入后，使用橡皮链大概200g的力内收前牙，前部微螺钉种植体使用50g的力压低前牙，从而矫正Ⅱ类错𬌗关系，改善笑线。

15个月后，患者原来严重的露龈笑和覆盖都有大幅度改善。但随着牙齿压低，上颌前牙临床牙冠的长度减小了，这是始料未及的副作用（图38-1H）。此外，从口外照片和头颅侧位片都能看到：靠近牙龈边缘的牙槽骨比较突出（图38-1I）。由于这些医源性变化，建议使用牙槽骨修整术去除过多的牙槽骨，以改变临床牙冠的长度。患者微笑时，上颌前牙的龈缘与上唇下缘彼此协调，与治疗前相比发生了明显的改变。

牙槽骨修整术后，患者的微笑与治疗前的照片相比发生了非常惊艳的改变（图38-1B，J，K）。微笑时，她的上颌前牙的龈缘与上唇下缘相协调。在未接受正颌外科手术的情况下，露龈笑得到纠正。

X线头影测量重叠图显示，上颌牙齿获得明显的内收和压低（图38-1L），U1-PP距离从39.0 mm降至34.5mm，尽管牙齿大量移动，治疗后的根尖片子显示上颌切牙牙根只有少量吸收。疗程共计20个月，解决了患者的主诉，达到了类似正颌外科手术的正畸矫治效果。[4]

治疗结束45个月后，面型、笑线及咬合关系都保持良好，上颌切牙少许唇倾（图38-1C，M）。

病例2：间接微螺钉种植体支抗配合牙槽骨修整术解决露龈笑及垂直向问题

女，21岁，主诉是侧貌突，露龈笑。检查可见突面型，很锐的鼻唇角，下颌后缩，上唇短，闭唇时颏肌紧张。微笑时有超过3mm的牙龈暴露。两侧尖牙磨牙为Ⅰ类关系，上下前牙轻度拥挤，无牙周牙体问题，覆𬌗覆盖2mm（图38-2A，D）。上颌中切牙和其他前牙的临床牙冠长度都正常，但是右侧上颌侧切牙的龈缘不规则。探测上颌前牙牙周袋的深度不超过3mm，牙龈健康。骨性Ⅱ类关系，下颌平面角陡，颏部后缩，下颌切牙唇倾。上下颌的切牙以及磨牙均已正常萌出，其露龈笑应当是骨源性的（U1-PP，36.5mm）（表38-3）。

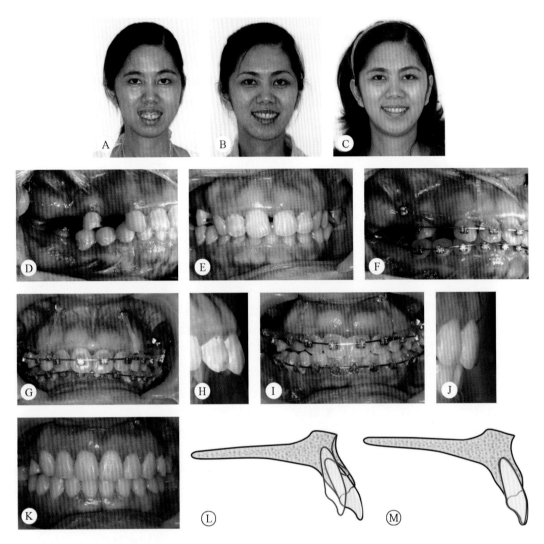

图 38-1　病例 1:直接微螺钉种植体支抗配合牙槽骨修整术。A,D,E. 治疗前,微笑时牙龈暴露过多。F,G. 植入 LOMAS 钉(Mls),使用微螺钉种植体支抗,橡皮链加力在弓丝的牵引钩上,内收和压低上颌前牙。H. 治疗前的覆殆与覆盖。I. 在治疗 15 个月后,内收和压低了上颌前牙。B,J,K. 最后的治疗结果。L.X 线头影重叠图显示治疗前(黑线)和治疗后(红线)的 X 线头影描记。C. 保持阶段面相。M. 治疗后(红线)和保持阶段(黑线)X 线头影重叠

表 38-3　病例 2:X 线头影测量

测量项目	治疗前	治疗后
SNA(°)	80	79.5
SNB(°)	72.5	73
ANB(°)	7.5	6.5
MPA(°)	49	46
U6-PP(mm)	27.5	25.0
U1-PP(mm)	36.5	32.5
L6-MP(mm)	39.0	39.0
L1-MP(mm)	52.0	50.0

MP. 下颌平面;PP. 腭平面

患者的诊断:安氏Ⅰ类错殆,潜在的骨性Ⅱ类关系,高角长面型,颏部后缩、上颌垂直距离过长造成露龈笑。

治疗目标:①改善露龈笑;②最大限度内收前牙改善面型;③减小下面高;④实现下颌逆时针旋转改善颏突度。

为患者提供了两种治疗方案:非手术正畸治疗,正畸外科联合治疗方法。非手术治疗方法要使用微螺钉种植体支抗达到类似正颌外科手术的治疗效果。患者详细了解后,选择非手术治疗方法。

上下颌均采用微螺钉种植体间接支抗有三个用途：①改善露龈笑、垂直问题和实现下颌逆时针旋转；②实现压低和内收；③通过使下颌逆时针旋转改善下颌后缩。

上下牙弓粘接直丝弓固定矫治器，开始排齐整平牙列。为了解决双颌前突的问题，拔除 4 颗第一前磨牙，为内收前部牙列提供间隙。此外，所有第三磨牙也应拔除。

4 个月后，在上颌牙弓植入 6 个微螺钉种植体，下颌牙弓植入两个微螺钉种植体，具体如下：两个 Quattro 微螺钉种植体（直径 2.0mm，长度 7mm）植入在上颌两侧的第一磨牙和第二前磨牙根之间；两个带钩微螺钉种植体（直径 1.5mm，长度 9mm）植入在上颌第一磨牙和第二磨牙颊侧牙槽骨上；两个带钩微螺钉种植体（直径 2.0mm，长度 7mm）植入在上腭正中区域（距离腭中缝 2mm）靠近上颌第一磨牙和第二磨牙的假想中线；两个 Quattro（直径 2.0mm，长度 9mm）微螺钉种植体植入在下颌第一、第二磨牙之间牙槽嵴的颊斜面。

所有微螺钉种植体在植入 2 周后开始加力。压低片段弓（0.017 英寸×0.025 英寸 TMA 弓丝）插入两侧 Quttro 微螺钉种植体矩形管内。此外，镍钛拉簧连接在 Quttro 微螺钉种植体的头部与尖牙牵引钩之间。这个组合所产生的力将上颌前牙整体压低并同时内收。

另外，上颌后牙的压低，主要是通过在带钩微螺钉种植体（位于第一磨牙和第二磨牙之间）和主弓丝之间用橡皮链加力，也可以在腭侧带钩微螺钉种植体与上颌磨牙舌侧组之间加力

（图 38-2E～H）。

治疗 15 个月后发现，虽然上颌后牙明显压低，下颌发生了相应的逆时针旋转，但颏部突度仍不理想。因此，在下颌第一磨牙和第二磨牙之间的舌侧牙槽骨，以倾斜方向植入两个带钩微螺钉种植体（直径 1.5mm，长度 9mm）。植入微螺钉种植体后，立即用弹性橡皮链在 Quattro 微螺钉种植体的颊侧和带钩微螺钉种植体的舌侧加力，压低后牙，下颌第一磨牙和第二磨牙的𬌗面上粘接片段不锈钢丝（0.016 英寸×0.022 英寸）（图 38-2I）。

治疗 24 个月后，通过大量的压低和内收上前牙，明显改善了骨性露龈笑。但上颌前牙临床牙冠的长度也有所减少，在唇侧牙槽骨上和头颅侧位定位片上可以发现过度医源性骨突起。此时，需进行牙槽骨修整术来改善临床牙冠长度。

治疗后的照片（正畸治疗 28 个月后），磨牙咬合关系为Ⅰ类，覆𬌗覆盖正常，患者的面型和微笑都有所改善（图 38-2B,J,K,L）。

治疗前后的 X 线头影测量重叠图分析，确认上下颌前牙获得压低和内收，同时伴随着上颌后牙大量压低（图 38-2P）。整个上颌牙列表现出内收和压低，效果类似正颌外科手术。拔牙后，下颌磨牙近中移动，但是没有压低。U1-PP 从 36.5mm 降低至 32.5mm；U6-PP 从 27.5mm 降低至 25.0mm，下颌平面减小 3°。下颌的逆时针旋转改善了颏突度，结束治疗后 33 个月，切牙的位置变化很小（图 38-2C,M,N,O）。无牙槽骨修整术和间接支抗来治疗上𬌗前突和露龈笑。

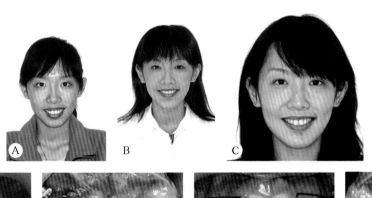

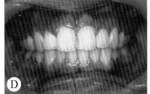
A

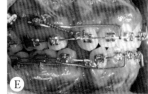
B

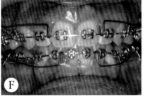
C

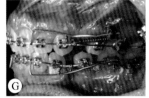
D

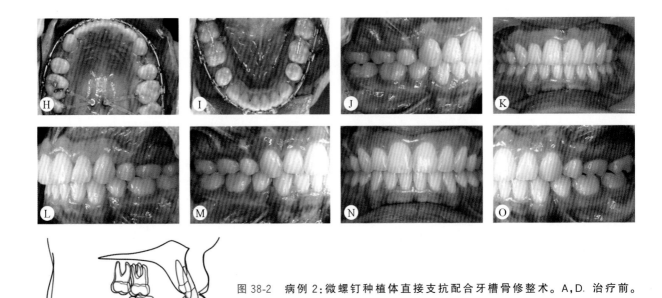

图 38-2　病例 2：微螺钉种植体直接支抗配合牙槽骨修整术。A,D. 治疗前。E~H. 压低和内收上下前牙，并压低上颌后部牙弓；通过微螺钉种植体支抗。I. Quattro 微螺钉种植体植入在下颌牙弓的颊侧，带钩微螺钉种植体植入在下颌牙弓的舌侧。B,J,K,L. 治疗后。C,M,A,O. 保持的照片。P. 前颅底重叠的 X 线头影测量显示治疗前（黑线）和治疗后（红线）变化

病例 3：间接微螺钉种植体支抗（未行牙槽骨修整术）

女，16 岁，主诉上颌前突和露龈笑。突面型，上唇突出，下颌后缩，嘴唇无法自然闭合，颏肌紧张。微笑时有 6mm 的牙龈暴露，上颌中线与面部中线是对齐的（图 38-3A）。

下中线向右偏斜 2mm；右侧磨牙关系为安氏Ⅱ类，左侧为Ⅰ类（图 38-3C），覆盖 6mm，覆牙合 3mm。上下颌牙弓形态呈卵圆形，前牙轻度拥挤。上颌牙弓需要 2mm 间隙，下颌需要 4mm 间隙。上颌中切牙和其他前牙的临床牙冠长度都在正常范围内；然而，它们的龈缘是不规则的。探测上颌前牙的牙周袋深度在 2.0~3.0mm 之间。

全口曲面断层片显示，有四颗智齿，下颌右侧第一磨牙缺失，下颌右侧第二磨牙近中倾斜。分析头颅定位侧位片，显示为骨性Ⅱ类，ANB 为钝角，下颌平面角大，上颌垂直距离过高和下颌后缩（U1-PP 35.6mm）（表 38-4）。软组织分析表明，鼻唇角为锐角，上下唇突出。

该患者被诊断为骨性Ⅱ类错牙合，下颌后缩伴较高的下颌平面，上颌垂直距离过高，安氏Ⅱ类亚类。

治疗计划：①解除前牙拥挤；②纠正下牙中线；③矫治左侧磨牙关系为Ⅰ类，右侧磨牙关系为完全Ⅱ类；④改善开唇露齿，露龈笑和下颌后缩。

治疗方案采取非手术的正畸方法来关闭下颌右侧缺牙间隙，需要拔除上颌第一前磨牙和下颌左侧第一前磨牙。使用微螺钉种植体直接或间接支抗。伴随上下牙弓压低和内收，应有较为显著的下颌逆时针旋转。

Quttro 微螺钉种植体（直径 2.0mm、长度 9.0mm）植入在上颌的颧牙槽嵴和下颌的外斜线，镍钛拉簧加力实现上下颌整体的内收与压低，配合使用横腭杠和舌弓（图 38-3D~K）。

- 低摩擦力的 TMA 弓丝（0.017 英寸 × 0.025 英寸）带有前牙的根舌向转矩。根舌向转矩是为了在内收前牙时减少中切牙的舌倾。牵引钩放置在弓丝的上下颌尖牙远中 3mm 处，再通过超弹性拉簧拉伸至微螺钉种植体处。
- 带有 110° 后倾的 TMA（0.019 英寸 × 0.025 英寸）片段弓。片段弓的一端插在

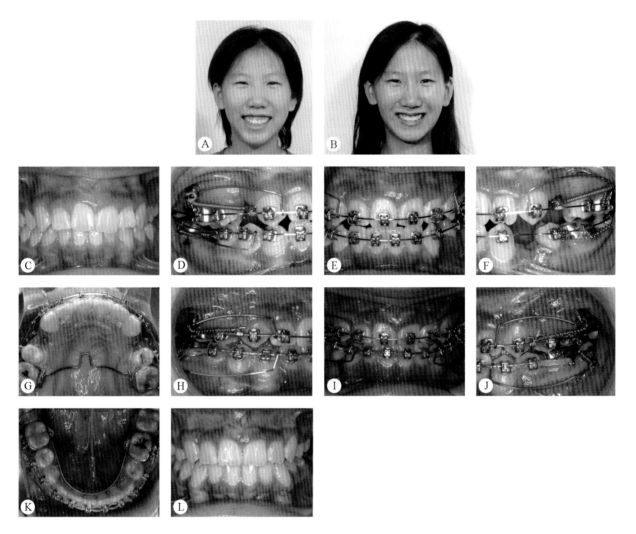

图 38-3　病例 3:微螺钉种植体间接支抗(无牙槽骨修整术)。A,C. 治疗前。D~K. 整体内收和压低上颌(D~G)、下颌(H~K)切牙和磨牙。(B,L)治疗后

Quttro 微螺钉种植体头部的矩形管内,另一端钩在侧切牙和尖牙之间的主弓丝上。微螺钉种植体作为间接支抗,轻力压低前牙。

■ 镍钛拉簧。微螺钉种植体与主弓丝上的牵引钩之间使用镍钛拉簧,整体滑动内收前牙。此外还有拉簧沿着与微螺钉种植体垂直的方向用于后牙的压低。

■ TMA 横腭弓和舌弓(0.032 英寸)。横腭弓和下颌舌弓由末端双股的 TMA 弓丝插入在第一磨牙的舌侧鞘内。弓丝末端向近中弯曲 6°,根颊向转矩 10°,可以预防后牙压低和前牙整体内收时磨牙发生旋转。

表 38-4　病例 3:X 线头影测量分析

测量项目	治疗前	治疗后
SNA(°)	80	79
SNB(°)	72	72
ANB(°)	8	5
MPA(°)	46	44
U1-SN(°)	103	94
IMPA(°)	97	96
U6-PP(mm)	23.7	19.7
U1-PP(mm)	35.6	28.1

MPA. 下颌平面角;PP. 腭平面;IMPA. 下颌中切牙/下颌平面交角

治疗 27 个月后,实现了治疗目标。患者侧貌,唇位置,露龈笑和下颌后缩都明显改善(图 38-3B,L)。上颌切牙临床牙冠长度以及牙周袋深度在治疗前后基本相同。这说明非手术的正畸方法取得了成功。

治疗后 X 线头影测量分析显示,U1-PP 从 35.6mm 降至 28.1mm;U6-PP 从 23.7mm 降至 19.7mm,下颌平面角减小 2°(表 38-4)。X 线头影测量重叠图显示,治疗效果类似正颌外科手术,实现了整个上颌牙槽骨垂直距离缩短,上下颌前牙大量的内收和压低。这些变化类似于做过 Le-Fort Ⅰ 型上颌手术,上下颌前段截骨术,下颌逆时针旋转。

病例 4:微螺钉种植体直接支抗(未行牙槽骨修整术)

女,12 岁,曾在外院行拔牙正畸治疗 2 年余,侧面型为中等突度,鼻唇角锐,下颌后缩,上唇长度正常,开唇露齿,只有当肌肉紧张时唇才能闭合。微笑时,有超过 5mm 的牙龈暴露。两侧磨牙均为Ⅰ类关系;拔牙间隙依然存在,上颌伸长、舌倾(图 38-4A,C)。上颌中切牙和其他前牙的临床牙冠长度正常,无牙周问题,口腔卫生差。咬合关系为Ⅰ类,下颌平面角陡,颏部后缩。牙龈暴露过多是骨源性和牙源性因素共同作用结果。[12]

正畸治疗主要集中在以下几个焦点:①关闭拔牙间隙时,牙根要相互平行;②关注面部发育,控制垂直高度;③改善覆殆覆盖;④改善开唇露齿;⑤矫治器的应用可以不依赖患者的依从性。使用 Tweed 生物力学支抗是一种很理想的选择,以 J 钩头帽为支抗可以在关闭间隙的过程中压低中切牙,控制垂直高度,使咬合平面产生逆时针旋转。然而,这个患者的具体情况已经不允许疗程过长,她对 J 钩头帽的配合堪忧,口腔卫生也是个问题。因此,我们决定在上下颌使用微螺钉种植体作为直接支抗装置,实现所需要的牙齿移动目标。

安装下颌舌弓,微螺钉种植体(直径 1.6mm,长度 8mm)植入在下颌第一磨牙和第二磨牙之间。主弓丝为不锈钢方丝,微螺钉种植体与第一磨牙之间使用分牙皮圈加力来压低后牙,以保持垂直高度,并抵消因Ⅱ类牵引造成的牙齿伸长。

微螺钉种植体(直径 1.6mm,长度 6mm)植入在上颌中切牙和侧切牙之间(图 38-4D~F),作为直接支抗压低上颌前牙。使用非对称 T 型曲以及 TMA 摇椅弓(0.017 英寸×0.025 英寸)[13]来完成前牙的压低和内收。综合应用这些力学机制的目的是控制垂直高度和咬合平面。尽管使用方丝来内收牙齿,切牙过于直立的情况还是没有改善。因此,又使用了前牙牙根转矩辅助簧实现切牙的根舌向转矩。拆除上颌固定矫治后器,患者先戴了 1 周的咬合正位器,每天要戴满 24 小时,使咬合平面达到稳定,然后佩戴压膜保持器。

从治疗效果看,在未使用 J 钩头帽的情况下,也可以成功解决患者的主要问题,露龈笑(图 38-4B,G)、侧貌和开唇露齿都明显改善。治疗中还要考虑面部持续生长的趋势。

四、讨论

在本章中,对上颌垂直高度过高和露龈笑的患者来说,正颌外科手术都是一种选择,但几乎所有的患者都倾向于非手术治疗。毕竟 Le Fort Ⅰ 型截骨可能伴随鼻翼变宽,颏部手术可能会有一些严重风险,如出血过多、感染、牙髓活力丧失、牙周问题,再加上麻醉本身的风险。而正畸治疗,包括植入微螺钉种植体,都是风险较小,副作用较少的。不过利用微螺钉种植体支抗的正畸治疗可能疗程会较正颌手术长一些。

这几个典型病例中有两个患者需要进行牙槽骨修整术,目的是去除因切牙大量压低和内收所引起的医源性骨突起。该手术的风险远远低于正颌外科手术。另外两个患者不需要牙槽骨修整术。从骨生理学上讲,存在着个体差异,临床牙冠比较短的患者需要牙槽骨修整术的可能性更大一些。

有两个患者在上颌牙根之间有足够的间隙可以安全的植入微螺钉种植体,来提供直接支抗,用简单的弹性橡皮链连接到主弓丝的牵引钩上,同时起到压低和内收的作用。对于另外两个患者来说,还有其他微螺钉种植体植入位置(例如病例 2 中的上颌第一磨牙、第二磨牙牙根之间,或在病例 3 中的颧牙槽嵴),作为间接支抗使用片段弓压低牙齿。

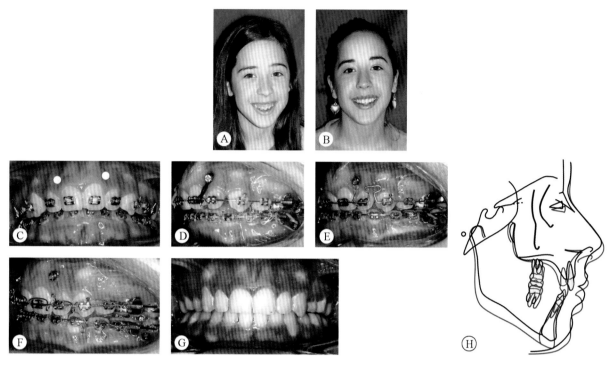

图 38-4　微螺钉种植体直接支抗(未行牙槽骨修整术)。A,C. 患者已于外院行拔除第一前磨牙的正畸治疗 2 年;D,F. 上颌前部牙槽骨植入两个微螺钉种植体,使用闭隙曲,下颌磨牙间植入两个微螺钉种植体;B,G. 治疗后;H. 前颅底重叠的 X 线头影测量显示治疗前(黑线)和治疗后(红线)变化

虽然非手术矫治骨性露龈笑对患者而言疗效很好,但我们还应首先明确:患者是否会从这个矫治方法中受益,避免过于乐观的不现实的预期,需要仔细评估所有潜在的复发因素。在某些情况下,不同的保持方法,如矫枉过正,缓慢的压低过程以使肌肉神经有适应时间,保持时间更长一些,积极的保持手段,还有一些牙周手术(牙槽骨修整术等),都可以酌情选择。

应避免对牙齿大量的内收和压低。超出牙齿移动的生物学界限,可能会导致外源性的牙根尖吸收[14]。

五、小结

软组织外观和微笑美学往往是患者最关注的问题,对于有骨性露龈笑的患者来说,正颌外科手术是常见的推荐治疗方案,但很多患者不接受手术治疗,原因也有很多。结合了微螺钉种植体支抗的新的非手术治疗方法,有时再结合牙槽骨修整术获得了类似正颌外科手术的效果,这种新方法的优点有:

- 避免了正颌外科手术的风险。
- 正畸生物力学机制简单可靠。
- 与手术相比无明显的不适,花费较低。
- 鼻翼基部和面中部没有变化,还可配合正颌手术。

因此,对于有露龈笑的患者,除正颌外科手术外,现在还有微螺钉种植体正畸技术,效果可预测,可行性高,牙齿移动高效。

参 考 文 献

[1] Hugh O,Johnston C,Hepper P,et al. The influence of maxillary gingival exposure on dental attractiveness. Eur J Orthod 2002;24:199-204.

[2] Sarver DM,Proffit WR,Ackerman JL. Diagnosis and treatment planning in orthodontics. In: Graber TM, editor. Orthodontics: current principles and techniques. 3rd ed. St. Louis: Mosby: 2000. p. 65-109.

[3] Silberberg N,Goldstein M,Smidt A. Excessive gin-

gival display：etiology，diagnosis，and treatment mo-
dalities. Quintessence Int 2009；40：809-18.

［4］ Liou EJW，Lin JCY. The appliances，mechanics，and
treatment strategies toward orthognathic-like treat-
ment results. In：Nanda R，editor. Temporary an-
chorage devices in orthodontics. St. Louis，MO：
Elsevier；2008. p. 167-97.

［5］ Wu H，Lin J，Zhou L，et al. Classification and cranio-
facial features of gummy smile in adolescents. J
Craniofac Surg 2010；21：1474-9.

［6］ Chiche GJ. Proportion，display and length for suc-
cessful esthetic planning. In：Cohen M，editor. Inter-
disciplinary treatment planning，principle，design，
implementation. Chicago，Berlin：Quintessence；
2008. p. 1-48.

［7］ Sarver D. Principles of cosmetic dentistry in ortho-
dontics：Part 1. Shape and proportionality of anterior
teeth. Am J Orthod Dentofacial Orthop 2004；126：
749-53.

［8］ Lin JCY，Liou EJW. A new bone screw for ortho-
dontic anchorage. J Clin Orthod 2003；37：676-81.

［9］ Lin JCY，Liou EJW，Yeh CL. Intrusion of over-erup-
ted maxillary molars with miniscrew anchorage. J
Clin Orthod 2006；40：378-83.

［10］ Liou EJW，Lin JCY. The Lin/Liou Orthodontic Mini
Anchor System (LOMAS). In：Cope JB，editor. Or-
thoTADs：the clinical guide and atlas. Dallas，TX：
Under Dog Media；2007. p. 213-30.

［11］ Poggio PM，Incorvati C，Velo S，et al. "Safe zones"：a
guide for miniscrew positioning in the maxillary and
mandibular arch. Angle Orthod 2006；76：191-7.

［12］ Lin JCY，Yeh CL，Liou EJW，et al. Treatment of
skeletal-origin gummy smiles with miniscrew an-
chorage. J Clin Orthod 2008；42：285-96.

［13］ Hilgers JJ，Farzin-Nia F. Adjuncts to bioprogressive
therapy：the asymmetrical"T" archwire. J Clin Orth-
od 1992；26：81-6.

［14］ Mimura H. Treatment of severe bimaxillary protru-
sion with microimplant anchorage：treatment and
complications. Aust Orthod J 2008；24：156-63.

第 39 章

微螺钉种植体支抗技术改善笑线

James Cheng-Yi Lin，Eric Jein-Wein Liou，S. Jay Bowman and George Anka

一、引言

虽然正畸治疗已经不局限于仅仅是改善患者的微笑，但对于寻求正畸治疗的患者来说，牙齿的美观还是首要诉求。微螺钉种植体支抗的广泛应用实现了更好的美学和功能效果。本章介绍了通过压低牙齿来减少牙龈暴露或者通过升高牙齿改变笑线来控制垂直高度。

二、增加切牙显露量

上颌切牙显露不足可能是由各种各样的因素引起的（例如，面下 1/3 短、前牙开𬌗等）（表 39-1）[1]。如果主要病因是骨性的，经常会建议正畸

表 39-1　上切牙显露不足的病因分析和治疗策略

起源	病因	治疗策略
牙性	临床牙冠短，上颌切牙唇倾	使用冠修复、贴面修复，或牙周手术增加临床牙冠长度；正畸转矩控制和（或）内收前牙
骨性	上颌垂直高度发育不足	通过 Le Fort I 型截骨术下降上颌骨，增加垂直高度
肌肉	提上唇肌力量不足，上唇长度过长，衰老	微笑训练，提上唇手术，面部提升美容手术
混合型	混合病因因素	综合治疗

正颌联合治疗。此外，还有一些非手术方法可以改善笑线，如改良唇挡、快速扩弓、颌间牵引[2]。下面的病例介绍了使用微螺钉种植体支抗的非手术治疗方法。

病例 1：改善短面型患者的笑线

女，28 岁，主诉上颌切牙显露不足。侧面型为直面型，鼻唇角钝，上唇短，下颌颏部轻度突出。当她大笑时，上颌切牙临床牙冠显露不超过20%。口内检查显示 I 类咬合关系，牙周组织健康，多个后牙缺失，还有一个断裂的烤瓷冠桥（图 39-1A，D）。X 线头影测量分析显示，切牙显露过短是由于上颌垂直高度不足（表 39-2）。

为患者提供了两种治疗选择：①传统正畸治疗结合 Le Fort I 型截骨术下降上颌骨，以增加上颌高度；②微螺钉种植体支抗技术伸长上牙列（图 39-1H～O），增加面下 1/3 高度，增加微笑时切牙的显露。

在讨论过风险和收益后，患者更加倾向于比较保守的治疗方法。

治疗步骤

治疗采用直丝弓矫治器（0.022 英寸）排齐整平牙列。6 个月后，将上颌左侧断裂的桥体拆除，用临时的树脂桥来取代，桥体采用了延长冠来打开咬合，增加患者的垂直高度。咬合打开有助于上颌牙列的伸长（除了桥体）。

表 39-2　病例 1：X 线头影测量分析

测量项目	治疗前	治疗后
SNA(°)	84	83.5
SNB(°)	80.5	78
ANB(°)	3.5	5.5
MPA(°)	27	31
U1-SN(°)	108	99.5
IMPA(°)	99	99.5
U6-PP(mm)	23.0	25.0
U1-PP(mm)	27.5	31.0
L6-PP(mm)	30.0	32.5
L1-PP(mm)	37.0	38.5

MPA. 下颌平面角；PP. 腭平面；SN. SN 连线；IM-PA. 下颌切牙与下颌平面交角

2 周后，在方丝弓托槽系统使用热激活镍钛丝(0.016 英寸×0.022 英寸)，上颌中切牙牙位的弓丝置于托槽龈方，开始逐步伸长上颌前牙，其他牙位的弓丝正常结扎(图 39-1H，I)。为了拮抗侧切牙受到的反作用力(侧切牙作为伸长中切牙的支抗牙)，从侧切牙向下钩到 LOMAS 微小种植钉的钩上(直径 2mm，长度 9mm；Mondeal Medical，Tuttlingen，Germany)做颌间牵引(50g)，这个微种植钉倾斜植入在下颌联合处，下颌中切牙根的下方。[3]

在接下来的复诊中，上颌弓丝放置在侧切牙托槽的龈端，用来伸长侧切牙(图 39-1J，K)。弹性牵引也依次移至下一个牙齿。患者还需在上下颌第一磨牙之间做颌间牵引(图 39-1H～O)。前部后部均进行牵引的目的是，在伸长前牙的同时，也抵消了压低后牙的力，从而改变面型，改善笑线。

治疗 11 个月后，将临时树脂桥分割开，允许基牙移动。3 个月后，患者希望自己的切牙显露得更多一些。于是，在下颌联合处的微螺钉种植体与下颌弓丝之间直接使用橡皮链压低下颌前牙，在该微螺钉种植体与上颌切牙之间也采用颌间牵引来伸长上颌切牙(图 39-1E，L，M)。

患者接受治疗 20 个月后，原来的上切牙显露不足，在不做正颌外科手术的情况下，通过正畸治疗得到了非常明显的改善。治疗后的 X 线头影分析测量见表 39-2。

正畸治疗完成后，修复缺失牙(图 39-1F)。

治疗结果

经过 24 个月的正畸治疗，患者的面型和微笑美学都有明显的改善：上颌切牙位置发生了显著改变，解决了患者最强烈的主诉问题(图 39-1B，F，P)。

X 线头影测量重叠图显示上颌牙列发生了显著的位置变化，类似于 Le Fort I 型下降的效果(图 39-1P)。有趣的是，尽管种植体有压低下前牙的作用，但下切牙依然表现出些许的伸长。由于下颌的顺时针旋转致使面下 1/3 高度增加，患者的颏部显得不那么突出了。在完成整个治疗的 18 个月后，这些积极的改变仍保持稳定(图 39-1C，G)。尽管如此，这类垂直高度矫正的长期稳定性仍然是存在争议的。[4,5]

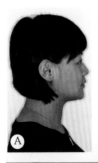
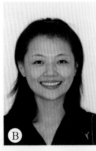
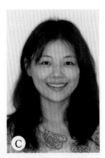

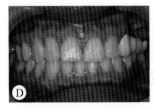
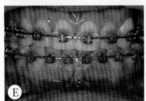
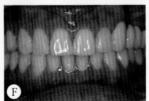
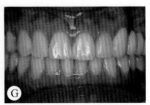

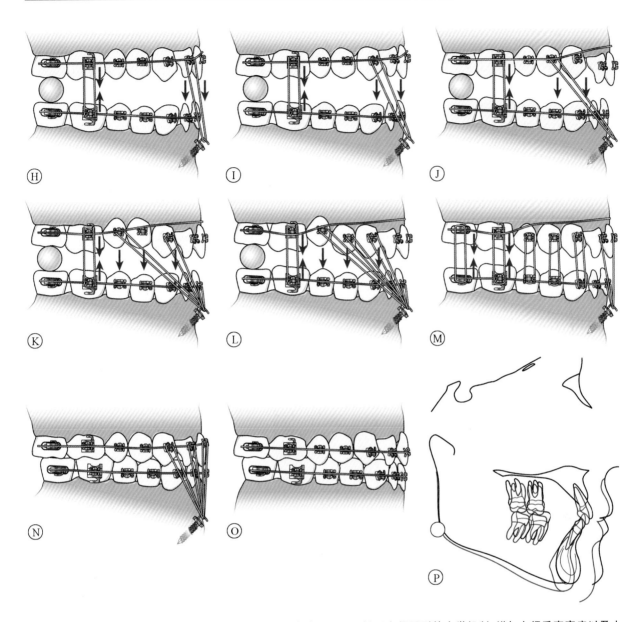

图 39-1　病例 1:改善笑线和面下 1/3 高度。A,D. 治疗前。H～O. 矫正上颌牙列的力学机制,增加上颌垂直高度以及上前牙的显露量。H,I. 在后牙部位使用咬合阻挡装置来打开前牙咬合,便于伸长前牙。弓丝起初放置于中切牙的龈端,以便伸长切牙。在上颌侧切牙到下颌联合处的微螺钉种植体之间,以及上下颌磨牙之间使用垂直牵引。J,K. 主弓丝又放置在尖牙托槽的龈端和第一前磨牙托槽上,继续伸长上牙列。然后依次移动橡皮圈牵引的牙位,逐个伸长上牙。L,M. 一直进行到第一磨牙,通过弹性牵引的方式伸长牙齿。N,O. 通过使用从上前牙到植入在下颌联合处微螺钉的弹性牵引,既伸长了上颌切牙的高度也加深了覆𬌗。E. 为了满足患者显露更多上切牙的要求,继续从尖牙到下颌微螺钉种植体使用弹性牵引,在伸长上前牙的同时,还用弹性链连接到同一个微螺钉种植体上以压低下颌切牙。B,F. 24 个月后结束治疗。P. 在 SN 平面进行 X 线头影测量重叠,显示治疗产生了预期的变化:上颌牙列伸长,面下 1/3 增高,下颌顺时针旋转。C,G. 治疗结束 18 个月后

　　下一个病例也采用了类似的力学机制,进一步探讨了带钩微螺钉种植体的植入位置。

三、提升开𬌗患者前牙显露量

　　很多前牙开𬌗的患者表现出所谓的"反向笑

线",需要压低后牙,适度伸长前牙来关闭开殆,改善微笑美学。在很多病例中,正畸排齐整平的过程可能会使后牙无意中升高,支开了咬合,前牙覆殆变浅,加剧前牙开殆。

病例 2:开殆及微笑不美观

一位女士,主诉开殆和"反向笑线",可以通过压低后牙和伸长前牙来改善(图 39-2A,C~E)。

治疗进展

两个 Aarhus 微螺钉种植体(长度,6mm;American Orthodontics,Sheyboygan,WI,USA)植入在上颌第二前磨牙和第一磨牙牙根之间,为压

低后牙提供直接支抗。弹性橡皮链连接在微种植钉的头部和方丝上(0.019 英寸×0.025 英寸)。第三个微种植钉以 10°角植入在上颌中切牙之间,与唇系带相邻(图 39-2F~H)。

Ulysses 伸长辅簧(American Orthodontics)(图 39-2I)连接到微螺钉种植体的头部,这个簧在置入前先加力(距离主弓丝大概压缩了 5mm)。主弓丝配合辅簧和微螺钉种植体,加力伸长前牙。微螺钉种植体头部做光固化树脂球,以减少对口腔黏膜的刺激。后牙压低与前牙伸长同时进行,在 6 个月内关闭了开殆、改善了笑线。

治疗结果

治疗完成 1 年后,疗效稳定。

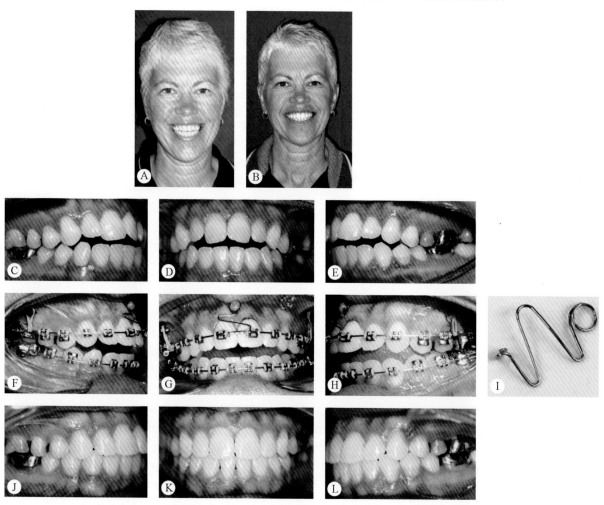

图 39-2　病例 2 关闭前牙开殆,伸长前牙,改善笑线。A,C~E. 治疗前。F~H. Aarhus 微螺钉种植体植入在上颌后牙牙根之间,在方弓丝上使用弹性链提供直接支抗来压低后牙。第三个微螺钉种植体放置在前牙区域,Ulysses 辅簧,从微螺钉种植体连接到主弓丝上伸长前牙,关闭开殆,改善前牙长度和笑线。I. Ulysses 升高辅助弹簧。B,J~L. 治疗完成

四、深覆殆的治疗

改变深覆殆患者的笑线,需要经过仔细诊断,比如,压低前牙是否适当,牙弓殆曲线的目标应该是什么形态。对于深覆殆的患者来说,下意识反应就是压低上颌切牙(例如,压低辅弓或者是使用 J 钩头帽),但对于上唇本身就很长,上切牙显露不足的患者,肯定是不合适的。事实上,在某些情况下,是需要压低下颌前牙的。为了解决这个问题,病例展示了一些方法。

图 39-3A 展示的是一个 13 岁的男性患者,深覆殆,上颌笑线良好,对于他来说,压低上颌前牙明显就是不合理的。微螺钉种植体植入在下颌切牙之间来为压低下颌前牙提供直接支抗。将 Monkey 钩(American Orthodontics)附在微螺钉种植体头部,从 Monkey 钩采用弹性链加力在主弓丝上(图 39-3A)。整个治疗需要 26 个月,但压低 8 个月后,将微螺钉种植体拆除。

微螺钉种植体作为间接支抗也可以用来压低前牙。该患者 13 岁,混合牙列,微螺钉种植体植入下颌侧切牙和尖牙之间,用来保持替牙间隙(leeway space),避免了为了治疗牙列拥挤而进行的拔牙或者尖牙扩弓治疗效果不稳定。局部方丝粘在微种植钉头部与第一磨牙颊面管之间,以助于利用 leeway 间隙内收下颌牙齿(图 39-3B)。该支抗系统还能避免Ⅱ类牵引可能引起的下切牙唇倾以及磨牙升高。这个微螺钉种植体也可以用来压低下颌切牙(从支持丝到主弓丝使用弹力线)。

直接内收前牙在某些情况下(同时压低或不压低前牙)是改善笑线的关键(图 39-3C)。14 岁男患者,双颌前突,中度开唇露齿和轻度的牙龈显露。微螺钉种植体植入在四个象限区的后牙部(第二前磨牙和第一磨牙之间)。种植钉直接支抗结合弹性链整体内收上下牙弓 9 个月(图 39-3C)。18 个月后,笑线、牙龈显露量以及面型均得到改善。

如果患者的主诉是露龈笑,就必须专门设计压低力(图 39-3D~F)。[6,7]

图 39-3D,女,13 岁,露龈笑,深覆殆Ⅱ度,尖牙腭侧埋伏阻生。两个微螺钉种植体植入在上颌中切牙和侧切牙之间,通过使用橡皮链提供直接支抗来压低上颌前牙。同时,通过手术显露埋伏的尖牙,带有橡皮链的 Monkey 钩推牙冠远移,远离侧切牙的牙根,将牙齿导萌至殆面。只有它纳入到上颌牙弓中,才有可能改善笑线。治疗后期,建议患者进一步行牙龈修正术,改善牙齿的牙龈边缘形态。

另一个病例主诉是露龈笑,需辅助设计来产生压低力(图 39-3E,F)。女,13 岁,自我感觉尖牙突出,牙龈组织暴露非常不美观,医生设计的治疗方法是,将微螺钉种植体植入在上颌切牙之间(图 39-3E),然后用 TAD 打开咬合辅簧来治疗。[7]将不锈钢结扎丝插入微螺钉种植体的头颈部并结扎,以确保辅簧效能。辅簧加力后与主弓丝相连,产生压低前牙的力,微螺钉种植体作为支抗。不使用 J 钩头帽就可以实现咬合平面和笑线的改变,微螺钉种植体在一年的治疗期间内拆除(图 39-3F)。

五、上颌牙槽骨过度的露龈笑

露龈笑是患者常见的主诉,J 钩头帽的力学机制比较简单,然而,病人是否配合是个主要问题。采用微螺钉种植体支抗,治疗更加可控,可以避免患者不遵医嘱及支抗牙可能发生不希望的移动的副作用。

一些安氏Ⅱ类 2 分类的成年人,对于下颌获得释放后的重新定位反应良好,实现正中咬合和正中关系。对于Ⅱ类错殆成年患者来说,因下颌不再生长,就需要整体内收上颌牙列。

病例 3:深覆殆和大量露龈

女,24 岁,主诉牙龈暴露过多。安氏Ⅱ类 2 分类,深覆殆(图 39-4A),微笑时,右边的肌肉收缩更强,导致右侧嘴角抬起,因此在正畸治疗过程中要保证肌功能治疗。[8]

治疗步骤

微螺钉种植体植入在上颌侧切牙和尖牙之间为压低牙齿提供直接支抗。这个区域唇侧牙槽骨牙根较为突出,易于辨认,植入相对简单。由于尖牙位于牙弓转角处,微螺钉种植体必须倾向远中,否则可能会导致牙根旋转。

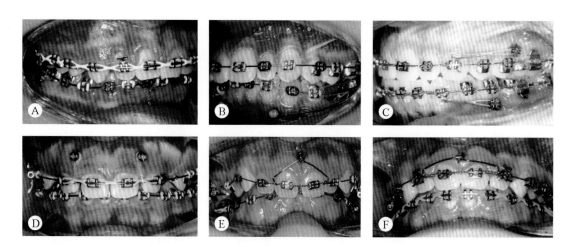

图 39-3　改善深覆骀的笑线。A. 植入在下颌切牙区的微螺钉种植体为压低下颌切牙提供直接支抗。B. 植入在下颌侧切牙和尖牙之间的微螺钉种植体,为保持间隙提供间接支抗,使下颌牙列通过剩余间隙逐一排齐,并且作为支抗防止Ⅱ类牵引引起的下颌切牙过度唇倾及下颌磨牙升高的副作用,同时提供间接支抗压低下颌切牙。C. 四个象限的微螺钉种植体提供直接支抗,用于上下颌整体内收,从而改善笑线、露龈笑和侧面型。D. 直接微螺钉种植体支抗用于压低上颌前牙,减少露龈笑。E,F. "TAD 打开咬合弹簧"与微螺钉种植体联合使用压低上颌中切牙,改善患者笑线

在植入微螺钉种植体时,进行上颌唇系带修整术,缓解上唇张力,还能减少在颊侧前庭的食物残渣滞留,以改善口腔卫生(图 39-4B)。从微螺钉种植体到上颌牙弓直接应用橡皮链加力来压低前牙。

患者对于上颌整体内收效果良好,采用了腭杆加钩装置(TPA-PH 装置)(见第 37 章)及两个传统的植入在第二前磨牙和第一磨牙之间的腭侧牙槽骨的微螺钉种植体(图 39-4C)。弹性链(每月更换),从 TPA-PH 的钩上拉到微螺钉种植体上,每侧会产生200g 向远中的力,通过使用标准尺寸的方丝,来减少

牙齿倾斜。TPA-PH 装置可根据患者面部特点、骨的结构、上颌窦的位置等诸多因素做不同的设计(见第 37 章)。在这种情况下,粘上前部的咬合导板[10]再加上 TPA-PH,来矫治深覆骀。

上颌前牙整体内收和压低过程中,使用TPA-PH 装置、前牙咬合导板和Ⅱ类牵引,直到实现正中咬合/正中关系。疗程 11 个月(图 39-4D)。通过肌功能训练改善了不对称微笑。前部的咬合导板继续使用,以防止复发。[10]

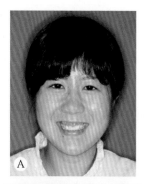

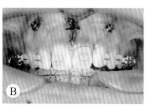
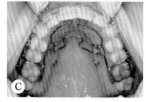
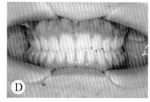

图 39-4　病例 3:深覆骀和牙龈暴露过多。A. 治疗前;B. 上颌唇系带修整术和微螺钉种植体植入;C. 横腭杆加钩装置;D. 治疗后

治疗结果

X 线头影测量重叠图显示,上下切牙略有唇倾,压低约 2mm,改善了深覆𬌗深覆盖,还伴随着一定远中移动,下颌平面未发生变化。

六、改善偏斜的笑线

患者由于牙齿排列不齐,可能导致微笑不对称或者是不自然。肌功能训练和正畸治疗可以帮助解决这个问题。

病例 4:习惯性的不对称微笑

女,15 岁,安氏Ⅲ类错𬌗畸形,前牙非常拥挤(上颌左侧尖牙阻生),习惯性不对称微笑,正畸治疗期间需配合肌功能治疗(图 39-5A,D)[8],治疗计划是拔除上颌第二磨牙,以开辟间隙,使尖牙顺利萌出。

治疗步骤

在最初的排齐和整平的过程中,有几个问题很重要:①前牙开𬌗;②中线大幅度偏斜;③埋伏阻生的尖牙;④倾斜的咬合平面(图 39-5B,D)。拔除了上颌左侧尖牙及第三磨牙。因此,上颌左侧后牙的近中移动需要结合微螺钉种植体的支抗来辅助治疗。

不对称拔牙加剧了中线偏斜。通过微螺钉种植体支抗的力学机制,避免了拔除右侧相应的前磨牙(图 39-5E),微螺钉种植体植入在前磨牙牙根的腭侧牙槽骨处,用弹性橡皮链连接到 TPA-PHA 装置,近移上颌左侧后牙列,同时内收上颌右侧牙列。

一个短的推进臂辅助连接到在上颌前磨牙牙根之间颊侧牙槽骨处的微螺钉种植体上,滑动钩与不锈钢丝紧密连接放置在第一前磨牙的托槽上(图 39-5F)[11,12]。弹簧被压缩在微小种植钉和前磨牙之间,可以推后牙到拔除的尖牙的位置。弹性链连接第一磨牙带环的延长钩和同一个微小种植钉上,产生附加牵引力。

左侧间隙关闭后,一个 Ulysses 挤压辅助弹簧被压缩放置在侧切牙和第一前磨牙牙根之间的微螺钉种植体上和前牙托槽上,纠正左侧前牙开𬌗(图 39-5G)。下颌牙弓,通过植入在第二前磨牙和第一磨牙牙根之间的微螺钉种植体提供的直接支抗使下颌牙列内收,解决拥挤。

治疗结果

治疗 36 个月后,牙齿和微笑都有明显的改善(图 39-5C,H)。对于治疗前后的 X 线头影测量分析显示,上颌左侧后牙列轻微升高。原来的错𬌗畸形发生了大幅度的改善,在开始排齐时也可能发生意外的医源性影响,在治疗的 36 个月后,整体面型改善,患者的不对称微笑的改善是显著的。

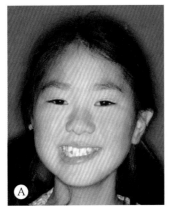
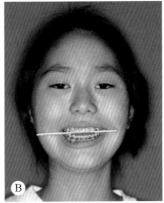
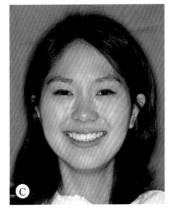

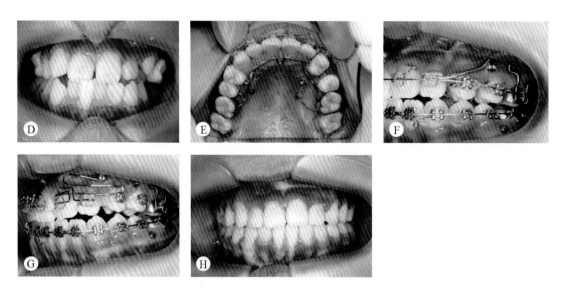

图 39-5　病例 4：习惯性不对称微笑。A,D. 治疗前；B. 咬合平面偏斜；E. 上颌不对称拔牙,植入微种植钉和横腭杆加钩装置；F. 短推进臂辅助装置；G. Ulysses 压缩弹簧；C,H. 治疗后

七、讨论

近年来,正畸医师强调软组织和微笑审美,而不是一味地专注于牙齿的排齐和咬合。这可能是因为他们认为面型和微笑是患者考虑的主要因素[13,14],既然也可以通过改善咬合来实现。虽然可以结合正颌外科手术来改变,但并不是所有患者都能接受。在正畸治疗中加上额外的微小种植钉,可以提高传统正畸生物力学的可预见性,还可以模仿出正颌外科手术的效果。这些改善,尤其是患者笑线的改善,在本章被证实了。

参 考 文 献

[1] Sarver DM. The importance of incisor positioning in esthetic smile: the smile arc. Am J Orthod 2001; 120:98-111.

[2] Paik CH, Woo YJ, Boyd RL. Non-surgical treatment of an adult skeletal Class Ⅲ patient with insufficient incisor display. J Clin Orthod 2005;39:515-21.

[3] Liou EJW, Lin JCY. The Lin/Liou Orthodontic Mini Anchor System (LOMAS). In: Cope JB, editor. Ortho TADs: clinical guide and atlas. Dallas, TX: Under Dog Media;2007. p. 213-30.

[4] Kokich VG. Altering vertical dimension in the perio-restorative patient: the orthodontic possibilities. In: Cohen M, editor. Interdisciplinary treatment planning, principle, design, implementation. Hanover Park, IL: Quintessence;2008. p. 49-80.

[5] Spear F, Kinzer G. Approaches to vertical dimension. In: Cohen M, editor. Interdisciplinary treatment planning, principle, design, implementation. Hanover Park, IL: Quintessence;2008. p. 249-82.

[6] Lin JCY, Yeh CL, Liou EJW, et al. Treatment of skeletal origin gummy smiles with miniscrew anchorage. J Clin Orthod 2008;42:285-96.

[7] Lin JCY, Liou EJW, Bowman SJ. Simultaneous reduction in vertical dimension and gummy smile using miniscrew anchorage. J Clin Orthod 2010;44:1-14.

[8] Winchell B. Orofacial myofunctional therapy for adult patients. Int J Orofacial Myol 1989;15:14-18.

[9] Dawson P. Evaluation, diagnosis and treatment of occlusal problems. 2nd ed. St. Louis, MO: Mosby;1989.

[10] Carano A, Mannarini C, Bowman SJ. Deep bites: correction and retention with permanent bite planes. Ortho Prod 2006;42-5.

[11] Ludwig B, Baumgaertel S, Bowman SJ. Mini-implants in orthodontics: innovative anchorage concepts. London: Quintessence;2008.

[12] Bowman SJ. Thinking outside the box with miniscrews. In: McNamara J Jr, editor. Microimplants as temporary orthodontic anchorage [Craniofacial

Growth Series], vol. 45. Ann Arbor, MI: University of Michigan; 2008. p. 327-90.

[13] Bowman SJ. The social six redux: is that really all there is? Ortho Tribune 2007; 2:11-15.

[14] Burrow SJ. Biomechanics and paradigm shift in orthodontic treatment planning. J Clin Orthod 2009; 43:635-44.

第 40 章

舌侧矫治和微螺钉种植体治疗成人Ⅱ类错殆畸形

Kee-Joon Lee and Young-Chel Park

一、引言

传统的成人正畸治疗被认为是不合适的,没有足够的间隙去移动牙齿,牙齿移动会导致咬合创伤,支抗不足,牙周健康,牙齿的功能以及美观得不到改善。然而不管怎样,无论什么样的年龄,完美的咬合,稳定的牙尖交错仍然是治疗的目标。在开始成人正畸治疗前,有许多问题值得考虑。

成人经常可能有一些现病史,包括牙齿磨耗、龋坏、以前的修复体。预防性的治疗措施,包括维持畸形过小牙或者融合切牙周围的间隙,在成人,当后牙近移占据了目标牙齿的间隙后,经常不可能实现的。即使在过小牙周围要获得很小的间隙,也可能需要重建整个牙列,包括磨牙远移。因此,如果磨牙关系要发生彻底的改变时,通过模型对于评估每个区域特殊的牙齿移动类型和移动量是非常重要的。

成人牙槽骨的厚度也经常呈现很大的变异。牙槽骨的高度降低是成人正畸治疗中一个重要的危险因素,因为它可能会改变牙齿的阻抗中心。所以,要选择一个可以传递精准矫治力的矫治器系统,如延伸杠杆臂。牙槽骨后段可能有一些牙槽骨丧失,使用颌内交互支抗就不太合适,骨支持式的暂时支抗装置也许才能达到最终的目标。

骨生成的能力随着年龄增长而降低,治疗成人患者,解除拥挤,要避免一些措施比如切牙唇倾或者横向扩弓,这意味着牙齿向菲薄的唇颊侧骨皮质移动,这会导致不可逆的牙龈退缩或者骨开裂。磨牙远移发生在牙槽窝内,因此,相较于其他类型的牙齿移动,是一种牙弓内获得间隙相对安全的方法(表 40-1)。

表 40-1　牙齿移动对美学、功能和安全的影响

	前部倾斜	横向扩张	远中移动
美学	不美观	不是很多	N/S
功能	不是很多	严重(倾斜)	N/S
安全	危险	特别危险(倾斜,成人)	高

N/S,不显著

在成人中,颞下颌关节紊乱也很常见,以关节弹响、摩擦音、张口受限为主要症状。特发性关节吸收,主要发生在十几岁到二十岁左右的年轻女性成人,被认为主要是病理性的结果,最后改变了面部形态形成Ⅱ类侧貌,伴随下颌后退和开殆。尽管髁突的改变主要发生在下颌后缩的Ⅱ类患者,但是Ⅱ类面型是病因还是形态学改变的结果尚不清楚。目前尚无明确的指南用于检测或预防这种病理学形态。在正畸治疗中,建议避免在此类患者中使用Ⅱ类弹性牵引,减少或降低关节的负担。这也再次强调了切牙或者磨牙支抗要建立在牙弓内,以及使用微螺钉种植体的必要性。

二、生物力学考虑

在许多种族中,Ⅱ类错殆的发病率远远高于Ⅲ类错殆[1]。Ⅱ类不仅仅意味着牙列的Ⅱ类关系还有Ⅱ类的骨/面型特征,典型的特征(具有代表性的特征)是凸面型、下颌后缩及上唇前突。治疗计划应按照患者的意愿去制定,但是以下的问题值得考虑。

(一)矫治器的美观性

美学因素在大多数成人患者治疗的过程中都非常重要,尤其是倾向于选择舌侧或者透明矫治器而非普通高度可见的唇侧矫治器的患者[2]。尽管可摘的透明矫治器相对美观舒适,但是在吃饭和清洁时需要取下来,牙齿移动的类型显著受限。相反,舌侧固定矫治器尽管在发音和维持口腔卫生上有困难,但是可以克服这些技术上的限制。所谓的舌侧治疗不是意味着一定要将所有的附件都要粘在牙齿的舌侧。患者主要关心的是在行使正常功能,比如发音、咀嚼和微笑时附件的暴露。因此,上颌前牙的美观经常是主要问题。唇/颊侧附件也可能包括在内,如果这些不在上颌前牙区,一些透明的附件,比如透明的塑料扣,也可以使用。了解这些应用的灵活性将会扩展已知舌侧正畸治疗的范围。

(二)连续的(牙弓)或者片段弓方法

大多数成人有紧密的咬合和一定程度的骨丧失,精确的牙齿移动无往返倾斜是一个绝对的要求,因为牙齿的往复移动是有害的。应用连续的牙弓或者片段弓的方法实现要求的牙齿移动,基于这个目的,仔细的评估是非常重要的。如果移动一个特定的牙齿效果不佳,辅助的暂时支抗比如微螺钉种植体可以用来移动必须要移动的目标牙。

(三)伸长或者压低的生物力学

Ⅱ类弹性牵引会伸长上颌切牙和下颌磨牙,导致下颌后下旋转,增加垂直向高度。即使不用颌间牵引,连续弓的垂直向弯曲也会导致后牙的伸长,相反这会导致下颌平面角的开张、恶化Ⅱ类面型。因此,在大多数Ⅱ类患者中伸长牙齿或片段内的牙齿是禁止的。谨慎地应用压低力学值得推荐。因此,微螺钉种值体植入牙槽骨内,正好可以创造压低力量的载体[3]。

(四)微螺钉种植体

单皮质骨类型的微螺钉种植体是一种功能多,经济实惠,创伤较其他类型(如微板、种植体、牙种植体)小的骨支持式支抗装置。

从生物力学的角度来看,应用微螺钉种植体产生的力,其力学特点是单一方向持续的力,中等大小的压低力。因此,微螺钉种植体支抗在治疗成人Ⅱ类错殆时是非常有利的。

正常情况下舌侧矫治器都是粘在牙齿的舌侧,舌侧和硬腭牙槽骨都适合植入种植钉,可以直接从微螺钉种植体对弓丝加力。微螺钉种植体在Ⅱ类患者中对于切牙和磨牙关系的纠正非常有效。

上颌骨主要的植入位点是颊腭侧的牙间牙槽骨区域(图 40-1A,B)[4]。长一点的微螺钉种植体推荐在腭侧而不是颊侧使用,比如,在颊侧植入7mm的种植钉,在腭侧就需要 8～9mm(图 40-1B)为了避免损伤邻牙牙根,必须保证充足的根尖距离和骨质厚度。在上颌骨,第二前磨牙与第一磨牙、第一磨牙与第二磨牙之间的牙槽骨区域被认为是安全的植入区域(图 40-1C)。腭侧植入时要避免损伤腭侧的重要神经和血管。在上颌腭侧比唇侧更容易延伸水平臂,应用平行力也能控制牙齿移动的类型。腭中缝是一个适宜的植入部位,尤其是对于舌侧矫治器。应用腭侧种植钉可以灵活地控制各种类型的磨牙和(或)切牙的移动。然而,腭侧微种植钉会创造一个垂直向的分力,导致目标片段的压低。

尽管颊舌侧牙槽骨的根尖距足够植入,由于舌的存在,下颌有较少的适宜位点。前磨牙及磨牙的颊侧皮质骨厚度以及根尖的位置足够微种植钉的维持,但是,磨牙后垫区有厚厚的软组织覆盖皮质骨,微螺钉种植体的维持中会有些困难。在下颌牙齿的远移和直立中,磨牙后垫区被认为是一个相对稳定的植入位点。

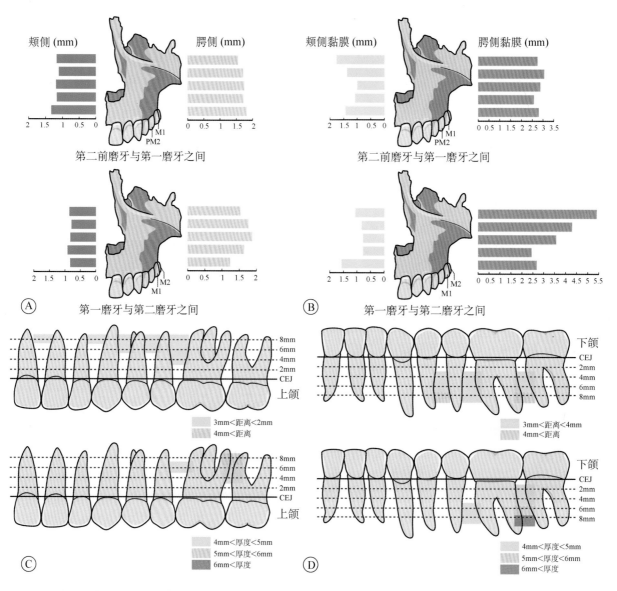

图 40-1 植入位置。A,B. 上颌颊腭牙槽骨区域骨皮质厚度(A)和软组织厚度(B)。C,D. 上颌可用的牙槽骨(C)和下颌可用的牙槽骨(D)。CEJ. 牙骨质交界处(经 Lee 等的许可使用,2009)

三、Ⅱ类患者舌侧正畸操作指南

(一)治疗目标

治疗之前首先要设定治疗目标,尤其是从骀面。

1. 牙齿移动

以中线为参考线,每个象限牙齿移动的量和方向以及牙弓长度的差异都需要量化。这就要评估每侧对称或者不对称的牙齿移动量,尤其是初始咬合关系是不对称的。临床医师还要通过影像

学确定每个象限矢状向、垂直向及水平向需要的移动量,决定特定的牙齿或者片段是否需要移动。

治疗之前要确定前牙或者后牙的移动类型:倾斜移动、平行移动(整体移动)、牙根移动或者压低/伸长。比如,在前牙区,唇倾的前牙通过控制倾斜需要直立,然而从Ⅱ类到的磨牙关系Ⅰ类,可能需要上颌磨牙的向后平移(整体移动),或者下颌磨牙的向前平移(整体移动)。

2. 切牙关系

骨性Ⅱ类的患者,最常用的前后向(矢状向)牙性代偿的方法,在切牙区域包括下前牙的唇倾

和(或)上前牙的舌倾[5]。这反映了软组织内的牙-牙槽骨复合体在生长发育期的代偿。相反,正颌术前的去代偿经常包括倾斜(直立)移动切牙到基骨内的理想位置:舌倾下前牙和唇倾上切牙。然而,即使存在骨性不调,为了达到成功的代偿治疗,得到满意的咬合和美学效果,非常重要的一点是不仅要移动牙冠,而且要移动牙根,这意味着要整体移动(平移)而不是倾斜移动。所需的牙齿移动类型经常是上颌切牙的整体平移和下颌切牙的直立。因此,可摘的活动矫治器不适合用于代偿治疗,因为它们不能移动牙根(实现牙根的移动)。固定矫治器可以传递(表达)精准的力学系统,更适合用于大多数代偿治疗的患者。

有两种方式可以控制切牙的移动:控制施加在托槽上的力矩-力比值或者在主弓丝上延伸施力臂改变施力位置。

上颌切牙的整体平移用腭侧弓丝的力量会比较容易。腭穹隆一般比唇颊侧的前庭沟深,因此,相比唇侧,临床医师可以在腭侧延伸更长的力臂。

较长的力臂可能实现牙齿的平移或者牙根移动,这取决于施力位置与牙齿阻抗中心的相对关系。切牙区牙槽骨高度降低时需要较长的施力臂,因为牙齿的阻抗中心随着牙槽骨的高度降低而降低。

(二) II 类错𬌗患者的磨牙远移

在 II 类患者的代偿治疗中经常需要精确的磨牙矢状向控制。如果初始的磨牙关系趋于 II 类,磨牙控制的治疗目标需加倍;近移磨牙达到完全 II 类关系或者远移磨牙达到完全 I 类关系。前者主要在拔牙治疗中应用,后者在不拔牙中应用。

磨牙关系纠正可以是通过单个牙齿移动(图 40-2A,B)或者片段移动 (图 40-2C,D)。单个牙齿的控制,涉及这颗牙齿的平移或牙根移动时,需要精确的矫治器设计。相反,结合根间的微螺钉种植体,进行片段的磨牙控制时,此类矫治器是非常简单的。前后向(矢状向),一个长的片段相比单个牙齿更容易抵抗倾斜,因此在不用附加矫治比如杠杆臂时就能实现牙齿的远中平移。

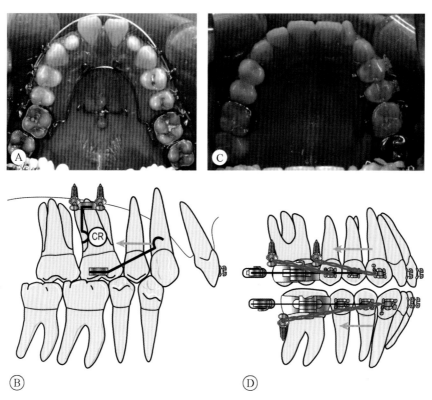

图 40-2　磨牙矫正。A,B. 临床(A)和示意图(B)显示使用腭中缝的微螺钉种植体将单个磨牙向远中移动。C,D. 临床(C)和示意图(D)显示使用在颊侧牙槽骨的微螺钉种植体将部分牙齿远中移动

用微螺钉种植体支抗进行磨牙的片段远移受到牙根与微螺钉种植体接触的限制,最大的移动量为2～3mm,这足够矫正尖对尖的Ⅱ类磨牙关系。对于磨牙远移,去除微螺钉种植体,重新植入相邻的位置也是值得推荐的。推荐植入路径的角度要保证微螺钉种植体与牙齿的牙根之间有更多的空间。同时片段远移或者整体上颌牙弓远移用连续的牙弓是可以实现的,这样减少了附加矫治器的使用,缩短了椅旁操作时间。

(三)杠杆臂的设计

在一个二维的模型,杠杆臂可以延伸到弓丝上甚至超过目标片段的阻抗中心(图40-3A)[6]。三维有限元分析显示长的杠杆臂延伸至腭穹隆可能由于力的方向会出现弹性形变向远中,相反,可能会导致切牙向舌侧移动(图40-3B)。为了保证安全准确的牙齿移动,建议两个杠杆臂延伸到每侧后用坚硬的弓丝加固。杠杆臂在前牙颊廊的长度要长达20mm。

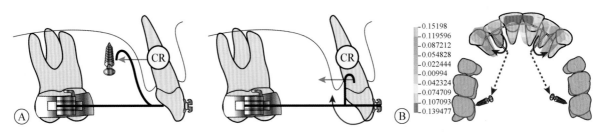

图40-3 杠杆臂的设计。A. 二维模型;B. 从种植体到舌侧弓丝施力的拾面观

(四)完成阶段

片段弓治疗后,通常需要完整连续的弓丝来稳定整个牙弓。上下垂直向的弹性牵引可以用来缩短稳定咬合的时间。然而,由于Ⅱ类或Ⅲ类牵引的伸长作用,不推荐长期使用Ⅱ类或者Ⅲ类牵引来纠正矢状向关系。

四、临床应用

下面展示了一些Ⅱ类错拾的患者用舌侧矫治器结合微螺钉种植体的临床病例。

病例1:上下颌切牙前突

一位29岁的女性,上下颌切牙前突(图40-4A,C～E)。上颌右侧中切牙前突且向唇侧移位,双侧轻度的Ⅱ类磨牙关系。上下牙弓各有3mm的长度不调,侧面为突面型,可能是由于上唇前突和颏部后缩。初始的头影测量显示中度的骨性Ⅱ类(表40-2)。考虑到前突的程度,拔除了第一前磨牙。然而,上下颌左侧的第二前磨牙做过根管治疗。最后,为了保留更坚固的牙齿第二前磨牙拔除是更合适的。为了内收八颗前牙,将切牙、尖牙、第一前磨牙作为一个整体,稳固的支

抗准备是必须的。因此,上下颌舌侧均植入了微种植钉。

表40-2 病例1:X线头影测量分析

项目	治疗前	治疗后
SNA(°)	86.59	84.79
SNB(°)	79.65	78.69
ANB(°)	6.94	6.09
Wits appraisa(mm)	0.04	−2.63
Sum(°)	396.40	396.23
SN-GoMe(°)	36.40	36.23
U1 to SN(°)	115.43	99.21
IMPA(°)	103.86	92.63
上唇到E线(mm)	3.73	−2.05
下唇到E线(mm)	5.82	−0.73

IMPA. 下切牙平面角

为了缓解切牙的拥挤,保证最大内收量的同时,先用微螺钉种植体(直径1.8mm,长度7mm,锥状外形;Orlus 18107, Ortholution, Sooul, Korea)在0.016英寸的圆丝上皮链内收尖牙与第一前磨牙(图40-4F,G)。微螺钉种植体的植入位置为上颌两颗磨牙之间的腭侧斜坡。局部内收前磨

牙与尖牙后,切牙上粘接托槽,整体排齐。下颌尖牙与第一前磨牙的内收是开始皮链挂到第二磨牙上交互牵引实现的。

整体排齐后,上下前牙均使用夹板状 H 形杠杆臂来内收,这种装置是由 0.8mm 的圆钢丝加工完成,焊接在主钢丝上(图 40-4H,I)。下颌,微种植体植入在第一磨牙近中的舌侧牙槽骨内。

内收前牙和精细调整后,去除矫治器(图 40-4B,J～L)。上下颌前牙分别移动了 8.5mm,5.5mm。唇部外形显著的改变,改善了患者的侧面型。

讨论

对于该患者,双牙弓切牙牙根牙冠的显著内收改善了侧面型。因此,在主弓丝上联合使用坚固的杠杆臂可以达到理想的牙齿移动。拔除第二前磨牙而不是第一前磨牙是另一个限制因素。为了保障最大支抗来内收上下前牙,并且提供一个合理的力可以通过切牙的阻抗中心,微螺钉种植体植入上下牙弓的舌侧牙槽骨内。最后,牙齿移动类型是上颌切牙的整体平移和下颌切牙的平移和舌侧倾斜。

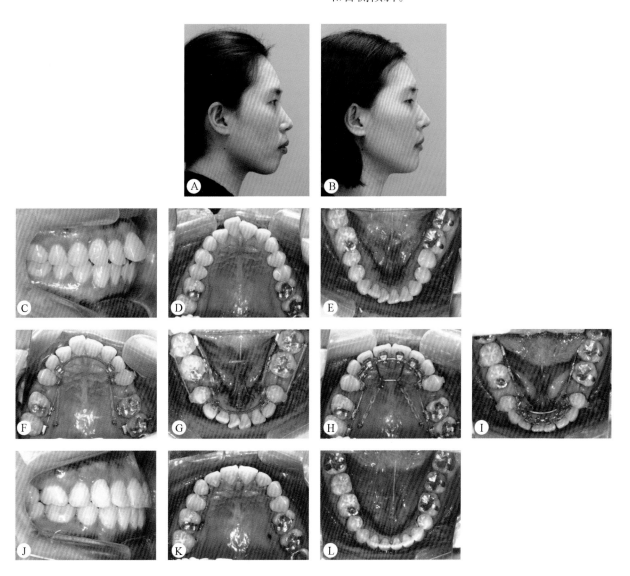

图 40-4　病例 1:内收上下颌切牙。A,C～E. 治疗前;F,G. 内收上下牙弓的尖牙和前磨牙;H,I. 内收上下颌前牙使用夹板式 H 形牵引臂;B,J～L. 治疗后

病例2:前牙开𬌗与前突

一位20岁的女性,主诉是前牙开𬌗与前突。她曾有颞下颌关节的问题,几年前已经无症状了。结合病史,可看到初始全景片上髁突头部变平。头影测量和模型分析显示该患者为严重骨性Ⅱ类错𬌗,切牙牙性代偿(下前牙唇倾和上切牙直立),2mm开𬌗,下唇休息位时颏唇肌紧张(表40-3)。

表40-3　病例2:X线头影测量分析

项目	治疗前	治疗后
SNA(°)	87.14	85.31
SNB(°)	76.96	77.42
ANB(°)	10.18	7.89
Wits appraisal(mm)	1.95	3.88
Sum(°)	401.59	400.42
SN-GoMe(°)	41.59	540.42
U1 to SN(°)	104.44	97.91
IMPA(°)	115.15	96.45
上唇到E线(mm)	4.42	1.49
下唇到E线(mm)	7.63	1.64

IMPA.下切牙平面角

她的主诉是用隐形矫治器改善侧貌。然而,尽管严重的骨性错𬌗,她并不想做有创的正颌外科手术。因此,她选择了正畸的掩饰性治疗,主要目的在不进行下颌前徙手术的前提下创造外貌显著的改变。这种方法的有限性已经向患者解释,并获得知情同意。考虑到代偿的切牙关系,计划最大限度地实现上颌切牙的平移。控制下颌切牙的倾斜移动。

为了达到最大化的上颌切牙平移,需要实施一个高位线的力量,这个力量由焊接在主弓丝上横跨牙弓位于腭侧最深处的杠杆臂连接在腭中缝处的微螺钉种植体上(直径1.8mm,长度7mm,锥状外形;Orlus 18107)来实现(图40-5F,G)。

可以看到内收过程中垂直向的过山车效应,所以主弓丝从尖牙远中分段。高位线的力量持续提供切牙段的牙根移动(图40-5H)。

进一步片段内收8个月后,可见咬合平面整平(图40-5I)。在片段弓上进一步关闭剩余间隙。

治疗18个月后,间隙关闭,精细调整完成(图40-5B,J～L)。通过上颌切牙的整体平移实现了合适的切牙和磨牙关系。她的侧貌得到了改善,主要是通过内收上下唇,释放了软组织的张力,尤其是颏唇肌。

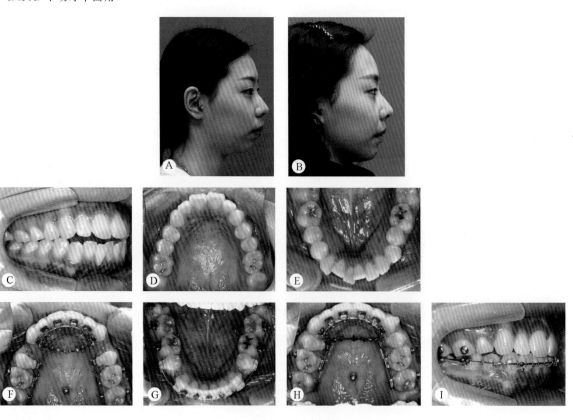

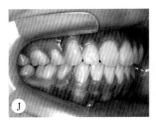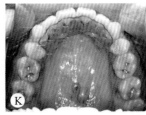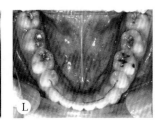

图 40-5　病例 2:前牙开骀和前突。A,C~E. 治疗前;F,G. 拔除前磨牙,上颌牙弓放置舌侧矫治器,下颌牙弓放置传统固定矫治器;H.4 个月后;I. 完成部分内收;B,J~L. 治疗后

治疗 1 年后的随访,颞下颌关节没有显示任何显著的变化,咬合仍然稳定。切牙关系,中线以及磨牙关系早短期保持阶段维持良好。

讨论

为了克服潜在的严重骨性 II 类的面型,在这个患者的治疗中伸长牙齿是严格禁止的。选择腭中缝的微螺钉种植体结合从切牙托槽延伸的长的杠杆臂,产生高位线的压低力量,平移上颌切牙。最后移动的结果是舌侧平移上颌切牙和舌倾(直立)下颌切牙。患者接受下颌唇侧粘接矫治器。

病例 3:上颌前牙前突

37 岁女性,主诉是上颌前牙前突(图 40-6A,C~E)。初始头影测量和模型分析显示严重的骨性 II 类错骀和双侧尖对尖的磨牙关系(表 40-4)。

表 40-4　病例 3:X 线头影测量分析

项目	治疗前	治疗后
SNA(°)	76.68	76.00
SNB(°)	71.45	71.4
ANB(°)	5.24	4.60
Wits appraisal(mm)	2.73	0.48
Sum(°)	397.58	396.95
SN-GoMe(°)	37.58	36.95
U1 to SN(°)	107.19	98.76
IMPA(°)	106.43	112.55
上唇到 E 线(mm)	1.63	1.31
下唇到 E 线(mm)	2.41	1.26

IMPA. 下骀切牙平面角

上下颌切牙均唇倾,尤其是上颌切牙牙根较短,前牙区牙槽骨严重丧失。患者拒绝接受正颌手术,要求做侵入性较小的正畸治疗。考虑到她的上颌切牙,左右两侧分别远移磨牙 3.5mm 较拔除前磨牙更好。为了避免切牙的往返移动,用牙和(或)组织支持式的口内远移装置,比如 Distal Jet 或者钟摆矫治器,是不可行的。相反,同时远移磨牙和切牙,如整个牙弓,是计划在内的。

为了减少排齐时的摩擦力,选择了二维的舌侧矫治器粘接在前牙上。排齐整平后,去除二维的托槽,整个上牙弓用改进的杠杆臂内收,该装置包括一个网状垫,粘接在前牙上,避免托槽-弓丝之间相互作用时该装置的移动,传统的主弓丝插入后牙的托槽内(图 40-6F,G)。微螺钉种植体植入在磨牙之间的腭侧斜坡上。

为了达到充足的远移,颊舌侧又增加了微螺钉种植体。达到显著的远移后,粘接传统的舌侧矫治器完成治疗(图 40-6H,I)。

治疗 27 个月后,去除了所有的矫治器(图 40-6J~L)。上颌切牙内收 6mm,上颌磨牙远移 3.5mm,下颌切牙唇倾 2.0mm,患者的面型得到了改善(图 40-6B)。

讨论

代偿治疗的有限性已经提前告知患者,患者满意这样的治疗结果。

五、小结

基于治疗过程中的美学考虑和治疗效果,舌侧矫治器对于成人来说也许是一个非常好的选择。在舌侧矫治器中应用微螺钉种植体的最大优势在于依据其植入位点可以产生绝对的分段移动。它的广泛实用性使得正畸医生可以尝试在非常具有挑战性的病例中应用舌侧矫治器治疗。

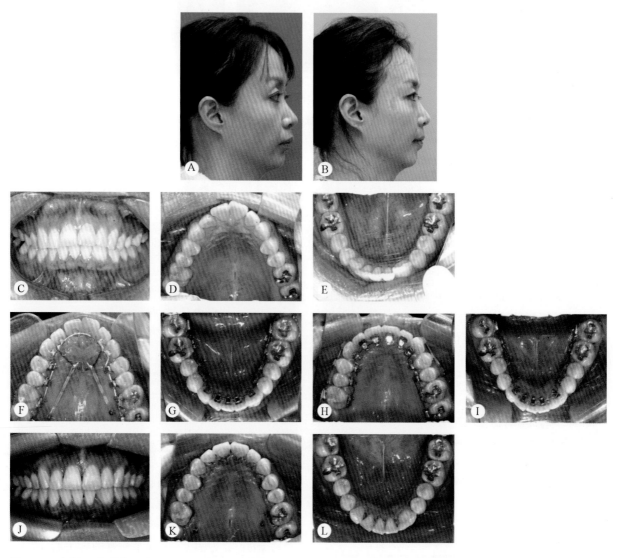

图 40-6　病例 3:上颌前牙前突。A. 治疗前;B. 治疗后;C~E. 治疗前口内像;F,G. 种植体植入后弹性皮链内收上颌牙弓;H,I. 植入颊侧种植钉;J~L. 治疗后口内像

参 考 文 献

[1]　Tod MA,Taverne AA. Prevalence of malocclusion traitsin an Australian adult population. Aust Orthod J 1997;15;16-22.

[2]　Hohoff A,Wiechmann D,Fillion D,et al. Evaluation of the parameters underlying the decision by adult patients to opt for lingual therapy:an international comparison. J Orofac Orthop 2003;64;135-44.

[3]　Lee KJ,Park YC,Hwang CJ,et al. Displacement pattern of the maxillary arch depending on miniscrew position in sliding mechanics. Am J Orthod Dentofacial Orthop 2011;140;224-32.

[4]　Lee KJ,Joo E,Kim KD,et al. Computed tomographic analysis of tooth-bearing alveolar bone for orthodontic miniscrew placement. Am J Orthod Dentofacial Orthop 2009;135;486-94.

[5]　Kinzinger G,Frye L,Diedrich P. Class Ⅱ treatment in adults:comparing camouflage orthodontics,dentofacial orthopedics and orthognathic surgery. A cephalometric study to evaluate various therapeutic

effects. J Orofac Orthop 2009;70:63-91.

[6]　Park YC,Choy K,Lee JS,et al. Lever-arm mechanics in lingual orthodontics. J Clin Orthod 2000;34:601-5.

[7]　Kim KH,Lee KJ,Cha JY,et al. Finite element analysis of effectiveness of lever arm in lingual sliding mechanics. Korean J Orthod 2011;41:324-36.

第 41 章

骨性支抗在舌侧矫治中滑动机制的运用

Kyoto Takemoto and Moschos A. Papadopoulos

一、引言

Ⅱ类错殆的治疗经常包括上颌磨牙的远移以及随后前牙的内收。这可以利用无摩擦（用闭隙曲法）或有摩擦力（用滑动法）的方法实现。表 41-1 比较了这两种方法，临床医生了解两种方法的优缺点是非常重要的，这样才能在对患者的治疗中选择合适的机制。

表 41-1　闭隙曲和滑动法的优缺点

	闭隙曲	滑动法
弓丝摩擦	＋	－
防倾斜弯曲	＋	＋/－
控制内收力	＋	＋/－
单侧拔牙情况	＋	＋/－
打开咬合控制	＋	－
不适	＋/－	＋
弓丝弯曲	－	＋

"＋"优点；"－"缺点

微螺钉种植体可以在下颌牙弓相比上颌提供更强大的支抗，尽管在舌侧正畸的过程中上颌牙弓后段更需要增强支抗[1-3]。在上颌牙弓，有很多种方法，包括最大、中等、最小支抗（如微种植钉、横腭杆、头帽、Ⅱ类牵引）可以辅助闭隙曲和滑动法。

本章重点讨论在Ⅱ类错殆的舌侧矫正以及应用滑动法整体内收上前牙，结合微螺钉种植体增强后牙支抗。

二、临床应用

舌侧正畸治疗Ⅱ类错殆，整体内收上牙列，强大的内收力会导致后牙的近中倾斜，最后可能会影响侧方功能殆。应用微螺钉种植体增强支抗可以避免上颌后牙在前牙整体内收时或关闭拔牙间隙时的往返移动。

微螺钉种植体可植入在腭侧根间牙槽骨内或者腭中缝处。

（一）根间位点

最常见的植入位点是腭侧的根间，通常是双侧上颌第二前磨牙与第一磨牙牙根之间（图 41-1A，B），因为这些位置有最高质与量的骨质。这个位置的微螺钉种植体，皮链或者闭合式拉簧放置在微螺钉种植体和上颌尖牙与前磨牙之间弓丝的牵引钩之间，利用滑动法整体内收上前牙。

弓丝上经常加入字曲来维持上颌前牙的转矩。这个过程可能会导致上颌前牙舌倾和覆殆加深，尤其是内收的力量非常大时。然而，上颌后牙可能会被压低，最后可能会出现后牙咬合错乱（图 41-1B）。因此，这种方法可以应用于开殆的患者，尤其是上颌前牙唇倾。深覆殆的患者不适宜用此类方法，比如安氏Ⅱ类 2 分类错殆的患者。

（二）腭中缝位点

微螺钉种植体在腭中缝的水平位置是在第二

前磨牙与第一磨牙之间(图 41-1C,D)。微螺钉种植体在这个位置,闭合式拉簧或皮链放置在微螺钉种植体与上颌侧切牙与尖牙之间的牵引钩上,用滑动法整体内收上颌牙列。

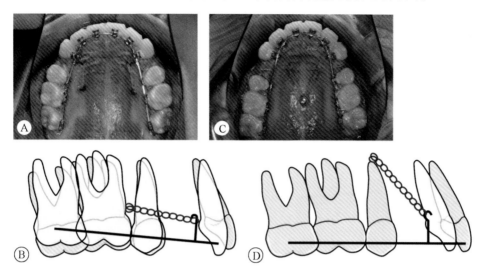

图 41-1　上颌前牙一起内收。A,B. 微螺钉种植体植入位置的临床图片(A)和示意图(B)。C,D. 微螺钉种植体植入在腭中缝区域的临床图片(C)和示意图(D)显示腭中缝区的微螺钉种植体

如果需要强大的压低力量,那么微螺钉种植体可以植入在更近中的位置;如果需要远中移动的力量,可以植入在更远中的位置。这种方式在内收的过程中不会加深覆殆,因为可以同时实施压低和内收的力量,后牙维持稳定不变。然而,应用了这种附加的压低力量,需要更长的时间内收前牙。因此,这种方法适用于正常覆殆或深覆殆的患者,不宜在开殆患者中使用。

病例展示

病例 1:非拔牙治疗上颌前牙前突

21 岁的女性,上颌前牙前突。她属于安氏Ⅱ类 1 分类错殆畸形,双侧Ⅱ类磨牙和尖牙关系,上下颌骨为 1 类骨性关系(图 41-2A,B)。

初始,上颌舌弓粘接在上颌第一磨牙上,两颗微螺钉种植体植入在上颌第二前磨牙与第一磨牙之间(图 41-2C)。在微螺钉种植体与舌弓之间应用弹性皮链远移上颌磨牙,如图 41-2C 所示。磨牙远移在 9 个月内完成(图 41-2D)。

去除舌弓,舌侧矫治器(STb Light Lingual System,Ormco,Orange,CA,American)粘接在上下牙弓内(图 41-2E,F),应用这种舌侧矫正系统和直丝弓方法,排齐整平上下牙列,同时内收上颌前牙与第一前磨牙。内收前牙之前,先在尖牙与第一前磨牙托槽之间放置开放式推簧,与此同时,微螺钉种植体通过结扎丝与尖牙的托槽相连来增强支抗。随后,弹性皮链挂在种植体与上颌尖牙与第一前磨牙之间弓丝上的牵引钩上,内收前牙(图 41-2G)。治疗 2 年之后,应用短Ⅱ类牵引,治疗的完成阶段(图 41-2G,H)。治疗过程中的弓丝使用顺序如表 41-2 所示。

总共治疗 3 年后,去除了固定矫治器与微螺钉种植体(图 41-2I～L)。最后的结果是一个功能良好的咬合,尖牙与磨牙Ⅰ类关系,前牙转矩良好,覆殆覆盖非常完美。

病例 2:拔牙治疗上颌前牙前突

21 岁女性,上颌前牙前突。她的双侧磨牙是Ⅰ类关系,上颌前牙严重前突,有一个非常大的覆盖(图 41-3A,B)。覆盖大主要是因为下颌缺失两颗侧切牙。此外,上颌右侧第二乳磨牙尚在,但是相应的第二前磨牙缺失。下颌侧切牙与上颌右侧第二前磨牙先天缺失。她的上下颌骨是Ⅱ类骨性关系,有轻微的垂直向(长面型)生长趋势。

表 41-2　病例 1:弓丝使用顺序

日期	上颌牙弓	下颌牙弓
2008 年 11 月	0.012 英寸镍钛丝	0.012 英寸镍钛丝
2009 年 1 月	0.016 英寸×0.016 英寸镍钛丝	
2009 年 3 月	0.0175 英寸×0.0175 英寸 TMA 丝	
2009 年 5 月	0.016 英寸×0.016 英寸不锈钢丝	0.016 英寸×0.016 英寸 NiTi 丝
2009 年 6 月	0.018 英寸×0.018 英寸不锈钢丝	
2009 年 11 月	0.0175 英寸×0.0175 英寸 TMA 丝	
2010 年 11 月		0.0175 英寸×0.0175 英寸 TMA 丝

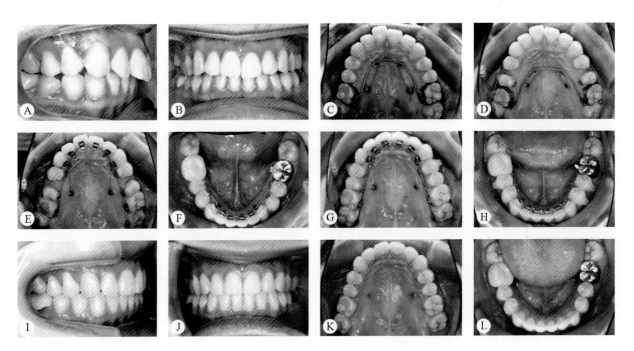

图 41-2　病例 1:治疗上颌前牙前突不拔牙的方法。A,B. 治疗之前。C. 上颌舌弓并且植入两个微种植体。于 9 个月后上颌磨牙远中移动结束。E,F. 在开始治疗的第 10 个月后,取下舌弓和托槽。G,H. 矫治时间 2 年结束。I~L. 治疗结束

　　治疗开始之前,拔除了上颌右侧的第二乳磨牙和左侧的第二前磨牙。舌侧矫治器(STb Light Lingual System)粘接在上下牙列上,用直丝弓技术进行排齐整平(图 41-3G~I)。

　　治疗 3 个月之后,两颗微螺钉种植体植入上颌第一磨牙和第二磨牙之间作为支抗来内收上前牙(图 41-3J~L)。在微螺钉种植体与尖牙与前磨牙之间弓丝上的牵引钩之间挂皮链。

　　治疗 9 个月之后,已经完成上颌第一前磨牙与前牙的内收(图 41-3M~O)。因为出现了上颌前牙的舌倾与后牙错𬌗,上颌牙弓再次被整平,关闭了最后的拔牙间隙,进行了精细调整。治疗过程中弓丝的使用顺序如表 41-3 所示。

　　总的治疗时间为 2.5 年。治疗结束后,去除了固定的舌侧矫治器和微螺钉种植体(图 41-3P~R)。最后的结果展示一个良好的,稳定的Ⅰ类尖牙和磨牙关系的咬合,正常的覆𬌗覆盖,良好的前牙转矩。

表 41-3 病例 2:治疗过程中弓丝的应用顺序

日期	上颌牙弓	下颌牙弓
2008 年 4 月	0.012 英寸镍钛丝	0.012 英寸镍钛丝
2008 年 6 月	0.016 英寸×0.016 英寸镍钛丝	0.016 英寸×0.016 英寸镍钛丝
2008 年 7 月	0.016 英寸不锈钢丝	
2008 年 8 月		0.0175 英寸×0.0175 英寸 TMA 丝
2008 年 12 月	0.016 英寸×0.016 英寸镍钛丝	
2009 年 1 月	0.0175 英寸×0.0175 英寸 TMA 方丝	
2009 年 4 月	0.016 英寸×0.022 英寸不锈钢丝	
2009 年 8 月		
2009 年 10 月	0.018 英寸×0.01 英寸 β-钛	0.018 英寸×0.01 英寸 TMA 丝

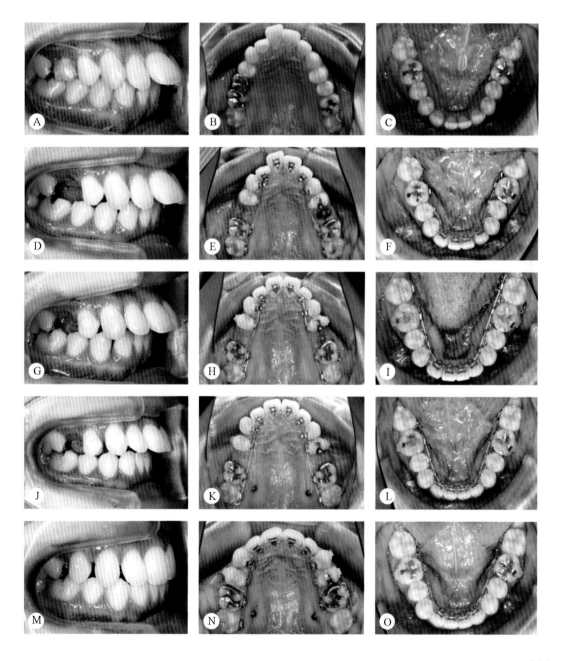

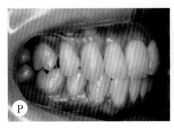
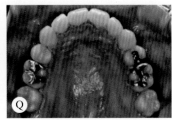
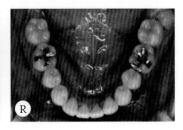

图 41-3　病例 2：上颌前突的拔牙矫治。A～C. 治疗前。D～F. 拔牙后粘贴舌侧托槽矫治器。G～I. 开始治疗 2 个月后。J～L. 治疗 3 个月后，将两个微种植钉植入在上颌第一磨牙和第二磨牙之间。M～O. 9 个月后上颌第一前磨牙和前牙开始内收。G～I. 治疗结束后

参 考 文 献

［1］ Geron S. Anchorage considerations in lingual ortho-dontics. Semin Orthod 2006;12;167-77.

［2］ Papadopoulos MA, Papageorgiou SN, Zogakis IP. Clinical effectiveness of orthodontic miniscrew implants;a meta-analysis. J Dent Res 2011;90;969-76.

［3］ Scuzzo G, Takemoto K, Invisible orthodontics. Current concepts and solutions in lingual orthodontics. Berlin;Quintessence;2003.

第42章

杠杆臂和微螺钉种植体系统远移上颌磨牙和内收前牙

Seung-Min Lim and Ryoon-Ki Hong

一、引言

本章主要讨论应用杠杆臂和微螺钉种植体系统通过远移磨牙和内收前牙来治疗Ⅱ类错𬌗畸形。

二、远移上颌磨牙

理想的远移上颌磨牙的力学系统应该在三维方向的不同平面有特定的效应。

- 矢状向平面:可以产生磨牙的整体远中移动而相互作用的力量不会对前牙产生副作用。
- 垂直向平面:实施压低的力量同时远移,不改变下颌平面角(比如,避免不必要的磨牙伸长)。
- 横向平面:控制磨牙的扭转。

(一)杠杆臂和微螺钉种植体系统

杠杆臂和微螺钉种植体系统能满足上述需求。舌侧的杠杆臂非常容易制作,置于上颌适合各种深度和宽度的硬腭。杠杆臂的应用,相较于标准的拉簧,以一种更简单的方式改变了施力点以及力矩/力比值,因为不能通过单独调整拉簧来产生不同的力和力矩。

对于牙齿的整体移动,需要有两个施加在离牙齿阻抗中心有一定距离的力量。一个力量在冠水平,另一个在根尖,形成一个最终的力量可通过牙齿的阻抗中心,因此,可以实现无扭转的移动。

杠杆臂和微螺钉种植体系统可以通过颊腭侧的力学系统,调整远中移动的力,因此,改变整个力的作用方向,如图42-1所示[1]。如果远移磨牙的过程中需要进行后牙的扩弓,可以通过联合使用横腭杆(TPA)来实现。为了防止扩弓时上颌第一磨牙腭尖的下垂,要在使用TPA时加上根颊向的转矩,或者改变腭中缝微种植钉与TPA之间的高度施加充足的压低力。杠杆臂和微种植钉系统包括3颗微螺钉种植体(一颗植入腭中缝处,另外两颗分别植入上颌第一磨牙与第二前磨牙唇侧牙根之间),两个颊侧的杠杆臂,TPA作为腭侧平衡臂,上颌第一磨牙粘接带环(偶尔上颌第二磨牙也粘接托槽)(图42-1A~C)。用皮链来加力。

1. 矫治器的结构

上颌第一磨牙粘接带环,颊侧焊接双管(0.022英寸),腭侧是Burstone舌侧托槽(0.032英寸×0.032英寸)。上颌第二磨牙粘接0.022英寸的颊管。可以用TMA丝(0.032英寸×0.032英寸)或者钢丝(0.9mm)弯制TPA,用作腭侧平衡臂。如果用钢丝弯制的话,放入Burstone舌侧托槽的部分需要用绿色金刚砂车针调磨一下才能放进去。颊侧的杠杆臂由0.019英寸×0.025 英寸的钢丝弯制的。微螺钉种植体与颊腭侧杠杆臂的位置是通过评估侧位片(图 42-1D)和上颌模型而确定的。图 42-2 展示了间接粘接颊腭侧杠杆臂的方法。如果不需要上颌磨牙的扩弓,或者需要压低双侧第一和第二磨牙,可以在双侧第一和第二磨牙上粘接横腭杆(TPA)。

考虑到磨牙的阻抗中心,为了在理想的位置施加力量,杠杆臂的长度可以通过全方位评估侧位片后设定(图 42-1D)。如果牙槽骨的高度很低,牙齿的阻抗中心向根尖移位;因此,要仔细地评估牙槽骨的高度。要评估殆平面和面型来决定牙齿移动的类型,比如,牙齿是否需要以平行于殆平面而远移或同时要进行压低。

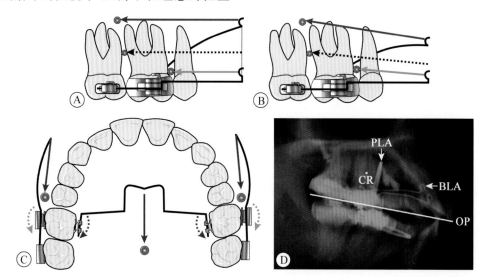

图 42-1　杠杆臂和微螺钉种植体系统。A. 远中移动力通过上颌磨牙阻抗中心,使牙整体地平行移动。B. 合力的方向通过上颌磨牙阻挠中心,通过干预产生一个整体远中移动。C. 颊侧和腭侧的力一起控制上颌磨牙旋转。D. 决定杠杆臂的长度和植入微螺钉种植钉的位置用 X 线头颅侧位定位片来确定。OP:殆平面,PLA:腭侧,BLA:颊侧杠杆臂

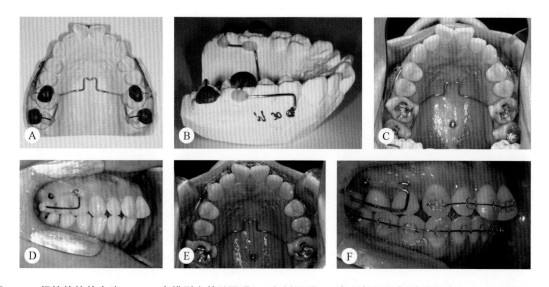

图 42-2　间接粘接的方法。A,B. 在模型上的殆面观(A)和侧面观(B)弯制颊侧杠杆臂的形态。C,D. 杠杆臂安置和植入微螺钉种植体后,口内殆面观(C)和侧面观(D),在腭侧植入一个种植钉,颊侧植入两个种植钉,并且用橡皮链来提供远中移动的力。E,F. 同一患者在磨牙远移后的口内殆面观(E)和侧面观(F)

2. 微螺钉种植体的位置

腭穹隆的深度也要考虑在内。如果腭穹隆非常浅,微螺钉种植体要植入腭中缝来实现磨牙的整体移动。然而,在大多数患者中,微螺钉种植体的头部在垂直向位于牙齿的根尖水平。因此,唇侧微种植钉在垂直向应设定至最后的力量通过了上颌磨牙阻抗中心的位置。如果腭穹隆很深,微种植钉要植入得更靠近殆方,如果比较浅时,微螺钉种植体植入得更靠近龈方。

(二)临床应用

病例 1:严重的前牙拥挤和上颌前突

一位 27 岁的韩国女性,主诉是严重的前牙拥挤和上颌前突。凸面型,磨牙为Ⅱ类关系(图 42-3A,B)。上下牙弓长度不调分别为 18.5mm 和 12mm。双侧上颌后牙弓狭窄,前牙轻度开殆。头影测量显示上下颌骨为Ⅱ类关系,垂直向(长面)生长型(表 42-1)。

治疗前,拔除了上颌第一前磨牙和第二磨牙、右侧下颌第一前磨牙以及左侧第一磨牙的残根(图 42-3D)。两颗微螺钉种植体(6mm 长)分别植入双侧上颌第一磨牙和第二前磨牙之间,皮链内收双侧尖牙(图 42-3C,D)。另外一颗微螺钉种植体植入腭中缝,3 个月后,开始远移上颌磨牙。

由于前牙的开殆趋势和开张型的生长型,远移磨牙的时候经常出现磨牙伸长,导致下颌顺时针旋转和开殆。最后,要调整双侧微螺钉种植体头部和杠杆臂垂直向的水平,在远移磨牙的同时产生压低的力量(图 42-3E,F)。用弹性皮链每侧颊侧臂施加 150g 的力,腭侧 TPA 施加总共 300g 的力(每侧上颌磨牙受到 300g 的力)。此外,0.9mm 不锈钢弓丝的扩弓性 TPA 用来纠正双侧上颌牙弓狭窄。

表 42-1　病例 1:头颅侧位 X 线片测量

测量项目	治疗前	治疗后
骨骼		
SNA(°)	81	80
SNB(°)	73	73
ANB(°)	8	7
FMA(°)	29.5	29.5
NPo-FH(°)	73.5	73.5
牙源性		
U1 to FH(°)	124	105
FMIA(°)	55	55.5
覆殆(mm)	−1	2
覆盖(mm)	8	2.5
软组织		
上唇美容线(mm)	1.5	−2
下唇美容线(mm)	3	−0.5

FMA. 眶耳平面角;FMIA. 下中切牙-眶耳平面角

治疗 9 个月后,去除了杠杆臂和横腭杆,在腭侧第二前磨牙与第一磨牙的牙根之间植入两颗微螺钉种植体(图 42-3G,H)。用皮链和牵引钩内收前牙,治疗又持续了 12 个月。

从开始治疗的 24 个月后,拆除固定矫治器。磨牙以及尖牙为Ⅰ类关系,覆殆覆盖良好。(图 42-3I,J)。治疗前后的头影测量重叠显示,上颌磨牙整体远移 3.0mm,压低 1.5mm,下颌平面角未发生改变(图 42-3K,L)。

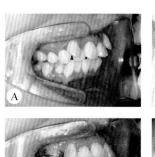
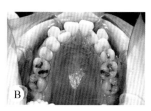
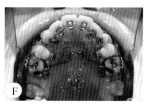
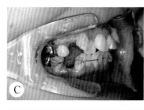
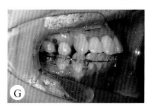
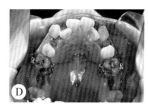
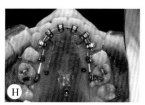

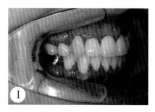
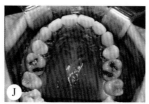
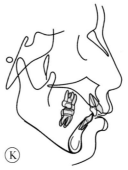
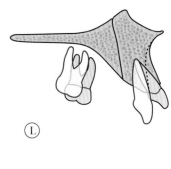

图 42-3　病例 1:上颌前牙重度拥挤伴上颌前突的磨牙远中移动。A,B. 治疗前。C,D. 下颌粘贴托槽,在上颌安置横腭杠和一个在腭侧、两个在颊侧的微螺钉种植体。颊侧的微螺钉种植体帮助尖牙内收,而腭侧的微螺钉种植体远中移动上颌磨牙。E,F. 上颌牙弓安置颊侧杠杆臂。调整微螺钉种植体垂直水平的头部和杠杆臂压低磨牙的同时并产生远中移动。G,H. 在第二前磨牙和第一磨牙之间的腭侧植入两个额外的微螺钉种植体帮助前牙内收。I~L. 治疗之后。K~L. 治疗前(黑)后(红)的 X 线头颅侧位定位片重叠图显示,SN 线重叠(K)和上颌骨重叠(L)

三、前牙内收

整体内收前牙时,暂时支抗装置可以有效地增强口内支抗。然而,转矩控制仍然是一个非常重要的问题值得考虑。

内收前牙的力学系统设计基于被移动单位(6颗前牙)的阻抗中心。应用滑动法内收前牙时,6颗前牙的阻抗中心被认为距离根尖有 77% 的总牙根长度,也就是说,在距离切牙切端 11~12mm 的根方位置(唇侧托槽根尖 6.5~7.5mm 处)。

影响牙齿移动的生物力学因素包括弓丝的尺寸,托槽槽沟的大小,托槽槽沟与弓丝之间的关系等。三维有限元分析滑动法显示,杠杆臂位于尖牙近中,在托槽根尖 5.5mm 处时,能产生前牙内收的整体移动。主弓丝上杠杆臂的位置从切牙移动至前磨牙,必须要增加杠杆臂的长度来保证平行地整体移动:杠杆臂位于侧切牙与尖牙之间时,在托槽根方,长度为 4.99mm,当它在尖牙与前磨牙之间时,其长度为 8.22mm。[5] 如果托槽槽沟与弓丝之间的摩擦力增大,为了保证整体移动也要增加杠杆臂的长度,反之亦然。因此,在应用滑动法时,杠杆臂应置于尖牙近中,从而更好地控制前牙。

在临床舌侧正畸治疗中,有几个变量影响牙齿移动的生物力学行为,这些一定要考虑在内。比如解剖参数,牙根的长度和外形,牙周膜的宽度,腭侧牙槽骨的高度,牙冠的倾斜角度,牙周组织的生理特点。

在舌侧正畸治疗中,由于托槽在牙齿舌侧面的特殊位置,内收过程中前牙转矩的控制比唇侧固定矫治器更具有挑战性(图 42-4A,B)。前牙转矩的控制可以通过直接在舌侧托槽上施加一个力矩和力,或者考虑到牙齿的阻抗中心应用杠杆臂来获得理想的力和方向(图 42-4C~E)[6-8]。理想的牙齿移动可以通过调节杠杆臂的长度和施力点来实现。应用舌侧矫治器可以使施力臂更好的就位,因为腭侧深度和宽度,有足够的空间来容纳杠杆力臂。因此,结合杠杆臂,微螺钉种植体在舌侧正畸治疗中不仅可以用来增强支抗,还可以控制前牙转矩。

(一)杠杆臂和微螺钉种植体系统

为了设计最佳的杠杆臂和微螺钉种植体系统来获得内收时考虑前牙阻抗中心的最佳力学系统,施力点与内收力的作用线要通过侧位片来确定。

图 42-4C~E 展示了各种类型的内收力整体内收的示意图。平行于𬌗平面且穿过前牙阻抗中心的力量,将会整体内收前牙,单独内收或者同时压低或者伸长前牙(图 42-4C)。

调整杠杆臂的长度,若内收力的作用线低于前牙的阻抗中心,那么将会产生前牙冠舌向的转矩(图 42-4D),然而若内收力的作用线高于前牙阻抗中心,将会产生前牙根舌向的转矩(图 42-4E)。

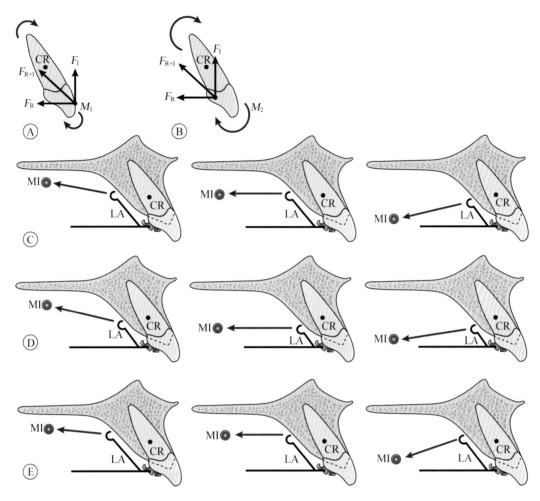

图 42-4　分析前牙内收。A,B. 托槽粘贴在上颌中切牙的唇侧(A)或者舌侧面(B)时托槽位置的效果和力的作用点引起的牙齿移动。当用舌侧矫治器时,合力是一个长力矩,相比传统的唇侧矫治器来说,切牙向舌侧倾斜多一些。C~E. 微螺钉种植体的位置不同,内收前牙的力的方向不同。(C)当矢状向合力通过切牙的抗力中心时,前牙将会整体内收和升高(图右)。(D)同时发生的前牙的冠舌向转矩通过切牙抗力中心下方,前牙将内收和压低(图左),内收(中部),内收和升高(图右)。(E)同时发生的前牙通过切牙抗力中心上方的根舌向,前牙将内收和压低(图左),内收(中部),内收和升高(图右)。CR. 抗力中心;F_R. 内收力;F_I. 压低力;F_{R+I}. 合力;LA. 杠杆臂;M_1 和 M_2. 力矩

矫治器设计

由于托槽槽沟与弓丝之间的作用是一个非常重要的因素,它会影响杠杆力臂的高度,因此,临床医生必须清楚舌侧托槽槽沟真正的尺寸及外形(表 42-2)。[9]

在舌侧矫治中,用滑动法内收前牙时,有弓丝会从托槽里穿出去的趋势。最后,如果托槽的槽沟是(开放型)的,前牙的转矩就很容易失控。这种情况下,应该用较长的杠杆臂,且要在弓丝上多加转矩。

Fujita 舌侧托槽有两种槽沟,水平槽沟和垂直槽沟。水平主槽沟和垂直槽沟的尺寸分别是0.018 英寸 × 0.025 英寸,0.019 英寸 × 0.019英寸。不锈钢弓丝(0.016 英寸 × 0.022 英寸)插入水平槽沟,作为主弓丝,与此同时,不锈钢的片段弓丝(0.018 英寸 × 0.018 英寸或 0.019 英寸 × 0.019 英寸)插入垂直向槽沟。此片段弓可以用来控制前牙转矩,防止前牙转矩丢失,这时就可以用较短的杠杆力臂来内收前牙[10]。

当杠杆力臂位于侧切牙与尖牙之间时,由于腭穹隆弧度的影响,它在垂直向的长度比实际长度短 2~3mm。因此,推荐使用 7mm 长的牵引钩

表 42-2　槽沟尺寸、类型和在槽沟顶部和槽沟底部的差值

支架式	平均槽尺寸（%）		槽沟型	槽底和顶的差值
	槽沟底	槽沟顶		
Ormco 第七代	13.95	17.23	D	3.28
STB	−0.92	2.58	D	3.5
Fujita	6.08	4.33	C	−1.75
Stealth	7.61	7.63	P	0.2
In-Ovation L	3.94	5.2	D	1.26

D. 分散式；C. 聚合式；P. 平行式

作为杠杆臂在内收前牙时控制前牙的倾斜，而 10mm 长的牵引钩来进行整体移动。或者，将 7mm 的牵引钩焊接在片段弓的弓丝（0.019 英寸×0.019 英寸）上，用来增加根舌向转矩。然而，大概需要超过 10mm 长的杠杆臂进行整体移动时，比如骨水平较低或者要求根舌向转矩者，推荐焊接 0.9mm 不锈钢丝弓丝防止变形。

（二）临床应用

病例 2：唇部前突和前牙拥挤

33 岁韩国女性，主诉是唇部前突和前牙拥挤。侧貌为凸面型，I类错殆（图 42-6A，B）。头影测量显示上下颌骨为Ⅱ类骨性关系（表 42-3）。

开始治疗时，拔除了 4 颗第一前磨牙，用间接法粘接了托槽。治疗 5 个月后，上下牙列排齐整平（图 42-6C，D）。关闭间隙时，需要整体内收上牙列且无支抗丧失。双侧上颌第一磨牙与第二前磨牙之间分别植入一枚 9mm 长的微螺钉种植体。7mm 长的牵引钩（不锈钢弓丝，0.016 英寸×0.022 英寸弓丝）作为杠杆力臂，置于尖牙远中。不锈钢弓丝（0.019 英寸×0.019 英寸）有 10°的根舌向转矩，放入垂直槽沟。评估侧位片

后，杠杆臂的上端距离切嵴有 12mm 的距离。进一步治疗 3 个月后，下颌第一磨牙与第二前磨牙之间植入 6mm 的微螺钉种植体，用来增强下颌支抗，继续治疗 10 个月。总共 18 个月后，完成治疗。

治疗后突面型得到了较大的改善，拥挤已经纠正（图 42-6E，F）。治疗前后头影测量的重叠片显示了上颌切牙的整体移动，后牙的支抗没有丧失。（上颌磨牙在切牙内收时没有近中移动；图 42-6G，H）。此外，下颌没有向下或者向后旋转，唇部前突得到了改善。

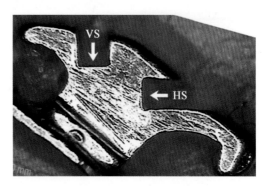

图 42-5　Fujita 舌侧托槽。VS：垂直槽沟；HS：水平槽沟

表 42-3　病例 2：头影测量分析

测量项目	治疗前	内收前	治疗后
骨性			
SNA（°）	86	86	85
SNB（°）	78	78	78
ANB（°）	8	8	7

（续　表）

测量项目	治疗前	内收前	治疗后
FMA (°)	32	31.5	31.5
NPo-FH (°)	87	86.5	86.5
牙列			
U1 to FH (°)	107	95	93
FMIA (°)	45	56	69
Overbite (mm)	3	4.5	3.5
Overjet (mm)	4.5	5	3.5
软组织			
Upper lip to E-line (mm)	5.5	4.5	0.5
Lower lip to E-line (mm)	6.5	5	1

FMA. 眶耳平面-下颌平面角；FMIA. 眶耳平面-下颌中切牙角

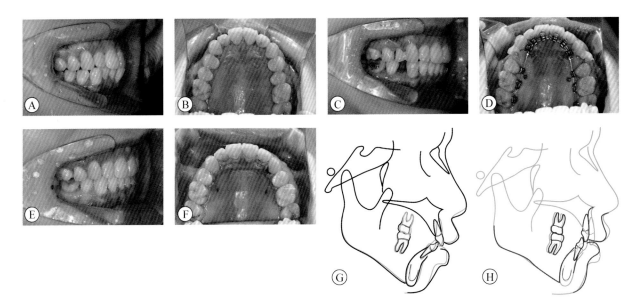

图 42-6　病例 2：前牙拥挤和前突内收。A，B. 治疗前；C. 粘接舌侧托槽；D. 上颌骨植入微螺钉种植体固定牵引钩内收前牙；E，F. 治疗后；G，H. X 线头颅侧位定位片重叠图显示治疗前（黑）和内收前（绿）(G)，内收前（绿）和治疗后（红）(H)

参 考 文 献

[1] Lim SM, Hong RK. Distal movement of maxillary molars using a lever-arm and miniscrew implant system. Angle Orthod 2008;78:167-75.

[2] Sia SS, Koga Y, Yoshida N. Determining the center of resistance of maxillary anterior teeth subjected to retraction forces in sliding mechanics: an in vivo study. Angle Orthod 2007;77:999-1003.

[3] Sia SS, Shibazaki T, Koga Y, et al. Experimental determination of optimal force system required for control of anterior tooth movement in slidingmechanics. Am J Orthod Dentofacial Orthop 2009;135:36-41.

[4] Tominaga JY, Tanaka M, Koga Y, et al. Optimal loading conditions for controlled movement of anterior teeth in sliding mechanics. Angle Orthod 2009;79:102-7.

［5］　Kim TS，Suh JS，Lee MK. Optimum conditions for parallel translation of maxillary anterior teeth under retraction force determined with the finite element method. Am J Orthod Dentofacial Orthop 2010；137：639-47.

［6］　Bantleon HP. Modified lingual lever arm technique：biomechanical considerations. In：Nanda R，editor. Biomechanics in clinical orthodontics. Philadelphia，PA：Saunders；1997. p. 229-45.

［7］　Park YC，Choy KC，Lee JS，et al. Lever-arm mechanics in lingual orthodontics. J Clin Orthod 2000；34：601-5.

［8］　Hong RK，Heo JM，Ha YK. Lever-arm and miniscrew implant system for anterior torque control during retraction in lingual orthodontic treatment. Angle Orthod 2005；75：129-41.

［9］　Lim SM，Hong RK. An evaluation of slot size in lingual orthodontic brackets. Kor J Lingual Orthod 2012；1：19-23.

［10］　Lim SM，Hong RK. The tandem archwire technique in lingual orthodontics. J Clin Orthod 2013；47：232-40.

第八部分

其他骨性支抗在Ⅱ类错殆畸形矫治中的应用

第 43 章

运用骨性支抗远移磨牙及牙列矫治 II 类错殆

Nazan Kucukkeles，Mustafa B. Ates and Nejat Erverdi

一、引言

应用骨性支抗可实现颊侧段的整体远中移动，对弓内的其他牙齿无任何副作用，也不需要延长治疗时间就可以完成 II 类错殆的矫正（详见第 2 章）。

本章主要介绍以下内容：①开始用牙支持式支抗，随后转化为用微螺钉种植体增强牙性支抗；②应用腭侧种植体；③应用颧骨微板；④应用微螺钉种植体进行上颌磨牙远移。

二、应用微螺钉种植体支持式牙性支抗系统远移磨牙

在牙弓内应用微螺钉种植体支持牙性支抗系统，可以避免单独使用牙性支抗时的一些不想要的副作用。比如前牙失抗，上颌切牙倾斜，覆殆加深。

病例 1：用 Keles 滑动杆和微螺钉种植体系统远移上颌磨牙

一个 15 岁的女孩，主诉是上颌前牙的拥挤。面部基本对称，唇闭合不全，笑线不对称，侧貌为凸面型。属于骨性 I 类，安氏 II 类 1 分类错殆畸形，有正常偏高角的垂直向生长趋势，下颌前牙唇倾。上

下牙弓的拥挤度分别为 3.05mm 和 2.55mm。（图 43-1A，B）。治疗计划包括应用 Keles Slider 远移上颌后牙段来矫正 II 类牙性关系，以及用固定矫治器排齐牙列。

治疗过程

Keles Slider 粘接在第一前磨牙与第一磨牙上。下颌牙弓粘接 Roth 系统托槽，槽沟尺寸为（0.018 英寸 × 0.025 英寸），从 0.014 英寸镍钛丝开始整平（图 43-1C，D）。3 个月后，两侧前磨牙与磨牙之间出现间隙，但是磨牙关系几乎无变化，磨牙几乎没有远移。激活的矫治器被暂停，双侧前磨牙之间植入了两枚微螺钉种植体（直径 1.6mm；长度 8.0mm），微螺钉种植体与第一前磨牙用结扎丝连轧控制支抗丧失（图 43-1E，F）。重新激活 Keles Slider，维持了 6 个月后，直至双侧均达到了超 I 类的磨牙关系（图 43-1G，H）。

然后去除 Keles Slider 矫治器，放置 Nance 弓来维持磨牙关系（图 43-1I，J）。此外，去除了初始的微螺钉种植体，两颗新的微螺钉种植体植入上颌第一磨牙近中，用这些微螺钉种植体作支抗，在不锈钢弓丝（0.016 英寸）上用皮链远移上颌前磨牙与尖牙（图 43-1I，J）。用 TMA 丝（0.016 英寸 × 0.022 英寸）加闭隙曲内收前牙时，尖牙与微螺钉种植体连扎来增强后牙支抗。总的治疗时间为 28 个月（图 43-1K，L）。

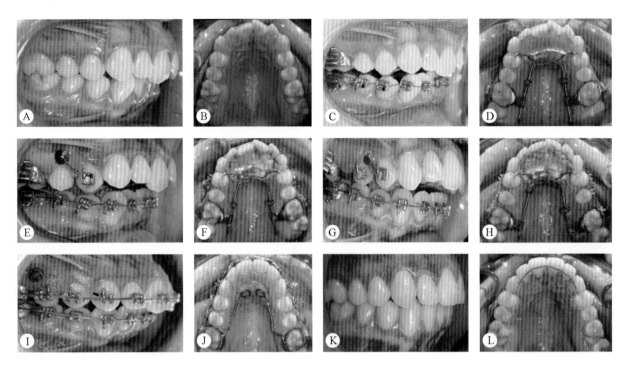

图43-1　病例1:通过 Keles 滑动装置和微螺钉种植体上颌磨牙远中移动。A,B. 治疗前;C,D. 下颌固定矫治器及上颌 Keles 滑动装置;E,F. 植入微螺钉种植体;G,H. 完成磨牙远中移动;I,J. 前磨牙和尖牙完成远中移动;K,L. 治疗后

治疗结果

该患者的治疗结果证实了在上颌第二前磨牙与第一磨牙的颊侧牙根之间以一定的倾斜角度植入微螺钉种植体,能实现上颌牙列的整体远移。在整体远移时,支抗牙没有近中移动,磨牙移动后,前磨牙与尖牙也随着远移,切牙成功内收。这种方法可以有效地实现非依赖型上颌磨牙远移而无副作用。

在颊侧作用力下,磨牙远移时第一前磨牙作为支抗牙,在腭侧前区植入喷砂过的微螺钉种植体(直径 1.8mm,长度 14.0mm),可以避免第一前磨牙的近中移动。在这个研究中第一磨牙平均的远中移动距离为 3.9mm,无支抗丧失。[1]然而,在颊侧作用力下有 8.8°的倾斜及远中腭侧的扭转。

如果磨牙远中移动出现了远中倾斜,当全口固定矫正治疗开始时,随着磨牙直立,有一些远移后的间隙可能会丧失。[2,3]最后,在固定矫治器治疗时,当用磨牙作支抗时需要考虑这些问题。

三、腭侧种植体远移磨牙

尽管有研究表明牙科种植体植入牙槽骨内,

可以承受正畸移动所需的力量,[1,4-6]许多寻求正畸治疗的患者有完整的牙列,因此没有植入种植体的位置。最后,几项研究发现了其他的位点,比如硬腭、下颌磨牙后垫区、颧突下缘、正中联合处、唇侧或颊侧根尖区域[7]。

在选择种植位点时有如下几条标准需要考虑。

■ 这个位点是否能支持计划中作为直接或间接支抗的生物力学。

■ 种植体植入后,不会造成牙根、神经、血管的损伤。

■ 植入位点的骨组织有足够的深度和厚度。

■ 如果植入位点的骨皮质较多,可以提高种植体的初始稳定性。

硬腭骨板的骨皮质较厚,广泛地应用于正畸种植体的植入位点。[8]腭中缝软组织较薄和皮质骨较厚[9],似乎是最适宜的植入位点,能达到最大的稳定性(骨组织质与量均较好),最少的软组织炎症。此处无重要解剖结构,比如神经,血管或者牙根,微螺钉种植体植入时可能会造成这些组织的损伤。[10]腭侧区有 1mm 的腭中缝区域是腭侧骨皮质最厚的位置,沿着侧方和后方骨皮质的厚度随之降低。[11]最佳区域是第一和第二前磨牙同一水平位。腭中缝此处的软组织厚度,平均是0.45～3.06mm。因腭侧黏膜自身的特点,可以保证种植体和微螺钉种植体的初始稳定性。

有研究报道了应用骨结合的腭侧种植体作为磨牙远移时的直接或者间接支抗装置的治疗结果。[8,12-13]应用腭种植体作为支抗远移上颌磨牙时,经常可见两种副作用,取决于作用力线的位置。首先,当作用力的方向在矢状向上没有通过上颌磨牙的阻抗中心,磨牙的牙冠将会向近中或者远中倾斜。其次,取决于从殆面观察远移力的位置(颊侧会导致近中外侧扭转,舌侧导致远中内侧扭转),磨牙牙冠将会向近中外侧或者远中内侧扭转。由于解剖受限,预防这种扭转趋势是非常困难的。坚固的TPA可以有效地预防这些扭转趋势。

病例2:用腭侧种植体远移上颌磨牙

一位17岁的患者,她的主诉是上颌牙列的拥挤。面部左右基本对称,侧貌为直面型。磨牙为Ⅱ类关系,上颌前牙重度拥挤(图43-2A,B)。上颌双侧尖牙唇向异位,左侧尖牙完全在牙弓外,左侧侧切牙完全反殆。上颌中线与面中线一致,下颌中线左偏1.5mm。覆殆1.0mm,覆盖1.5mm。属于骨性Ⅰ类,平均的垂直向生长型。治疗计划包括用腭侧种植体远移上颌磨牙。

治疗过程

前腭区(腭中缝旁)植入了一颗梯形螺纹钛种植体(直径4.5mm;长度3.8mm)(Frialit-2 Implant System,Synchro Screw Implants,Friadent,Mannheim,Germany)来增强支抗。等种植体骨结合3个月后,开始利用微螺旋扩弓器远移磨牙,种植体作为支抗(图43-2C,D)。嘱患者1周拧两次螺旋器(每次0.25mm),每4周复诊一次监测进度。达到超Ⅰ类磨牙关系后,该装置在原位维持3个月,防止复发,允许上颌前磨牙远中漂移(图43-2E～G)。去除螺旋扩弓器后,在后期正畸治疗的过程中(图43-2H,I),弯制1.2mm不锈钢圆丝横腭杆插入种植体基台槽沟,维持磨牙位置(图43-2G)。

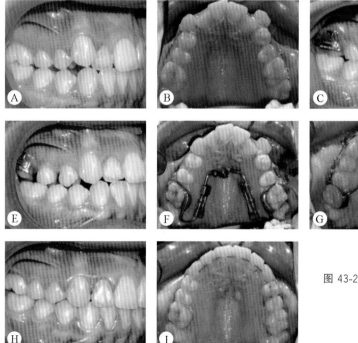
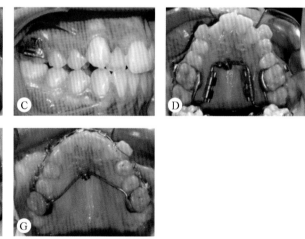

图43-2 病例2:通过腭侧种植体上颌磨牙远中移动。A,B. 治疗前;C,D. 微螺旋扩弓器联合腭侧种植体;E～G. 实现远中移动;H,I. 治疗后

治疗结果

磨牙远移耗时 6 个月,总疗程为 20 个月。上颌第一磨牙远移了 4.5mm。上颌第二前磨牙随着第一磨牙向远中迁移。同时发生了上颌磨牙的远中倾斜和切牙的压低。上颌磨牙远移的量与其他文献报道相似,7 个月远移 6.4mm,[8] 7.8 个月 6mm,[12] 6 个月 3.4~4.5mm,[5] 5 个月 5.9mm。[13] 尽管期待磨牙的整体移动,但是在治疗的过程中头影测量显示磨牙也向远中倾斜。

许多文献报道,应用口内远移装置但无骨性支抗时,远移磨牙的倾角在 4.0°~15.7°。[15,16] 然而,也有文献报道试图应用骨性支抗来避免远中倾斜,比如在弓丝内应用推簧或弹性皮链,以及正畸微型板系统(骨性支抗系统)。[6] 尽管有一些研究中将远移装置直接焊接在金属舌侧鞘上[17],或者设计矩形槽沟来避免倾斜移动(Oric Cap,Basel,Switzerland),但目前尚没有数据证实这种磨牙移动的类型。

文中提到的患者,由于在腭侧施力,上颌磨牙与前磨牙均向远颊侧轻度旋转。[18] 尽管在一个坚固的系统中不希望出现这些副作用,这可能是由于激活螺旋扩弓器后这些装置的力臂受到弯曲造成的。[19]

随着上颌牙弓受到远移的力量,越隔纤维受到牵拉,也可以看到切牙的舌倾。这种效应与其他口内磨牙远移装置的效应正好相反,它会导致上颌切牙的唇倾。[2,20,21] 然而,传统的口内远移装置会增加覆盖(1.3~4.7mm),[2,15,22] 这种并不期待的结果主要是因为此类装置将前牙作为支抗。

四、用颧牙槽嵴支抗远移磨牙

上颌是由唇颊侧的薄层骨皮质构成的。骨质的厚度不超过 2mm,但除了三个骨凸之外:①后缘凸起靠近结节区;②颧突;③鼻嵴靠近鼻区。以上三个部位均有厚实的骨质结构,这些区域可以植入种植体。后鼻嵴的位置很难进入,鼻嵴的位置因为靠近眶下孔和鼻腔,因此也不适宜植入。然而,颧上颌突的下缘可以直接进入并且远离重要的解剖结构更适合植入。由于这个位置靠近上颌磨牙,因此颧突可以作为直接或者间接支抗。

颧骨微型板在局麻下容易植入及取出。可以用在多种临床情况下,比如扩弓、内收、远移,以及治疗开殆,不依赖患者配合。然而,尽管它们提供了新治疗方法的可能性,但是仍需要选择合适的病例。

病例 3:颧骨微型板远移上颌磨牙

15 岁女孩,主诉是上颌前牙前突。面部左右基本对称,有高位笑线,唇部可以闭合,侧面为突面畸形(图 43-3A,B),临床检查右侧单侧 Ⅱ 类尖牙和磨牙关系,左侧 Ⅰ 类。上颌牙弓狭窄,上下牙列前牙轻度拥挤。治疗目标包括矫正单侧 Ⅱ 类磨牙和尖牙关系以及通过减少露龈笑和黑色颊廊改善微笑美学。治疗计划包括用颧骨支抗远移右侧上颌磨牙,随后用固定矫治器治疗。

治疗过程

颧骨微型板(Multi Purpose Implant MPI 1000,Tasarim,Istanbul,Turkey)约 0.9mm 厚,作为上颌磨牙远移的支抗。微型板的上端与颧骨的弧度相匹配,位于第一磨牙近中嵴近中 5mm 处。圆杆向下延伸到第一磨牙管的水平,然后沿着前庭沟向近中弯曲,离开前庭沟黏膜 3mm,保持该区域的卫生清洁(图 43-3C,D)。一根直径为 1mm 的不锈钢圆丝,焊接在个性化制作的金属滑动锁(Dentaurum,Ispringen,Germany)的下表面,向主弓丝延伸,将施力点转移到弓丝水平。弓丝上弯制水平的 U 形曲来调节力的方向和大小。在弓丝下缘焊接一个片段的圆管,与主弓丝在同一水平,由此来压缩开放式推簧。金属滑动锁与颧种植体近中延伸部分相连接。0.016 英寸的不锈钢圆丝穿过片段弓管,然后一个片段的 Ni-Ti 开放式推簧套在弓丝上,弓丝最后插入磨牙带环的主弓丝管。金属滑动锁向远中移动后固定在一个位置,就能充分激活开放式推簧。

患者每 4 周复诊一次来监测进度,通过远移滑动锁每两个月激活一次此装置。在接近 4 个月的时间内完成了远移(图 43-3E,F)。

远移完成后,第二前磨牙也随之远移,可能是受到越隔纤维牵拉的影响。后续的正畸治疗,用固定矫治器排齐上下前牙,精细调整咬合,在此期间种植体与磨牙管用结扎丝结扎,维持磨牙的位置。

治疗结果

治疗结束后,双侧达到了Ⅰ类尖牙与磨牙关系;上颌牙弓轻度扩张,微笑美学得到了改善(图43-3I,J)。颧骨微型板在局麻下很容易取出。

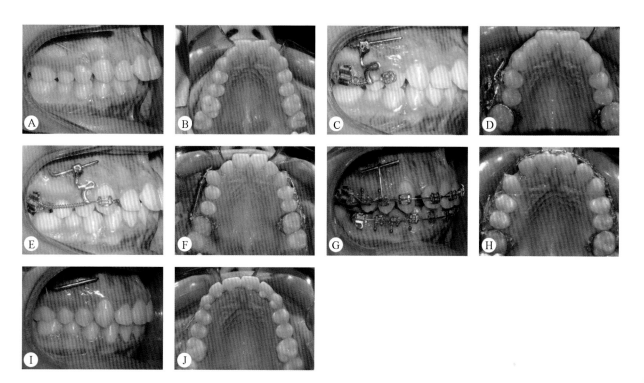

图43-3 病例3:通过颧骨微型板上颌磨牙远中移动。A,B. 治疗前;C,D. 应用颧骨微型板和远中移动装置;E,F. 上颌磨牙远中移动;G,H. 上下颌贴全口固定矫治器;I,J. 治疗后

五、微螺钉种植体远移磨牙

最近,微螺钉种植体作为固定的支抗装置已经得到了广泛应用。它们有很多临床优势:解剖位置受限小,费用低,操作简单,手术创伤小。植入微种植钉的患者50%的人表示术后无任何疼痛感,大多数表示有轻微的肿胀不适,几乎没有人表示有说话或者咀嚼困难。然而,应用微螺钉种植体也有诸多不利因素和风险:可能会损伤一些解剖结构,如牙根、神经及血管;微螺钉种植体在植入或取出时可能会折断;也可能出现失败,主要是由于种植体周围炎。据报道微螺钉种植体的成功率在80%～95%。[23]

多处解剖位点已经被建议作为微螺钉种植体

的植入位点。微螺钉种植体植入牙根下面的基骨可以预防牙根的损伤,但是限制了垂直向矢量的应用。[24,25]微螺钉种植体植入后牙牙根之间的牙槽骨可以增加施力的水平向分力。[26]上颌第二前磨牙与第一磨牙牙根之间的位置以及下颌第一磨牙与第二磨牙之间的位置,一般被认为是微螺钉种植体在颊侧的最佳植入位置。[27]

上颌近远中骨量最大的位置在第二前磨牙与第一磨牙的腭侧,而最少的位置是在上颌结节。此外,颊腭侧骨质最厚的位置在第一和第二磨牙之间,最薄的位置仍然在上颌结节。[28]

骨性支抗可以直接获得,力量直接传递至种植体,或者间接地,此时骨性支抗装置连接到支抗牙,然而力量施加到这些牙齿上,然后传递到必须要移动的一个/组牙齿。[14]

病例 4：应用微螺钉种植体远移单侧上颌磨牙

一位 16 岁男孩，主诉是上前牙的拥挤。面部左右基本对称，笑线正常，侧貌为突面型（图 43-4A，B）。属于 Ⅱ 类亚类错殆畸形，骨性 Ⅰ 类关系，平均垂直向生长型。下颌切牙唇倾，上颌牙弓有 3.75mm 的长度不调，下颌牙弓不调为 1.2mm。矫治计划包括应用微螺钉种植体远移上颌右侧磨牙段，矫正 Ⅱ 类牙性关系，固定矫治器纠正上下颌牙列的拥挤，为畸形的右侧侧切牙创造一些空间以便后续修复成正常形态。

治疗过程

选用了有带环（同病例 1）的 Roth 托槽系统，先粘接上颌托槽，2 个月后粘接下颌托槽。用 0.014 英寸的镍钛丝来整平（图 43-4C，D）。随后，插入了不锈钢圆丝（0.016 英寸），微螺钉种植体（直径 1.6mm，长度 7mm）植入上颌第一磨牙与第二磨牙之间远移上颌右侧后牙段，矫正 Ⅱ 类错殆畸形。微螺钉种植体位于龈沟上方 8mm 处，在牙根之间。随后微螺钉种植体连接至右侧尖牙，然后在闭合的拉簧上加载 150g 的远移力。为了纠正下颌殆平面的倾斜，不对称的压低辅弓结扎在主镍钛弓丝（0.016 英寸×0.016 英寸）的左侧侧切牙上（图 43-4E）。每次复诊时，激活双侧结扎至上颌尖牙的闭合式拉簧和压低辅弓。6 个月后，殆平面倾斜得到了纠正，去除了压低辅弓，更换为不锈钢弓丝。由于下颌前牙存在 Bolton 值过大，切牙进行了邻面去釉（约 1.5mm）。上颌右侧后牙段远移后在上颌右侧侧切牙与尖牙之间创造出了间隙。由于右侧侧切牙是畸形过小牙，因此用一个复合树脂修复体恢复了其正常外形（图 43-4F，G）。总的治疗时间为 18 个月。

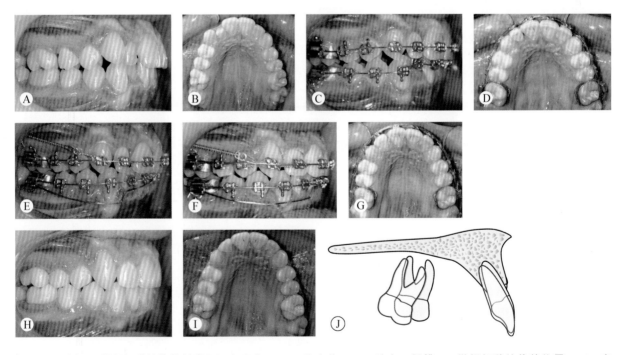

图 43-4　病例 4：微螺钉种植体单侧磨牙远中移动。A，B. 治疗前；C，D. 贴全口托槽；E. 微螺钉种植体的位置；F，G. 完成磨牙远中移动；H，I. 治疗后；J. X 线头颅侧位定位片重叠图显示治疗前（黑）后（红）的上颌骨远中移动效果

治疗结果

完成治疗后，双侧磨牙与尖牙达到Ⅰ类关系，微笑美学得到了改善（图 43-4H，I）。右侧上颌磨牙远移接近 4mm，整平的过程中轻度伸长。然而，这并不是整体移动，因为磨牙也呈现了 6°的倾斜（图 43-4J）。上颌切牙的位置基本是稳定的。微螺钉种植体在远移以及后续的治疗过程中也维

持稳定,无任何并发症,在去除托槽的时候同时去除了微螺钉种植体。在术后的全景片中没有看到牙根的吸收。此患者的治疗证实了在上颌颊侧第一磨牙与第二磨牙的牙根之间以一定的倾斜角度植入微螺钉种植体,对于远移一组牙齿是非常实用的。磨牙远移的过程中不需要患者的配合,也没有任何副作用,如切牙唇倾、下颌的顺时针旋转或者牙根吸收。该患者的疗程相比于报道中其他远移装置要慢一点。但是,总的治疗时间是相似的,甚至更短,因为利用微螺钉种植体辅助的力学方法同时远移了所有后牙。后牙段远移后,利用传统方法内收前牙,同时利用微螺钉种植体稳定矫正后的右侧段牙齿位置。

六、小结

应用骨性支抗来施加远移的力量从理论上来讲对牙弓内的其他牙齿无任何由于反作用力产生的副作用。微螺钉种植体作为骨性支抗越来越受欢迎,因为它们有多种设计,在多个部位都可以应用;可以为正畸力的实施提供稳定的支抗;非常容易植入。然而,植入的位置,与所有的支抗装置都一样,在设计远移的治疗计划时是非常重要的,计划中必须考虑力在三维方向的效应。

参 考 文 献

[1] Gelgor IE,Buyukyilmaz T,Karaman IE,et al. Intraosseous screw-supported upper molar distalization. Angle Orthod 2004;74;836-48.

[2] Ghosh J,Nanda RS. Evaluation of intraoral maxillary molar distalization technique. Am J Orthod Dentofacial Orthop 1996;10;639-46.

[3] Bolla E,Muratore F,Carano A,et al. Evaluation of maxillary molar distalization with the distal jet:A comparison with other contemporary methods. Angle Orthod 2002;72;481-94.

[4] Karaman AI,Basçiftçi FA,Polat O. Unilateral distal molar movement with an implant-supported distal jet appliance. Angle Orthod 2001;72;167-74.

[5] Oncag G,Seckin O,Dincer B,et al. Osseointegrated implants with pendulum springs for maxillary molar distalization:A cephalometric study. Am J Orthod

[6] Sugawara J,Kanzaki R,Takahashi I. Distal movement of maxillary molars in non-growing patients with the skeletal anchorage system. Am J Orthod Dentofacial Orthop 2006;129;723-33.

[7] Erverdi N,Keleş A,Nanda R. Orthodontic anchorage and skeletal implants. In:Nanda R,editor. Biomechanics and esthetic strategies in clinical orthodontics. Missouri: Elsevier,Saunders;2005. p. 278-94.

[8] Kircelli BH,Pektas ZO,Kircelli C. Maxillary molar distalization with a bone-anchored pendulum appliance. Angle Orthod 2006;76;650-9.

[9] Asscherickx K,Vannet BV,Bottenberg P,et al. Clinical observations and success rates of palatal implants. Am J Orthod Dentofacial Orthop 2010;137; 114-22.

[10] Gracco A,Lombardo L,Cozzani M,et al. Quantitative cone-beam computed tomography evaluation of palatal bone thickness for orthodontic miniscrew placement. Am J Orthod Dentofacial Orthop 2008; 134;361-9.

[11] Martinelli FL,Luiz RR,Faria M,et al. Anatomic variability in alveolar sites for skeletal anchorage. Am J Orthod Dentofacial Orthop 2010;138;252. e1-e9.

[12] Escobar SA,Tellez PA,Moncada CA,et al. Distalization of maxillary molars with the bone-supported pendulum:A clinical study. Am J Orthod Dentofacial Orthop 2007;131;545-9.

[13] Oberti G,Villegas C,Ealo M,et al. Maxillary molar distalization with the dual-force distalizer supported by mini-implants:A clinical study. Am J Orthod Dentofacial Orthop 2009;135;282. e1-e5.

[14] Uribe FA,Nanda R. Skeletal anchorage based on biomechanics. In:Nanda R,Uribe FA,editors. Temporary anchorage devices in orthodontics. Missouri: Elsevier,Mosby;2009. p. 145-63.

[15] Keles A,Sayinsu K. A new approach in maxillary molar distalization:Intraoral bodily molar distalizer. Am J Orhod Dentofacial Orthop 2000;117; 39-48.

[16] Kucukkeles N,Doganay A. Molar distalization with bimetric molar distalization arches. J Marmara Univ Dent Fac 1994;2;399-403.

[17] Giancotti A,Muzzi M,Greco M,et al. Palatal im-

Dentofacial Orthop 2007;131;16-26.

plant-supported distalizing devices: Clinical application of the Strauman Orthosystem. World J Orthod 2002;3:135-9.

[18] Kucukkeles N,Cakirer B,Mowafi M. Cephalometric evaluation of molar distalization by hyrax screw used in conjunction with a lip bumper. World J Orthod 2006;7:261-8.

[19] Zimring J,Isaacson R. Forces produced by rapid maxillary expansion. Angle Orthod 1965; 35: 178-86.

[20] Byloff FK,Darendeliler MA,Clar E,et al. Distal molar movement using the pendulum appliance. Part 2: The effects of maxillary molar root uprighting bends. Angle Orthod 1997;67:261-70.

[21] Scuzzo G,Pisani F,Takemoto K. Maxillary molar distalization with a modified pendulum appliance. J Clin Orthod 1999;33:645-50.

[22] Joseph AA,Butchart CJ. An evaluation of the pendulum distalizing appliance. Semin Orthod 2000;6:129-35.

[23] Yamada K,Kuroda S,Deguchi T,et al. Distal movement of maxillary molars using miniscrew anchorage in the buccal interradicular region. Angle Orthod 2009;79:78-84.

[24] Kanomi R. Mini implant for orthodontic anchorage. J Clin Orthod 1997;31:763-7.

[25] Costa A,Raffainl M,Melsen B. Miniscrews as orthodontic anchorage: A preliminary report. Int J Adult Orthod Orthognath Surg 1998;13:201-9.

[26] Park HS. The skeletal cortical anchorage using titanium microscrew implants. Korean J Orthod 1999;26:699-706.

[27] Park HS. An anatomical study using CT images for the implantation of micro-implants. Korean J Orthod 2002;32:435-41.

[28] Poggio PM,Incorvati C,Velo S,et al. 'Safe Zones': A guide for miniscrew positioning in the maxillary and mandibular arch. Angle Orthod 2006;76:191-7.

第 44 章

骨性支抗治疗 Ⅱ 类开𬌗

Kazuo Tanne , Junji Ohtani , Hiroko Sunagawa , Masato Kaku and Tadashi Fujita

一、引言

Ⅱ 类开𬌗形态学的特点是磨牙高度增加和下颌的向下向后旋转。Ⅱ 类开𬌗、下颌平面角大,被认为是正畸治疗中最困难的错𬌗畸形,可能与鼻咽部功能障碍相关。鼻咽部功能紊乱导致 Ⅱ 类开𬌗可能是按照下面的顺序。[2,3]

- 鼻咽呼吸道阻塞。
- 习惯性张口呼吸。
- 咀嚼肌活动性降低。尤其是咬肌,异常吞咽和吐舌。
- 后牙牙槽骨显著的垂直向生长,磨牙高度增大。
- 下颌向下向后旋转。
- 出现 Ⅱ 类开𬌗伴随小和(或)远中移位的下颌。

基于以上原因,通过压低磨牙结合向前向上旋转下颌(换句话说,下颌自动旋转)治疗开𬌗似乎是合理的。应用方丝弓技术以及拔牙、排齐牙列、伸长前牙可以纠正开𬌗。但是这种前牙伸长可导致潜在的牙根吸收。多曲方丝弓技术(MEAW)就是通过远移和压低磨牙来治疗开𬌗(图 44-1)、下颌前突、上颌前突。然而,MEAW 技术和垂直向弹性牵引对前牙同时施加了压低和伸长的力量,通常都会产生一定量的前牙伸长,这可能会导致开𬌗的复发和前牙牙根的吸收。最后,用微螺钉种植体和微型板的方法可能是一种最好的方法,可以获得良好的结果而基本无副作用。

二、微螺钉种植体治疗 Ⅱ 类开𬌗

众所周知,在 Ⅱ 类开𬌗的治疗中,为了降低复发和牙根吸收的可能,压低磨牙的方法要优于伸长切牙。从治疗的生物力学机制考虑,应用微螺钉种植体支抗可能类似于应用 MEAW 技术;然而从压伸低磨牙的效率来看,微螺钉种植体支抗要显著高于 MEAW 技术。

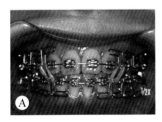 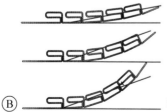 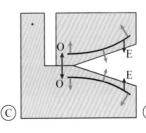 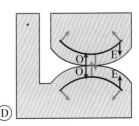

图 44-1 MEAW 技术纠正开𬌗的生物力学机制(A～D)

成功应用微螺钉种植体和微型板作为支抗取决于临床医生对种植体稳定性的多种因素的了解，患者因素（如年龄、合并症、口腔卫生、骨质）以及技术材料因素（如微螺钉种植体的长度、直径、植入技术、转矩）。第二部分详细讨论了影响微螺钉种植体和微型板进行正畸治疗成功率的因素。微螺钉种植体植入时的扭转转矩是成功植入的一个关键的决定性因素。微螺钉种植体植入的最佳扭转转矩在上颌是 5～15Ncm，下颌是 6～17Ncm，建议临床医生在最佳转矩范围内维持微螺钉种植体植入。我们的团队最近发明了一种电动驱动器（得到了日本卫生部许可证），可以控制旋转方向，速度，扭转转矩（图 44-2）。这种电动手柄驱动器是可以充电的，非常轻便，易于使用。

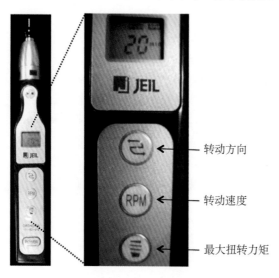

转动方向

转动速度

最大扭转力矩

图 44-2　电动转矩控制手机

病例展示

下面这些病例的治疗方法基于微螺钉种植体（病例 1 和 2）和微型板（病例 3）

病例 1：成人开𬌗

一位 23 岁的女性，开𬌗，Ⅱ类磨牙关系，覆𬌗覆盖较大，分别为 7.2mm 和 −3.6mm（图 44-3A，B）。牙-颌骨关系明显不调，且上颌第一前磨牙和下颌第二前磨牙已经被拔除。用固定矫治器初期整平后，上颌牙根之间植入四颗微螺钉种植体，颊侧两颗，腭侧两颗（图 44-3C，D）。用弹性皮链压低上颌第一和第二磨牙，以及第二前磨牙。下颌磨牙用舌弓来固定，因为 Spee 曲线比较平坦，这意味着下颌磨牙并没有伸长。治疗 8 个月后，覆𬌗从 −3.6mm 纠正到 2mm。29 个月的主动矫治后，覆𬌗覆盖得到了改善，分别从 7.2mm 纠正到 2.5mm 以及 −3.6mm 到 2.5mm，建立了功能良好的咬合（图 44-3E，F）。治疗前后的头影测量显示，上颌磨牙压低伴随着下颌的逆时针旋转（图 44-3G）。这些变化共同构成了向上向前移动下颌骨的基本原理，直接矫正Ⅱ类开𬌗错𬌗畸形。此外，上下颌切牙舌向倾斜移动，改善了唇部的凸度。

病例 2：19 岁的女性，开𬌗伴随咀嚼功能障碍

一位 19.5 岁的女性，有开𬌗的倾向，她的主诉是咬合接触少，咀嚼功能受损。之前已经拔除了 4 颗前磨牙。侧貌较凸，颏肌紧张。磨牙关系为Ⅱ类，覆盖 5.5mm，覆𬌗 0.5mm（图 44-4A）。功能检查发现患者在咀嚼和张口时颞下颌关节

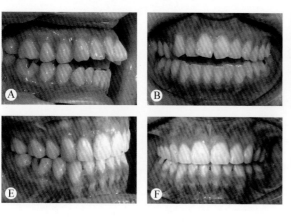

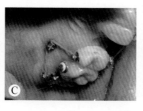

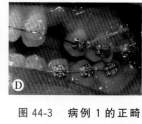

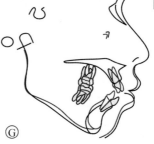

图 44-3　病例 1 的正畸治疗。A，B. 治疗前口内照；C，D. 微螺钉种植体压低上颌磨牙；E，F. 完成治疗后口内照；G. X 线头颅侧位定位片重叠图显示治疗前（黑）后（红）

(TMJ)疼痛。属于骨性 Ⅱ 类(ANB 角 9.8°),下颌严重后缩(SNB 角 66.7°),下颌平面角非常陡(37.1°)(表 44-1)。在 TMJ 影像学检查中,髁突位于相对关节窝靠后的位置(图 44-4E)。这意味着关节盘的向前移位。诊断为骨性 Ⅱ 类开𬌗伴随颞下颌关节问题。首选治疗方案是正颌手术,但患者拒绝。

正畸治疗开始时,在上下颌牙弓粘接固定矫治器;在腭中缝上颌第一磨牙水平植入一颗自攻式钛合金微种植钉(直径 1.6mm,长度 6mm,Dual-Top Auto Screw),压低上颌后牙(图 44-4B、C)。上颌放入横腭杆,维持磨牙的横向宽度。皮链挂在微螺钉种植体与第一磨牙带环的舌侧鞘上,压低磨牙。治疗过程中避免使用 Ⅱ 类牵引伸长下颌磨牙。治疗 1 年后,上颌磨牙压低完成。覆盖从 5.5mm 减小到 2.0mm,覆𬌗从 0.5mm 变化到 2.5mm;牙齿排齐到良好的尖窝交错位,TMJ 疼痛消失。保持 3 年后,咬合非常稳定,没有任何 TMJ 症状(图 44-4D)。影像学检查显示治疗后,双侧髁突移动了靠前的位置,占据关节窝偏正中的位置(图 44-4F)。面部侧貌得到了改善,颏部肌肉更加放松。

治疗前后的头影测量重叠图显示,上颌磨牙压低了 2mm,下颌逆时针旋转(图 44-4G～I),与此同时上颌切牙有根舌向转矩。ANB 角由 9.8°,变为 8.6°,下颌平面角由 37.1°变为 35.1°,Z 角从 56°变为 62.7°,这意味着软组织侧貌得到了改善(表 44-1)。

表 44-1　病例 2:X 线头颅侧位定位片测量

测量项目	治疗前	治疗后
SNA(°)	76.5	76.5
SNB(°)	66.7	67.8
ANB(°)	9.8	8.6
FMA(°)	37.1	35.1
FMIA(°)	41.2	44.3
IMPA(°)	101.6	100.6
U1-FH(°)	111.8	106.3
Z-angle(°)	56.0	62.7
覆盖(mm)	5.5	2.0
覆𬌗(mm)	0.5	2.5

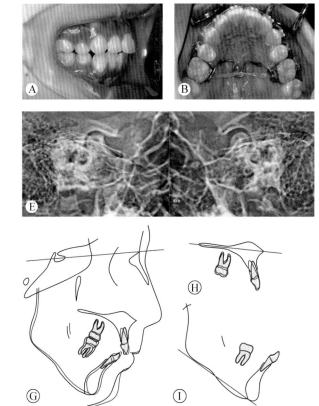

图 44-4　病例 2 的正畸治疗。A. 治疗前的口内照片;E. 治疗前双侧颞下颌关节的 X 线片;B,C. 口内阶段照片,上颌磨牙压低移动通过微螺钉种植体;D. 治疗后口内照片;F. 治疗后双侧颞下颌关节 X 线片;G～I. X 线头颅侧位定位片影像重叠图显示前颅底(G)、上颌骨(H)、下颌骨(I)治疗前(黑)、后(红)

病例 3：成人严重开殆伴严重口唇闭合不全

一位 32 岁的女性，有严重的开殆，主诉是口唇闭合困难，主要是由于上颌前突和开殆导致。尽管提出了正颌手术治疗的方案，但是患者要求更保守的治疗计划。软组织侧貌较突，颏唇肌紧张主要是习惯性张口呼吸导致。双侧磨牙为Ⅱ类关系，严重开殆，覆殆覆盖分别为 5.0mm 和 －4.2mm（图 44-5A，B）。头影测量显示骨性Ⅱ类（ANB 角 11.0°），骨性开殆，下颌平面角较大（39.3°）。治疗计划包括拔除上颌第二前磨牙后压低磨牙和内收前牙，在颧骨处植入微板提供骨性支抗（图 44-5C）。粘接固定矫治器，整平上下牙弓后，开始将弹性皮链连接到微板上，压低第一和第二磨牙。7 个月后，开殆得到了纠正（图 44-5D，E）。治疗 2 年后，达到了良好的咬合，上下颌牙弓舌侧粘接固定保持器，晚上戴活动保持器（图 44-5F，G）。保持两年后，咬合依然稳定（图 44-5H，I）。面部外形更加协调。治疗前后的头影测

量重叠图显示上颌磨牙压低了 4mm，下颌骨发生了逆时针旋转（图 44-5L）。ANB 角从 11°变到了 5.2°，下颌平面角从 39.3°变到 37.0°。

三、小结

治疗结果表明治疗开殆时，在快速压低磨牙和远移磨牙方面，微螺钉种植体比 MEAW 技术更可靠有效，对患者配合的依赖性小。颧骨微型板的骨支抗（病例 3）相较于微螺钉种植体，在压低磨牙，远移磨牙以及内收前牙时提供了更广泛和有效的牙齿移动，以上这些方面均有利于Ⅱ类开殆的矫治。

研究表明某些骨性开殆患者最理想的治疗方案是手术治疗，但在有些情况下，可能单纯的正畸治疗就可以。但是，关于种植体压低磨牙后的复发问题，也即治疗效果稳定性问题尚需进一步研究。

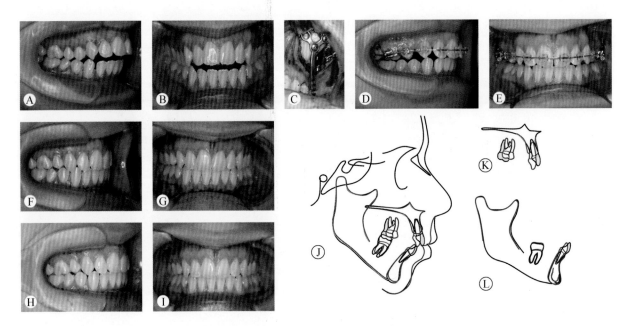

图 44-5　病例 3 的正畸治疗。A，B. 治疗前口内照片；C. 口内照片描述颧骨微型板位置；D，E. 阶段口内照片使用微型板压低磨牙；F，G. 治疗后口内照片；J~L. X 线头颅侧位定位片重叠图显示前颅底(J)、上颌骨(K)、下颌骨(L)治疗前(黑)、后(红)

参 考 文 献

[1]　Kim YH. Anterior open bite and its treatment with

MEAW. Angle Orthod 1987；57；290-321.

[2]　Tanne K. Association between nasopharyngeal disease and orthodontic treatment. Part 1；the onset of malocclusion resulted from nasorespiratory disturbances. J Orthod Pract 2000；16；11-20.

[3] Shikata N,Ueda HM,Kato M,et al. Association between nasal respiratory obstruction and vertical mandibular position. J Oral Rehabil 2004；31：957-62.

[4] Chang YI,Moon SC. Cephalometric evaluation of the anterior open bite treatment. Am J Orthod Dentofacial Orthop 1999；115：29-37.

第45章

生物创新疗法非拔牙矫治Ⅱ类错骀畸形

Kyu-Rhim Chung，HyeRan Choo and Seong-Hun Kim

一、引言

磨牙和尖牙Ⅱ类关系可能是由于骨性不调导致，下颌发育不足上颌相对正常，上颌发育过度下颌发育正常，或者上颌发育过度以及下颌发育不足。即使在双颌骨性相对协调的情况下，也可能出现牙性的Ⅱ类关系，比如乳牙早失后的上颌磨牙近移。

如果仅有很少的生长潜能，比如年龄较大的青少年或者成人，骨性不调在牙性代偿的范围内，这种错骀畸形通常应用传统的正畸生物力学来矫正，这种方法是基于牙槽骨的代偿以及拔除恒牙。然而，许多患者和家长极其抵触拔除恒牙，坚决要求非拔牙治疗。

应用骨性支抗，比如微螺钉种植体或者微型板，避免了患者配合的问题，提供了一种持续的口内支抗单位，可达到理想的牙齿移动，而周围的牙齿没有异常的移动。

本章描述了C型正畸骨支抗（OBAs）的临床应用，比如C型种植体和C型管微型板，包括即刻重定位过程来矫正Ⅱ类错骀畸形而不用拔除恒牙。

治疗的理念基于生物创新疗法（C-疗法）的基本原则。生物创新疗法是一种新的治疗理念，是由韩国 K. R. Chung 医生提出，并于 2001 年开始应用于临床。目标是建立简化的，对患者友好的正畸治疗生物力学，应用正畸骨支抗（OBAs），减少每次复诊时正畸调整的时间。这种治疗的方法是将传统的固定矫治器只粘接在需要移动的牙齿上。在生物创新疗法中，C 型 OBAs，包括 C 型种植体、C 型管微型板和（或）C 型腭微型板的应用区别于微螺钉种植体系统，它们主要关注牙齿移动系统中的核心结构，而正畸托槽和弓丝加以辅助。[2-4] C 型 OBAs 可以承受多种方向的矫正和矫形力，稳定性高，这对于同时移动多个牙齿是非常重要的，可能减少总的疗程。对重力的高效抵抗可以减少需要达到正畸牙齿移动总的 C 型 OBAs 数目。

本章将要讨论应用于非拔牙治疗Ⅱ类错骀的两种 C 型 OBAs：C 种植体和 C 管微型板。

二、C 型正畸骨支抗

在口腔内，对于正畸骨支抗（OBAs），有多种不同的力可以选择应用。比如磨牙远移，可以将 OBAs 放在前牙区，将后牙推向远中移动（推力机制），也可以将它们放置在后牙区，利用滑动杆将后牙拉向远中（拉力机制）。也可以将它们放置在上颌后牙区，配合下前牙的三类牵引来远移上下颌磨牙（图 45-1）。如果将 OBAs 植入硬腭区，固定于前磨牙舌侧区来建立暂时支抗，后部的磨牙就可以被推向远中。OBAs 植入上颌颊侧时，可以用来远移上颌磨牙而不丧失支抗。远移磨牙时最常推荐的植入位点是上颌第一磨牙与第二前磨牙之间。最后，一旦创造了足够的间隙，就需要重新定位 OBAs 的位置,因为它可能会影响前磨牙的远移。将其移到磨牙的远中区域,可以将加力机制由推力变为拉力。

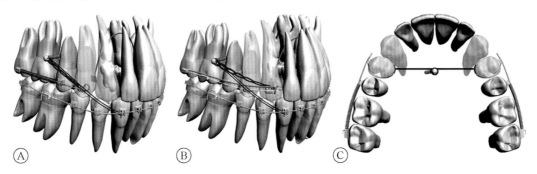

图 45-1 C 型种植体应用于不同矫治方案。A. 作为直接支抗应用在牵引装置中。应用橡皮链作用于 C 型种植体到上颌第一前磨牙(红色)和整个上颌后牙部分,而螺旋推簧(蓝管)放置在第二磨牙和第二前磨牙之间为第一磨牙创建空间。腭弓(绿色)粘结在第一前磨牙阻止了牙齿在远中移动过程中代偿性颊向倾斜。同时,C 型种植体固定支抗也应用于 III 类颌间牵引(蓝线)下颌后牙向远中移动。B. 作为直接支抗应用在第二磨牙应用开放式螺旋推簧推动个别牙远中移动来抵抗植入的 C 型种植体。C. 与腭弓作为联合支抗,把螺旋推簧放在第二磨牙和第二前磨牙之间开辟间隙。当 C 型种植体固定在腭弓上连接到第一前磨牙的舌面,它将保持牙弓宽度并防止这些牙齿代偿性近中移动。间隙将完全由第二磨牙远中移动获得

(一)C 型种植体

C 型种植体是由钛 V 型合金(C 型种植体 Co.,首尔,韩国)制成,它有一个螺纹体部(直径 1.8mm,长度 6.5mm、7.5mm 或者 8.5mm)和头部连接体(长度 1mm、2mm 或 3mm)(图 45-2A~C)。螺纹体部的选择是由骨质的厚度来决定,头部连接体是由牙龈厚度决定。螺纹体部首先植入骨内,然后放置头部连接体,因此可以避免植入或者取出时由于转矩导致的种植体颈部折断。喷砂的、大颗粒的、酸蚀的表面仅诱导部分的骨结合,容易取出。C 型种植体体积相对较小,易于植入上下颌牙根之间,使之可以广泛应用于多种临床条件。

在复杂的正畸情况下,多种不同方向的矢量可能需要同时使用或者序列使用。经常可能要将 OBAs 植入多个位置,或者一旦 OBAs 可能会变成了牙齿移动的生理性阻碍就要将其取出。[5] 颊侧 OBAs 可能在后牙远移结束后就需要将其取出重置,或者腭侧的种植体可以用来大量地远移牙齿。[6] 取出 OBAs 和重新植入不同的位点时的难度取决于骨结合的程度,以及功能性负载时骨结合是否维持。

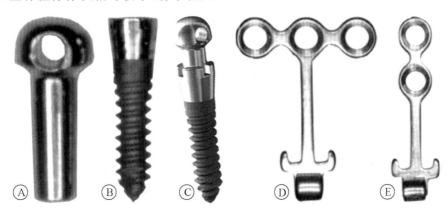

图 45-2 C 型正畸骨支抗。A~C. C 型种植体两个独立的部分(A,B)和作为一个整体时(C);D,E. C 管微钛板

C型种植体即刻重置的推荐方法

局部麻醉后,探针插入种植体头部的孔内,然后用逆时针旋转的力量向上拉,使头部连接处与螺纹体部分离。然后用C型种植体系统提供的手动螺丝刀应用逆时针旋转的力量取出螺纹体部。再次植入C型种植体时,可以以1000rpm的转速先钻一个直径1.5mm足够深的孔,穿透皮质骨,或者用1.5mm的自攻式微种植钉手动创造一个先锋孔。在轻度压力下旋转螺丝刀再次植入前,取出的C型种植体体部凹陷应该与螺丝刀紧密地贴合。C型种植体体部的角度平行于𬌗平面。使C型种植体与患者自身血供达到最大接触以便适应性改建,避免炎症刺激。然后安置头部,轻轻地将其固定在原位。正畸力可以即刻加载。

(二)C型管微型板

C型管微型板是由商业纯钛(Jin Biomed,Bucheon,Korea)制作而成(图45-2D,E),其游离末端弯曲形成管状外形的头部,有直径0.036英寸的管腔,可以暴露在口腔黏膜外,穿入正畸弓丝。支抗部分经常是Ⅰ字形,有2～3个孔,植入相应的微型板支抗螺钉。支抗螺钉是自攻式微螺钉种植体(直径1.5mm,长度4～5mm)。如果没有充足的根尖空间植入C型种植体或者需要重力控制整体牙齿移动时,推荐使用C型管微型板。

三、严重上颌拥挤和轻度下颌拥挤

下面两个病例应用C型种植体作为直接和间接支抗。

病例1:C型种植体作为直接和间接支抗

15岁的女孩,主诉是上颌前牙的拥挤(图45-3)。尖对尖的Ⅱ类磨牙关系,Ⅲ类尖牙关系,2mm的骨性开𬌗。上颌前牙段严重拥挤而下颌轻度拥挤。建议用非拔牙的治疗方案,远移和压低上颌后牙段。

C型种植体植入上颌第二前磨牙与第一磨牙之间。C型种植体的头部连接处有一个直径0.8mm的孔,可以作为正畸弓丝槽沟。首先远移第二磨牙,在第二磨牙与第二前磨牙之间的不锈钢钢丝(0.018英寸×0.025英寸)上放置开放式镍钛推簧,C型种植体作为间接支抗,其头部与第二前磨牙用不锈钢丝结扎,防止前牙近中移动(图45-3A)。用同样的方法远移第一磨牙,此时用辅弓将第二磨牙维持原位,开放式镍钛推簧置于第二磨牙与C型种植体头部之间(图45-3B)。一旦磨牙远移完成后,小心地取出C型种植体,即刻重新植入到更远中但仍然是在第一磨牙近中的位置(图45-3C)。上颌前磨牙段与作为直接支抗重新植入的C型种植体连接,皮链直接挂在前磨牙托槽上,被向远中牵拉(图45-3D)。随着前磨牙的远中移动,前牙的拥挤得到了缓解。下颌带环或者托槽在最后治疗阶段之前是没有必要的,因为所有需要的支抗可以由上颌的OBAs获得。最初植入的C型种植体再次使用仍然非常成功,即刻重新植入后18个月内没有折裂(图45-3E)。因为开始治疗时尖牙的位置非常高,因此去除正畸矫治器后,C型种植体仍然维持原位,并与尖牙的托槽用不锈钢结扎丝连接(因为美学原因更换为陶瓷托槽)维持1年(图45-3F)。

病例2:C型种植体作为直接支抗和辅助的远移装置

取代病例1中应用的镍钛推簧的是滑动的不锈钢丝(0.018英寸×0.025英寸)装置,与C型种植体作为一体,远移上颌后段牙列达到Ⅰ类的磨牙关系(图45-4A,B)。在这种方法中,C型种植体重新植入到超远中的位置来内收前磨牙和前牙(图45-4C)。C型种植体即刻重新植入后又连续使用了17个月(图45-4D)。值得注意的是上颌前磨牙区的横腭杆是非常重要的,可以避免OBAs作为间接支抗远移磨牙时上颌前磨牙不必要的颊倾。

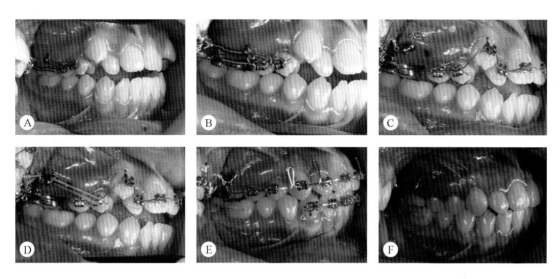

图 45-3　病例 1:C 型种植体被用作直接支抗和间接支抗。A. C 型种植体植入在上颌第一磨牙和第二前磨牙之间作为间接支抗;B. 推磨牙向远中应用 C 型种植体作为直接支抗和间接支抗;C. 在原来的植入位置稍远中重新植入 C 型种植体;D. 应用 C 型种植体配合正畸橡皮圈作为直接支抗内收前磨牙;E. 拆除之前;F. 保持 C 型种植体 1 年之后

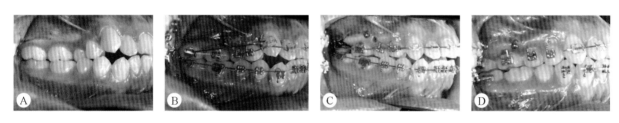

图 45-4　病例 2:C 型种植体被作为直接支抗配合辅助远中移动装置。A. 牙性 Ⅱ 类磨牙关系;B. 磨牙远中移动应用滑动杆;C. C 型种植体的重新植入;D. C 型种植体重新植入 17 个月后,最后的正畸调整

四、上颌轻度拥挤和下颌重度拥挤

下面三个病例使用了 C 型种植体和 C 型管微型板。

病例 3:在下颌骨内重新植入 C 型种植体

一位 32 岁的男性,15 年前有正畸治疗史,现在有复发,主诉是前牙拥挤和缺失左侧下颌第一磨牙(图 45-5)。治疗计划包括用单侧的 C 型种植体近移右侧下颌第二磨牙(图 45-5A)。

开始,C 型种植体植入下颌左侧第二前磨牙远中。第二磨牙颊管处设置杠杆臂,与 C 型种植体用皮链连接,近移的力通过靠近第二磨牙阻抗中心的位置。第二磨牙牙冠舌侧面同样粘接舌侧

扣,与 C 型种植体用皮链相连,避免磨牙近移时的扭转。C 型种植体的角度平行于牙体的长轴,避免皮链压迫牙龈。近移第二磨牙到开始接触 C 型种植体时,取出 C 型种植体,即刻植入第一和第二前磨牙之间(图 45-5B)。杠杆臂重新置于第二磨牙颊管的远中与 C 型种植体用更长的皮链连接。最后间隙关闭,精细调整咬合,牙根平行(图 45-5C)。C 型种植体在即刻重新植入后在近移第二和第三磨牙时成功使用了 14 个月。

病例 4:C 管微板和辅助的远移装置作为直接支抗

一位 30 岁的男性主诉是下前牙的拥挤(图 45-6A)。这是一个骨性和牙性 Ⅱ 类错𦛖,建议用

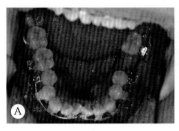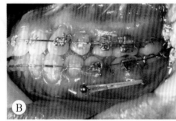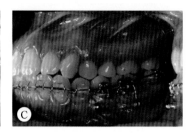

图 45-5　病例 3：下颌骨内重新植入 C 型种植体。A. 最开始阶段的间隙关闭。C 型种植体植入在第二前磨牙的远中端。B. C 型种植体被重新植入在两前磨牙之间。C. C 型种植体被重新植入 14 个月后全部间隙关闭并且到了完成阶段

非拔牙的方法进行治疗，整体远移上颌牙列以及下颌后牙，缓解下前牙的拥挤。上颌后牙区植入两块 C 管微板，因为整体远移上颌牙列的时候可能需要较大的力量。开始时，一个单独的滑动装置用来远移上颌第二磨牙（图 45-6B）。随后，多个滑动装置直接用镍钛闭合拉簧连到 C 型管微型板（图 45-6C）。上颌第二前磨牙之间立即装入横腭杆以防上颌中段牙列不必要的颊向扭转。治疗开始时上下颌牙列全部粘接固定矫治器，因为上颌牙列需要整体远移，下颌牙列需要大量的整平来直立磨牙，纠正 Spee 曲线。上颌牙列整体远移直到建立Ⅰ类尖牙磨牙关系，治疗的总疗程为27 个月（图 45-6D）。

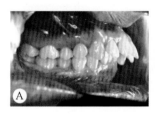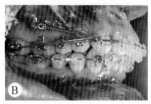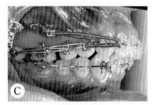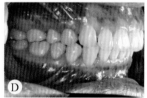

图 45-6　病例 4：C 管型钛板作为直接支抗配合辅助远中移动装置。A. 治疗之前。B. 远中移动磨牙应用 C 管型钛板和滑动杆作为直接支抗。C. 以 C 管型钛板为支抗多个滑动杆同时应用镍钛弹簧。腭弓在上颌第二前磨牙之间放置为了预防不必要的上颌中部牙齿颊侧倾斜。D. 远中移动 27 个月后拆除矫治器

病例 5：C 型种植体由上颌颊侧重新植入到腭侧

一位 28 岁的女性，主诉是上颌前突。磨牙关系为Ⅰ类，尖牙关系为Ⅱ类，上下颌前牙拥挤。治疗计划是非拔牙治疗，远移上下颌后牙。

初始时，C 型种植体植入两侧上颌第一磨牙与第二前磨牙之间，三类牵引由 C 型种植体牵引至下颌尖牙（直接支抗），有效地直立和远移近中倾斜的下颌后牙段（图 45-1B 和图 45-7A，B）。同时用结扎丝将 C 型种植体与上颌前磨牙连接（间接支抗）远移上颌后牙（图 45-7B）。充分的磨牙远移后，取出了颊侧的 C 型种植体。其中一个取出的 C 型种植体即刻植入戴腭中缝的位置（图 45-7C，D），同时将腭侧 C 型种植体与不锈钢丝弯制的横腭杆（直径 0.8mm）连为一体固定磨牙的位置，在内收前磨牙时将其作为支抗。最后达到了Ⅰ类磨牙和尖牙关系和良好的尖窝交错的咬合，以及理想的覆殆覆盖（图 45-7E，F）。上颌前牙直到最后治疗阶段时才粘上固定矫治器，减少了前牙佩戴矫治器的时间（与生物创新疗法的原则一致，它不鼓励不必要的和长久的使用正畸矫治器）。C 型种植体重新植入腭侧后，又在体内维持了 8 个月的时间。

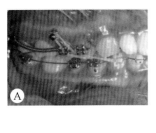
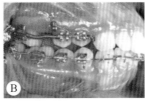
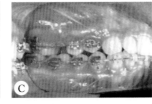
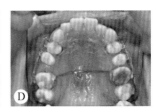
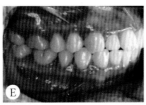
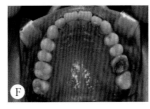

图 45-7 病例 5,上颌 C 型种植体从颊侧重新植入到腭侧。A. 使用Ⅲ类颌间牵引使下颌磨牙远移,在颊侧 C 型种植体应用橡皮圈牵引使每侧上下颌尖牙尖窝相对;B. 使用 C 型种植体作为间接支抗用于上颌磨牙远移;C,D. 重新植入到腭侧作为间接支抗通过横腭杆连接到磨牙;E,F.C 型种植体重新植入 8 个月后完成正畸治疗

五、讨论

C 型种植体的设计可以达到良好的骨-种植体结合和稳定性,它由两部分组成,避免了植入和取出时种植体颈部的折断。[2]螺纹体部的凹槽圆钝和尖端平坦,相较于其他的自攻式的微种植体系统可以有效地减小牙根损伤的风险。它的两个组成部分使它有很大的灵活性,可以选择不同大小的头部连接体,避免牙龈炎症。头部连接体的空腔可以放入正畸弓丝,以便辅弓的使用。

动物实验表明重新植入的 C 型种植体取出时的转矩与 C 型种植体从初始位取出时的转矩无显著性差异。[7]在重新植入的 C 型种植体表面可见局部骨整合,这意味着即使重新植入后 C 型种植体依然可以作为骨支抗。

OBAs 的重新植入在大多数病例中均对骨改建无不良作用。值得注意的是在 C 型种植体重新植入的过程中要非常小心,要与其他污染物隔离开。污染的 C 型种植体可以高温消毒后再次使用,但针对同一个患者。如果 C 型种植体因为与牙根接触,或者不便植入而失败,可以使用正畸微型板。[8]比如根尖牙槽骨比较窄、上颌窦增大、牙齿根尖弯曲或者牙槽骨有严重吸收的情况下,可以使用 C 型管微型板。

参 考 文 献

[1] Chung KR. C-palatal plate. In: Chung KR, editor. Textbook of speedy orthodontics. Seoul: Jeesung: 2001. p. 99-113.

[2] Chung KR, Kim SH, Kook YA. C-orthodontic micro implant as a unique skeletal anchorage. J Clin Orthod 2004;38;478-86.

[3] Chung KR, Nelson G, Kim SH, et al. Severe bidentoalveolar protrusion treated with orthodontic microimplant-dependent en-masse retraction. Am J Orthod Dentofacial Orthop 2007;132;105-15.

[4] Chung KR, Kim YS, Linton JL, Lee YJ. THE miniplate with the tube for skeletal anchorage. J Clin Orthod 2002;36;407-12.

[5] Sung SJ, Jang GW, Chun YS, et al. Effective en-masse retraction design with orthodontic mini-implant anchorage: a finite element analysis. Am J Orthod Dentofacial Orthop 2010;137;648-57.

[6] Chung KR, Choo H, Kim SH, et al. Timely relocation of mini-implants for uninterrupted full-arch distalization. Am J Orthod Dentofacial Orthop 2010; 138;839-49.

[7] Go TS, Jee YJ, Kim SH, et al. THE comparison of removal torque values and SEM findings of orthodontic C-implant before and after recycling procedure. J Korean Assoc Hosp Dent 2006;2;88-95.

[8] Lee JH, Choo H, Kim SH, et al. Replacing a failed mini-implant with a mini-plate to prevent interruptions during orthodontic treatment with temporary skeletal anchorage device (TSAD). Am J Orthod Dentofacial Orthop 2011;139;849-57.

第46章

应用骨支抗式Forsus装置矫治Ⅱ类错𬌗畸形

Narayan H. Gandedkar

一、引言

固定功能性矫治器已经成为一种治疗下颌发育不足的骨性Ⅱ类错𬌗的常规技术,但是它以牙齿作为支抗,易对牙槽骨有不利影响。暂时支抗装置的应用比如微螺钉种植体(MI)和微型板,可以避免这些副作用。

本章主要讨论使用骨性支抗治疗源于骨性下颌发育不足的安氏Ⅱ类1分类错𬌗畸形,应用三维影像进行正畸诊断和治疗计划制订。CBCT在相对低的放射剂量下可以准确而方便地定量评估硬组织[1]。在应用微螺钉种植体和微型板治疗安氏Ⅱ类1分类错𬌗畸形方面,本章尝试回答下面的问题。

- 这种方法有益于治疗下颌发育不足的安氏Ⅱ类1分类错𬌗畸形吗?
- 这种方法的优势和问题是什么?
- 三维评估髁突生长和固定矫治器对上颌发育的限制效应是否可以为上下颌的变化提供有用的信息?

二、微螺钉种植体作为固定功能矫治器的支抗单位

下面的病例详细介绍了微螺钉种植体结合Forsus疲劳抵抗装置(FRD)的应用。

病例:应用微螺钉种植体作为支抗导下颌向前

一位处于生长发育高峰加速期的14岁男孩,主诉是上颌门牙前突和小下𬌗(图46-1A,D)。现病史无特殊,颞下颌关节功能正常。侧貌较突,下唇外翻,上颌前牙轻度拥挤,下颌前牙重度拥挤加唇倾(图46-1D)。覆盖为14mm,覆𬌗深达100%(Ⅲ度深覆𬌗),上下牙列完整。基于患者的侧貌和生长状态,决定拔除上下颌第一前磨牙,纠正前牙唇倾度,缓解上下颌牙弓拥挤,随后下颌牙弓戴用固定功能矫治器,前导下颌。然而,这种支抗会造成不利的下颌前牙唇倾,所以整平排齐牙列后(图46-1E,F),将微螺钉种植体植入下颌双侧下颌尖牙和第一前磨牙牙根之间,作为矫治的支抗(图46-1G)。

固定功能性矫治器结合使用微螺钉种植体治疗11个月无任何副作用(图46-1H)。继续用固定矫治器治疗(图46-1I)。治疗结束后达到Ⅰ类磨牙关系和完美的侧貌(图46-1B,J),治疗结束1年后患者保持良好没有复发(图46-1C,K,L)。

讨论

下颌尖牙与第一前磨牙之间被认为是微螺钉种植体植入的最佳位点,因为这个位置没有损伤牙根以及神经血管结构的风险。有几个因素会影响微螺钉种植体作为固定功能性矫治器支抗的成

功率,包括患者的年龄和生长状态,还有矫治器的类型和治疗疗程。

最理想的是,患者开始治疗时处于青春生长发育高峰的加速期,还有 65%～85% 剩余的青春期生长对应 14.2±4 岁的男孩与 12.3±3 岁的女孩。[2]

功能矫治器的类型是影响其治疗 II 类错殆畸形的决定性因素。如果应用活动的功能矫治器前导下颌,需要有两期的治疗,并且要有患者良好的配合。也有一些循证医学证据表明戴用功能性矫治器后的间断髁突移位可以诱发不同程度的关节窝改建。[3]而固定功能矫治器可以诱发关节窝-髁突复合体显著的改建。[4]

固定功能性矫治器相较于活动矫治器有明显的优势,矫正后可以达到骨性和牙性共同的改变。然而,当固定功能矫治器将牙列作为支抗时,大多数牙性的变化来自于下颌前牙的唇倾。这意味着微螺钉种植体/微型板作为固定功能矫治器的支抗将会有很大的优势,它会产生所有预期的变化而不会出现下颌前牙的唇倾。

治疗过程中使用固定功能性矫治器同样非常重要。应用 Forsus Nitinol 推簧(不如 FRD 坚固)超过 4 个月,会产生骨性和牙性的混合效应,牙性效应占 66%。[5]比较之后,使用 Forsus FRD 结合微螺钉种植体需要更长的功能治疗期(病例 1,11 个月),但是不会产生下颌前牙的副作用(图 46-1L)。

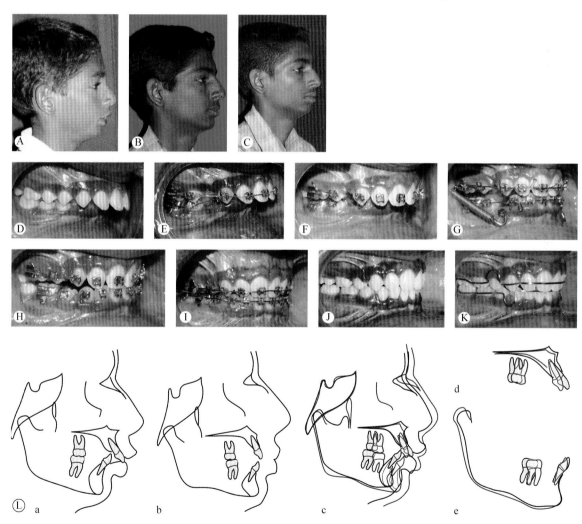

图 46-1　病例 1:下颌前移中应用微螺钉种植体作为支抗。A,D. 治疗之前。E. 开始粘接固定矫治器及放置弓丝;F. 功能治疗前阶段照。G. Forsus FRD 装置固定在微螺钉种植体上;H. 功能治疗之后阶段照;I. 固定矫治器继续治疗;B,J. 治疗结束;C,K. 治疗结束后一年(佩戴哈雷保持器);L. 重叠治疗前头颅侧位定位片(a)与治疗后头颅侧位定位片(b)得到前颅底重叠影像(c)与上颌重叠影像(d)下颌重叠影像(e)

三、微型板作为固定功能矫治器的支抗单位

　　微型板相较于微种植体应该可以提供更好的初始及继发的稳定性。微型板的优势是它们可以位于远离牙列的位置,不会干扰牙齿的移动。然而,植入微型板远比植入微型种植体的创伤大,可能会发生感染。正畸微型板系统,即钛合金骨支抗系统,已经被广泛地应用。[6]其他的设计系统有正畸支抗系统[7]和颧骨骨支抗系统。[8]这些系统在安氏Ⅱ类功能性治疗中可以提供良好的支抗,但是它们在安氏Ⅱ类1分类错殆中的应用尚没有进行完整的评估。

　　几乎任何类型的骨性微型板都可以作为支抗单位,但是三角形设计以及它的三个部分是非常灵活通用的,可以用于多种临床情况。第一部分,记忆板,这个三角形板的三个角有三个孔,可以抵抗由连接杆传导的力量(见图13-1)。第二部分是延伸臂,第三部分是锚,它实际上是从记忆板延伸出来的第四个孔。延伸臂的长度(8、10、12或者14mm)取决于下颌尖牙和前磨牙区域的高度,然后植入骨板,微型板的锚部分在膜龈联合水平。固定的螺丝8mm或者10mm长,头部直径为1.2mm。

　　临床应用过程

　　微型板植入下颌第一前磨牙与尖牙之间(见第13章,植入技巧)。尽管微型板可以即刻负载,但是推荐5～7天后再加载力,便于软组织愈合。

　　上颌第一磨牙头帽管远中到支抗微型板锚孔的距离用Forsus FRD测量工具(一般29～32mm)计算。Forsus FRD的推杆钩要绕在微型板支抗部分的钩上(图46-2A,B)。患者要反复张闭口来检查矫治器是否会损伤软组织以及推杆是否向咬合方向旋转(图46-2C)。一旦推杆正确就位后,嘱患者不要大张嘴,告知患者一些常规医嘱,强调加强口腔卫生,尤其是微型板延伸部位周围。

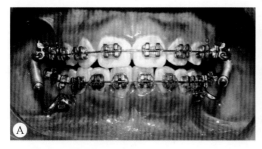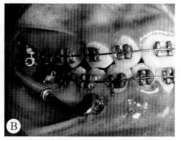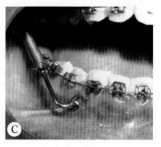

图46-2　Forsus FRD装置支抗钩与钛板种植体相连。A,B. 装置的附件的连结;C. 评估开口度,确保装置在行驶张闭口功能时不被卷入到咬合面间

四、骨支抗在固定功能性矫治器中应用的评估

　　应用固定功能性矫治器结合骨支抗来治疗安氏Ⅱ类1分类错殆畸形的优点如下。

- 前导下颌之前不需要排齐整平牙列,所以固定功能性矫治器从一开始就可以融入矫治计划,可以最大限度地发挥处于生长期患者的生长潜能。
- 矫治器可以直接与微型板或微螺钉种植体连接,避免使用辅弓或者重力方钢丝。
- 可以避免下颌前牙唇倾,减少下颌前牙牙根吸收和牙槽骨开裂。
- 避免快速地唇展下前牙。
- 不需要使用托槽,因此避免额外备用托槽,以及下颌前牙加负冠转矩和频繁去除尖牙托槽。

当然也有如下一些缺点不容忽视。

- 植入和取出微螺钉种植钉和微型板是有创操作,会有很多操作相关的问题。
- 植入时,对于没有经验的临床医生,可能会损伤邻近的牙根或其他周围的组织,比如神经血管束。

■ 微螺钉种植体的迁移也是有可能的,尤其是直径非常小时。推荐使用直径 1.4mm、长度 14mm 的微螺钉种植体和三角形的微型板。

■ 也可能会损伤软组织,尤其是患者下颌前庭沟深度较浅时。如果需要可以通过前庭沟成形术增加前庭沟高度。

(一)骨支抗在固定功能性矫治器中的生物力学

固定功能性矫治器对上下颌的影响可以分开讨论。

对上颌和上牙列的影响包括:

■ 最开始,上颌第一磨牙受到影响,因为矫治器卡在上颌第一磨牙带环的头帽管上(图 46-3A～C)。

■ 上颌复合体受到抑制,上颌顺时针旋转(图 46-3E)。

对下颌和下牙列的影响包括:

■ 临床上,头侧片以及 CT 上均没有显示下颌牙齿的唇倾、前牙压低、前牙牙根吸收。

■ 微螺钉种植体和微型板植入靠近下颌牙弓阻抗中心的位置,可以有效地传导力量前导下颌。

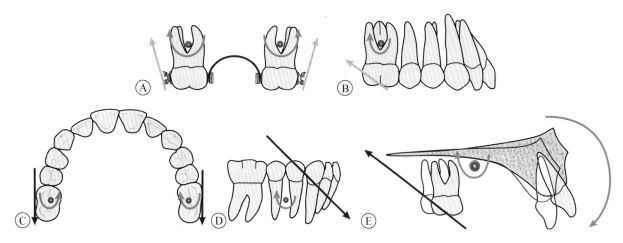

图 46-3　钛板种植体与 Forsus FRD 装置联合应用对上颌后牙的影响。A～C. 上颌第一磨牙在三维方向的影响:颊侧倾斜(A);远中倾斜(B);远中腭侧旋转(C)。腭弓对于防止这些不良影响是必不可少的。D,E. 装置固定在钛板上的位置要靠近上(E)、下(D)牙列的阻抗中心

(二)评估髁突的生长和固定功能矫治器对上颌复合体的效应

一个回顾性 CBCT 的研究,评估了 Forsus FRD 对上下颌骨的影响,选取了 6 位(4 女,2 男;平均年龄 13 岁)骨性Ⅱ类(SNA 角 84°±2°,SNB 角 76°±2°),安氏Ⅱ类 1 分类,覆盖大于 7mm,上下颌牙弓几乎无拥挤的患者。排除标准包括有乳牙,缺失上颌后段恒牙,上颌后牙有修复体,有牙周病,有正畸治疗史。图 46-4 描述了典型患者的治疗过程。所有的牙齿粘接槽沟为 0.022 英寸的托槽,上颌磨牙粘接有包括头帽管的带环。开始时,上下颌牙弓放入 0.014 英寸的镍钛丝,上颌磨牙之间放置不锈钢丝横腭杆(0.032 英寸)。两个三角形的微型板植入双侧下颌前段,植入 5～7 天后负载(图 46-4B)。功能性矫治阶段持续了 11.0±0.8 个月。

所有患者在治疗前,完成下颌前导后以及治疗 1 年后(表 46-1)都拍摄 CBCT。这些影像都转化成 DICOM(医学数字化影像通信)模式,用 InVivo 5.1 软件(Anatomage,San Jose,CA,VSA)评估。在软件上选择前颅底稳定的骨性标志点重叠这些影像(图 46-4C、D)。

数据分析显示治疗结果是显著的,覆盖平均减小了 6.7mm。最大的效应在下颌骨。

下颌骨长度(GoGn)显著增加,颏部矢状向长度增加。下颌前牙的倾斜度几乎无变化,这与牙支持式的固定功能性矫治器中显著的下切牙唇倾和压低形成鲜明的对比。这证明:以微型板而不是前牙作为支抗可以彻底避免不想要的牙齿移动。

上颌复合体受到抑制,上颌骨轻度顺时针旋

转;矫治器产生的主要影响在上颌后牙,继而是前牙。上颌磨牙,尤其是第一磨牙,尽管有横腭杆,

仍然显示有压低和远中倾斜,上颌前牙轻度的内收和伸长。

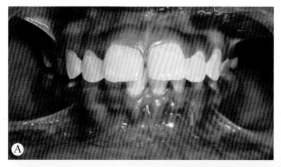
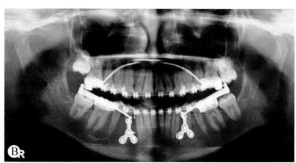
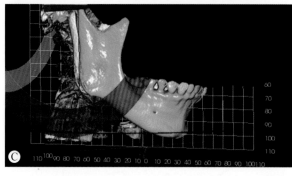
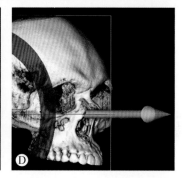

图 46-4　应用 Forsus FRD 装置矫治典型病人。A. 治疗前;B. 钛板种植体植入后立即取全景 X 线片,显示颏孔处有足够的空间;C,D. 在 InVivo 软件下评估下颌骨的变化,存在向前和向下的运动趋势(C),上颌向后向下的运动有着整体的抑制作用(D)

表 46-1　CBCT 评估

项目	T1	T2	T3
矢状向			
ANB(°)	8±1	2±1	2±1
A-B(mm)	14±3	4±1	3±1
Wits appraisal(mm)	6±2.5	2±0.5	2±0.5
NA-Pog(mm)	10±2.5	3.5±1	3±1
垂直向			
SN-GoGn(°)	23±4	27±2	27±2
FH-GoMe(°)	21±2	24±2	24±1
MM plane(°)	18±3	20±1	20±1
Y-axis(°)	86±2	90±2	90±1
上颌			
SNA(°)	86±2	82±2	82±1
A-N(mm)	3±1	1±1	1±1
A-Ptm(mm)	52±1.5	51±1	51±1
S-Ptm(mm)	21±1	21±1	21±1

（续　表）

项目	T1	T2	T3
下颌			
SNB(°)	76±2	81±2	81±1
Go-Pg (mm)	70±2	75.5±2	76±1.5
牙齿			
U1-SN (°)	114±4	102±3	102±2
U1-NA (°)(mm)	26±3(8±4)	18±2(2±1)	18±2(2±1)
L1-MP(°)	96±2	96±2	96±2
L1-NB (°)(mm)	24±2(3±1)	22±2(2±1)	22±2(2±1)
U1-L1 (°)	124±2	128±2	128±2
Overjet (mm)	7±1.5	1.8±0.5	1.2±0.5
Overbite (mm)	7±1.2	1.0±0.8	1.2±1.0
颞下颌关节			
GI-Cpr (mm)	4.5±1.2	6.8±1.3	6.7±1.2
GI-Cdis (mm)	5.2±0.8	7.3±0.7	7.1±0.4
GI-Cmed (mm)	4.2±0.7	6.1±0.5	6.4±0.2

T_1:治疗前；T_2:治疗后；T_3:治疗完成后一年；GI:颞骨关节窝中心最凹点；Cpr:髁突中心点；Cdis:髁突远中面突点；Cmed:髁突近中面突点

缺乏对照组是本研究最关键的问题。然而，此处的数据仅是正在进行的具有对照组的大样本课题的一部分，所有研究完成后即会发表。

这个研究的结果显示使用 Forsus FRD 和微板支抗可以使发育中的下颌完全表达其生长潜能，而不会导致下颌前牙唇倾。

治疗后的稳定性需要上下颌牙列稳定的牙尖交错𬌗来保障。[9]而保持 1 年后未见复发，这是由于切牙唇倾度由与骨支抗连为一体的固定功能性矫治器来维持。

本研究中功能治疗阶段是 11 个月，比其他固定功能性矫治（平均约 6 个月）的研究时间长，这也是完美的矫形效应和稳定性的重要条件。此外，有组织学依据认为额外的生长需要很长的时间，要经过骨矿化和肌肉附着的适应性改建过程。[10-12]

参 考 文 献

[1] Kau CH，English JD，Muller-Delgardo MG，et al. Retrospective cone-beam computed tomography evaluation of temporary anchorage devices. Am J Orthod Dentofacial Orthop 2010;137:166.

[2] Rajagopal R，Kansal S. A comparison of modified MP3 stages and the cervical vertebrae as growth indicators. J Clin Orthod 2002;36:398-406.

[3] Baume L，Derichsweiler H. Is the condylar growth centre responsive to orthodontic therapy? An experimental studyin Macaca mulata. Oral Surg Oral Med Oral Path 1961;14:347-62.

[4] Ruf S，Pancherz H. Temporomandibular joint remodeling in adolescents and young adults during Herbst treatment: a prospective longitudinal magnetic resonance imaging and cephalometric radiographic investigation. Am J Orthod Dentofacial Orthop 1999;115:607-18.

[5] Heinig N，Göz G. Clinical application and effects of the Forsus spring. A study of a new Herbst hybrid. J Orofac Orthop 2001;62:436-50.

[6] Umemori M，Sugawara J，Mitani H，et al. Skeletal anchorage system for open-bite correction. Am J Orthod Dentofacial Orthop 1999;115:166-74.

[7] Chung KR，Kim YS，Linton JL，et al. The miniplate with tube for skeletal anchorage. J Clin Orthod

2002;36:407-12.

[8] De Clerck H, Geerinckx V, SicilianoS. The Zygoma Anchorage System. J Clin Orthod 2002;36:455-9.

[9] PancHerz H. The Herbst appliance: its biologic effects and clinical use. Am J Orthod 1985;87: 1-20.

[10] Buschang PH, Santos-Pinto A. Condylar growth and glenoid fossa displacement during childhood and adolescence. Am J Orthod Dentofacial Orthop 1998; 113: 437-42.

[11] Voudouris JC, Woodside DG, Altuna G, et al. Condyle-fossa modifications and muscle interactions during Herbst treatment. Part 2. Results and conclusions. Am J Orthod Dentofacial Orthop 2003; 124:13-29.

[12] Auf der Maur HJ. Electromyographic recordings of the lateral pterygoid muscle activity in activator treatment of Class Ⅱ, Division 1 malocclusion cases. Eur J Orthod 1980;2:161-71.

第 47 章

双力咬合矫治器与骨性支抗治疗Ⅱ类错殆

Aditya Chhibber，Ravindra Nanda and Flavio Uribe

一、引言

固定功能性矫治器广义上分为坚固的、活动的和半坚固的矫治器。[1]功能矫治器与固定功能性矫治器主要的区别在于后者将上颌牙列作为一个支抗单位，利用颌间支抗，使下颌被迫处于前伸位。本书的很多章节已经讨论过，应用暂时支抗装置，比如微螺钉种植体为固定功能性矫治器提供支抗，可以避免单独以牙齿作为支抗的副作用。本章介绍了双力咬合矫正器的临床应用，这是一种混合型的固定功能性矫治器（TFBC），[2]与作为直接和间接支抗的微螺钉种植体联合使用。

二、双力咬合矫治器

双力咬合矫治器是一种固定的推杆式矫治器，卡在上下颌牙弓的不锈钢丝上（上颌，0.019英寸×0.025英寸；下颌，0.021英寸×0.025英寸）（见图2-7C）。每个单位是由两根15mm长的平行圆杆及其内包含一个镍钛推簧构成，患者咬合时激活矫治器。柱塞置于每个柱体的末端。螺旋部位在柱塞游离末端连接矫治器，在上颌第一磨牙近中和下颌尖牙远中的弓丝上。在弹簧完全压缩的情况下，推簧可以传递大概210g的力量。这种力量是相互作用的，通过前伸下颌间接地由咀嚼肌传导至牙列。该矫治器有一个特点，它的施力点靠近上颌牙列的阻抗中心（图47-1A），因此它产生的顺时针力矩小于其他的固定功能性矫治器，后者的施力点在上颌磨牙的远中（图47-1B）。此外，由于矫治器是卡在弓丝上的，因此弹簧的压低力分散在整个牙弓上，沿着整个牙槽基骨重新分布了压低力。矫治器在牙弓内放置3个月。上颌放置横腭杆，对抗矫治器对上颌牙列产生的颊侧力。

应用TFBC矫治器矫正Ⅱ类错殆结合了骨性与牙性共同的效应。[3]在正畸学领域，任何错殆畸形的保持都是非常具有挑战性的，文献中也报道复发是常见的问题。[4]因此，在评估治疗结果时，一定要看矫治器短期和长期的效果，才能决定哪种矫治器的治疗更稳定。检查戴用TFBC矫治器的患者治疗结束后以及至少保持2年后的效果，结果显示戴用TFBC矫治器后咬合平面顺时针旋转，上颌磨牙压低的效果不稳定，回到最初的位置，导致功能殆平面变平坦。矫正Ⅱ类错殆时下前牙唇倾可能会限制下颌骨前导的量，限制骨性矫形的量。有一种机制可以减小前牙区的牙性效应，主要表现显著的骨性改变，可见下颌骨的增长，改善长期的治疗效果。使用骨性支抗，可以提供这样一种机制，暂时的支抗装置如微螺钉种植体和微型板，可以避免牙性的副作用，限制下前牙的唇倾，最大限度地前导下颌（见第46章）。

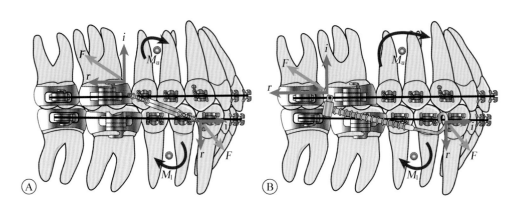

图 47-1　双力咬合矫治器(A)与常规固定功能性矫治器(B)的生物力学分析。F. 总作用力；i. 垂直(压低)分量；r，水平分量；M_u，在上颌牙弓产生的力矩；M_l，在下颌牙弓产生的力矩

三、双力咬合矫治器与暂时支抗装置

(一)直接支抗

多种微型板和微螺钉种植体的组合可以作为TFBC的直接支抗。因为由肌肉间接传递导致矫治器的力量是非常大的，每侧牙弓末端只有一个微螺钉种植体不能承受这样的负荷。因此，两颗微螺钉种植体结合在一起，类似于一个微型板，可以置于上颌第一和第二磨牙之间，下颌尖牙远中，TFBC矫治器的头部固定在弓丝上(图 47-2)。然而，力学系统的分析表明，将会有很大的垂直向分力，因此在上颌牙列产生的力矩比较少，因为施力点非常靠近上颌牙列的阻抗中心。当患者在前伸位被迫咬合时，由矫治器弹簧和肌肉产生的摆动力也会影响微螺钉种植体的稳定性。

在上颌颧突处植入的微型板与下颌的两颗微螺钉种植体连接固定，下颌用坚硬的钢丝，可以减小过大的垂直向分力(图 47-2)。这样的优势在于上下颌牙弓受到的是更水平向的力量，微型板相对更适合承受 TFBC 矫治器较大的力量。但是，当施力点远离阻抗中心时，将会在上颌产生非常大的力矩。

(二)间接支抗

为了克服直接支抗的缺点，可以在上颌第一磨牙近中植入微螺钉种植体，用结扎丝将第一磨牙与微螺钉种植体连扎，微螺钉种植体作为间接支抗抵抗磨牙的远中移动(图 47-2)，然而，考虑到应用 TFBC 时远移上颌磨牙的力量，用这种方法似乎是没必要的。再者，我们的长期研究结果支持上颌磨牙会随着自然牙列的近中迁移退回到它最初的位置。为了避免下前牙唇倾的副作用，可以在尖牙远中植入微螺钉种植体，从微螺钉种植体延伸出的力臂连接到粘在尖牙上的辅弓管。

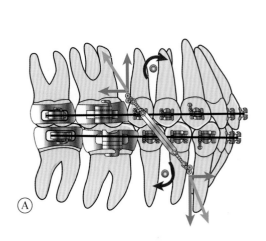

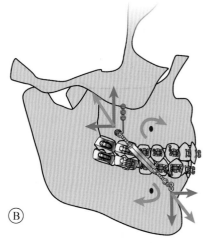

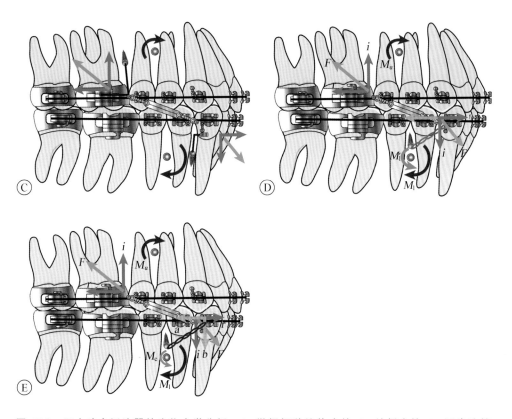

图 47-2　双力咬合矫治器的生物力学分析。A. 微螺钉种植体支抗；B. 钛板支抗；C. 牙齿连接微螺钉种植体作为间接支抗；D. 以橡皮链连接微小种植钉作为间接支抗；E. 应用弹性橡皮链连接微螺钉种植体作为间接支抗。F. 合力；i. 垂直（压低）分量；r. 水平分量；M_u. 上颌牙弓产生的力矩；M_l. 下颌牙弓产生的力矩；M_l'. 下颌牙弓由于橡皮链结扎产生的力矩；r'. 当前牙部分希望移动时，下牙弓产生收缩力等于 TFBC 产生的 r 力；a. 橡皮链水平/收缩分力；b. 垂直方向上的分力；M_o. 下颌弓受的弹性力矩

应用间接支抗最实用的方法是在每侧下颌牙弓植入微螺钉种植体避免下前牙唇倾。微螺钉种植体可以植入在下颌第一磨牙与第二前磨牙之间或者两颗前磨牙之间。TFBC 矫治器置于上颌第一磨牙近中和下颌尖牙远中之间，微螺钉种植体可以与尖牙托槽连扎（图 47-2D）、微种植体与尖牙之间用拉簧或皮链连扎（图 47-2E）。弹性皮链可能会显著增加垂直向的分力，产生不利的开𬌗效应。此外，基于垂直向植入的微螺钉种植体，下颌牙弓可能会产生有利的轻度（如果可以避免下切牙唇倾）逆时针旋转。总之，被动结扎在预防切牙唇倾方面更有利，几乎无副作用，像病例中展示的一样，见图 47-3。

四、小结

TFBC 是一种具有多种功能的矫正 II 类错𬌗的矫治器。它的短期和长期的效果很好很稳定；然而，真正的矫形效果还是比较小。骨性支抗可以提供一种增加骨性效应的机制，有效增加下颌骨的生长。尽管这种效应听起来非常吸引人，但是初步的临床研究结果还没有非常充足的证据能够支持微螺钉种植体结合固定功能矫治器的骨性效应。争议点在于矫正这种类型的错𬌗畸形的核心是产生的牙槽骨的效应，因此不应该预防这方面的治疗结果，而真正显著的骨性改变可能需要延长矫治器佩戴的时间。

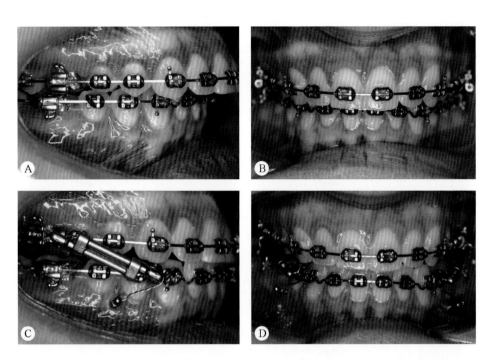

图 47-3 病例展示双力咬合矫治器与微螺钉种植体作为联合支抗。A,B. 在装置安装之前排齐整平牙弓;C,D. 在下颌前磨牙间植入微螺钉种植体,作为间接支抗与矫治器联合运用

参 考 文 献

[1] Papadopoulos MA. Classification of the non-compliance appliances used for Class Ⅱ correction. In: Papadopoulos MA, editor. Orthodontic treatment of the Class Ⅱ noncompliant patient: current principles and techniques. Edinburgh: Elsevier-Mosby; 2006. p. 9-17.

[2] Rothenberg J, Campbell ES, Nanda R. Class Ⅱ correction with the Twin Force Bite Corrector. J Clin Orthod 2004;38:232-40.

[3] Campbell E. A prospective clinical analysis of a push-type fixed intermaxillary Class Ⅱ correction appliance, Master Thesis. Farmington: University of Connecticut;2003.

[4] Proffit WR. Retention. In: Profitt WR, Fields HW Jr, Sarver DM, editors. Contemporary orthodontics. 4th ed. St. Louis, MO: Elsevier;2007. p. 617-34.

第九部分

骨性支抗的疗效和风险控制

第 48 章

微型板作为正畸支抗的成功率、风险因素和并发症

Marie A. Cornelis and Catherine Hyssen-Behets

一、引言

微螺钉种植体和微型板已经发展到专门作为正畸使用,可以在多个靠近牙弓的位置植入。其初始稳定性允许即刻负重,或者植入 4 周后早期加载负荷。它们的表面与牙种植体相反一般是光滑的,可以避免骨结合影响螺丝刀将其取出。

理想的暂时支抗装置,应该不需要侵入性手术进行植入及取出,可以简单地与正畸矫治器连接,可以承受正畸力。它们还应该比较便宜,可以早期负载,生物相容性好,比传统支抗系统提供更好的临床结果。[1]

微螺钉种植体的体积小于微型板,因此经常由正畸医生来植入,但是在非附着龈植入的时候有很高的失败风险,在角化黏膜处植入时有牙根损伤的风险。[2,3] 尽管小尺寸的微种植体几乎不可能碰到牙根,但是随着种植体直径的减小,植入时失败和折断的风险也随之增高。[4,5] 施力时一定要避免扭转力矩,微螺钉种植体植入牙根之间时,在治疗期间可能要更换位置完成牙齿移动。

正畸微型板是手术骨接合板改良后可以连接正畸矫治器。[6-8] 微板作为骨膜内种植体植入骨表面,而固定螺丝类似于种植体。接骨板和固定螺丝如果是由钛制成的,可能会受到骨结合的影响,但是这种结合非常有限,因为它们的表面是光滑的。

相较于微螺钉种植体,微型板有诸多优势。固定螺丝一般比微螺钉种植体短,植入距离牙根有安全距离的位置后,连接正畸矫治器的位置仍然位于靠近牙弓的附着龈。因此,牙根可以避开固定螺丝,比如整体远移上颌牙列时,不会出现任何牙根-螺钉碰撞。[9] 微型板还可以维持转矩,有很高的成功率。[10,11] 最后,需要较大的力量或需要矫形力时,它们可以提供更安全的支抗。[18] 其缺点是需要翻瓣,这是一种侵入性方法,并且需要口腔外科医生或者牙周医生来操作。

现在已经有很多微型板系统,比如骨性支抗系统(见第 13 章和第 46 章),C-管系统(KLS Matin,Umkirch,Garmany;见第 45 章),骨支抗系统(Surgi-Tec,Belgium),Dentsply-Sankin 系统(Tokyo,Japan)等。微型板经常由二级钛制成,而它们的固定螺丝一般由商业纯钛或者 V 级钛(Ti-Al6-V4)制成,这种材料有更大的强度。螺丝一般是自攻型,长度为 4~7mm。

在上颌推荐的植入位点是颧突和梨状孔边缘(两者之间覆盖上颌窦的骨层非常薄),而在下颌,根尖的牙槽骨是非常合适的,避开颏孔的位置。微板经常在局部麻醉下植入,静脉镇静可有可无。植入手术需要黏骨膜翻瓣,有时需要先锋钻,植入螺钉固定接骨板,然后缝合(见第 13 章)。一般在软组织愈合,植入后 1~4 周加载正畸力。推荐在

正畸治疗完成后就取出微型板,仍需在取出微型板和螺钉前做切口,取出后缝合。

用非手术的方法治疗开𬌗时,建议使用微型板压低上下颌磨牙。[12,13]除了压低,微板最常见的应用是,拔除前磨牙后的远移前牙,[14,15]以及非拔牙治疗中上颌[9,16]和(或)下颌[17]磨牙的远移。最后,微型板的一个有前景的适应证是矫形前牵上颌。[18]在多种临床情况下应用微型板可以减少拔牙和手术的需要。

微螺钉种植体的成功率,危险因素,以及并发症将在下文详细介绍。

二、成功率

病例报道成功率的范围是 85%～98%(图48-1)。一个关于暂时支抗装置的 Meta 分析评估了微型板的失败率是 7.3%,结论是微型板和腭种植体联合使用时,比微螺钉种植体的失败率低1.9 倍。[11]上颌的成功率经常比下颌高,[8,22]成人患者经常比生长期的患者高。[22]成功的定义一般指的是应用初始的微型板达到了正畸治疗的目标,有些微型板虽然有轻度的松动,在治疗的全程中仍然成功地使用。[8,21,22]尽管大多数失败与动度增加有关,但是失败也有可能是支抗折断导致,颊部溃疡或者位置不佳,这些都要求去除微型板重新植入。

表 48-1　微型板的成功率报道

研究	患者数	微板数	成功率(%)
回顾性研究			
Miyawaki et al,2003[4]	7	17	96.4
Choi et al,2005[8]	17	68	92.6
Kuroda et al,2007[19]	22	38	86.8
Chen et al,2007[20]	25	44	95.5
Chen et al,2008[10]	194	171	95.3
前瞻性研究			
Cheng et al,2004[3]	N/A	48	85.4
Mommaerts et al,2005[21]	18	35	91.4
Cornelis et al,2008[22]	97	200	92.5
Eroglu et al,2010[23]	37	74	98.6

有关成功率的因素提及了一个关于合理加载力的时机问题。对于微螺钉种植体来说,即刻加载和 1 周后加载力的成功率是一样的,[24,25]微型板的愈合时间是 1～4 周。然而,多种愈合的时间并没有在实验条件下进行对比。尽管最佳的愈合时间没有明确的定义,有研究表明微螺钉种植体在植入狗体内一般 5 周后会有动度,[26,27]这与微种植体的失败率一致。这可能代表螺钉与骨皮质紧密结合的初始稳定性到骨改建后的继发性稳定性过渡的临界期(图 48-1)。[28]如果这是正确的,这个观察建议加载力的时机要早于或者晚于这个过渡期。

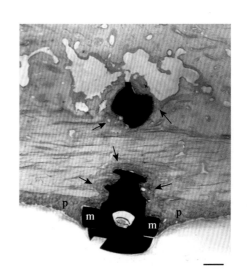

图 48-1　植入两个固位钉的钛板种植体的狗的下颌骨未脱钙的纵剖面。钛板种植体植入 2 周,加力持续了 27 周,在钛板(m)螺钉周围可见明显的丰富的骨膜与新骨结合(p)。重塑骨存在于两个螺钉螺纹的表面(箭头)(亚甲基蓝染色;bar=1mm)

加载力的大小对微型板周围骨组织愈合的影响是与成功率相关因素提及的另一个重要的问题。目前尚没有选择合适力的对比数据,所以也不可能知道引发正向平衡阈值的上下限,超出阈值上限可能会在取出微型板时没那么容易,超出阈值下限是一个负面影响,可能降低了稳定性。在以后的研究中这是一个很重要的领域,因为微型板的应用范围已经扩展到包括单根牙或者整个牙列的压低,以及矫形骨性问题。

对牙种植体施力的影响已经有详细的研究;

种植体周围骨改建会生成一层松质骨,防止微损伤的增加,可以保障骨膜内种植体的长期稳定性。[29]有研究观察到正畸负载下会形成微血痂,可能是微修复后的结果。[30]然而,骨-种植体结合不受牙种植体在正畸力作用下的影响,张力水平可能低于适应期的水平。[31]在动物(狗)实验条件下,微型板承载一定范围内的正畸力似乎对其稳定性无影响,因为加载负荷的微型板与不加载负荷的微型板的成功率无显著差异,负荷也不会影响骨-螺钉结合或骨密度。[26,27]

三、危险因素

回顾文献,有些可能的危险因素是可以预知的,包括植入位置、螺钉缺乏初始稳定性、螺钉与牙根接触、软组织炎症、患者年龄和咬合干扰。

(一)植入位置

许多临床[3,8,10,22,32]和实验[27,33]研究均表明在下颌植入的失败率高于上颌。下颌的高失败率可能是由于附着龈的面积小,或者上颌的松质骨相较于下颌的密质骨更适合微型板的植入,因为这样可以保障从初始稳定性到继发性稳定性良好的过渡。这意味着成功的支抗不仅取决于骨的密度还取决于特定的植入位点。[26]

(二)缺乏螺钉的初始稳定性

尽管没有关于微型板特定的数据,固定微型板的螺钉缺乏初始稳定性很明显是失败的一个主要因素。从牙种植体中我们得知,过大的手术创伤会影响骨-种植体紧密结合的建立。[34]比如,在植入微型板时,如果钻孔必须重新再次以轻度偏离的轴向钻入,在狗体内可见松质骨,这是一个修复的过程。[26]这可能会支持无需预先钻孔的技术。自攻式螺钉用于正颌手术或者骨折后的骨接

合术时,螺钉-骨结合要好于需要预先打孔的螺钉。[35]

关于微螺钉种植体的报道,很明显初始稳定性取决于皮质骨的厚度和质量。尽管微型板的这个问题尚且没有明确的答案,微型板在开张型患者体内植入时风险较大,可能是由于这些患者的皮质骨比较薄。[4]

(三)螺钉-牙根接触

对于微螺钉种植体而言,邻近牙根是一个主要的风险因素,可能是由于螺钉周围骨质较少或咬合力传递到螺钉;然而,对于微型板而言,邻近牙根和接触支抗钉对稳定性的影响非常小。

(四)软组织炎症

失败也有可能与软组织的炎症相关。[4,8,20,23]良好的口腔卫生,植入后第 1 周配合漱口,在治疗的全程仔细清洁微型板暴露在口腔的部分和周围的黏膜对于微型板的成功是非常重要的。[4,8,20,23,37]的确,微型板周围的缝隙有利于厌氧菌的生长,可能会刺激周围的软组织炎症。[38]尽管完成植入手术后,在其表面覆盖抗生素似乎是个合理的方法,但是没有抗生素的前提下很高的成功率意味着抗生素预防似乎没有那么重要。[37]应该做临床试验去证实这个假说。注重手术无菌会进一步减少术区诱发病原菌的风险。

软组织在非角化的黏膜处穿孔是一个危险因素,在动度较大的黏膜周围可能会影响微型板与周围组织紧密闭合,因此炎症刺激沿着暴露处扩散至口腔。[1]因此,推荐在膜龈联合或者在角化黏膜范围内穿孔,可以使软组织更好地愈合(图48-2)。[22]

也要避免在同一区域同时进行微型板植入与拔牙,因为拔牙窝周围的炎症反应可能会干扰骨和软组织的愈合。[37]

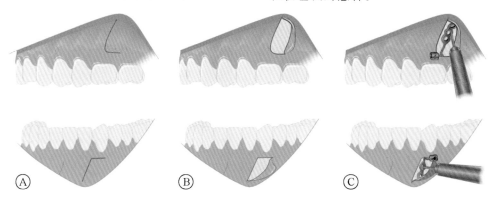

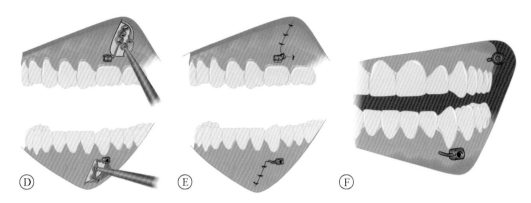

图 48-2　上颌骨和下颌骨的植入手术。A. L 型切口的开口端在附着龈下 1mm；B. 翻开黏骨膜瓣；C. 固定最中间的孔（三孔型）或靠近附件的孔（双孔型）；D. 植入螺钉；E. 可吸收线缝合；F. 钛板种植体短柱附件部分在上颌骨后牙区朝前放置，在下颌骨前牙区朝后放置（源自 Cornelis et al. 2008，经许可使用）

（五）患者的年龄

尚没有在儿童和青少年体内植入微型板的广泛研究。然而，有一个研究表明大多数（73%）失败发生在处于生长期的患者。[22]可能是在植入微型板时，于膜龈联合处穿通软组织在年轻患者中更困难，因为牙槽骨的高度相对低，附着龈的宽度窄，入路受限。

（六）咬合干扰

据报道咬合干扰的出现对微型板的成功率有重要的影响。[20]然而，临床这种情况很少见，微型板暴露在口腔的部分一般都远离牙齿，因为推荐的黏膜穿孔的位置是膜龈联合处或刚好在附着龈内。

四、并发症

并发症可以分为术后并发症，软组织并发症，损伤牙齿和邻近组织，微型板松动，操作并发症和微型板取出时的并发症。

（一）术后并发症

1. 肿胀

据报道，患者诉说最多的问题是术后肿胀，微型板植入和取出后持续 5 天（图 48-3A）。[37]肿胀有时候伴随着血肿（图 48-3B）。术后，经常给患者推荐抗炎药物和（或）止痛药。可能术后水肿的一些积极处理，包括术后用冰袋 1～2 小时，术前静脉输注抗炎药或皮质类固醇激素，可以预防或者至少减少这种并发症。

2. 疼痛

尽管植入微型板时需要手术翻瓣，牵拉组织，该手术似乎与轻微的术区周围疼痛相关。5 个病例报道中有 4 名患者称手术经历远比想象中好，只有轻微的疼或完全不疼，他们的不舒适少于或者等同于拔牙。[22]

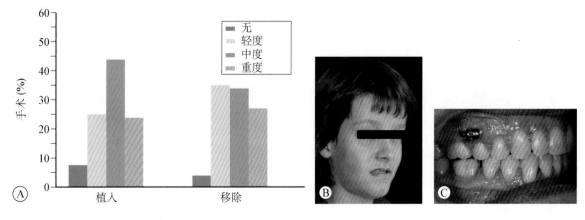

图 48-3　术后并发症。A. 植入及移除手术后患者术后肿胀的报告率；B. 四块钛板植入 1 周后右侧脸颊及眶下血肿；C. 钛板下部牙龈开裂（源自 Cornelis et al. 2008，经许可使用）

(二)软组织并发症

1. 颊部刺激

多于 1/3 的患者声称刚开始有颊部刺激,随后缓解。[22]在下颌,侧切牙与尖牙之间植入微型板相较于尖牙与第一前磨牙之间产生较少的颊部刺激,可能是因为微型板的头部在口轮匝肌的区域更突出(图 48-4)。

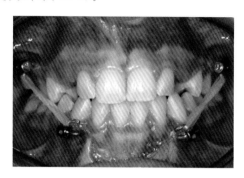

图 48-4 四个钛板种植体植入在生长发育期的青少年利用橡皮链交互牵引种植体支抗实现上颌前伸。下颌钛板种植体植入在侧切牙与尖牙之间减少对颊部的刺激

2. 牙龈开裂

微型板与骨在通入口腔的位置处匹配较差可能会产生牙龈开裂,部分微板暴露(图 48-3C)。重要的是,在连接杆穿出黏膜的位置一定要轻轻地弯向接骨板的最低处,保证与骨表面紧密接触,软组织愈合良好(见图 22-2C)。

(三)损伤牙和邻近组织

1. 牙根损伤

牙根损伤可能一开始被低估了,但是从 2005 年已经有报道,微螺钉种植体[39]以及最近微型板损伤牙根。[36]令人惊讶的是,尽管理论上微型板的风险低于微螺钉种植体,一个上颌后牙区微型板的 CBCT 评估显示,1/10 的支抗螺钉穿透了牙根,尽管使用了非常短(4mm)的自攻型固定螺丝。[36]然而,这只是发生在这个相对比较短的接骨板(C 管),支抗螺丝被迫靠近牙根。尽管作者认为接触牙根并不干扰微型板的稳定性,这会引发关于牙根受损后牙骨质修复相关问题。[36]尽管实验研究描述了当损伤局限于牙骨质或者牙本质时,微螺钉种植体取出后几周内有牙骨质修复和牙周组织愈合,侵犯到牙神经时会有异常的愈合反应。[39-41]这个研究发现微螺钉种植体距离牙根表面少于 1mm 时会导致牙根吸收,也值得深思。[41]

2. 上颌窦穿孔

已经有研究报道微型板支抗螺钉穿透上颌窦,但是没有有害的影响。[36]

(四)微型板松动

微型板松动是失败最常见的原因。组织学上,螺钉无保障稳定性的骨-螺钉结合,周围是较大的放射性透射间隙,有骨吸收和成骨细胞的活动,只与致密的纤维组织结合。[26]然而,尽管有些微型板有动度,但是足以提供达到治疗目标的必要支抗(图 48-5)。[22]

(五)操作并发症

1. 支抗折断

微型板折断这种并发症的比例低于 2%。似乎与为了改变矢量的方向重新反复弯曲有关(图 48-6)。[22]

2. 干扰牙齿的移动

在磨牙压低时,微型板可能干扰牙齿新的位置;最后需要重新植入微型板,完成最后的压低(图 48-7A~C)。还有一个创伤比较小的方法是翻瓣,切除微型板干扰牙齿移动的部分,弯曲剩下的部分,形成一个钩(图 48-7D~F)。

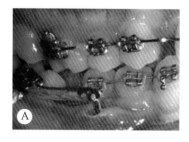 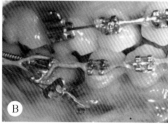 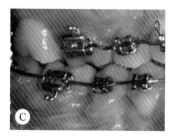

图 48-5 钛板种植体用于直立磨牙和使下颌磨牙近中移动。虽然钛板明显移动并且牙龈状况很不理想,但磨牙的移动还是通过植入的钛板种植体实现了。A. 磨牙开始近中移动;B. 钛板远中移动但是仍然行使作用;C. 钛板移除几个月后磨牙的最终位置(引自 Diane Pham 和 Fabienne Pernet 博士)

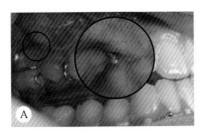
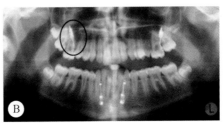
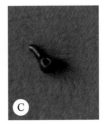

图 48-6　植入四个钛板种植体的青少年的上颌前牵过程中右上钛板种植体断裂。A. 口腔内显示折断部分;B. 全口曲面断层片显示右上钛板折断;C. 断裂的钛板部分

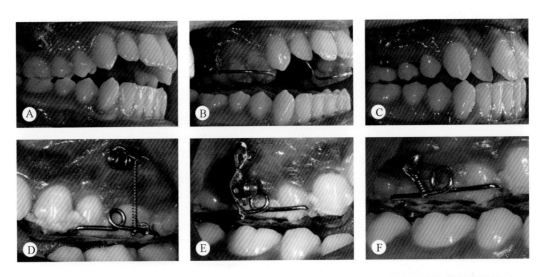

图 48-7　钛板在两个开𬌗患者牙齿移动中对于磨牙压低的作用。A～C. 其中一个患者的前牙开𬌗关闭过程。(A) 钛板植入的位置,缝线仍然存在。(B)应用塑料基托压低磨牙。(C)磨牙压低完成阶段的咬合关系。过度压低可能无法实现,因为钛板很接近压低的磨牙。D～F. 钛板在干扰移动中外形的改变。(D)钛板准确地植入到左侧。(E)右侧钛板位置过低;钢丝插入到钛板附件中增加塑料基托和钛板间的距离。(F)为了进一步压低磨牙,需要重新翻瓣,低位的螺钉被移除,钛板附件被去除并将钛板向上弯曲,以便作为牵引钩(图 A～C 引自 Alexander Johner 博士)

(六)取出时的并发症

骨组织生长

在手术取出微型板时最大的困难是骨组织生长覆盖了板表面,尽管每个患者都不尽相同(图 48-8)。在 10 个患者中,多于 1 个的患者接骨板表面覆盖了 25% 或者更多组织,但是这似乎与微型板的植入位置(上颌、下颌、前段、后段)以及患者的年龄无关。[37] 只要微型板是由钛板加工而成的,即使不涂层和抛光,也会有一定程度的骨-螺钉结合,它会随着时间增加,有些病例中,甚至有螺钉延伸到接骨板。[26]因此,推荐微型板在不用后立即取出。

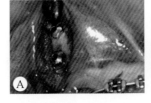
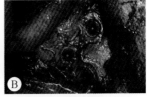

图 48-8　骨质增生。A. 在钛板种植体移除之前,翻开黏骨膜瓣后,钛板种植体被增生的骨组织覆盖;B. 在钛板种植体移除后,钛板种植体痕迹出现在骨上,清晰地显示了骨组织的增生

五、小结

最重要的临床结论总结如下。

■ 术前,需要告知患者术后的肿胀。他们可能对疼痛的恐惧就消除了,一般都比想象的轻一点。

■ 手术要严格遵守操作要求,避免创伤过大。尤其是重新钻入时,可能与骨改建愈合反应相关,为了优化初始稳定性一定要避免。

■ 如果可能的话,上颌的位置相对下颌更好一些,因为下颌的失败率较大。

■ 儿童相较于成人植入后失败率高,但是要在患者初始咨询的时候要告知他。

■ 口腔卫生对于避免软组织炎症非常重要。尽管相对于其他加强支抗方法来说,对患者的配合要求减少,菌斑控制方面仍然非常重要。

■ 建议在微型板一旦不需要时就取出,因为螺钉的骨结合随着时间增加,在有些病例中会妨碍微型板的取出。

参 考 文 献

[1] Cope JB. Temporary anchorage devices in orthodontics: a paradigm shift. Semin Orthod 2005;11:3-9.

[2] Poggio PM,Incorvati C,Velo S,et al. "Safe zones": a guide for miniscrew positioning in the maxillary and mandibular arch. Angle Orthod 2006;76:191-7.

[3] CHEng SJ,Tseng IY,Lee JJ,Kok SH. A prospective study of the risk factors associated with failure of mini-implants used for orthodontic anchorage. Int J Oral Maxillofac Implants 2004;19:100-6.

[4] Miyawaki S,Koyama I,Inoue M,et al. Factors associated with the stability of titanium screws placed in the posterior region for orthodontic anchorage. Am J Orthod Dentofacial Orthop 2003;124:373-8.

[5] Buchter A,Wiechmann D,Koerdt S,et al. Load-related implant reaction of mini-implants used for orthodontic anchorage. Clin Oral Implants Res 2005;16:473-9.

[6] De Clerck H,Geerinckx V,Siciliano S. The Zygoma Anchorage System. J Clin Orthod 2002;36:455-9.

[7] Chung KR,Kim YS,Linton JL,et al. The miniplate with tube for skeletal anchorage. J Clin Orthod 2002;36:407-12.

[8] Choi BH,Zhu SJ,Kim YH. A clinical evaluation of titanium miniplates as anchors for orthodontic treatment. Am J Orthod Dentofacial Orthop 2005;128:382-4.

[9] De Clerck HJ,Cornelis MA. Biomechanics of skeletal anchorage. Part 2: Class Ⅱ nonextraction treatment. J Clin Orthod 2006;40:290-8,quiz 307.

[10] Chen YJ,Chang HH,Lin HY,et al. Stability of miniplates and miniscrews usedfor orthodontic anchorage: experience with 492 temporary anchorage devices. Clin Oral Implants Res 2008;19:1188-96.

[11] Schatzle M,Mannchen R,Zwahlen M,et al. Survival and failure rates of orthodontic temporary anchorage devices: a systematic review. Clin Oral Implants Res 2009;20:1351-9.

[12] SHErwood KH,Burch JG,Thompson WJ. Closing anterior open bites by intruding molars with titanium miniplate anchorage. Am J Orthod Dentofacial Orthop 2002;122: 593-600.

[13] Sugawara J,Baik UB,Umemori M,et al. Treatment and post-treatment dentoalveolar changes following intrusion of mandibular molars with application of a skeletal anchorage system (SAS) for open bite correction. Int J Adult Orthodon Orthognath Surg 2002;17:243-53.

[14] Erverdi N, Acar A. Zygomatic anchorage for en masse retraction in the treatment of severe Class Ⅱ,division 1. Angle Orthod 2005;75:483-90.

[15] Iino S,Sakoda S,Miyawaki S. An adult bimaxillary protrusion treated with corticotomy-facilitated orthodontics and titanium miniplates. Angle Orthod 2006;76: 1074-82.

[16] Cornelis MA,De Clerck HJ. Maxillary molar distalization with miniplates assessed on digital models: a prospective clinical trial. Am J Orthod Dentofacial Orthop 2007;132:373-7.

[17] Sugawara J,Daimaruya T,Umemori M,et al. Distal movement of mandibular molars in adult patients with the skeletal anchorage system. Am J Orthod Dentofacial Orthop 2004;125:130-8.

[18] Kircelli BH,Pektas ZO,Uckan S. Orthopedic protraction with skeletal anchorage in a patient with maxillary hypoplasia and hypodontia. Angle Orthod 2006;76:156-63.

[19] Kuroda S,Sugawara Y,Deguchi T,et al. Clinical use

of miniscrew implants as orthodontic anchorage: success rates and postoperative discomfort. Am J Orthod Dentofacial Orthop 2007;131:9-15.

[20] Chen CH, Hsieh CH, Tseng YC, et al. The use of miniplate osteosynthesis for skeletal anchorage. Plast Reconstr Surg 2007;120:232-5.

[21] Mommaerts MY, Michiels ML, De Pauw GA. A 2-year outcome audit of a versatile orthodontic bone anchor. J Orthod 2005;32:175-81.

[22] Cornelis MA, Scheffler NR, Nyssen-Behets C, et al. Patients' and orthodontists' perceptions of miniplates used for temporary skeletal anchorage: a prospective study. Am J Orthod Dentofacial Orthop 2008;133:18-24.

[23] Eroglu T, Kaya B, Cetinsahin A, et al. Success of zygomatic plate-screw anchorage system. J Oral Maxillofac Surg 2010;68:602-5.

[24] van de Vannet B, Sabzevar MM, Wehrbein H, et al. Osseointegration of miniscrews: a histomorphometric evaluation. Eur J Orthod 2007;29:437-42.

[25] Freire JN, Silva NR, Gil JN, Magini RS, et al. Histomorphologic and histomorphometric evaluation of immediately and early loaded mini-implants for orthodontic anchorage. Am J Orthod Dentofacial Orthop 2007;131:704.

[26] Cornelis MA, Vandergugten S, Mahy P, et al. Orthodontic loading of titanium miniplates in dogs: microradiographic and histological evaluation. Clin Oral Implants Res 2008;19:1054-62.

[27] Cornelis MA, Mahy P, Devogelaer JP, et al. Does orthodontic loading influence bone mineral density around titanium miniplates? An experimental study in dogs. Orthod Craniofac Res 2010;13:21-7.

[28] Schenk RK, Buser D. Osseointegration: a reality. Periodontol 2000 1998;17:22-35.

[29] Huja SS, Katona TR, Burr DB, et al. Microdamage adjacent to endosseous implants. Bone 1999;25:217-22.

[30] Trisi P, Rebaudi A. Progressive bone adaptation of titanium implants during and after orthodontic load in humans. Int J Periodontics Restorative Dent 2002;22:31-43.

[31] Cattaneo PM, Dalstra M, Melsen B. Analysis of stress and strain around orthodontically loaded implants: an animal study. Int J Oral Maxillofac Implants 2007;22: 213-25.

[32] Chen CH, Chang CS, Hsieh CH, et al. The use of microimplants in orthodontic anchorage. J Oral Maxillofac Surg 2006;64:1209-13.

[33] Owens SE, Buschang PH, Cope JB, et al. Experimental evaluation of tooth movement in the beagle dog with the mini-screw implant for orthodontic anchorage. Am J Orthod Dentofacial Orthop 2007;132:639-46.

[34] Esposito M, Thomsen P, Ericson LE, et al. Histopathologic observations on early oral implant failures. Int J Oral Maxillofac Implants 1999; 14: 798-810.

[35] HEidemann W, Terheyden H, Gerlach KL. Analysis of the osseous/metal interface of drill free screws and self-tapping screws. J Craniomaxillofac Surg 2001;29:69-74.

[36] Kim GT, Kim SH, Choi YS, et al. Cone-beam computed tomography evaluation of orthodontic miniplate anchoring screws in the posterior maxilla. Am J Orthod Dentofacial Orthop 2009; 136: 628, discussion 628-9.

[37] Cornelis MA, Scheffler NR, Mahy P, et al. Modified miniplates for temporary skeletal anchorage in orthodontics: placement and removal surgeries. J Oral Maxillofac Surg 2008;66:1439-45.

[38] Sato R, Sato T, Takahashi I, et al. Profiling of bacterial flora in crevices around titanium orthodontic anchor plates. Clin Oral Implants Res 2007;18:21-6.

[39] Asscherickx K, Vannet BV, Wehrbein H, et al. Root repair after injury from mini-screw. Clin Oral Implants Res 2005;16:575-8.

[40] Brisceno CE, Rossouw PE, Carrillo R, et al. HEaling of the roots and surrounding structures after intentional damage with miniscrew implants. Am J Orthod Dentofacial Orthop 2009;135:292-301.

[41] Kim H, Kim TW. Histologic evaluation of root-surface healing after root contact or approximation during placement of mini-implants. Am J Orthod Dentofacial Orthop 2011;139:752-60.

第 49 章

正畸微螺钉种植体支抗的成功率与风险因素

Moschos A. Papadopoulos, Spyridon N. Papagcorgiou and Loannis P. Iogakis

一、引言

微螺钉种植体作为辅助支抗装置已经广泛应用于正畸学。它们经常是由纯钛或者钛合金(Ti6-Al4-V)加工而成,直径 1~2mm,长度 8~20mm。它们的价值体现在可以在骨内保持相对稳定,增强支抗,无副作用,保证不丢失支抗。微螺钉种植体可以有效地增强支抗,比如植入第二前磨牙和第一磨牙之间,必要时植入两颗微螺钉种植体,加力装置直接与种植钉相连,用于成人治疗,治疗时间可超过 12 个月。

应用微螺钉种植体的并发症

并发症可以发生在以下几个阶段。

(1)植入时

◆ 如果植入位点骨皮质厚度不足,缺乏初始稳定性。

◆ 损伤周围组织结构(牙周韧带、牙根、神经、血管或上颌窦穿孔)。

(2)正畸治疗过程中

◆ 周围组织的炎症与感染。

◆ 炎症导致微螺钉种植体的稳定性丧失。

(3)取出微螺钉种植体时

◆ 折断。

二、成功率与风险因素的评估

影响正畸微螺钉种植体成功/成活率的相关因素已经在多项临床研究[1-7]以及系统性综述中评估过[8-10]。然而,这些综述的研究文章数量有限,只对少量因素进行了定量评估,有时还包含了其他支抗加强装置比如微型板。Cohort 研究在控制研究条件的前提下,可以提供相对可靠的依据,经常包含大量样本。前瞻性的研究相较于回顾性研究,有更高的报道质量,更完整的数据,即使两者均呈现中等或者较高的偏倚风险。

失败意味着要取出微螺钉种植体或微螺钉种植体不能作为所需的稳定支抗。有 3 项回顾性 Cohort 研究调查了微螺钉种植体失败的治疗时间,从这几项研究来看,植入后的前两个月非常重要,有 58% 的失败率发生在这个阶段,20% 的失败率发生在第 2~3 个月(图 49-1)。[1,5,11]这时候去改变治疗计划是非常困难甚至是不可能的。

本章展示了基于已经发表的有对照组和无对照组的关于微螺钉种植体作为正畸支抗失败率的临床研究 meta 分析,从而辨别相关风险因素。[12]不加限制因素,不分语种,搜索已发表的和未发表的研究,随后两位研究者做两次研究选择,数据剔除以及偏倚性评估。做随机效应的 meta 分析,其中失败率用百分比表示,相关的危险因素和相应的 95% 可信区间(95%CI)。其他的分析包括组内分析,meta 回归分析,分层分析。

依据纳入和排除标准,合理的选择后,总共纳入了 52 项研究:5 项随机对照研究(RCTs),8 项前瞻性对照研究,27 项前瞻性 Cohort 研究,还有 12 项研究不明确其设计(表 49-1)。这些研究的报道质量不尽相同,偏倚分析的风险表明大多数的研究属于中等质量。

52 项研究包括 4987 颗微螺钉种植体,植入了 2281 个患者体内以增强正畸支抗。据报道原始研究的失败率在 0～40.8%。用随机效应的模型,所有研究总的 meta 分析得出的总的失败率是 13.5%(95%

CI 11.5～15.8),换言之,成功率是 86.5%。"大"研究(每个)≥100 颗微螺钉种植体(总共包括 3385 颗微螺钉种植体)的 meta 分析,得出总的失败率是 14.0%(95%CI 11.5～17.0)。这个失败率接近另一项没有对照研究(16.4%)的 meta 分析,以及之前作者对于前瞻性对照研究的结果(13.3%)。

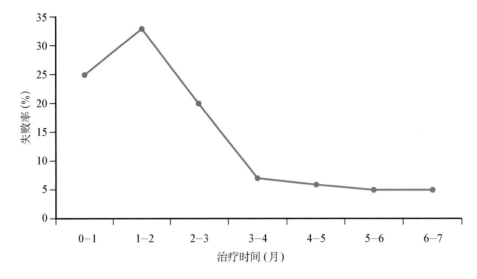

图 49-1　根据 3 个回顾性队列研究数据得出治疗过程中微螺钉种植体失败率的百分比分布图[4,5,11]

这意味着每植入 100 颗,就有 14 颗失败的种植体,这是一个相对较低的比例。此外,尽管一个患者体内不止植入一颗微螺钉种植体,很少有患者经历多颗微螺钉种植体的失败。大多数"失败的患者"(80.5%)只有一颗微螺钉种植体脱落。只有 12.2% 的患者有两颗微螺钉种植体脱落,4.9% 的患者有 3 颗微螺钉种植体脱落,2.4% 的患者有 4 颗微螺钉种植体失败。然而,大多数病例中微螺钉种植体的失败都可以成功处理,在相同或者邻近区域重新植入,不需要再交费,还有一种方式是采取其他增强支抗的装置,不需要新的微螺钉种植体植入,后续的治疗可以没有微螺钉种植体。

三、与失败率相关的因素

这项分析包括 30 项原始研究:1827 名患者,4008 颗微螺钉种植体,通过组内分析比较,微螺钉种植体的失败与多种原因相关。然而只有一定数量的研究是可以采信的,因此,结论的可靠性还有待商榷。有大量研究得出一些非显著相关因素(图 49-2),以及一部分显著

相关因素(图 49-3)。这些研究发现微螺钉种植体的失败相关因素可以分为 6 类。

- 患者相关。
- 临床医师相关。
- 微螺钉种植体的特点和性质。
- 植入过程。
- 正畸治疗过程中微螺钉种植体的应用类型。
- 治疗结果相关。

(一)与患者相关的因素

与患者相关的可能会影响微螺钉种植体失败的因素可见表 49-2。在这些分析中,有充足的关于性别和年龄的研究数据,而除此之外的可能因素则需要其他的循证医学研究。

1. 性别

在本文的回顾性研究中,患者的性别对于微螺钉种植体的失败率无显著性差异,[2,6,7,11,37-40,47,58] 这与大规模的回顾性研究结果一致[1,3-5,62-64,10]。有趣的是,患者多为女性。一项回顾性研究发现男性微螺钉种植体的失败率是女性的 2 倍。[65] 这可能与女性上颌第一磨牙近中附着龈下骨皮质厚度较低有关。

表 49-1　纳入 Meta 分析文献的特征

来源	背景	总种植钉数	每个患者种植钉数（每颌）	品牌	直径	长度	成功标准	失败率（%）	处理
RCT（随机支抗类型）									
Basha et al. (2010)[13]	U	14	2(2)	SS	1.3	8	稳定	28.6	重新植入
Liu et al. (2009)[14]	NR	68	2(2)	Ningbo Cibei	1.2	8	稳定	11.8	重新植入
Upadhyah et al. (2008)[15]	U	72	4(2)	Modified Ti fixation screws	1.3	8	稳定	6.9	重新植入
RCT（风险因素）									
Aboul-Ela(2011)[16]	U	26	2(2)	AbsoAnchor	1.3	8	稳定	7.7	换位置
Lehnen et al. (2011)[17]	NR	60	2(2)	Tomas-pin	1.6	8	NR	11.7	拔除
PCCT（随机支抗类型）									
Hedayati et al. (2007)[18]	U	27	3(1/2)	Orthognathic screws	2	9/11	稳定	18.5	换位置
Maddalone et al. (2010)[19]	NR	25	NR	3M Unitek	1.8	8	稳定	8.0	NR
Park et al. (2008)[20]	U	46	2/4(2)	AbsoAnchor/Osteomed/Leibinger	1.2	6/8	治疗完成	13	重新植入
Shi et al. (2008)[21]	U	28	2(2)	Miniscrew Anchorage System	1.5	8	NR	10.7	重新植入
Upadhyah et al. (2008)[22]	U	30	2(2)	Modified Ti fixation screws	1.3	8	稳定	10.0	重新植入
Wilmes et al. (2009)[23]	NR	10	1(1)	Dual-Top	2	10	NR	0.0	NR
PCCT（风险因素）									
Apel et al. (2009)[24]	U	76	2/4(2)	Tomas-pin	1.6	8	稳定/感染	10.5	拔除
Garfinkle et al. (2008)[25]	U/Private	82	4/8(4)	Osteomed	1.6	6	稳定/治疗完成	19.5（只包括加力的 MIs）	NR
PCS									
Upadhyay et al. (2009)[26]	U	46	2(2)	Ti mini-implants	1.3	8	NR	4.3	重新植入
Blaya et al. (2010)[27]	U/Private	30	1(1)	Sin Implant System	1.2	10	稳定	0.0	NR

（续　表）

来源	背景	总种植钉数	每个患者种植钉数（每颌）	品牌	直径	长度	成功标准	失败率（%）	处理
Brandão & Mucha(2008)[28]	U	40	4(2)	Ortoimplante Básicos	1.5	9	稳定	0.0	NR
Cheng et al. (2004)[29]	U	92	NR	Leibinger/Mondeal	2	5~15	稳定/感染/治疗完成	8.7（仅报道了不同支抗方法的 MI 数据）	NR
Gelgör et al. (2004)[30]	U	25	1(1)	IMF Stryker, Leibinger, Germany)	1.8	14	稳定	0.0	NR
Herman et al. (2006)[31]	NR	49	1/2(1/2)	Ortho Implant, Sendax MDI	1.8	6/8/10	稳定	40.8	重新植入/拔除
Justens & de Bruyn(2008)[32]	U	50	NR	Dual-Top	1.8/2	8/10	稳定/治疗完成	34.0（包括没有更换但完成治疗的失败 MI）	重新植入
Kim et al. (2010)[33]	U	50	2(2)	C-Implant	1.8	8.5	稳定	4.0	重新植入
Liou et al. (2004)[34]	NR	32	2(2)	Leibinger	2	17	稳定	0.0	NR
Luzi et al. (2007)[35]	U	140	NR	Aarhus MiniImplants	1.5/2	9.6/11.6	稳定/治疗完成	15.7（包括没有更换但完成治疗的失败 MI）	拔除
Miyazawa et al. (2010)[36]	U	44	NR	Dual-Top	1.6	8	治疗完成	9.1	NR
Motoyoshi et al. (2006)[37]	U	124	1~4(1/2)	ISA orthodontic implants	1.6	8	稳定	14.5	NR
Motoyoshi et al. (2007)[38]	U	169	1~4(1/2)	ISA orthodontic implants	1.6	8	稳定/治疗完成	14.8	NR
Motoyoshi et al. (2007)[39]	U	87	NR	ISA orthodontic implants	1.6	8	稳定/治疗完成	12.6	NR
Motoyoshi et al. (2009)[40]	U	209	1~4(1/2)	ISA orthodontic implants	1.6	8	稳定/治疗完成	11.5	NR
Motoyoshi et al. (2010)[41]	U	148	NR	ISA orthodontic implants	1.6	8	稳定	9.5	拔除

（续　表）

来源	背景	总种植钉数	每个患者种植钉数（每颌）	品牌	直径	长度	成功标准	失败率（%）	处理
Oh et al. (2011)[12]	U	78	NR	AbsoAnchor/Osteomed	1.2/NR	NR	NR	10.3（排除了4颗有意置换至其他位置的MI）	重新植入
Park et al. (2006)[2]	U	227	NR	Stryker Leibinger/Osteomed/KLS·Martin	1.2/2	4~15	稳定/治疗完成	8.4	重新植入
Polat-Ozsoy et al. (2009)[43]	U	22	2(2)	AbsoAnchor	1.2	6	稳定/感染	13.6（由于靠近牙根更换了一个MI.也被认为是感染）	重新植入
Suzuki et al. (2011)[44]	U	280	NR	Sistema Nacional de Implantes/ACR MiniImplant	1.5	6/8	NR	6.8	NR
Thiruvenkatachari et al. (2006)[45]	U	18	1/2(1)	Titanium microimplant	1.3	8	稳定	0.0	NR
Türköz et al. (2010)[46]	U	112	1/2(1/2)	AbsoAnchor	1.4	7	稳定	22.3	NR
Viwattanatipa et al. (2009)[47]	U	97	2(2)	Osteomed	1.2	8~12	活动/移位/感染	33.0	NR
Wang et al. (2009)[48]	U	298	2(2)	Micro-planting nail	1.6	11	稳定/治疗完成	22.8	拔除
Wiechmann et al. (2007)[49]	NR	133		AbsoAnchor/Dual-Top	1.2/1.6	5~10	稳定/治疗完成/感染	23.3	NR
Wu et al. (2009)[7]	U	414	NR	AbsoAnchor/LOMAS/A1	1.1~1.7/2	7~13	稳定/治疗完成	10.1	NR
Alves et al. (2011)[50]	U	41	2/3(2/3)	INP	1.4/2	6/8	NR	14.6	重新植入（在相邻位置）

（续　表）

PCS, unclear design

来源	背景	总种植钉数	每个患者种植钉数（每颌）	品牌	直径	长度	成功标准	失败率（%）	处理
Baek et al. (2008)[11]	NR	109	1/2(1/2)	THOplant	2	5	稳定/感染/治疗完成	24.8（重新植入失败未计入）	重新植入
Bayat & Bauss(2010)[51]	保密	110	1~4(1/2)	LOMAS	2	7/9/11	稳定/感染	18.2	NR
Berens et al. (2006)[52]	保密	239	1~3(1/2)	AbsoAnchor/Dual-Top	1.4/1.8/2	NR	稳定	15.1	重新紧拧/拔除
Chaddad et al. (2008)[53]	NR	32	2/4(2)	C-Implant/Dual-Top	1.4~2	6~10	稳定/感染/治疗完成	12.5	NR
El-Beialy et al. (2009)[54]	U	40	NR	AbsoAnchor	1.2	8	稳定	17.5	拔除
Freudenthaler et al. (2001)[55]	NR	15	NR	Leibinger	2	13	稳定软组织问题	6.7	拔除重新植入
Gelgor et al. (2007)[56]	NR	40	1(1)	IMF	1.8	14	稳定	0.0	NR
Fritz et al. (2004)[57]	U	36	NR	Dual-Top	1.4/1.6/2	6/8/10	稳定	30.6	NR
Kim et al. (2010)[58]	U	197	1(1)	KLS-Martin/Orthoplant	1.5/2	5	稳定	9.2	重新植入
Kuroda et al. (2007)[59]	U	216	NR	AbsoAnchor/Gebrüder Martin	1.3/1.5	6~12	治疗完成	16.2	NR
Lee et al. (2010)[6]	NR	260	2(2)	C-Implant	1.8	8.5	NR	8.5	NR
Wang et al. (2009)[60]	U	77	NR	MIA system/SDIA system	1.2/2/2	7/8	NR	7.8	NR

NR.未报道；PCCT.前瞻性对照临床实验；PCS.前瞻性队列研究；RCT.随机对照试验；U.大学

2．年龄

在 Meta 分析或大的回顾性研究中，尚没有证据显示微螺钉种植体的失败率与年龄相关。[1.3-5,62-64]有一些循证依据表明，年龄较小的患者（<20 岁）比年龄较大的患者（>20 岁）有较高的微螺钉种植体失败的风险；[66]然而，这项回顾性研究包含微型板和微螺钉种植体。有一个可能的解释是下颌第一磨牙近中骨皮质的厚度随着年龄的变化而不同。[38]

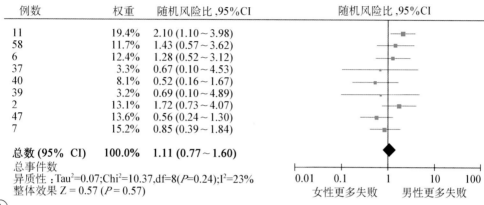

图 49-2　大量的学术研究关于性别（9 个报告；A），年龄（5 个报告；B）和植入位置（8 个报告；C）微螺钉种植体失败率的分析中，并没有发现显著的相关性（Mantel-Haenszel 法）

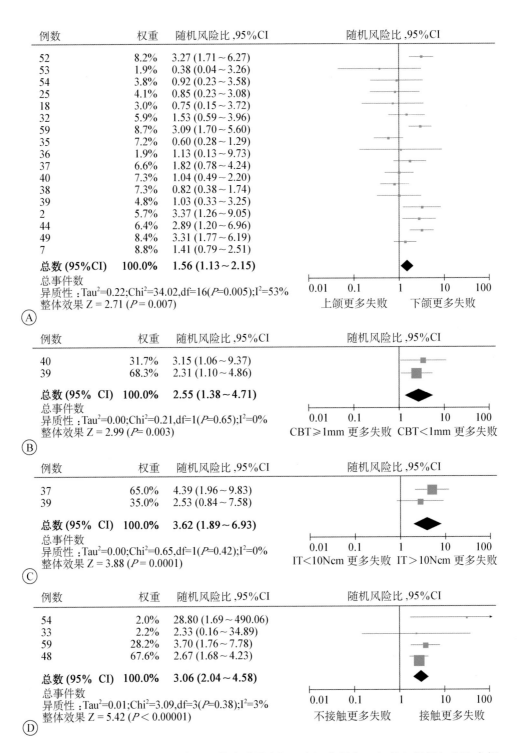

例数	权重	随机风险比,95%CI
52	8.2%	3.27 (1.71~6.27)
53	1.9%	0.38 (0.04~3.26)
54	3.8%	0.92 (0.23~3.58)
25	4.1%	0.85 (0.23~3.08)
18	3.0%	0.75 (0.15~3.72)
32	5.9%	1.53 (0.59~3.96)
59	8.7%	3.09 (1.70~5.60)
35	7.2%	0.60 (0.28~1.29)
36	1.9%	1.13 (0.13~9.73)
37	6.6%	1.82 (0.78~4.24)
40	7.3%	1.04 (0.49~2.20)
38	7.3%	0.82 (0.38~1.74)
39	4.8%	1.03 (0.33~3.25)
2	5.7%	3.37 (1.26~9.05)
44	6.4%	2.89 (1.20~6.96)
49	8.4%	3.31 (1.77~6.19)
7	8.8%	1.41 (0.79~2.51)
总数 (95%CI)	**100.0%**	**1.56 (1.13~2.15)**

总事件数
异质性:Tau²=0.22;Chi²=34.02,df=16(P=0.005);I²=53%
整体效果 Z = 2.71 (P = 0.007)

Ⓐ 上颌更多失败　下颌更多失败

例数	权重	随机风险比,95%CI
40	31.7%	3.15 (1.06~9.37)
39	68.3%	2.31 (1.10~4.86)
总数 (95% CI)	**100.0%**	**2.55 (1.38~4.71)**

总事件数
异质性:Tau²=0.00;Chi²=0.21,df=1(P=0.65);I²=0%
整体效果 Z = 2.99 (P= 0.003)

Ⓑ CBT≥1mm 更多失败　CBT<1mm 更多失败

例数	权重	随机风险比,95%CI
37	65.0%	4.39 (1.96~9.83)
39	35.0%	2.53 (0.84~7.58)
总数 (95% CI)	**100.0%**	**3.62 (1.89~6.93)**

总事件数
异质性:Tau²=0.00;Chi²=0.65,df=1(P=0.42);I²=0%
整体效果 Z = 3.88 (P = 0.0001)

Ⓒ IT<10Ncm 更多失败　IT>10Ncm 更多失败

例数	权重	随机风险比,95%CI
54	2.0%	28.80 (1.69~490.06)
33	2.2%	2.33 (0.16~34.89)
59	28.2%	3.70 (1.76~7.78)
48	67.6%	2.67 (1.68~4.23)
总数 (95% CI)	**100.0%**	**3.06 (2.04~4.58)**

总事件数
异质性:Tau²=0.01;Chi²=3.09,df=3(P=0.38);I²=3%
整体效果 Z = 5.42 (P < 0.00001)

Ⓓ 不接触更多失败　接触更多失败

图 49-3　大量关于下颌(17 个报告;A),骨皮质厚度(CBT)(2 个报告;B),植入扭矩(IT)(2 个报告;C),牙根接触(4 个报告,D)影响种植体的失败率呈显著相关性。CI,可信区间

表 49-2　影响微种植体失败率与患者相关的因素

因素	研究	异质性(P)	发生率	95%CI	组间 P
性别					
男性	9	0.006	13.4	8.4~20.7	0.907
女性	9	<0.001	12.9	8.9~18.5	
吸烟					
不吸烟者	1	1.000	9.6	4.6~18.8	0.002**
吸烟者	1	1.000	35.1	21.6~51.5	
吸烟群体					
轻度(每日<10 支)	1	1.000	11.1	2.8~35.2	0.007**
重度(每日>10 支)	1	1.000	57.9	35.6~77.4	
年龄					
成年(>20 岁)	5	0.136	15.5	11.2~21.0	0.575
未成年(<20 岁)	5	<0.001	12.6	6.4~23.3	
错殆					
Ⅰ类	2	<0.001	23.4	4.8~65.1	0.191
Ⅱ类	2	0.034	17.3	5.1~45.1	
Ⅲ类	1	1.000	2.9	0.4~18.1	
矢状关系: ANB (°)					
<0	1	1.000	11.8	5.4~23.8	0.002**
0~4	1	1.000	52.2	32.5~71.2	
>4	1	1.000	25.7	14.0~42.5	
垂直关系: FMA (°)					
低(20)	2	0.117	16.6	8.9~28.3	0.836
中(30)	2	0.016	18.3	7.2~39.1	
高(40)	2	0.032	9.3	1.0~51.0	
垂直关系: Sn-GoGn (°)					
低(28)	1	1.000	10.0	3.3~26.8	0.456
中(38)	1	1.000	10.1	6.1~16.4	
高(48)	1	1.000	2.9	0.4~18.1	
菌斑指数（%）					
<20	1	1.000	37.9	22.4~56.4	0.187
20~40	1	1.000	44.4	17.7~74.9	
>40	1	1.000	8.3	1.2~41.3	
牙龈指数（%）					
<20	1	1.000	36.4	23.6~51.4	0.037*
20~40	1	1.000	92.9	42.3~99.6	
口腔卫生					
好	2	0.872	7.5	5.0~11.1	0.376
差	2	0.979	9.8	6.3~14.8	

CI,可信区间;FMA,眶耳平面—下颌平面角

* $P < 0.05$; ** $P < 0.01$.

3. 吸烟

吸烟者相较于不吸烟者有较高的微螺钉种植体失败率(35.1%)(9.6%),重度吸烟者(每天多于10根烟,57.9%)相较于轻度吸烟者(每天少于10根烟,11.1%)失败率更高。吸烟者的骨-种植体结合率和种植体周围骨密度较低,种植体周围有边缘骨丧失、间隙及纤维组织。[67]吸烟者的伤口愈合和骨愈合不佳。将来如果微螺钉种植体的表面做相应改进,可能会提高此类患者的治疗效果。

4. 错𬌗畸形的类型

依据安氏分类,患者错𬌗畸形的类型与微螺钉种植体的失败无相关关系,这与其他回顾性研究结果一致。[1,5,62,66]

5. 矢状向关系

矢状向骨性关系似乎会影响微螺钉种植体的失败率。尤其是当患者的ANB角在0°～4°时(骨性Ⅰ类关系),呈现较高的微螺钉种植体失败率(52.2%),与该角度大于4°的患者(骨性Ⅱ类,25.7%),以及小于0°的患者(骨性Ⅲ类,11.8%)相比较而言。

6. 垂直向关系

以Frankfort下颌平面角或者SN-下颌平面角为参考,微螺钉种植体的失败与垂直向的骨性关系无相关关系。不过,在某一项回顾性研究中,高角患者微螺钉种植体的失败率是均角或低角的4倍。[3]一项回顾性Cohort研究表明牙性关系非常重要,开𬌗患者微螺钉种植体的失败率较高。[1]

最近的一项回顾性研究包含多种骨性头影测量变量,应用多重回归分析法,研究了它们与微种植体失败率的相关关系[5],发现其与关节角,PP平面(下颌平面-𬌗平面)角,下颌平面角、颏角、下颌角均无显著相关关系。较低的Frankfort下颌平面(<20°)的患者,其微螺钉种植体成功率大约是高角(≥30°)患者的5倍。此外,患者的下颌角处于平均偏高(44°～50°)相较于低于这个角度范围的患者有较低的微螺钉种植体失败率(几乎是其成功率的双倍)。

7. 拥挤

回顾性研究中,并没有证实牙列(上下颌牙弓长度不调少于6mm)的拥挤是影响种植体失败率的显著因素。[3,5]尽管已经有病例报道应用微螺钉种植体支抗成功治疗了拥挤的患者,[68,69]但是几乎没有它作为影响因素的循证学依据。

8. 全身和牙齿状态

有部分研究报道了全身健康与牙齿状态对种植体稳定性的相关关系,但是没有一项研究表明其与微螺钉种植体的失败率有相关关系。已经有研究表明骨质疏松症,控制不力的糖尿病,放射性治疗,张口度下降以及多种药物(如双膦酸盐)是影响种植牙的骨结合[2]的危险因素,原因是骨密度较低,伤口愈合不佳或易发牙龈炎症。然而,这些因素是否会影响微螺钉种植体辅助的正畸治疗的结果仍需要进一步研究。

9. 口腔卫生

有两项meta分析评估了微螺钉种植体植入处的口腔卫生,[2,59]总的种植体失败率并没有显著差别。其中一项研究报道了植入时的菌斑和牙龈指数,结果发现牙龈指数增加的患者失败率显著增高:指数在20%～40%时,失败率为92.9%,而指数低于20%的患者的失败率为36.4%。[32]对于患者避免刺激或损伤微螺钉种植体的口头教育与没有进行口头教育的患者之间无显著性差异。

考虑到要保持微螺钉种植体的稳定性,控制炎症非常重要[3,29,59,63]。术后服用5天预防性的口腔抗炎药物,使用单簇刷毛的牙刷以及0.2%的氯己定漱口液,或者牙线浸入2%的氯己定溶液后再使用,可以作为有效的辅助措施。

10. 牙周和颞下颌关节问题

从现有研究来看,牙周和颞下颌关节问题不会影响微种植体的成功率。[3]控制中的牙周炎和种植体周围炎某一单一因素也不会影响微螺钉种植体的失败率。微螺钉种植体在颞下颌关节紊乱的患者中可以成功应用。

(二)临床相关因素

植入微螺钉种植体的临床医生人数,其专业知识以及经验情况都是潜在的影响因素(表49-3)。然而,评估这些因素时却不便获得证据。

1. 临床医生人数

植入微螺钉种植体的临床医生人数似乎与微螺钉种植体的失败率无关。[6]

2. 专业知识

临床医生的专业知识与降低微螺钉种植失败

表 49-3　影响微螺钉种植体失败率的临床医生相关因素

因素	研究	异质性(P 值)	发生率	95% CI	组间 P 值
非临床医生					
1 人	1	1.000	8.6	5.3~13.8	0.896
2 人	1	1.000	8.1	3.9~16.1	
临床医生					
教授	1	1.000	1.9	0.3~12.0	0.005**
研究生	1	1.000	29.2	14.6~49.8	
经验积累(每植入 18 颗微螺钉种植体)					
第 1 次	1	1.000	25.0	13.6~41.5	0.009**
第 2 次	1	1.000	8.8	4.0~18.3	
第 3 次	1	1.000	2.1	0.3~13.6	
第 4 次	1	1.000	4.3	1.1~15.8	

CI. 可信区间

** $P < 0.01$

率显著相关:研究生植入微螺钉种植体的失败率是 29.2%,老师植入微螺钉种植体的失败率是 1.9%。

3. 经验积累

植入技巧的经验积累是一个非常重要的因素,植入微螺钉种植体每增加 18 颗,失败率会随之降低:第一次植够 18 颗微螺钉种植体的失败率是 25%,第二次植够 18 颗微螺钉种植体的失败率是 8.8%,第三次是 2.1%,第四次是 4.3%。[49] 另一项回顾性研究报道表明植入 40 颗微螺钉种植体后,失败率降低[64]。从某种程度来说,对预先钻孔有经验的医生相比无经验的医生碰到牙根的风险低。

一项失败风险的回顾性分析表明,正畸医生植入微螺钉种植体与微型板的失败率是口腔外科医生的 3 倍。

(三)微螺钉种植体本身的相关因素

表 49-4 总结了微螺钉种植体本身的相关因素。许多研究评估了螺纹长度,直径以及表面设计,但由于收集的数据非常多样,变量众多,建议进行进一步研究以得出确定的结论。

表 49-4　影响微螺钉种植体失败率的种植体相关因素

因素	研究	异质性(P)	发生率	95%CI	组间 P
产品品牌					
AbsoAnchor	3	<0.001	16.8	6.4~37.4	0.223
Aarhus	1	1.000	13.0	6.3~24.8	
Osteomed	1	1.000	15.8	5.2~39.2	
LOMAS	2	0.416	5.9	3.3~10.3	
A1	1	1.000	20.0	7.7~42.8	
Microsrew,Mondeal	1	1.000	5.3	0.7~29.4	
C-Implant	1	1.000	8.5	5.6~12.5	
KLS-Martin	1	1.000	20.0	2.7~69.1	

（续　表）

因素	研究	异质性（P）	发生率	95％CI	组间P
直径(mm)					
1.1	1	回归分析			0.387
1.2	3				
1.3	2				
1.4	3				
1.5	2				
1.6	1				
1.7	1				
1.8	1				
2	6				
直径类别(mm)					
1.1～1.3	4	0.042	10.9	7.7～15.3	0.729
1.4～1.6	5	0.796	12.7	8.1～19.3	
1.7+	6	0.013	14.3	7.4～25.8	
螺纹长度(mm)					
6	3	回归分析			0.183
7	2				
8	6				
8.5	1				
9	1				
10	3				
11	2				
12	2				
13	1				
14	1				
15	1				
螺纹长度类别(mm)					
5～8	11	0.101	12.3	8.3～17.9	0.281
8.5～12	9	<0.001	20.1	10.8～34.3	
13～15	3	0.561	7.8	1.9～26.7	
头部长度(mm)					
4.5	1	1.000	8.3	1.2～41.3	0.806
2.5	1	1.000	12.5	0.7～73.4	
螺纹设计					
自钻式	3	0.824	7.7	4.8～12.0	0.210
非自钻式	3	<0.001	17.3	5.1～44.9	
螺纹表面					
机械加工	1	1.000	17.6	5.8～42.7	0.366
喷砂和酸蚀	1	1.000	6.7	0.9～35.2	

CI,可信区间

1. 品牌

从 Meta 分析[2,7,49]的 3 项研究中收集到关于不同品牌的微螺钉种植体失败率的数据,结果表明无显著性差异,这与其他回顾性研究的结果一致。[1]然而,以后的研究应该强调每一种特定的微螺钉种植体的个性化特点而并非来自哪个厂家。

2. 螺纹直径

有多项研究评估了微螺钉种植体螺纹直径与微种植体失败率的相关关系,结果显示出非显著性的效应[2,7,50,53,59,60]。这与一些回顾性研究的数据一致[64],尽管有研究表明较粗的微螺钉种植体失败风险较低[65]。有一项回顾性研究表明,微螺钉种植体的直径在 1mm 或者更小,失败率较高,这比本文所纳入的研究中的微螺钉种植体直径都要小。

一些样本较小的种植体研究可能偏倚了微螺钉种植体直径对失败率真正的影响,这些种植体可能用于不同的治疗环境,并且混合了其他不可控的因素。决定所使用的微螺钉种植体直径时,一定要考虑它在骨嵴边缘的倾斜移动[70]。临床医生一定要记住:增加种植体的直径也会增加植入时牙根损伤的风险,尤其是种植体植入牙根之间时。[38]微螺钉种植体的直径与其安全植入的位置息息相关:微螺钉种植体的直径为 1.3mm 时,可以植入一些安全区域,但是要避免在骨皮质较厚的区域;微螺钉种植体的直径为 1.5mm 时,可以植入根间;直径为 2mm 的微螺钉种植体只能植入上颌后段牙根之间的腭侧即第一磨牙与第二前磨牙腭侧根间,以及尖牙与第一前磨牙的腭侧(腭中缝或者腭中缝旁)[71]。在体外实验中,微螺钉种植体的直径是负向影响张力产生的主要因素,但是在体内,只有施加高达 2.5N 的重力时才对稳定性有显著的影响[72]。

3. 螺纹的长度

有多项研究表明螺纹的长度对微螺钉种植体的失败率无显著的影响[7,18,44,47,50,53,60]。有 2 项回顾性分析报道了微螺钉种植体螺纹的长度显著影响微螺钉种植体的失败率,两者之间是负相关关系,[73,74]另外一项研究表明两者之间无显著相关,但接近显著相关。[66]对于这种截然不同的结果的解释:施加的作用力为 2.5N 时,微螺钉种植体的长度可能会显著影响微螺钉种植体的移

位。[72]微螺钉种植体的直径和长度也可能有相互影响,因为减小了直径可能需要增加长度才能维持同样的稳定性。

4. 微螺钉种植体头部长度

有一项研究检测了微螺钉种植体头部长度这个参数,结果表明微螺钉种植体头部的长度与失败率之间无相关关系。[55]然而,体外和电脑模拟实验表明暴露的微螺钉种植体头部的长度是影响张力增加的主要因素之一。不难发现,植入力转矩的增加也会增加颈部的弯曲转矩。

5. 螺纹的外形

本文分析的回顾性 Cohort 研究中没有关于螺纹外形的研究,但是体外研究表明,双螺纹微螺钉种植体的机械稳定性要比圆柱状或者锥形微螺钉种植体的好,[75]而圆柱状微螺钉种植体的机械性能要好于锥形的微螺钉种植体。(见第 6 章)已经有研究报道:螺纹外形、深度和凹槽会影响凹槽和尖端的负载,但是这些对皮质骨处张力的产生可能只有很小的影响(外形 2%,深度 1%)

6. 螺纹的设计:自攻型或非自攻型

3 项研究综合的数据表明自攻型微螺钉种植体的失败率(7.7%)低于非自攻型的微螺钉种植体(17.3%),[44,46,50]但是两者的差异并不显著。尽管动物研究支持自攻型的微螺钉种植体失败率较小,但是回顾性研究有不同的结果,有一项研究报道自攻型微螺钉种植体的失败率是非自攻型微螺钉种植体的 2 倍,[62]另外一项研究却发现,调整了可能的混合因素之后,两者之间无显著性差异。[64]

自攻型微螺钉种植体的失败率比较低可能是因不需要预先钻孔,增加了初始稳定性,或者非自攻型微螺钉种植体在钻先锋孔时产热较多导致骨质损伤。[9]

手动植入自攻型微螺钉种植体的温度会影响种植体周围的骨组织:低温微螺钉种植体(0.7℃)相较于室温(22℃)的微螺钉种植体会引起显著的骨坏死。

7. 螺纹表面

微螺钉种植体螺纹表面的处理应该不会影响微螺钉种植体的成功率,因为有一项研究表明机械处理的微螺钉种植体与喷砂和酸蚀后的微螺钉种植体之间无显著性差异。许多研究表明喷砂和

酸蚀会增加骨-微螺钉种植体结合,最后产生了骨结合,增加了移除种植钉时的转矩(见第6章)。

其他的改良,比如螺纹表面加入微型沟槽,值得进一步研究。

(四)植入相关因素

有很多植入相关的因素可能会影响微螺钉种植体成功率(表49-5),按照上下颌的研究分别汇总如下(表49-6)。

1. 皮质骨切口

有3项前瞻性研究[7,44,46]在微螺钉种植体植入前切开了皮质骨,但是发现与失败率无相关关系。另外一项回顾性研究也表明,用减速手机与正常手机,有或者无冷却切开皮质骨,两者之间均无显著性差异。

2. 翻瓣手术

植入微螺钉种植体时的翻瓣手术与降低微螺钉种植体失败率有关。[31]不翻瓣(51.3%),翻瓣植入微螺钉种植体的失败率较低(4.5%)。其他研究表明微螺钉种植体植入时不做翻瓣或切口,或者做十字形切口和翻瓣,两者之间无显著性差异。[3-5]然而,后者的患者舒适度较差,许多患者并不乐意接受。[3]尽管不翻瓣非常简单,便于正畸医生操作,但有时候为了达到植入时准确的定位和预设的角度,仍需要翻瓣手术。[31]

表 49-5 影响微螺钉种植体失败率的植入相关因素

因素	研究	异质性(P)	发生率	95%CI	组间 P
骨皮质切口					
无	3	0.734	6.8	4.1~11.1	0.154
有	3	<0.001	13.7	5.9~28.4	
翻瓣					
无	1	1.000	51.3	36.0~66.4	0.037*
有	1	1.000	4.5	0.3~44.8	
植入扭矩(Ncm)					
<10	2	0.925	8.8	5.3~14.2	0.004**
>10	2	0.172	29.9	15.5~49.7	
植入角度(°)					
10~20	1	1.000	9.0	4.1~18.5	0.113
30~40	1	1.000	4.8	2.0~10.9	
90	1	1.000	14.8	7.6~26.9	
螺钉头部暴露					
否	2	<0.001	21.2	1.3~84.8	0.696
是	2	0.849	12.8	8.3~19.1	
皮质骨厚度(mm)					
≥1	2	0.892	8.3	5.3~12.8	0.003**
<1	2	0.592	21.3	13.7~31.7	
颌骨					
上颌骨	17	0.014	12.0	9.6~14.9	0.012*
下颌骨	17	<0.001	19.3	14.3~25.6	
左右侧					
左侧	8	<0.001	13.2	7.9~21.3	0.382

（续　表）

因素	研究	异质性（P）	发生率	95％CI	组间 P
右侧	8	<0.001	17.4	11.9～24.6	
区域					
后部	2	<0.001	16.1	4.7～42.6	0.771
前部	2	0.680	22.0	2.9～72.6	
软组织					
角化	3	0.459	12.5	7.0～21.5	0.450
非角化	3	<0.001	21.6	5.5～56.7	
位置					
牙根间	5	0.268	10.9	8.3～14.0	0.412
腭部	5	0.108	15.6	6.6～32.7	
腭部分组					
腭中部	4	0.113	16.8	6.6～36.7	0.135
腭旁部	1	1.000	7.5	4.4～12.5	
牙根间分组					
P2M1 之间	1	1.000	23.3	15.0～34.3	0.553
M1M2 之间	1	1.000	28.6	16.1～45.4	
牙根接触					
是	4	0.102	29.9	21.0～40.7	<0.001[***]
否	4	0.122	7.8	3.9～15.0	

CI，可信区间；P2M1，第二前磨牙与第一磨牙之间；M1M2，第一、第二磨牙之间

　＊ $P <$ 0.05；＊＊ $P <$ 0.01；＊＊＊ $P <$ 0.001

表 49-6　影响微螺钉种植体失败率的植入相关因素——上下颌骨

因素	研究	异质性（P）	发生率	95％CI	组间 P
上颌骨					
左右侧					
左侧	4	0.035	15.8	7.4～30.7	0.307
右侧	4	0.035	20.1	12.6～30.4	
区域					
后部	2	0.459	23.7	9.7～47.4	0.006[**]
前部	1	1.000	4.2	1.7～9.6	
软组织					
角化	1	1.000	8.8	2.9～24.0	0.635
非角化	1	1.000	6.4	2.9～13.5	
皮质厚度（mm）					
≥1	1	1.000	3.0	0.4～18.6	0.031[*]
<1	1	1.000	26.1	12.2～47.2	

（续　表）

因素	研究	异质性（P）	发生率	95％CI	组间 P
位置1					
牙槽骨	4	0.069	12.0	7.0～19.9	0.924
腭侧	4	0.027	11.1	2.3～39.8	
位置2					
腭中部	2	0.017	6.6	0.2～73.3	0.948
牙根间	2	0.538	7.4	4.5～11.8	
牙根间分组1					
颊侧	2	0.802	9.7	4.4～20.0	0.107
腭侧	2	0.381	21.1	11.5～35.4	
牙根间分组1					
P1P2 之间	1	1.000	6.3	0.4～53.9	0.357
P2M1 之间	2	0.187	18.7	9.3～34.0	
M1M2 之间	1	1.000	28.6	16.1～45.4	
下颌					
左右侧					
左侧	3	0.516	15.9	9.0～26.5	0.935
右侧	3	0.899	15.4	8.7～25.7	
区域					
后部	3	<0.001	18.8	7.4～40.3	0.679
前部	3	0.837	23.7	11.4～42.9	
位置1					
正中联合	1	1.000	23.5	9.1～48.6	0.271
磨牙后区	1	1.000	20.0	5.0～54.1	
牙根间	1	1.000	9.7	4.7～19.0	
牙根间分组1					
颊侧	2	0.905	9.1	3.0～24.7	<0.001***
舌侧	1	1.000	73.3	46.7～89.6	
牙根间分组2					
P1P2 之间	1	1.000	5.6	0.3～50.5	0.565
P2M1 之间	1	1.000	16.7	1.0～80.6	

CI，可信区间；P1P2，第一、二前磨牙之间；P2M1，第二前磨牙与第一磨牙之间；M1M2，第一、二前磨牙之间

＊P＜0.05；＊＊P＜0.01；＊＊＊P＜0.001

3. 导向孔的直径

本文分析的许多回顾性文献中并没有评估导向孔的直径。但是有一项研究表明较大的导向孔直径与微种植体的直径相关，但是微种植体的初始稳定性较低，越小的导向孔，越容易发生种植体折断。[78]因此建议在较厚的密质骨植入直径 2mm 的微种植体时，导向孔应该为 1.3mm。

4. 植入转矩

两项研究的数据表明：植入的转矩与微种植体的失败率正相关。[37,39]令人惊讶的是，植入转矩超过 10Ncm 时，微种植体的失败率高达

29.9%,而转矩值比较低的失败率仅为 8.8%。因为高水平的张力可能导致局部骨组织坏死和缺血,也曾报道过特定的植入转矩值。[37-39]

5. 植入的角度

本文的研究中,微种植体的植入角度与微种植体的失败率无相关关系。一项 Cohort 研究证实了微种植体的植入角度是一个继发的风险因素、角度越大、口腔创伤越小。[79]其他的研究均支持植入的角度为 60°～70°,以便增加植入转矩和初始稳定性。[80]在一些位点,植入的角度是预先确定的(比如,在颧牙槽嵴下方时需要以较陡的角度植入),但是,一般来讲,以钝角植入时可能会降低牙根损伤的风险,增加其与骨皮质的结合。

6. 微螺钉种植体头部的暴露

微螺钉种植体的头部是否暴露在口腔内不会影响微螺钉种植体的成功率。

7. 皮质骨厚度

皮质骨的厚度对微螺钉种植体的成功率非常重要,皮质骨的厚度至少应为 1mm。Meta 分析数据表明植入位点的皮质骨厚度低于 1mm 时失败率较高(21.3%);大于 1mm 时为 8.3%,失败率相差 2.5 倍多。有数据分析表明,较高的骨皮质厚度与微螺钉种植体较低的形变相关,[81]然而另一项研究表明皮质骨的厚度小于 2mm 时张力增加,由此可能会导致松质骨吸收。[82]在密质骨处钻孔时产热风险较高,因此,植入时一定要用大量的盐水冲洗避免骨质坏死。

8. 植入的颌骨

从 17 项研究中发现在上颌骨和下颌骨植入微螺钉种植体的失败率有显著的差异。[2,7,18,25,32,35-37,39,40,44,49,52-54,59]更特殊的是,在本文的调查发现,总体而言微螺钉种植体较高的失败率发生在下颌(19.3%),而上颌的失败率为 12.0%。这与一些回顾性研究的结果一致(下颌微螺钉种植体的失败率大约为上颌的 2 倍多),[65,66]然而也有一些研究表明上下颌微螺钉种植体的失败率无显著性差异。[1,4,64]下颌微螺钉种植体较高的失败率可能归因于骨质厚度较大,易导致植入时转矩较大,骨质过热;在下颌骨,微螺钉种植体上段的皮质骨较少;和(或)前庭沟较浅,导致彻底清洁非常困难。

对于正畸医生而言,上下颌骨总体的微螺钉种植体失败率无显著性临床差异。为了帮助临床医生决策,研究种植体失败率也要按照植入的颌骨具体位置单独分情况讨论(表 49-6)。

(五)在上颌骨植入

微螺钉种植体植入在左右哪一侧,软组织的类型(角化或者非角化的)、植入的位点(牙槽突或腭侧,腭中缝或者牙根之间,颊侧或者唇侧,第一前磨牙与第二前磨牙之间,第二前磨牙与第一磨牙之间,第一磨牙与第二磨牙之间),微螺钉种植体的失败率均无显著差异。然而,上颌后牙区植入的微螺钉种植体失败率显著升高(23.7%),与此相比,前牙区的失败率为 4.2%,皮质骨的厚度小于 1mm 时失败率为 26.1%,而皮质骨厚度为 1mm 及以上时,失败率为 3.0%。

(六)在下颌植入

微螺钉种植体植入左右哪一侧,植入的区域(前牙区或者后牙区)或者植入的位点(正中联合,磨牙后垫区或者牙根之间,颊侧或者唇侧,第一前磨牙与第二前磨牙之间或第二前磨牙与第一磨牙之间),微螺钉种植体的失败率无显著差异。只有一个例外情况是,微螺钉种植体在舌侧根间植入有较高的失败率(73.1%),而唇侧是 9.1%。有些研究表明各个部位的失败率是不同的:下颌后牙区有较高的失败率;[29]下颌第二前磨牙与第一磨牙根间植入相比下颌第一、第二前磨牙之间植入有较高的失败率;[4]失败率最高的(30.9%)位置在下颌第一与第二磨牙之间;失败率最低的(11.0%)在下颌第一与第二前磨牙之间;[4]颊侧磨牙区域的失败率高于前磨牙区;[4]下颌右侧第一与第二磨牙之间的失败率高于上下颌骨其他所有的位置。[1]一个回顾性研究发现,调整了可能的混合因素后,微螺钉种植体的失败率与植入的位置(颊侧,舌侧,或者牙槽嵴,根间区域)无显著相关。

1. 植入左右侧

基于 8 个研究的结果(包括上下颌的数据),微螺钉种植体在左侧或右侧植入的失败率无显著性差异。[2,6,11,37-40,47]这与其他研究的发现一致,[1,4,5,65]但是有些研究表明失败率存在差异,它们的解释是有多种因素会影响结果比如单侧咀嚼,左右手习惯的患者的左右侧口腔卫生处于不同水平,或者随机的统计学误差。

2. 植入的区域

基于植入上颌和下颌共同的研究,[2,32]微螺钉种植体的植入区域(前牙区或后牙区)与微螺钉种植体的失败率无相关关系,这与回顾性研究的结果一致。[62,65]

3. 软组织

许多临床医生认为角化牙龈对于发生组织增生和炎症有风险较小,而微螺钉种植体周围的口腔黏膜风险最高。然而,最近的meta分析发现微螺钉种植体植入角化牙龈覆盖或者口腔黏膜覆盖的区域,两者微螺钉种植体失败率无显著差异,这与一个回顾性研究结果一致。[64]其他的研究发现微螺钉种植体植入上颌附着龈,相比其他的任何角化或者非角化的组织都有较低的失败率。[1,29,65]在非角化组织的区域,建议口腔黏膜完全覆盖微螺钉种植体头部。

4. 接触牙根

meta分析中的四个研究表明,接触牙根与较高的失败率相关,两者有显著的相关关系。[33,54,59,58]植入时接触牙根,失败率从不接触牙根的7.8%增加至29.9%(P<0.001)接触到牙根与手术的植入位点以及医生的经验也有相关关系。[83]接触牙根会增加张力和炎症,这些会影响微螺钉种植体的稳定性。[82]有循证学依据证实,受损的牙根在微螺钉种植体取出后表面有一层窄的矿化组织修复。[84]也有报道称手术治疗和MTA可以成功修复受损的牙根。

(七)治疗相关的因素

治疗相关的因素,讨论如下,总结见表49-7。

表 49-7　影响微螺钉种植体失败率的治疗相关因素

因素	研究	异质性(P)	发生率	95%CI	组间P
联合使用					
是	1	1.000	4.1	1.7～9.4	0.003[**]
否	1	1.000	17.6	10.5～27.9	
加载时间					
早期(前2周内)	3	0.125	26.8	16.4～40.6	0.304
延迟(2周后)	3	0.073	15.6	5.6～36.7	
牙齿移动					
压低	1	1.000	11.1	4.2～26.1	0.826
远移	1	1.000	7.3	2.8～17.8	
近中移动	1	1.000	10.0	1.4～46.7	
整体内收	1	1.000	11.3	5.7～20.9	
联合	1	1.000	4.0	0.6～23.5	
治疗时间					
<6个月	1	1.000	27.3	9.0～58.6	0.046[*]
>6个月	1	1.000	8.1	4.9～12.9	

CI,可信区间

* P<0.05;** P<0.01

1. 微螺钉种植体联合使用

两颗微螺钉种植体联合使用的失败率是4.1%,而单个微螺钉种植体的失败率是17.6%。关于联合使用微螺钉种植体,有很多类型的体外实验。[86]

2. 正畸力的加载

在微螺钉种植体上加载正畸力,可以为即刻,早期(在前2周)或者延迟(2周后)。meta分析中的3项研究[25,32,38]认为延迟加载正畸力有较低的失败率,但是结果并没有显著性意义。其他研究表明即刻加载[65]既有优点也有缺点。[62,87]这些不同结果发生在不同的骨质类型，致密成熟的骨组织更适合即刻负载。即刻加载的愈合特点在组织学上是微螺钉种植体与骨质之间形成了纤维组织。

加载力和不加载力的微螺钉种植体的失败率，两者之间的差异无显著的相关关系。

3. 正畸力的大小

在本文的分析中，没有研究比较微螺钉种植体的失败率与施加在微螺钉种植体的正畸力值之间的关系。然而，一个回顾性研究发现施加150g的力与250g的力，两者无显著性差异。[65]即刻加载力超过400g[34]时有显著的微螺钉种植体移位，体外研究的数据表明微螺钉种植体的长度和直径显著影响微螺钉种植体的稳定性，但是也只有在施加力超过1N时。[72]张力过低或过高都会引发骨吸收和骨改建之间的平衡。[88]

4. 施力的方法

施力的方法（如皮链、弹力线、Ni-Ti闭合拉簧、结扎丝向后结扎）或者力的方向与微螺钉种植体的失败率无显著相关关系，这与之前的研究一致。[2]扭转应力被认为是一个重要的影响因素，因此一些学者建议如果可能的话，避免施加侧向、扭转及伸长的正畸力。[29]

5. 支抗的类型

在meta分析中，没有关于微螺钉种植体支抗类型（直接支抗或者间接支抗）的比较。一项回顾性研究表明直接支抗与间接支抗之间无显著性差异，[1]然而另外一项研究发现间接负载的微螺钉种植体是非常成功的，但是考虑到前牙的唇倾，支抗有一点丧失，治疗结束后覆盖增大。[30]

6. 正畸牙齿移动的类型

有几项前瞻性研究报道了在牙齿移动的过程

中微螺钉种植体的失败率，但是结果发现几乎没有任何的相关性。[6,11,37,38,44,46,48]应用微螺钉种植体进行不同类型的牙齿移动，并不会引起微螺钉种植体失败率的变化。[58]但是有一项研究表明整体远移牙齿时，微螺钉种植体失败率最低（1.9%），而压低磨牙失败率最高（11.4%）。其他的研究表明，支抗（微螺钉种植体和微型板）在直立牙齿时比压低牙齿有更高的失败率（5.3倍）[62]，而内收牙列的失败风险是压低牙齿的2倍。[66]但也有研究表明压低牙齿比内收牙齿问题更多。[63]

可以明确的是，需要更多的证据来阐明微螺钉种植体失败率与正畸牙齿移动类型的相关关系。

7. 治疗的时间

应用微螺钉种植体治疗的时间少于6个月，微螺钉种植体失败率较高（27.3%），但更长时间的治疗，失败率只有8.1%，治疗开始后的6个月，支抗丢失无统计学意义。[61]这可能是由于骨结合，但是有研究表示至少施加6个月以上的力才能认可微螺钉种植体的成功，因此可能会存在一些疑惑。

（八）结果相关的因素

结果相关的因素见表49-8。

1. 种植体周围软组织的炎症

基于meta分析内包含的两项研究的数据，炎症与微螺钉种植体的失败率之间的相关关系尚没有达到显著的统计学差异。[2,47]一个关于微螺钉种植体和微型板[3,62]的回顾性Cohort研究表明，调整了混合因素后，中度的炎症与对照组相比，微种植体失败率相差7倍，严重的炎症与对照组相比，微螺钉种植体失败率相差36倍。[47]

表 49-8　影响微螺钉种植体失败率的结果相关因素

因素	研究	异质性(P)	发生率	95%CI	组间 P
炎症					
有	2	<0.001	48.7	3.4~96.2	0.260
无	2	0.001	10.3	2.2~36.9	
动度					
有	1	1.000	24.4	14.1~39.0	<0.001***

（续　表）

因素	研究	异质性（P）	发生率	95%CI	组间 P
无	1	1.000	1.4	0.4～5.6	
不明	1	1.000	14.0	6.4～27.8	
MI 再植入					
无	1	1.000	24.8	17.6～33.7	0.130
有	1	1.000	38.2	23.7～55.3	
MI 再植入位置					
相同	1	1.000	31.6	14.9～54.8	0.371
相邻	1	1.000	46.7	24.1～70.7	

MI,微螺钉种植体；CI,可信区间

*** $P < 0.001$

2. 微螺钉种植体的动度

meta 分析中只有一项研究评估了微螺钉种植体的动度。[2]有临床动度的微螺钉种植体有较高的失败率（24.4%），而不明显的动度（由于软组织覆盖）失败率为 14.0%，临床表现无动度的种植钉失败率仅为 1.4%。动物研究的数据表明微螺钉种植体的动度与植入转矩呈负相关，与骨质矿化密度和皮质骨厚度呈正相关，[89]但是一项以小鼠为实验动物的研究表明动度在 3 周后显著降低，后续会有较好的稳定性。[90]

3. 微螺钉种植体的重新植入

本文分析的研究中，只有一项相关研究表明微种植体在原位或者相邻位置重新植入后，没有观察到失败的病例。[11]

四、小结

正畸微螺钉种植体平均失败率为 13.5%（换言之，平均的成功率为 86.5%）。与微螺钉种植体失败相关的潜在风险分析中，有可靠的证据表明：患者的性别，年龄以及在左右哪一侧植入与微螺钉种植体的失败率无相关关系。值得注意的是，微螺钉种植体的失败率可能与以下因素相关：吸烟、口腔卫生、骨性矢状向关系、临床医生的专业知识以及经验积累的情况、皮质骨厚度、是否翻瓣、植入转矩的大小、某些植入位点、是否接触牙根、是否联合使用微螺钉种植体、治疗时间、微螺钉种植体动度。治疗期间将这些因素考虑在内，可以将微螺钉种植体的失败率降低至 10% 以下。

尽管如此，受研究条件所限，目前只能提供一些基本的评估。

大样本的前瞻性随机或者非随机的对照研究可以逐步扩充我们的认知，不断提高正畸微螺钉种植体的成功率。

参 考 文 献

[1] Antoszewska J,Papadopoulos MA,Park HS,et al. Five-year experience with orthodontic miniscrew implants：a retrospective investigation of factors influencing success rates. Am J Orthod Dentofacial Orthop 2009；136：158.

[2] Park HS,Jeong SH,Kwon OW. Factors affecting the clinical success of screw implants used as orthodontic anchorage. Am J Orthod Dentofacial Orthop 2006；130：18-25.

[3] Miyawaki S,Koyama I,Inoue M,et al. Factors associated with the stability of titanium screws placed in the posterior region for orthodontic anchorage. Am J Orthod Dentofacial Orthop 2003；124：373-8.

[4] Moon CH,Lee DG,Lee HS,et al. Factors associated with the success rate of orthodontic miniscrews placed in the upper and lower posterior buccal region. Angle Orthod 2008；78：101-6.

[5] Moon CH,Park HK,Nam JS,et al. Relationship betweenvertical skeletal pattern and success rate of orthodontic mini-implants. Am J Orthod Dentofacial Orthop 2010；138：51-7.

[6] Lee SJ,Ahn SJ,Lee JW,et al. Survival analysis of

orthodontic mini-implants. Am J Orthod Dentofacial Orthop 2010;137:194-9.

[7] Wu TY,Kuang SH,Wu CH. Factors associated with the stability of mini-implants for orthodontic anchorage：a study of 414 samples in Taiwan. J Oral Maxillofac Surg 2009;67:1595-9.

[8] Schätzle M,Männchen R,Zwahlen M,et al. Survival and failure rates of orthodontic temporary anchorage devices：a systematic review. Clin Oral Implants Res 2009;20:1351-9.

[9] Chen Y,Kyung HM,Zhao WT,et al. Critical factors for the success of orthodontic mini-implants：a systematic review. Am J Orthod Dentofacial Orthop 2009;135:284-91.

[10] Crismani AG,Bertl MH,Celar AG,et al. Miniscrews in orthodontic treatment：review and analysis of published clinical trials. Am J Orthod Dentofacial Orthop 2010;137:108-13.

[11] Baek SH,Kim BM,Kyung SH,et al. Success rate and risk factors associated with mini-implants reinstalled in the maxilla. Angle Orthod 2008;78:895-901.

[12] Papageorgiou SN,Zogakis IP,Papadopoulos MA. Failure rates and associated risk factors of orthodontic miniscrew implants：a meta-analysis. Am J Orthod Dentofacial Orthop 2012;142:577-95.

[13] Basha AG,Shantaraj R,Mogegowda SB. Comparative study between conventional en-masse retraction (sliding mechanics) and en-masse retraction using orthodontic micro implant. Implant Dent 2010;19:128-36.

[14] Liu Y,Ding W,Liu J,et al. Comparison of the differences in cephalometric parameters after active orthodontic treatment applying mini-screw implants or transpalatal arches in adult patients with bialveolar dental protrusion. J Oral Rehabil 2009;36:687-95.

[15] Upadhyay M,Yadav S,Nagaraj K,et al. Treatment effects of mini-implants for en-masse retraction of anterior teeth in bialveolar dental protrusion patients：a randomized controlled trial. Am J Orthod Dentofacial Orthop 2008;134:18-29.

[16] Aboul-Ela SM. Miniscrew implant-supported maxillary canine retraction with and without corticotomy-facilitated orthodontics. Am J Orthod Dentofacial Orthop 2011;139:252-9.

[17] Lehnen S,McDonald F,Bourauel C,et al. Expectations,acceptance and preferences of patients in treatment with orthodontic mini-implants. J Orofac Orthop 2011;72:214-22.

[18] Hedayati Z,Hashemi S,Zamiri B,et al. Anchorage value of surgical titanium screws in orthodontic tooth movement. Int J Oral Maxillofac Surg 2007;36:588-92.

[19] Maddalone M,Ferrari M,Barrilà S,et al. [Intrusive mechanics in orthodontics by the use of TADs.]. Dent Cadmos 2010;78:97-106.

[20] Park H,Yoon DY,Park C,et al. Treatment effects and anchorage potential of sliding mechanics with titanium screws compared with the Tweed-Merrifield technique. Am J Orthod Dentofacial Orthop 2008;133:593-600.

[21] Shi YT,Ping Y,Shan LH,et al. [Stability of mini-implant during orthodontic treatment as anchorage.]. J Clin Rehabil Tissue Eng Res 2008;12:5109-12.

[22] Upadhyay M,Yadav S,Patil S. Mini-implant anchorage for en-masse retraction of maxillary anterior teeth：a clinical cephalometric study. Am J Orthod Dentofacial Orthop 2008;134:803-10.

[23] Wilmes B,Olthoff G,Drescher D. Comparison of skeletal and conventional anchorage methods in conjunction with pre-operative decompensation of a skeletal Class Ⅲ malocclusion. J Orofac Orthop 2009;70:297-305.

[24] Apel S,Apel C,Morea C,et al. Microflora associated with successful and failed orthodontic mini-implants. Clin Oral Implants Res 2009;20:1186-90.

[25] Garfinkle JS,Cunningham LL Jr,Beeman CS,et al. Evaluation of orthodontic mini-implant anchorage in premolar extraction therapy in adolescents. Am J Orthod Dentofacial Orthop 2008;133:642-53.

[26] Upadhyay M,Yadav S,Nagaraj K,et al. Dentoskeletaland soft tissue effects of mini-implants in Class Ⅱ,division 1 patients. Angle Orthod 2009;79:240-7.

[27] Blaya MG,Blaya DS,Guimarães MB,et al. [Patient's perception on mini-screws used for molar distalization.]. Rev Odonto Cienc 2010;25:266-70.

[28] Brandão LBC,Mucha JN. [The mini-implants acceptance rate by patients in orthodontic treatments：a preliminary study.]. Rev Dent Press Ortodon Or-

topedi Facial 2008;13:118-27.

[29] CHEng SJ,Tseng IY,Lee JJ,et al. A prospective study of the risk factors associated with failure of mini-implants used for orthodontic anchorage. Int J Oral Maxillofac Implants 2004;19:100-6.

[30] Gelgor IE,Buyukyilmaz T,Karaman AI,et al. Intraosseous screw-supported upper molar distalization. Angle Orthod 2004;74:838-50.

[31] HErman RJ,Currier GF,Miyake A. Mini-implant anchorage for maxillary canine retraction:a pilot study. Am J Orthod Dentofacial Orthop 2006;130:228-35.

[32] Justens E,de Bruyn H. Clinical outcome of miniscrews used as orthodontic anchorage. Clin Implant Dent Relat Res 2008;10:174-80.

[33] Kim SH,Kang SM,Choi YS,et al. Cone-beam computed tomography evaluation of mini-implants after placement:is root proximity a major risk factor for failure? Am J Orthod Dentofacial Orthop 2010;138:264-76.

[34] Liou EJW,Pai BCJ,Lin JCY. Do miniscrews remain stationary under orthodontic forces? Am J Orthod Dentofacial Orthop 2004;126:42-7.

[35] Luzi C,Verna C,Melsen B. A prospective clinical investigation of the failure rate of immediately loaded mini-implants used for orthodontic anchorage. Prog Orthod 2007;8:192-201.

[36] Miyazawa K,Kawaguchi M,Tabuchi M,et al. Accurate pre-surgical determination for self-drilling miniscrew implant placement using surgical guides and cone-beam computed tomography. Eur J Orthod 2010;32:735-40.

[37] Motoyoshi M,Hirabayashi M,Uemura M,et al. Recommended placement torque when tightening an orthodontic mini-implant. Clin Oral Implants Res 2006;17:109-14.

[38] Motoyoshi M,Matsuoka M,Shimizu N. Application of orthodontic mini-implants in adolescents. Int J Oral Maxillofac Surg 2007;36:695-9.

[39] Motoyoshi M,Yoshida T,Ono A,et al. Effect of cortical bone thickness and implant placement torque on stability of orthodontic mini-implants. Int J Oral Maxillofac Implants 2007;22:779-84.

[40] Motoyoshi M,Inaba M,Ono A,et al. THE effect of cortical bone thickness on the stability of orthodontic mini-implants and on the stress distribution in surrounding bone. Int J Oral Maxillofac Surg 2009;38:13-18.

[41] Motoyoshi M,Uemura M,Ono A,et al. Factors affecting the long-term stability of orthodontic mini-implants. Am J Orthod Dentofacial Orthop 2010;137:588.

[42] Oh YH,Park HS,Kwon TG. Treatment effects of microimplant-aided sliding mechanics on distal retraction of posterior teeth. Am J Orthod Dentofacial Orthop 2011;139:470-81.

[43] Polat-Ozsoy O,Arman-Ozcirpici A,Veziroglu F. Miniscrews for upper incisor intrusion. Eur J Orthod 2009;31:412-16.

[44] Suzuki EY,Suzuki B. Placement and removal torque values of orthodontic miniscrew implants. Am J Orthod Dentofacial Orthop 2011;139:669-78.

[45] Thiruvenkatachari B,Pavithranand A,Rajasigamani K,et al. Comparison and measurement of the amount of anchorage loss of the molars with and without the use of implant anchorage during canine retraction. Am J Orthod Dentofacial Orthop 2006;129:551-4.

[46] Türköz C,Atac MS,Tuncer C,et al. The effect of drill-free and drilling methods on the stability of mini-implants under early orthodontic loading in adolescent patients. Eur J Orthod 2011;33:533-6.

[47] Viwattanatipa N,Thanakitcharu S,Uttraravichien A,et al. Survival analyses of surgical miniscrews as orthodontic anchorage. Am J Orthod Dentofacial Orthop 2009;136:29-36.

[48] Wang HN,Liu DX,Wang CL,et al. [Influence of periodontal ligament injury on initial stability for immediately loaded mini-implant.]. Hua Xi Kou Qiang Yi Xue Za Zhi 2009;27:224-6,236.

[49] Wiechmann D,Meyer U,Büchter A. Success rate of mini-and micro-implants used for orthodontic anchorage:a prospective clinical study. Clin Oral Implants Res 2007;18:263-7.

[50] Alves M Jr,Baratieri C,Nojima LI. Assessment of mini-implant displacement using cone beam computed tomography. Clin Oral Implants Res 2011;22:1151-6.

[51] Bayat E,Bauss O. Effect of smoking on the failure rates of orthodontic miniscrews. J Orofac Orthop 2010;71:117-24.

[52] Berens A,Wiechmann D,Dempf R. Mini-and micro-

screws for temporary skeletal anchorage in orthodontic therapy. J Orofac Orthop 2006;67:450-8.

[53] Chaddad K,Ferreira AFH,Geurs N,et al. Influence of surface characteristics on survival rates of mini-implants. Angle Orthod 2008;78:107-13.

[54] El-Beialy AR,Abou-El-Ezz AM,Attia KH,et al. Loss of anchorage of miniscrews: a 3-dimensional assessment. Am J Orthod Dentofacial Orthop 2009;136:700-7.

[55] Freudenthaler JW,Bantleon HP,Haas R. Bicortical titanium screws for critical orthodontic anchorage in the mandible: a preliminary report on clinical applications. Clin Oral Implants Res 2001;12:358-63.

[56] Gelgor IE,Karaman AI,Buyukyilmaz T. Comparison of 2 distalization systems supported by intraosseous screws. Am J Orthod Dentofacial Orthop 2007;131:161.

[57] Fritz U,Ehmer A,Diedrich P. Clinical suitability of titanium microscrews for orthodontic anchorage: preliminary experiences. J Orofac Orthop 2004;65:410-18.

[58] Kim YH,Yang SM,Kim S,et al. Midpalatal miniscrews for orthodontic anchorage: factors affecting clinical success. Am J Orthod Dentofacial Orthop 2010;137:66-72.

[59] Kuroda S,Yamada K,Deguchi T,et al. Root proximity is a major factor for screw failure in orthodontic anchorage. Am J Orthod Dentofacial Orthop 2007;131(Suppl.):68-73.

[60] Wang ZD,Li QY,Wang L,et al. [Comparative evaluation of two kinds of micro-implant system with different sizes.]. Hua Xi Kou Qiang Yi Xue Za Zhi 2009;27:150-3.

[61] Papadopoulos MA,Papageorgiou SN,Zogakis IP. Clinical effectiveness of orthodontic miniscrew implants. J Dent Res 2011;90:969-76.

[62] Chen YJ,Chang HH,Lin HY,et al. Stability of miniplates and miniscrews used for orthodontic anchorage: experiencewith 492 temporary anchorage devices. Clin Oral Implants Res 2008;19:1188-96.

[63] Kuroda S,Sugawara Y,Deguchi T,et al. Clinical use of miniscrew implants as orthodontic anchorage: success rates and postoperative discomfort. Am J Orthod Dentofacial Orthop 2007;131:9-15.

[64] Lim HJ,Eun CS,Cho JH,et al. Factors associated with initial stability of miniscrews for orthodontic

treatment. Am J Orthod Dentofacial Orthop 2009;136:236-42.

[65] Manni A,Cozzani M,Tamborrino F,et al. Factors influencing the stability of miniscrews. A retrospective study on 300 miniscrews. Eur J Orthod 2010;388-95.

[66] Chen YJ,Chang HH,Huang CY,et al. A retrospective analysis of the failure rate of three different orthodontic skeletal anchorage systems. Clin Oral Implants Res 2007;18:768-75.

[67] Shibli JA,Piattelli A,Iezzi G,et al. Effect of smoking on early bone healing around oxidized surfaces: a prospective,controlled study in human jaws. J Periodontol 2010;81:575-83.

[68] Choi NC,Park YC,Lee HA,et al. Treatment of Class II protrusion with severe crowding using indirect miniscrew anchorage. Angle Orthod 2007;77:1109-18.

[69] Ohnishi H,Yagi T,Yasuda Y,et al. A mini-implant for orthodontic anchorage in a deep overbite case. Angle Orthod 2005;75:444-52.

[70] Büchter A,Wiechmann D,Koerdt S,et al. Load-related implant reaction of mini-implants used for orthodontic anchorage. Clin Oral Implants Res 2005;16:473-9.

[71] Poggio P,Incorvati C,Velo S,et al. "Safe zones": a guide for miniscrew positioning in the maxillary and mandibular arch. Angle Orthod 2006;76:191-7.

[72] Chatzigianni A,Keilig L,Reimann S,et al. Effect of mini-implant length and diameter on primary stability under loading with two force levels. Eur J Orthod 2011;33:381-7.

[73] Chen CH,Chang CS,Hsieh CH,et al. The use of microimplants in orthodontic anchorage. J Oral Maxillofac Surg 2006;64:1209-13.

[74] Tsaousidis G,Bauss O. Influence of insertion site on the failure rates of orthodontic miniscrews. J Orofac Orthop 2008;69:349-56.

[75] Kim YK,Kim YJ,Yun PY,et al. Effects of the taper shape,dual-thread,and length on the mechanical properties of mini-implants. Angle Orthod 2009;79:908-14.

[76] Lin CL,Yu JH,Liu HL,et al. Evaluation of contributions of orthodontic mini-screw design factors based on FE analysis and the Taguchi method. J Biomech 2010;43:2174-81.

[77] Nagamatsu JBT. Bone response to orthodontic miniscrew placement: an in vivo study. St. Louis University,MO: Master Thesis;2008.

[78] Wilmes B,Rademacher C,Olthoff G,et al. Parameters affecting primary stability of orthodontic mini-implants. J Orofac Orthop 2006;67:162-74.

[79] Wang Z,Zhang D,Liu Y,et al. Buccal mucosal lesions caused by the interradicular miniscrew: a preliminary report. Int J Oral Maxillofac Implants 2010;25:1183-8.

[80] Wilmes B,Su YY,Drescher D. Insertion angle impact on primary stability of orthodontic mini-implants. Angle Orthod 2008;78:1065-70.

[81] Stahl E,Keilig L,Abdelgader I,et al. Numerical analyses of biomechanical behavior of various orthodontic anchorage implants. J Orofac Orthop 2009;70:115-27.

[82] Motoyoshi M,Ueno S,Okazaki K,et al. Bone stress for a mini-implant close to the roots of adjacent teeth: a 3D finite element analysis. Int J Oral Maxillofac Surg 2009;38:363-8.

[83] Cho UH,Yu W,Kyung HM. Root contact during drilling for microimplant placement. Angle Orthod 2010;80:130-6.

[84] Asscherickx K,Vannet BV,Wehrbein H,et al. Root repair after injury from mini-screw. Clin Oral Implants Res 2005;16:575-8.

[85] Hwang YC,Hwang HS. Surgical repair of root perforation caused by an orthodontic miniscrew implant. Am J Orthod Dentofacial Orthop 2011;139:407-11.

[86] Leung MTC,Rabie ABM,Wong RWK. Stability of connected mini-implants and miniplates for skeletal anchorage in orthodontics. Eur J Orthod 2008;30:483-9.

[87] Chung KR,Kim SH,Kook YA. The C-orthodontic micro-implant. J Clin Orthod 2004;38:478-86.

[88] Melsen B,Lang N. Biological reactions of alveolar bone to orthodontic loading of oral implants. Clin Oral Implants Res 2001;12:144-52.

[89] Cha JY,Kil JK,Yoon TM,et al. Miniscrew stability evaluated with computerized tomography scanning. Am J Orthod Dentofacial Orthop 2010;137:73-9.

[90] Uemura M,Motoyoshi M,Yano S,et al. Orthodontic mini-implant stability and the ratio of pilot hole implant diameter. Eur J Orthod 2012;34:52-6.

第 50 章

微螺钉种植体靠近牙根时牙根和骨组织的反应

Hyewon Kim and Tae-Woo Kim

一、引言

应用微螺钉种植体,尤其是在根间牙槽骨内靠近相邻牙根的位置,有一定的风险,临床医生需要了解牙根及周围骨质可能发生的反应和潜在风险。

二、牙根接触微螺钉种植体

(一)危险因素

如果在微螺钉种植体植入的时候损伤了牙根,牙齿失去活力,也可能会伴随着骨硬化和牙槽骨根骨粘连。[1,2]在加载正畸力的过程中,可能会出现微螺钉种植体的失败和移位,[3]软组织并发症如炎症和感染也可能会对周围骨组织和牙根有进一步的影响。

(二)损伤的范围和预防措施

对于植入区的平均根间距离的了解是非常重要的。在邻牙区放置支架和引导标记可以辅助确定植入的位置[4-7],可以结合 X 线片或者 CT 来评估可用的根间距离,安全植入微螺钉种植体,避免接触邻牙牙根。[8-10]然而,微螺钉种植体植入后拍摄 X 线片确认是否接触牙根有以下不足:对于一个三维的物体,它只能提供二维的影像,只能看到发生了病变但是不能确定牙根吸收的严重程度。[11]建议使用自攻型的微螺钉种植体可以

降低牙根损伤的风险,因为在植入的时候,可以提高操作者的触觉反射,产热较少,有更多的骨-金属接触,降低了动度。[12,13]

在一项动物实验中,给 7 只比格犬体内植入42 颗微种植体时故意损伤了牙根和周围组织结构,这些接触牙根的微螺钉种植体,7.2%造成了牙周膜的直接损伤,19.0%损伤了牙骨质,26.2%损伤了牙本质,14.2%造成牙周膜的严重损伤。[14]大多数微螺钉种植体失败或者有动度,微螺钉种植体周围可见骨质丧失和坏死组织,这可能会成为牙根吸收的刺激因子。炎症的出现增加了微螺钉种植体造成的损伤。

当微种植体侵犯了邻近的牙根,微螺钉种植体的失败率会随之增加,高达 79.2%,平均的保留时间为 16 天。[15]微螺钉种植体靠近牙根,如 X 线片和三维 CT 所见,是微螺钉种植体失败的主要风险因素。[16]

(三)微螺钉种植体的直径和周围间隙

较大直径的微螺钉种植体会增加牙周膜的压力,在植入时,根间距离和微螺钉种植体直径都应该考虑在内。

根间区植入微螺钉种植体时有多种建议的距离:牙周膜与微螺钉种植体之间要间隔1mm,[17]相邻牙根之间至少要有 5mm 的距离,[18]相邻的牙根之间仅有 3.5mm 的距离时植入微螺钉种植体的最大直径为 1.5mm[19],微螺钉种植体与牙根表面至少保留 2.0mm 的距离。[3]

三、牙根的反应

(一)接触后牙根吸收

牙齿移动过程中经常可发现牙周膜受到过度压缩时会有牙根吸收。[20]

医源性损伤牙根表面后导致牙根吸收的机制,比如微螺钉种植体接触牙根后,一般可以很快地修复,尤其是当损伤局限于牙周膜内,不会有进一步的后遗症。[21]然而,如果牙骨质层机械性受损,牙本质表面暴露,吸收反应就会开始。首先的改变发生在坏死组织的周围,这里有多核细胞和抗酒石酸盐酸性磷酸酶(TRAP)染色的细胞聚集。[22]这些细胞在吞噬的过程中需要连续的刺激,没有进一步的刺激,这种反应过程就会停止。

修复受影响的区域,在2~3周内形成牙骨质样的组织,取决于受损的牙根。有三种类型的牙根吸收反应:[23]

- 微螺钉种植体接近牙根(<1mm),微螺钉种植体与牙根之间有骨质(图50-1A)。
- 微螺钉种植体的螺纹没有接触牙根但是接触了牙周膜(图50-1B,C)。
- 微螺钉种植体的螺纹接触牙根,但是仅仅是接触没有牙根吸收(图50-1D,E)。

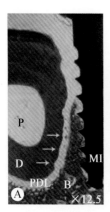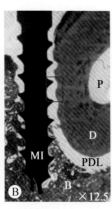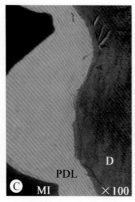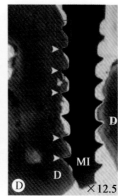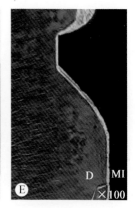

图50-1　微螺钉种植体与牙根吸收。A. 微螺钉种植体在接近牙根时导致骨吸收(黄箭头),尽管微螺钉种植体和牙根之间仍存在明显的宽度。B. 微螺钉种植体与牙本质及牙周膜接触。C. 靠近这个区域的红框(B)显示在吸收的根面发生骨质沉积(红色箭头)。D. 微螺钉种植体与牙根接触(黄色箭头)。E. 靠近红框(D)显示牙根表面牙骨质无修复现象。D. 牙本质;B. 骨;P. 牙髓;PDL. 牙周膜

据报道微螺钉种植体植入时靠近牙根表面,即使牙根表面距离微螺钉种植体之间大约有1mm骨质的宽度,也会间接地出现牙根性吸收(图50-1A)。这可能是源于微螺钉种植体对牙槽骨的压力,造成骨质受压迫,以及牙周膜被压缩。众所周知,损伤牙周膜会造成牙根吸收。在有活力的牙周膜内巨噬细胞和破骨细胞会清除走坏死组织,激活伤口愈合。这个过程中,部分骨质和牙骨质随着坏死的牙周膜组织一起被清除。出血处的压力到牙周膜内可能引发牙根表面的轻度损伤。已经表明,这种类型的水肿会直接影响牙周膜内细胞外机制的结构和分布。[24]可能是牙齿牙根受到的机械应力造成了血流的改变,诱发了细胞变性,导致透明样变。[25]牙根吸收的第一步是清除这些透明样的坏死组织。

(二)牙根愈合

正常愈合的定义是形成牙骨质样层,有正常的牙周膜附着和骨再生。异常的愈合可能伴随着缺失牙周膜或者没有骨再生,可能会导致牙根的根骨粘连或牙髓受侵犯。[26]牙根受损的后果大致包括:获得愈合而没有发生牙根吸收;牙根表面吸收愈合后,生成牙骨质样组织;替代吸收导致根骨粘连。导致牙根吸收的环境包括破坏表面矿化组织的保护层,有血管结缔组织或者炎症刺激因子如细菌和创伤。[27]受损的牙根通常可以自发愈合,除非损伤扩展至牙髓。[15]牙骨质样组织的再沉积开始于受损的组织周围,随着时间的推移逐渐延展至整个缺损的区域,新生成的牙骨质层变得越来越厚。[19]愈合可以在短达4周内完成。[21]

正常的愈合,牙周膜的再附着,骨质再生,在暴露的牙本质表面形成新的牙骨质层在 6 周后都非常明显,但是炎症侵入或者牙髓腔受到侵犯,正常愈合的过程则会被打断。[26]

愈合 vs 不愈合

微螺钉种植体螺纹的任何位置接触了牙齿显示:在受损牙根表面没有观察到明确的牙骨质层(图 50-1D,E)。[23] 微螺钉种植体接触牙根表面后,通过牙骨质再沉积愈合或者不愈合的可能性取决于微种植体是否一直接触着牙根表面。

如果微螺钉种植体一直接触牙根表面,大多数病例中仅有少数能够愈合。当牙齿受到正畸力被推向远离微螺钉种植体的位置,牙根表面的吸收陷窝里没有任何修复的迹象,但是当牙根不再与微螺钉种植体接触时可见牙根表面的转化修复,有大量的牙骨质细胞沉积。[19,21] 用较大的力量将微螺钉种植体植入两颗牙根之间,微螺钉种植体可能会卡在相邻的牙根之间(图 50-1D,E)缺乏动度意味着牙根与微螺钉种植体之间仍然有压力。吸收是一个活跃的过程,牙根表面附近要有有活力的细胞,吸收的第一个征兆就是牙周膜内的细胞侵入矿化的牙本质。[20] 如果牙周膜自身受损或者被破坏,愈合细胞的来源就丧失了。吸收细胞在吞噬的过程中需要持续的刺激,一旦没有了刺激因子这个过程也就自发停止了。

图 50-2 展示了微螺钉种植体接触牙根后可能的后续反应。

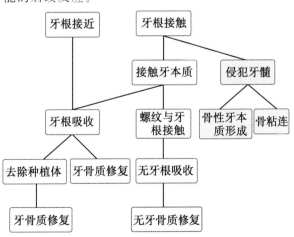

图 50-2　牙根与微螺钉种植体接触后可能发生的情况

如果微螺钉种植体在接触牙根后即刻取出,释放了牙根的压力,受损的牙根表面就会出现牙骨质修复(图 50-3)。

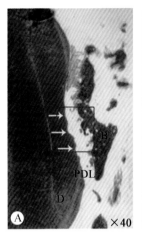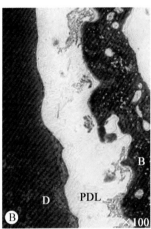

图 50-3　牙根受损之后立即去除微螺钉种植体发生的改变。A. 在微螺钉种植体与牙根接触的部分牙根表面(长黄色箭头)发生机械损伤和吸收;B. 该区域红框(A)显示受损根面产生修复性牙本质(红色短箭头)。D. 牙本质;PDL. 牙周膜;B. 骨

四、牙髓受损和反应

当微螺钉种植体接触了牙根侵入了牙本质,将会有更严重的损伤。牙本质组织断裂,可观察到类牙骨质快速形成(图 50-4)。类牙骨质是牙本质受到严重损伤后反应,包括少量的第三类(修复

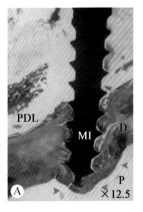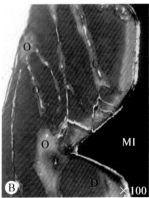

图 50-4　微螺钉种植体侵犯牙髓。A. 在微螺钉种植体尖端周围有修复牙本质(绿色箭头)形成;B. 牙本质组织内有新生骨部分(红圈)。P. 牙髓;D. 牙本质;PDL. 牙周膜

性)牙本质,细胞内容物呈现不规则的管状模式。这与骨组织的外形相似。牙髓组织受损是不可逆的,要加以避免。

五、根骨粘连

由微螺钉种植体造成严重的牙根损伤可能会出现根骨粘连。特定的牙周膜空间是非常重要的,可以防止牙根与骨组织直接接触。如果这层屏障受到严重的损伤,骨组织向牙根吸收的位置生长,就会发生根骨粘连。在比格犬的动物实验中,微螺钉种植体完全穿透牙根会导致根骨粘连。[28]这种严重的损伤,在微螺钉种植体植入部位可见牙根的吸收和根骨粘连。这可能意味着牙根受到的植入压力会诱导牙根的吸收和根骨粘连。根骨粘连只在严重受损,牙根移位的情况下才能见到,这可能是牙周膜受损,牙根受到硬骨板的压力所致。[29]

在牙周膜完好无损的情况下不会出现根骨粘连的反应,[23,30]即使牙髓被穿透。再植后牙齿吸收的研究意味着牙周膜的愈合反应取决于牙周膜的损伤程度,2mm的牙周膜韧带可以被新的牙周膜附着修复不会形成根骨粘连。[19]随着时间的推移,小范围的根骨粘连病变区也可能会被吸收掉。

六、骨组织的反应

(一)种植体周围骨改建

微螺钉种植体植入牙槽骨后,在骨-种植体界面这两种物质的弹性模量不匹配,在微螺钉种植体周围的骨组织会产生应力,导致该界面发生骨改建。咀嚼力也会在骨表面产生张力。骨组织的反应是由更多的骨沉积,随着时间的推移形成更加强壮的密质骨板。然而,如果微螺钉种植体与牙根表面接触,在微螺钉种植体-牙根接触界面会有晃动力。可能导致种植体稳定性降低,引起更高的失败率。[15]

(二)骨结合

骨结合可以定义为骨组织与惰性的物体直接接触,组织学证据认为在惰性物体周围有新的编织骨形成,对于微螺钉种植体,是在螺纹周围以及内部形成新骨组织。这种新形成的骨组织比周围松质骨颜

色深(图50-5)。微螺钉种植体周围形成骨结合的骨质与量,炎症等因素,正畸力过大,以及微螺钉种植体靠近牙根,这些因素都影响种植体稳定性和失败率。[16]

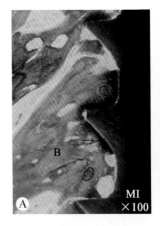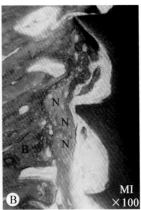

图50-5 微螺钉种植体植入后与骨的反应。A. 微螺钉种植体与骨结合(长红箭头);B. 微螺钉种植体旁新骨形成(红 N)。B. 骨

七、小结

在根间牙槽骨内植入微螺钉种植体时,要尽一切努力避免接触牙根。如果发生了接触,可能会出现牙根表面的吸收,能否发生牙骨质愈合取决于特定的环境。当过大的力量造成牙髓穿透性损伤时,就会发生不可逆的损伤,并且有可能出现牙齿与骨组织的根骨粘连。怀疑微螺钉种植体与牙根发生了接触,建议即刻取出微螺钉种植体,重新植入,解除其与牙根的接触后,会有牙根表面的自发愈合。当微螺钉种植体植入与牙根表面仅有不到1mm距离时,必须谨慎,因为即使微螺钉种植体与牙根表面有一层薄的骨组织和牙周膜,也可能会出现牙根吸收。

参 考 文 献

[1] Kravitz ND, Kusnoto B. Risks and complications of orthodontic miniscrews. Am J Orthod Dentofacial Orthop 2007;131(Suppl.):S43-51.

[2] Asscherickx K, Vannet BV, Wehrbein H, et al. Root repair after injury from mini-screw. Clin Oral Implants Res 2005;16;575-8.

[3] Liou EJ，Pai BC，Lin JC. Do miniscrews remain stationary under orthodontic forces? Am J Orthod Dentofacial Orthop 2004；126；42-7.

[4] Choi HJ，Kim TW，Kim HW. A precise wire guide for positioning inter-radicular miniscrews. J Clin Orthod 2007；41；258-61.

[5] Cousley RR，Parberry DJ. Surgical stents for accurate miniscrew insertion. J Clin Orthod 2006；40；412-17.

[6] Kitai N，Yasuda Y，Takada K. A stent fabricated on a selectively colored stereolithographic model for placement of orthodontic mini-implants. Int J Adult Orthodon Orthognath Surg 2002；17；264-6.

[7] Suzuki EY，Buranastidporn B. An adjustable surgical guide for miniscrew placement. J Clin Orthod 2005；39；588-90.

[8] Kim SH，Choi YS，Hwang EH，et al. Surgical positioning of orthodontic mini-implants with guides fabricated on models replicated with cone-beam computed tomography. Am J Orthod Dentofacial Orthop2007；131（Suppl. ）；S82-9.

[9] HErnandez LC，Montoto G，Puente Rodriguez M，et al. "Bone map" for a safe placement of miniscrews generated by computed tomography. Clin Oral Implants Res 2008；19；576-81.

[10] Gracco A，Lombardo L，Cozzani M，et al. Quantitative cone-beam computed tomography evaluation of palatal bone thickness for orthodontic miniscrew placement. Am J Orthod Dentofacial Orthop 2008；134；361-9.

[11] HEimisdottir K，Bosshardt D，Ruf S. Can the severity of root resorption be accurately judged by means of radiographs? A case report with histology. Am J Orthod Dentofacial Orthop 2005；128；106-9.

[12] Kim J，Ahn S，Chang Y. Histomorphometric and mechanical analyses of the drill-free screw as orthodontic anchorage. Am J Orthod Dentofacial Orthop 2005；128；190-4.

[13] CHEn Y，Shin H，Kyung H. Biomechanical and histological comparison of self-drilling and self-tapping orthodontic microimplants in dogs. Am J Orthod Dentofacial Orthop 2008；133；44-50.

[14] HEmbree M，Buschang PH，Carrillo R，et al. Effects of intentional damage of the roots and surrounding structures with miniscrew implants. Am J Orthod Dentofacial Orthop 2009；135；280.

[15] Kang Y，Kim JY，Lee YJ，et al. Stability of mini-screws invading the dental roots and their impact on the paradental tissues in beagles. Angle Orthod 2009；79；248-55.

[16] Kuroda S，Yamada K，Deguchi T，et al. Root proximity is a major factor for screw failure in orthodontic anchorage. Am J Orthod Dentofacial Orthop 2007；131（Suppl. ）；S68-73.

[17] Schnelle MA，Beck FM，JaynesRM，et al. A radiographic evaluation of the availability of bone for placement of miniscrews. Angle Orthod 2004；74；832-7.

[18] Gautam P，Valiathan A. Implants for anchorage. Am J Orthod Dentofacial Orthop 2006；129；174；author reply 174.

[19] Maino BG，Weiland F，Attanasi A，et al. Root damage and repair after contact with miniscrews. J Clin Orthod 2007；41；762-6.

[20] Brudvik P，Rygh P. The initial phase of orthodontic root resorption incident to local compression of the periodontal ligament. Eur J Orthod 1993；15；249-63.

[21] Kadioglu O，Buyukyilmaz T，Zachrisson BU，et al. Contact damage to root surfaces of premolars touching miniscrews during orthodontic treatment. Am J Orthod Dentofacial Orthop 2008；134；353-60.

[22] Brudvik P，Rygh P. Root resorption beneath the main hyalinized zone. Eur J Orthod 1994；16；249-63.

[23] Kim H，Kim TW. Histologic evaluation of root-surface healing after root contact or approximation during placement of mini-implants. Am J Orthod Dentofacial Orthop 2011；139；752-60.

[24] Khow F，Goldfaber P. Changes in vasculature of the periodontium associated with tooth movement in Rhesus monkey and the dog. Arch Oral Biol 1970；15；1125-43.

[25] Faltin R，Faltin K，Sander FG，et al. Ultrastructure of cementum and periodontal ligament after continuous intrusion in humans：a transmission electron microscopy study. Eur J Orthod 2001；23；35-49.

[26] Brisceno CE，Rossouw PE，Carrillo R，et al. Healing of the roots and surrounding structures after intentional damage with miniscrew implants. Am J Orthod Dentofacial Orthop 2009；135；292-301.

[27] Gold SI，Hasselgren G. Peripheral inflammatory root resorption：a review of the literature with case reports. J Clin Periodontol 1992；19；523-34.

[28] Lee YK，Kim JW，Baek SH，et al. Root and bone re-

sponse to the proximity of a mini-implant under orthodontic loading. Angle Orthod 2010;80:452-8.

［29］ Renjen RA，Maganzini AL，Rohrer MD，et al. Root and pulp response after intentional injury from miniscrew placement. Am J Orthod Dentofacial Orthop 2009;136: 708-14.

［30］ Chen YH，Chang HH，Chen YJ，et al. Root contact during insertion of miniscrews for orthodontic anchorage increases the failure rate: an animal study. Clin Oral Implants Res 2008;19:99-10.

第 51 章

微螺钉种植体植入的并发症：上颌窦穿孔

Antonio Grucco，Stephen Tracey and Vgo Baciliero

一、引言

上颌窦是面部上颌骨的自然空腔。它可以放大声音，辅助嗅觉和呼吸功能（加热和湿润吸入的空气）还减轻了颅骨的重量。

上颌窦在前磨牙和磨牙处，上颌牙弓与眼眶之间，从眼眶由一层很薄的条状骨分开（双侧以鼻腔为界，前方以翼上颌裂为界）。

成人上颌窦是锥形的。它的基底部对应鼻腔的侧壁，它的尖端位于上颌颧突水平。上颌窦的底部一般是凸起的，位于鼻腔下方大约 1mm 的位置，而它的最大深度在上颌第一磨牙的水平。上颌窦的深度为 25~35mm，高度为 36~45mm，尽管有很大的解剖变异，在成人一般为 38~45mm。[1] 上颌窦外形和体积的个体差异非常大，在年轻成人中，有一部分人的上颌窦基骨底下方的牙齿牙根可能穿过骨皮质间隔伸入上颌窦腔（发生率为 16%～58%）。[2,3]

上颌窦的内壁覆盖着有纤毛的呼吸黏膜（the Schneiderian membrane），这是鼻腔黏膜的延续，但是一般比较薄，没有广泛的血管网。这种有纤毛的呼吸上皮可以通过液体（黏液和脓液），它连接了上颌窦的颅内部分和鼻腔的中鼻道。这种假复层 Schneiderian 膜，形成一个生理屏障，保护和抵御上颌窦腔。[4] 在吸烟人群中它的颜色是蓝灰色，可能非常薄，容易断裂和萎缩。分析 20 例尸体的 Schneiderian 膜样本后，发现它的平均厚度

为 90μm（±45μm）。这种膜在一个方向上可以延伸到原长的 132.6%，如果在两个方向上施力，那么可以延伸到原长的 124.7%。随着这层膜变薄，撕裂这层膜的张力也随之降低；当平均张力达到 7N/mm 有可能导致穿孔。[5]

上颌窦由腭大动脉、眶下动脉以及后上牙槽骨动脉供血。[1] 后两者动脉有很多的分支在上颌窦的侧壁内分布，供应 Schneiderian 膜。

上颌窦的前壁由纤薄的密质骨构成，里面包含前段牙列的神经血管系统。后段的牙齿由上颌结节的神经血管束供应。

失去牙齿可能会诱导周围的牙槽骨吸收和改建，导致牙槽嵴萎缩，垂直骨量丧失，进展性上颌窦气化，这反过来可能会导致牙槽骨彻底的吸收。

二、上颌窦穿孔

Schneiderian 膜穿孔可能发生在微螺钉种植体植入颧牙槽嵴时，对于大多数正畸病例这都是一个适合作为骨性支抗的位置（图 51-1）。[6,7]

颧牙槽嵴的厚度在上颌第一磨牙近中颊侧的水平高度最适合植入微螺钉种植体；这里有双层骨皮质（牙槽骨和上颌窦骨皮质）可以保证微螺钉种植体的稳定性。基于上颌窦气化的个体化差异和牙根的长度和倾斜度，微螺钉种植体植入高于𬌗平面 14～16mm 的位置，与𬌗平面的角度为 55°～70°（图 51-2）。[8] 对于所有患者（不考虑骨性生长模式）上颌骨安全植入微螺钉种植体的位

置在上颌第二前磨牙与第一磨牙之间(图 51-3)。[9]颧牙槽嵴在牙齿根尖的方向逐渐变窄,上颌窦穿孔的风险也随着增高。[10]

这种医源性损伤最常见的原因是上颌窦内放置了移植材料,提升上颌窦底壁,辅助牙槽嵴萎缩患者的种植手术。[5]最常发生穿孔的位置是骨嵴边缘,尤其是有骨突或者骨间隔时,如果上颌窦黏膜非常菲薄或者外科手术操作不当时,穿孔的可能性就非常大了。

如果在上颌窦黏膜反折的位置只有很小的穿孔时,可以自发愈合。[11]Schneiderian 膜穿孔的直径小于 2mm 时,基本不会有炎症,[12]一旦取出微螺钉种植体后,在很短的时间内会完全愈合。因此,微螺钉种植体的直径为 2mm 左右,应该用于上颌腭侧。[13]

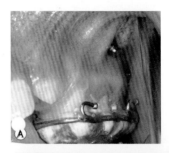

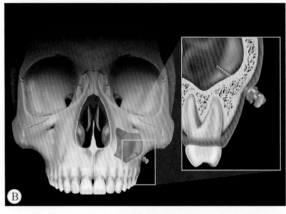

图 51-1　微螺钉种植体植入颧牙槽嵴。A. 植入位置;B. 植入正畸微螺钉种植体时上颌窦穿孔

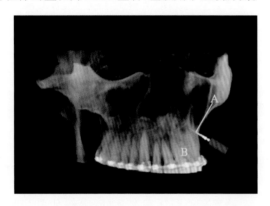

图 51-2　微螺钉种植体以合适的角度植入可避免医源性损伤

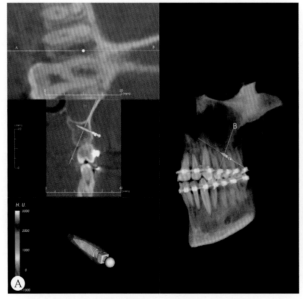

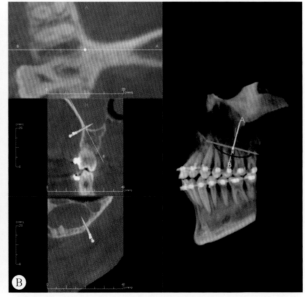

图 51-3　CBCT 影像。A. 微螺钉种植体植入上颌第二前磨牙与第一磨牙牙根之间。B. 上颌窦骨皮质穿孔

一项关于骨结合钛种植体穿通了鼻腔和上颌窦的实验和临床研究表明：种植体周围有健康的、无炎症的组织，正常的骨再生，这意味着在愈合的过程中，穿孔对上颌窦无副作用。[14]穿孔后的鼻镜检查发现组织健康，无上颌窦炎或者其他病理性问题(图 51-4)。[15]事实上，愈合过程是在损伤 48 小时内自发开始的。[16]（微螺钉种植体植入上颌窦的视频可见下面的链接 https://www.youtube.com/watch? v = JX5MdKbNhK8 和 http://youtu.be/Lp9OPbED4GE.）

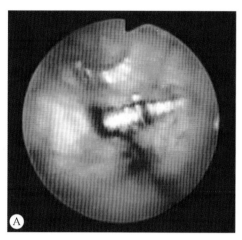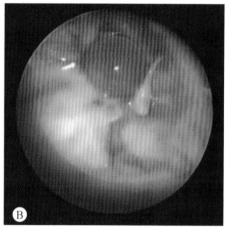

图 51-4　鼻窦镜影像。A. 微螺钉种植体(直径 2mm，长度 10mm)穿过了上颌窦骨皮质和黏膜。B. 微螺钉种植体(直径 1.4mm，长度 8mm)穿过上颌窦黏膜形成囊肿

三、小结

在任何正畸治疗开始前，上颌窦就可能有一些病理性改变；治疗前拍摄 CBCT 显示伴发的病理性改变大约有 50%，包括黏膜变薄，息肉，急性上颌窦炎(图 51-5)[17]。因此，在正畸治疗开始之前，术前耳鼻喉科的咨询对于评估上颌窦情况，排除可疑的医源性损伤因素，解决所有的病理性问题都是非常必要的。[13]

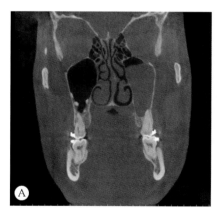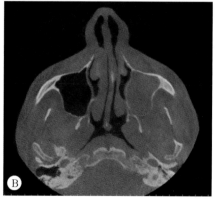

图 51-5　CBCT 影像。A. 左侧上颌窦黏膜炎性肥大，鼻中隔偏曲，鼻甲肥大以及右侧上颌窦内的高密度影。B. 右侧上颌窦正常，左侧上颌窦黏膜病理性肥大

参考文献

[1] McGowan DA, Baxter PW, James J. The maxillary sinus and its dental implications. Oxford: Wright, Butterworth-Heinemann; 1993. p. 1-125.

[2] Baumgaertel S, Hans MG. Assessment of infrazygomatic bone depth for mini-screw insertion. Clin Oral Implants Res 2009;20:638-42.

[3] Koymen R, Gocmen-Mas N, Karacayli U, et al. Anatomic evaluation of maxillary sinus septa: surgery and radiology. Clin Anat 2009;222:563-70.

[4] Ardekian L, Efrat Oved-Peleg E, Mactei EE, et al. The clinical significance of sinus membrane perforation during augmentation of the maxillary sinus. J Oral Maxillofac Surg 2006;64:277-82.

[5] Pommer B, Unger E, Sütö D, et al. Mechanical properties of the Schneiderian mem-brane in vitro. Clin Oral Implants Res 2009;20:633-7.

[6] Poggio PM, Incorvati C, Velo S, et al. "Safe zones": a guide for miniscrew positioning in the maxillary and mandibular arch. Angle Orthod 2006;76:191-7.

[7] Wang Z, Li Y, Deng F, et al. A quantitative anatomical study on posterior mandibular interradicular safe zone for miniscrew implantation in the beagle. Ann Anat 2008;190:352-7.

[8] Liou EJ, Chen PH, Wang YC, et al. A computed tomographic image study on the thickness of the infrazygomatic crest of the maxilla and its clinical implications for miniscrew insertion. Am J Orthod Dentofacial Orthop 2007;131:352-6.

[9] Chaimanee P, Suzuki B, Suzuki EY. "Safe zones" for miniscrew implant placementin different dentoskele-tal patterns. Angle Orthod 2011;81:397-403.

[10] Baumgaertel S, Hans MG. Assessment of infrazygomatic bone depth for mini-screw insertion. Clin Oral Implants Res 2009;20:638-42.

[11] Pikos MA. Maxillary sinus membrane repair: update on technique for large and com-plete perforations. Implant Dent 2008;17:24-31.

[12] Raiser GM, Rabinovitz Z, Bruno J, et al. Evaluation of maxillary sinus membrane response following elevation with the crestal osteotome technique in human cadavers. Int J Oral Maxillofac Imp 2001;16:833-40.

[13] Gracco A, Tracey S, Baciliero U. Miniscrew insertion and the maxillary sinus: an endoscopic evaluation. J Clin Orthod 2010;44:439-43.

[14] Branemark PI, Adell R, Albrektsson T, et al. An experimental and clinical study of osseointegrated implants penetrating the nasal cavity and maxillary sinus. J Oral Maxillofac Surg 1984;42:497-505.

[15] Raghoebar GM, Batenburg RH, Timmenga NM, et al. Morbidity and complications of bone grafting of the floor of the maxillary sinus for the placement of endosseous implants. Mund Kiefer Gesichtschir 1999;3(Suppl. 1):65-9.

[16] Skoglund LA, Pedersen SS, Holst E. Surgical management of 85 perforations to the maxillary sinus. Int J Oral Surg 1983;12:1-5.

[17] Pazera P, Bornstein MM, Pazera A, et al. Incidental maxillary sinus findings in ortho-dontic patients: a radiographic analysis using cone-beam computed tomography (CBCT). Orthod Craniofac Res 2011;14:17-24.

第 52 章

正畸骨性支抗装置的风险管理

Gudrumn Lübberink and Vittorio Caccia festa

一、引言

微螺钉种植体与微型板的实用性大大促进了正畸的发展,在一些病例中使不可能变成了可能。然而,微种植钉的治疗与其他医学治疗一样,并不是没有任何问题,它也可能有并发症及风险。

在设计和植入微螺钉种植体时的一个小问题或者错误可能会造成一系列的不良后果。正畸医生需要不断学习、精益求精,要知道失败和成功之间的区别是什么,以及在什么情况下注定会失败。基于以上原因,告知患者潜在的风险以及替代的治疗方法是非常重要的。

二、成功率和失败率

第 48 章和第 49 章详细地讨论了微型板和微螺钉种植体的成功率和危险因素。因为已经发表的研究中有不同品牌的微螺钉种植体,不同的微螺钉种植体直径和长度,不同的植入位点,不同类型的患者,因此非常难以获得公认的可靠结论。在已经发表的研究中通常不会提到手术操作者的经验水平,其实这也是决定研究结果的一个重要因素。

临床医生如果要开展使用微螺钉种植体,需要了解多种影响微螺钉种植体的因素,要愿意去学习,从自己以及他人的错误中吸取经验教训。从理论上讲成功率应该高于 90%,一个没有经验的初学者刚开始应用微螺钉种植体时也许达不到,但应该有 75%～80% 的成功率,这取决于治疗水平的高低。[1] 微螺钉种植体治疗的学习是个过程,大多数问题来自手术过程。

最常见的主要问题是微螺钉种植体的脱落,原因比较多,在第 48 和 49 章详细介绍过了,本章只讨论其他几个的方面。

三、治疗计划和微螺钉种植体的植入位置

谨慎的设计毫无疑问是成功的关键因素之一。当治疗计划中使用微螺钉种植体时,其他所需要的资料和信息都要充分准备。生物力学方法要基于病史,检查评估(包括可能的禁忌证),诊断和预期的治疗结果。

一般来讲,禁忌证主要影响种植手术过程,比如与骨代谢异常相关的系统性疾病(骨质疏松或不可控制的糖尿病),会减少种植体的成功率。[2]

植入位置似乎是决定微螺钉种植体成功与否最重要的因素。病例显示不同植入位点的成功率有显著的差异。微螺钉种植体植入腭侧前部的成功率高达 97%(见图 30-1B),然而植入位置在下颌舌侧、磨牙后垫区(图 52-1)及切牙牙根之间(见图 39-1E)时,成功率只有 60% 或更少。[3] 当然,植入位置的形态也很重要。即使微螺钉种植体植入位点有高成功率的特点(比如,下颌第二前磨牙与第一磨牙之间)但是植入位置过高或过低也非常容易失败。微螺钉种植体的理想植入位点是膜龈联

合处的附着龈内,且有一定的根向倾斜角度。[4,5]然而,即使选择的植入位点很理想,如果是一个技术差,知识欠缺,经验不足的操作者来植入的话也会有很多麻烦。比如,微螺钉种植体直径和长度选择不正确,植入的方法有误等都会破坏种植体的初始稳定性或者不合理的力量加载及生物力学也会导致失败率显著增加(图52-2)。[4,5]

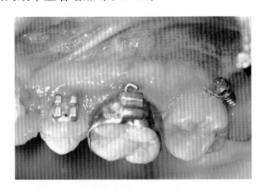

图 52-1　微螺钉种植体植入磨牙后区

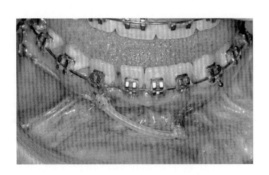

图 52-2　加载力过大及加力方向不正确

微螺钉种植体植入位点

最佳的植入位点应该是基于预先设计的生物力学考量。需要注意以下两点。

■ 微螺钉种植体周围至少有 0.5mm 的骨质包绕。

■ 微螺钉种植体的头部应位于无炎症的附着龈上。

评估植入位点骨的质与量是非常重要的。然而,影像学检查只能提供二维图像上有限的资料,受曝光方向的影响可能会导致一些变形。空间的位置可以通过在模型上重建膜龈联合线,牙体长轴以及牙根等来评估确定。

在制订治疗计划时也需要考虑牙齿移动的方向,因为在治疗的过程中牙列的三维空间可能会

发生改变。微螺钉种植体一定不能干扰或者阻碍牙齿的移动,否则在治疗期间可能需要取出(图52-3A)。

牙槽骨最佳的植入位点是第一磨牙与第二前磨牙之间,这里有充足的根间距离,而腭中缝和磨牙后垫区有充足的骨皮质厚度,也是很好的植入位点。[6]评估充足的根间距离至少需要检查全景片,CBCT 当然更好。如果可能的话,最好将微螺钉种植体植入附着龈,减少炎症发生的机会,因为这个因素与较高的微螺钉种植体失败率有关。[6]当必须植入非附着龈时,谨慎的植入技巧(植入时牵拉黏膜)和认真的口腔卫生宣教可以辅助达到满意的稳定性。

四、植入风险和并发症

(一)操作者

建议由正畸医生来完成微螺钉种植体的植入手术。有研究表明正畸医生有更好的敏感性以及更丰富的生物力学方面的知识。[7]如果不是由正畸医生来植入微螺钉种植体,就需要与外科医生有良好的沟通,因为外科医生一般只在有足够空间的位置植入,而这个位置并不一定是有用的位置。不合理的植入可能会导致临床和生物力学方面的问题,比如损伤牙根(图 52-2),阻碍牙齿移动,或者连接系统的位置错误,使得连接系统可能会太短或者无效。

(二)操作者的经验

操作者没有经过正规训练或经验不足可能会引发很多问题(见表 49-3):每增加植入 18 颗微螺钉种植体,第一组的失败率是 25%,第二组8.8%,第三组 2.1%,第四组 4.3%。[8]个人的经验积累可以通过在动物(猪)标本上实践操作来提高,感受骨的阻抗。为了降低潜在的风险,尤其是植入过程中,建议采纳标准的常规操作流程。

(三)骨的质量

在植入之前检测选择的植入位点的骨质量。首先用探针插入骨内。如果探针插入很深后发现骨的质量不足,可以选择不同的位置。

(四)牙根损伤

微螺钉种植体一定不能接触牙根,不同的接触程度有不同的后果(见第 50 章)。植入过程中

牙根损伤的风险是正畸微螺钉种植体必须考虑的问题之一,尤其是植入牙根之间时。植入微螺钉种植体太靠近牙根时可能会导致微螺钉种植体周围骨改建不充分,力量传导至微螺钉种植体时,可能导致微螺钉种植体失败(图 52-3A)。尽管牙周组织在受到临时支抗装置的损伤后会自愈,选择合适的植入位点仍然非常重要,避免不可逆的损伤。

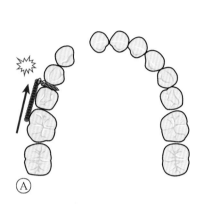
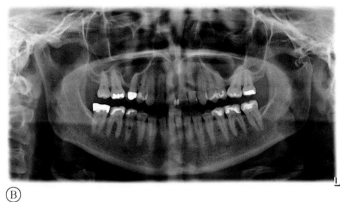

图 52-3　牙根损伤。A. 牙根接近微螺钉种植体;B. 曲面断层显示牙根损伤

(五)微螺钉种植体的折断

有些微螺钉种植体有深度止标,当碰到骨皮质表面时就必须停止拧入。然而,由于受临床因素的影响,比如骨量,植入位点,植入角度和植入方法,接触力矩一般不容易察觉到。因此,有过度植入(图 52-4A)和微螺钉种植体螺纹对骨质结构破坏的风险。微螺钉种植体的初始稳定性也许很好,但是也很快松动。为了避免此类问题,建议在植入前测量牙龈的厚度,这样就能知道微螺钉种植体在骨内可以植入多深。

微螺钉种植体的折断很少发生(图 52-4B)。下面的因素(单独或者联合)决定了折断的风险:

- 微螺钉种植体的设计:窄(直径 < 1.4mm),长(>10mm)的微种植体容易折断。
- 解剖因素:厚骨皮质(>2mm),微螺钉种植体植入前没有预先钻导向孔。
- 植入条件:转矩过大和(或)植入时不连续。

避免折断最重要的方法是植入微螺钉种植体时要动作轻柔,速度稳定。可以使用转矩手柄,因为抵抗达到折断的阈值时手柄可自动松脱[9]

如果植入时微螺钉种植体折断,建议即刻取出微螺钉种植体折断的部分,翻瓣,仔细地去除周围的骨质。

治疗结束后取出微螺钉种植体最简单的方法

是用手动螺丝刀逆时针轻轻拧出,松解微螺钉种植体,然后就可以快速安全地取出。[10,11]微螺钉种植体在取出时如果折断,最好将其留在原位,因为取出时需要翻瓣,磨除周围骨组织。由于颊侧的微螺钉种植体常植入靠近牙龈边缘的位置,去除部分边缘骨组织可能会破坏牙周组织。钛微螺钉种植体的一小部分不会造成严重的并发症,如果患者能接受就将其留在原位,创伤也很小。另外一种方法是应用超声刮治器震荡骨-微螺钉种植体界面,1～2 周后,再用轻力取出折断微螺钉种植体。[10,11]

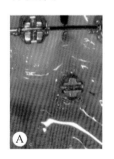
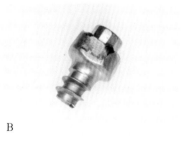

图 52-4　微螺钉种植体问题。A. 过度植入;B. 折断

(六)植入技巧

一般推荐使用自攻或者自钻的方法植入微螺钉种植体,使用局部麻醉药,观察患者的不适感可以了解是否接触了牙根。一个连续的、非晃动的

力量可以保证微螺钉种植体的垂直路径。在选择直接支抗或者间接支抗时要仔细考量力学矢量。间接支抗设计允许临床医生在施力方向上类似于传统正畸支抗方式增强微螺钉种植体的稳定性。直接支抗对于特定类型的牙齿移动可能更有意义,比如磨牙压低或前牙的整体内收,这时可以提供一个压低的分力增强垂直向的控制。[10,11]

(七)初始稳定性和继发稳定性

植入路径不佳或者在骨质量较差的位置植入微螺钉种植体时,植入过程时发生晃动,经常导致初始稳定性较差,最后微螺钉种植体失败。

骨的质量是决定初始稳定性最重要的因素;沿着微螺钉种植体长轴加载的负荷产生的应力为50cN而骨皮质的厚度≤0.5mm时可能导致初始稳定性的丧失。[12]微螺钉种植体的稳定性主要由骨皮质层的厚度决定,微螺钉种植体骨松质内的部分只能提供很小的稳定性。初始稳定性较差的原因如下。

■ 骨量或者骨质量不足。
■ 错误使用钻孔技术,导致形成较大的孔(比如反复钻孔,偏离要求的轴向)。
■ 不合适的微螺钉种植体螺纹(螺纹的大小和外形,以及手柄与微螺钉种植体外径的关系)。

为了增强初始稳定性,植入时要保证植入的角度稳定,螺纹的部分要完全植入骨内。[10,11]微螺钉种植体植入后一定要有即刻的初始稳定性。如果不能达到,最好取出此种植体,重新选择植入位点。

微螺钉种植体植入后,继发稳定性需要有骨的再生。任何抑制该过程的事件,比如微螺钉种植体的轻微移动,都会导致微螺钉种植体的失败。

决定初始稳定性的第二个因素是植入时施加在微螺钉种植体上的压力。初始的中等压力有利于微螺钉种植体螺纹的初始部分植入骨内,但是随后,植入压力要减小到允许微螺钉种植体自身旋转植入。这样可以防止微螺钉种植体折断和植入孔变宽。另外一个风险是逐渐的,不易察觉的,随着螺丝手柄旋转微螺钉种植体,缓慢地向前移动手(远离操作者)不仅会影响微螺钉种植体的初始轨迹,增加接触牙根的风险,更重要的是,会增宽微螺钉种植体周围的孔径。[10,11]

(八)加载负荷

微螺钉种植体即刻负载或者一段时间后负载对微螺钉种植体的失败率基本没有影响。施加的力量不能损伤要移动的牙齿。当微螺钉种植体与皮链或者弹簧相连时,可能会导致微螺钉种植体的微小移动(图52-5)。然而,研究表明微螺钉种植体最大可承受的力量是250～300g,使用镍钛拉簧,持续力50～100g时种植体成功率很高。[10,11]

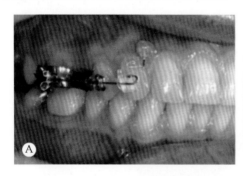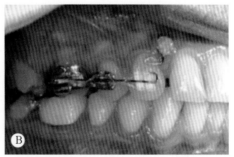

图52-5 微种植体的微小移动。A. 磨牙近中移动前;B. 磨牙近中移动后

微螺钉种植体与施力点之间用弹簧直接相连时,一定要保持其最小的距离。否则,效果不佳。

最好垂直于微螺钉种植体的长轴加载力量。如果间接使用微螺钉种植体,通过在托槽样的头部增加杠杆臂,要避免沿着微螺钉种植体长轴产生逆时针转矩的力,该转矩会拧松微螺钉种植体。

五、植入后的风险和并发症

(一)炎症

如果有周围黏膜炎或者种植体周围炎,微螺钉种植体将会有很高的失败率(图52-6)。因此,保证患者知情同意(包括口腔卫生的正确宣教)和按时复诊是非常重要的(框表 52-1)。每次复诊要检查微种植的稳定性及其周围组织的情况。与微螺钉种植体连接的装置(弹簧、张力臂)可能会导致压迫疼痛或者黏膜溃疡,因此需要监测并且及时处理。

框表 52-1　微螺钉种植体植入术后护理说明

总则

您刚刚植入了一个或多个微螺钉种植体,这非常有助于实现正畸治疗的目标。然而,微螺钉种植体非常脆弱,可能松动和脱落。您需要注意以下事项:

家庭护理

小心使用电动牙刷(尤其是 Sonicare 电动牙刷或任何振动牙刷),不要用振动刷头接触微螺钉种植体。

使用齿间刷轻轻清洁微螺钉种植体周围区域。

睡前用盐水冲洗。

食物

请避免吃硬的、脆的、韧性大的、黏的食物。以防止碰到或粘到微螺钉种植体上使种植体松动。

口腔习惯

某些口腔习惯如紧咬牙和磨牙症等可能会导致微螺钉种植体松动,虽然这对您来说很难控制,但我们希望你能意识到这一点。

活动

该区域的创伤会导致微螺钉种植体的松动。因此请注意,体育活动可能会导致面部受伤,从而可能增加微螺钉种植体松动的风险。

不适感

通常情况下,不需要任何药物来缓解不适感。只有在您特别需要的时候才可以服用布洛芬。

微螺钉种植体是您正畸治疗的有益补充。请小心维护,因为这是您特殊治疗的重要组成部分

微螺钉种植体植入时的感染控制非常重要(见第 14 章)。可以在植入手术前后的 2 小时内服用抗炎药物(如青霉素或头孢菌素)。

(二)口腔卫生

治疗过程中,需要教导患者仔细地清洁微螺钉种植体,不能用手或者其他工具对微种植体施力。建议使用正常的牙刷或者冲牙器进行清洁。有证据表明电动牙刷,尤其是有旋转头的,可能会导致微种植体松动。除了刷牙的技巧,刷牙的频率和强度毫无疑问也是非常重要的。频繁地刷牙可能会造成微螺钉种植体的持续微小晃动,也是一种副作用。

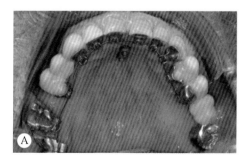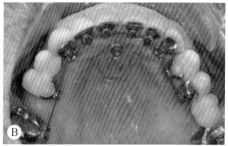

图 52-6　种植体周围炎。A. 健康的腭黏膜;B. 种植体周围组织炎症

教导患者把牙刷浸泡在 0.12% 的氯己定溶液中,每天刷种植体 2 次。要让患者明白不必害怕微种植体,合理的刷牙才能使微种植体周围保持紧致、健康的牙龈。

不合理地使用牙刷,可能会刺激边缘的软组织,加重炎症反应。如果有局部炎症,微种植体颈

部的软组织边缘有红肿的症状,一般不需要服用抗炎药物。要教导患者加强口腔卫生,比如使用冲牙器。

六、责任因素

为了保护正畸医生,如果签订一个关于过失的声明,那么正畸医生就要保证基于已经存在的循证学依据,遵守一定的基本原则。

(一)保险

植入微螺钉种植体的正畸医生经常并不明确赔偿保险的多种条款。政策涵盖声明范围为1.5万～500万欧元。决定要求涵盖的范围(以及每年的附加费),需要考虑操作的特殊环境。赔偿保险的政策可能涵盖诊所的员工但是可能不包括临时工。任何诊疗活动一定要受到政策的保护。有些保险公司的政策不区分牙科治疗和正畸治疗(政策上具体为"植入微螺钉种植体"或者"做手术")。当正畸医生计划自己植入微种植体时,就自动受到政策保护。如果有任何疑问,投保人应该与他们的保险公司经常保持联系,告知他们治疗的范围,尤其是当政策没有特殊包括颌骨整形和微种植体手术时。在这种情况下,每年的附加费可能会少量提高。

(二)告知的责任

在治疗开始之前,一定要告知患者潜在风险的本质和影响,以及可选择的治疗以及不治疗的后果。用预先准备好的材料收集患者的病史和提供信息是一个非常好的方法,可以作为与患者沟通时的备忘录。但手写的材料决不能替代谈话,用打印的材料(比如以笔记的形式)记载与患者相关的口头信息。仅有患者的签字是不够的,还要有证人和医生的签字。

(三)文件资料

良好的文件记录绝对是非常重要的。治疗记录包括:患者的文件资料、影像学资料、石膏模型、照片等。一定要清楚地记载治疗的过程,以及所有的问题和并发症。详细认真的文件记录资料是非常重要的。比如有法律争议时,由于记录不全经常会导致败诉。

(四)保险声明

如果患者受到损害,决定起诉,建议与投保人保持联系。保险公司要处理所有的财产和法律问题。

七、小结

决定微螺钉种植体临床成功率的主要参数包括骨量,植入位点的空间,选用的微螺钉种植体系统的植入技巧以及应用的生物力学理念,避免炎症或者微螺钉种植体周围感染。

参 考 文 献

[1] Antoszewska J, Papadopoulos MA, Park HS, et al. Five-year experience with ortho-dontic miniscrew implants: a retrospective investigation of factors influencing successrates. Am J Orthod Dentofacial Orthop 2009;136;158, discussion 158-9.

[2] Luzi C, Verna C, Melsen B. Guidelines for success in placement of orthodontic mini-implants. J Clin Orthod 2009;43;39-44.

[3] Melsen B, Graham J, Baccetti T, et al. Factors contributing to the success or failure of skeletal anchorage devices: an informal JCO survey. J Clin Orthod 2010;44;714-18.

[4] Cheng SJ, Tseng IY, Lee JJ, et al. A prospective study of the risk factors associated with failure of mini-implants used for orthodontic anchorage. Int JOral Maxillofac Implants 2004;19;100-6.

[5] Park HS, Jeong SH, Kwon OW. Factors affecting the clinical success of screw implants used as orthodontic anchorage. Am J Orthod Dentofacial Orthop 2006;130;18-25.

[6] Park J, Cho HJ. Three-dimensional evaluation of inter-radicular spaces and cortical bone thickness for the placement and initial stability of microimplants in adults. Am J Orthod Dentofacial Orthop 2009;136;314.

[7] Osterman WL. Who places miniscrews? An informal JCO survey. J Clin Orthod 2008;42;519, discussion 519-27.

[8] Wiechmann D, Meyer U, Büchter A. Success rate of mini-and micro-implants used for orthodontic anchorage: a prospective clinical study. Clin Oral Implants Res 2007;18;263-7.

[9] Motoyoshi M, Hirabayashi M, Uemura M, et al.

Recommended placement torque when tightening an orthodontic mini-implant. Clin Oral Implants Res 2006;17:109-14.

[10] Cacciafesta V,Bumann A,Cho HJ,et al. JCO round table. skeletal anchorage,Part 1. J Clin Orthod 2009;43:303-17.

[11] Cacciafesta V,Bumann A,Cho HJ,et al. JCO round table. skeletal anchorage,Part 2. J Clin Orthod 2009;43:365-78.

[12] Dalstra M,Cattaneo PM,Melsen B. Load transfer of miniscrews for orthodontic anchorage. Orthod 2004;1:53-62.